普通高等教育"十一五"国家级规划教材

科学出版社"十四五"普通高等教育本科规划教材

医学寄生虫学
Medical Parasitology

第6版

主　　编　王中全

主　　审　殷国荣

副 主 编　何深一　吴玉龙　王海龙　赵亚娥　王　勇　崔　晶

编　　委（按姓氏笔画排序）

王　帅	新乡医学院	王　勇	南京医科大学
王中全	郑州大学	王海龙	山西医科大学
龙绍蓉	郑州大学	叶　彬	重庆医科大学
叶建斌	莆田学院	冯金梅	江汉大学
吕　刚	山东第一医科大学	刘红丽	山西医科大学
刘若丹	郑州大学	刘明社	长治医学院
刘益萍	长治医学院	安春丽	中国医科大学
苏菊香	佳木斯大学	杜娈英	承德医学院
李　健	湖北医药学院	吴玉龙	滨州医学院
何深一	山东大学	汪世平	中南大学
张　军	河南大学	张　玺	郑州大学
周必英	遵义医科大学	郑金平	长治医学院
单骄宇	新疆医科大学	赵　亚	空军军医大学
赵亚娥	西安交通大学	柏雪莲	滨州医学院附属医院
战廷正	广西医科大学	姜素华	石河子大学
秦元华	大连医科大学	热比亚·努力	新疆医科大学
殷国荣	山西医科大学	郭英慧	山东中医药大学
崔　晶	郑州大学	彭礼飞	广东医科大学
董惠芬	武汉大学	蒋立平	中南大学

秘　　书　龙绍蓉　刘若丹

科学出版社

北　京

内 容 简 介

本教材为普通高等教育"十一五"国家级规划教材与科学出版社"十四五"普通高等教育本科规划教材，由 27 所院校的教师共同编写。本教材采用了国际新的 Cox 生物学分类系统，全书包括总论、医学蠕虫、医学原虫、医学节肢动物、实验诊断技术共 5 篇 20 章。重点讲述了我国常见的严重危害人体健康的寄生虫，收录了我国少见但具有潜在威胁的人体寄生虫。在实验诊断技术部分比较系统地介绍了寄生虫病实验诊断技术。为适应双语教学，主要名词概念和重要虫种的生活史采用中、英文双语表达，插图用中、英文标注，书末附有寄生虫学专业术语（英文）和重要虫种（拉丁学名）索引。全书采用双色印刷，有插图 181 幅，书末附有极具参考价值的常用抗寄生虫药物和卫生杀虫剂 2 个附录及 4 幅常见寄生虫彩色图谱。

本教材适合于高等医药院校五年制和长学制使用，也可供医药卫生专业教师、临床医护人员、疾病预防与控制人员及科研人员参考。

图书在版编目（CIP）数据

医学寄生虫学/王中全主编 . —6 版 . —北京：科学出版社，2023.8

普通高等教育"十一五"国家级规划教材　科学出版社"十四五"普通高等教育本科规划教材

ISBN 978-7-03-075725-8

Ⅰ.①医… Ⅱ.①王… Ⅲ.①医学-寄生虫学-高等学校-教材　Ⅳ.① R38

中国国家版本馆 CIP 数据核字（2023）第 103379 号

责任编辑：王　颖/责任校对：宁辉彩
责任印制：霍　兵/封面设计：陈　敬

科学出版社 出版
北京东黄城根北街 16 号
邮政编码：100717
http://www.sciencep.com
天津市新科印刷有限公司印刷
科学出版社发行　各地新华书店经销
*

2004 年 2 月第　一　版　开本：850×1168　1/16
2023 年 8 月第　六　版　印张：20　彩插：2
2024 年 11 月第三十二次印刷　字数：604 000

定价：79.80 元
（如有印装质量问题，我社负责调换）

前　言

本教材2004年首次出版，分别于2007、2010、2014和2018年修订，已被30多所医药院校基础医学、临床医学、预防医学、医学检验技术、儿科学、法医学、口腔医学、医学影像技术、药学等专业的5年制、4年制及长学制学生使用，受到同行的肯定和学生的好评，并被遴选为普通高等教育"十一五"国家级规划教材与科学出版社"十四五"普通高等教育本科规划教材。

经过5次修订，本教材形成了稳定的编写团队，并不断充实。此次修订增加了教学第一线的青年编委。为确保编撰质量，本教材由23位教授承担了主要章节的编写；各位副主编分别审阅了不同章节，并特邀中国医科大学安春丽教授、郑州大学张玺教授审阅了相关章节。最后由学风严谨、具有寄生虫学教材丰富编纂经验的本教材第1～5版主编、山西医科大学殷国荣教授认真审阅了全部书稿。

本次修订仍遵循医学生培养目标的要求，以基本理论、基本知识和基本技能为重点，体现思想性、科学性、先进性、启发性及适用性，既保持了经典生物学的基本理论和概念，又反映了最新的学术成果，力求达到本教材内容能兼顾长短学制、临床和预防等不同医学专业通用的目的。既能满足临床医生对寄生虫病诊治的需求，又能满足疾病预防与控制人员对寄生虫病防治的需求。

本版教材保持并发扬了前5版的特色：为适应双语教学需要，主要名词概念和重要寄生虫的生活史采用中英文表述，全部插图亦采用中英文标注，提供了大量寄生虫学专业词汇。为与国际接轨，原虫和蠕虫采用了最新的Cox生物学分类系统。为便于教学，根据新分类系统和大多数院校的教学顺序合理分配了章节和内容编排，并在章节前增加了学习与思考。为提高参考价值，保留与修订了附录：抗寄生虫药物和卫生杀虫剂简介。

本次修订是在党的二十大精神指导下，以立德树人为根本任务，适当增加了课程思政的相关内容，如在总论与部分章节（尤其是日本血吸虫、疟原虫等），体现了我国寄生虫病防治的成绩与成功经验。重新绘制和新增了部分插图，总插图数达到181幅。根据世界寄生虫病的流行现状与最新的我国人体重要寄生虫病调查结果，更新和补充了部分内容，介绍了我国在寄生虫病防治方面的成功经验；增加了部分食源性人兽共患寄生虫，如肝毛细线虫、肾膨结线虫、后睾吸虫等内容；根据"一带一路"沿线国家寄生虫病的流行情况，增加了近年来我国境外输入寄生虫，如曼氏血吸虫与埃及血吸虫、硕大利什曼原虫等内容；重要寄生虫病的诊断部分，采纳了我国近年来发布的寄生虫病诊断标准。

在第6版出版之际，衷心感谢各位教师为本教材的编写和推广付出的艰辛努力。感谢科学出版社为本教材付梓所做的大量工作。

虽然本教材经过几次修订，但由于编者的知识水平所限，难免存在纰漏，敬祈同仁和广大读者批评、指正。

王中全

2023年3月10日

目　　录

第1篇　总　　论

第2篇　医学蠕虫

第3篇　医学原虫

第4篇 医学节肢动物

第5篇 实验诊断技术

第1篇 总 论

Introduction

医学寄生虫学（medical parasitology）又称人体寄生虫学（human parasitology）。在医学课程中，医学寄生虫学和医学微生物学同属病原生物学范畴。

医学寄生虫学是研究人体寄生虫和寄生虫病的科学，主要研究与医学有关的寄生虫的形态结构、生活史、生理学、生物化学与分子生物学、免疫学，寄生虫与宿主及外界环境的相互关系，以及寄生虫病的实验诊断、流行因素和防治原则，并从病原学、传播媒介及其种群动力学角度，揭示寄生虫病发病机制、传播及流行规律，以达到预防与控制寄生虫病的目的。

Medical parasitology is a branch of medical science to study parasites that infect humans, and the human diseases caused by parasites. Medical parasitology examines various members of protozoa, helminths and arthropods living in or on the body of humans and the aspects of the host-parasite relationship of medical significance.

医学寄生虫学作为病原生物学的重要组成部分，是预防医学、临床医学各学科的一门重要基础课程。医学寄生虫学由医学蠕虫（medical helminth）、医学原虫（medical protozoa）和医学节肢动物（medical arthropod）组成。

医学寄生虫学的研究涉及分类学、生态学、形态学、胚胎学、生物学、生理学、生物化学与分子生物学、免疫学、药理学和营养学等多方面的知识。21世纪，分子生物学的发展对寄生虫的分子基础、致病机制、新药和疫苗研制以及分子流行病学等研究提供了新的方法和手段。寄生虫生物学的基础研究常作为研究其他生命现象的生物学模式。寄生虫学将发展成为多学科和具有综合性内涵的学科，成为制定防治策略、研制疫苗和新药的重要基础学科。

寄生虫对人类的危害主要是作为病原体引起寄生虫病（parasitic disease）和作为传播媒介（vector）传播疾病，严重危害人类健康，并对国民经济造成巨大损失，严重影响社会发展。

寄生虫病分布广泛、遍及全球，尤其是热带和亚热带地区的发展中国家，寄生虫病的发病率和死亡率均很高。寄生虫病是阻碍发展中国家发展的重要原因之一，寄生虫病的发病率已成为衡量一个国家或地区经济和文化发展的基本指标。目前，寄生虫病仍然是一个全球性的严重公共卫生问题。全球重点防治的10种热带病中，除麻风病（leprosy）、结核病（tuberculosis）和登革热（dengue fever）外，其余7种均为寄生虫病，包括血吸虫病（schistosomiasis）、疟疾（malaria）、非洲锥虫病（African trypanosomiasis）、美洲锥虫病（Chagas disease）、淋巴丝虫病（lymphatic filariasis）、盘尾丝虫病（onchocerciasis）和利什曼病（leishmaniasis）。

20世纪上半叶，血吸虫病、疟疾、丝虫病（filariasis）、黑热病（kala-azar）和钩虫病（hookworm disease）为我国流行的五大寄生虫病。虽然经过70多年的积极防治并取得了巨大进步，但由于自然、社会等多种因素的影响，迄今我国一些寄生虫病的危害仍较严重。根据我国寄生虫病流行的特点、趋势和危害程度，我国已将血吸虫病、疟疾及棘球蚴病[echinococcosis，又称包虫病（hydatidosis）]等重点寄生虫病纳入《"健康中国2030"规划纲要》，将对这些寄生虫病优先重点防治。

第1章 寄生现象、寄生虫与宿主
Parasitism, Parasite and Host

学习与思考

（1）正确理解共栖、互利共生和寄生的概念及三者间的关系。

（2）何谓寄生虫的生活史和感染阶段？

（3）掌握寄生虫和宿主的类型及其概念。

第1节 寄生现象
Parasitism

探讨病原生物与宿主的相互关系，需从生物界"共生"现象的概念引申和认识。在自然界漫长的生物共进化过程中，生物与生物之间的关系呈现复杂的多样性，其中，两种生物共同生活在一起的现象极为普遍。

任何两种生物以紧密关系相伴生活在一起即为共生（symbiosis），此两种生物称为共生生物（symbiont）。亦即，一种生物的某一生活阶段或终生与另一种生物有某种依存关系，通常是一个个体生活在另一个个体的体内或体表，以此相对于或区别于自生生活。

Any two organisms are living together in close association, commonly with one living in or on the body of the other one. This relationship is symbiotic, as contrasted with free living.

根据共生生物之间的相互依存程度和利害关系，可将共生现象粗略地分为共栖、互利共生和寄生3种类型。

一、共 栖
Commensalism

共栖（commensalism）又称片利共生，指共同生活的两种生物，仅形成空间上的依附关系，一方受益，而另一方既不受益也不受害。共栖的基本含义是"同桌共餐"（eating at the same table），共生生物之间没有生理学的相互作用或依赖，两者均可独立生存。例如，结肠内阿米巴（*Entamoeba coli*）生活在人体结肠内，人体为其提供生活场所和食物，但该原虫并无致病力，人

体既不受益也不受害，两者为共栖关系。

Commensalism does not involve physiologic interaction or dependency between the two organisms. Literally, the term means "eating at the same table", denoting an association that is beneficial to one organism and at least not disadvantageous to the other.

二、互利共生
Mutualism

互利共生（mutualism）是指共同生活的两种生物之间在生理学上相互依存，共生双方都受益。互利共生一般是专性的，因为共生的任何一方都不能独立生存。例如，白蚁（termite）以木质纤维为食物，但其自身不能合成纤维素酶，必须依赖生活于其消化道的鞭毛虫合成和分泌纤维素酶分解其摄入的木屑。白蚁为鞭毛虫的发育和繁殖提供适宜的环境，鞭毛虫分解白蚁摄入的木质纤维素并从中获取营养，而白蚁以鞭毛虫的代谢产物及死亡的虫体作为营养来源，两者在生理学上相互依赖。

Mutualism is an association in which the two organisms depend on each other physiologically, and such association is beneficial to both organisms. A classic example of this type of relationship occurs between certain species of flagellates and the termites in whose guts they live.

三、寄 生
Parasitism

寄生（parasitism）是一类最重要的共生关系。两种生物生活在一起，其中一方获益，而另一方受到损害，这种关系称为寄生。通常共生者中个体较小而受益的一方，在生理上依赖于个体较大的生物体，称为寄生物。寄生物为动物者称寄生虫（parasite）。被寄生而受害的一方，为寄生虫提供居住场所和营养物质，称为宿主（host）。

Parasitism is a relationship in which one of the participants, the parasite, either harms its host or in some sense lives at the expense of the host. The symbiotic relationship between the two organisms is that a parasite, usually the smaller of the two, is physiologically dependent on another organism for its survival. The harboring species, known as the host, may suffer from various functional and organic disorders as a result.

寄生虫永久或暂时的在宿主体内和体表生存，并通过掠取宿主营养、机械性损害、损伤性炎症或免疫反应等损害宿主。例如，十二指肠钩口线虫（*Ancylostoma duodenale*）寄生于人小肠内，通过掠取宿主肠壁血液而获得营养，引起宿主肠壁损伤和营养不良等症状。

A parasite is an organism that lives on or inside another organism and depends upon its host's resources. Sometimes this relationship is benign, but often parasites cause severe damage to their hosts.

值得注意的是，各种类型共生的定义之间并无明显界限，而是有不少重叠，这种重叠关系可能是一种类型向另一种类型转变的过渡阶段（图1-1）。

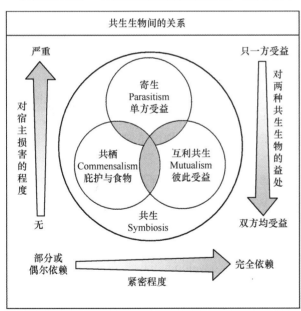

图 1-1　共生现象主要类型之间的关系
Relationship between the major categories of symbiosis

例如，在寄生向互利共生转变中，起初寄生虫排出的某些代谢产物可能被宿主利用，最终宿主变得不仅依赖于这些产物，而且也依赖于寄生虫的其他一些因素，因而演变为一种互利关系。又如，在某些特定情况下，原来不致病的寄生虫或菌群变成机会致病的病原生物（opportunistic pathogens），从而使原来与宿主处于共栖或互利共生关系转变为寄生关系。

第 2 节　寄生虫的生活史、寄生虫与宿主的类型
Life cycle, types of parasites and hosts

一、寄生虫的生活史与感染期 Life cycle and infective stage

1.寄生虫的生活史　寄生虫的生活史（life cycle）是指寄生虫完成一代的生长、发育、繁殖和宿主转换的全部过程。寄生虫完成生活史需要适宜的宿主和外界环境条件，包括感染期寄生虫侵入宿主、在宿主体内移行、寄生、离开宿主的方式以及所需的各类宿主或传播媒介等。

A life cycle is the whole biological process of the growth, development and reproduction of an organism. For parasites, this occurs in one or more different hosts depending on the species.

2.寄生虫的生活史类型　寄生虫的种类繁多，生活史各异，以其生活史中是否需要中间宿主可分为两种类型。

（1）直接型生活史（direct life cycle）：不需要中间宿主的寄生虫的生活史，即寄生虫完成全部生活史只需要一个宿主。排离宿主的寄生虫某些阶段即具有感染性，或可在外界发育到感染期，直接感染人。如阴道毛滴虫滋养体、溶组织内阿米巴成熟包囊在排离宿主后即具有感染性；似蚓蛔线虫和钩虫的卵排离宿主后，可在外界分别发育为感染期虫卵和幼虫，直接感染人。

A direct life cycle is one in which the parasite is passed from one host to the next through the air, by a fomite, or in contaminated food or water.

（2）间接型生活史（indirect life cycle）：需要中间宿主或媒介昆虫的寄生虫的生活史，即寄生虫必须在中间宿主或媒介昆虫体内发育才能完成生活史。寄生虫在中间宿主或媒介昆虫体内发育到感染期，才能感染人。如血吸虫的幼虫必须在中间宿主淡水螺体内发育才具有感染性；疟原虫、丝虫则必须在媒介昆虫蚊体内发育至感染阶段，再经蚊叮咬而感染人。

In an indirect life cycle, the parasite develops or multiplies in a vector or intermediate host. A vector (or intermediate host) is an invertebrate organism that transmits the parasitic agent from one vertebrate host to the next.

3. 寄生虫的感染期　寄生虫的生活史中有多个发育阶段，只有某一（些）阶段对人体具有感染性，这一（些）特定阶段称为感染期或感染阶段（infective stage of parasite）。例如，似蚓蛔线虫的生活史中有虫卵、幼虫、成虫阶段，但只有当受精蛔虫卵发育为含蚴蛔虫卵时才可以感染人。又如，刚地弓形虫的生活史包括滋养体（速殖子和缓殖子）、组织包囊、卵囊等多个发育期，这些虫期都具有感染性。

The infective stage is the stage when a parasite can invade the human body and continue to live in it.

二、寄生虫的类型
Types of parasites

通过对寄生虫与宿主复杂的相互关系分析，提出多种分类方法，以区别寄生虫的类型。

1. 按寄生部位分类　按寄生部位可分为体内寄生虫和体表寄生虫。

体内寄生虫（endoparasite）：生活在宿主体内的寄生虫称体内寄生虫，如寄生在宿主的腔道、器官、组织、细胞或体液中的原虫、蠕虫和某些节肢动物。

体表寄生虫（ectoparasite）：暂时或较长阶段附着于宿主皮肤或侵害皮肤浅层的寄生虫称体表寄生虫，如虱、蚊、蜱、螨等吸血节肢动物，有的在吸血时才接触宿主体表，有的则寄生于宿主的皮肤表层内。

Parasites living within the host may be described as an endoparasite. Parasites that live on or in the skin of their hosts are ectoparasites.

2. 按寄生生活时间分类　按寄生生活的时间可分为永久性寄生虫和暂时性寄生虫。

永久性寄生虫（permanent parasite）：寄生于宿主体内或体表，其成虫期必须营寄生生活的寄生虫称永久性寄生虫，如寄生在脊椎动物肠道内的绦虫和淋巴系统内的丝虫。

暂时性寄生虫（temporary parasite）：只在吸食宿主体液时才接触宿主，其余阶段营自生生活

的寄生虫称暂时性寄生虫，如雌蚊和蜱间断性吸食宿主血液。

Parasitism may be permanent, as in the case of tapeworms found in the vertebrate, or temporary, such as female mosquitoes and ticks, which feed intermittently on host blood.

3. 按对宿主的选择性分类　按对宿主的选择性可分为专性寄生虫、兼性寄生虫和偶然寄生虫。

专性寄生虫（obligatory parasite）：寄生虫的全部生活史时期或某个阶段在生理学上依赖于宿主，一旦离开宿主，通常不能存活。例如，所有绦虫均丧失了自生生活能力，必须营寄生生活；大多数线虫的成虫阶段必须营寄生生活。

For obligatory parasites, some or all stages of their life cycle are physiologically dependent upon their hosts and cannot usually survive independently.

兼性寄生虫（facultative parasite）：主要在外界营自生生活，但在某些情况下可侵入宿主体内营寄生生活。如粪类圆线虫（*Strongyloides stercoralis*）通常在土壤中营自生生活，但也可侵入人体，寄生于肠道营寄生生活。

Facultative parasites are essentially free-living organisms that are capable of becoming parasitic if placed in a situation conducive to this. An example of a facultative parasite is the *Strongyloides stercoralis*.

偶然寄生虫（accidental parasite）：是指通常不寄生在人体，人不作为它们的正常宿主，即非适宜宿主，只在偶然情况下可进入或依附于人体，但不能在人体内继续发育或长期寄生的寄生虫。如某些蝇幼虫（蝇蛆）进入人的肠道偶然寄生。

When a parasite enters or attaches to organism different to its host of predilection, it is called an accidental parasite. It is usually unable to maintain attachment or develop in the abnormal host.

4. 机会性致病性寄生虫（opportunistic parasite）有些寄生虫在免疫功能正常的宿主体内处于隐性感染状态，但当宿主免疫功能受损时，即出现异常增殖、致病力增强而使宿主发病。

引起免疫减弱的任何生物和药物均可增加人体对机会寄生虫和其他致病生物的易感性。例如，人类免疫缺陷病毒（HIV）感染者的免疫系统受损，致使在健康人体只引起轻微症状的相对温和的寄生虫，如刚地弓形虫、隐孢子虫、微小膜壳

绦虫等，对获得性免疫缺陷综合征（AIDS）患者（HIV 感染者）可造成致死性损害。

Any organism or agent that causes immuno-supression increases the host's vulnerability to opportunistic parasites and other disease-causing organisms. For example, the virus responsible for the current world-wide AIDS epidemic, the human immunodeficiency virus (HIV), compromises the immune system of its victims and leaves them vulnerable to opportunistic infections. Relatively benign parasites that cause only mild symptoms, if any, in a healthy person, can cause devastating disease in a patient suffering from AIDS.

三、宿主的类型
Types of hosts

寄生虫的不同发育阶段需要相应的宿主提供适宜其生存、繁殖的理化及营养环境，这就决定了一种寄生虫只能选择性地寄生于某种或某些宿主。寄生虫在长期演化过程中形成的这种对宿主的选择性称为宿主特异性（host specificity）。在寄生虫生活史中，有的只需一个宿主，有的则需两个或两个以上宿主。根据寄生虫对宿主的选择性和寄生阶段等因素，可将宿主分为 5 种类型。

1. 终宿主（definitive host） 寄生虫的成虫期或有性生殖阶段寄生的宿主称终宿主。如卫氏并殖吸虫成虫寄生于人的肺部，人为该虫的终宿主；刚地弓形虫的有性生殖阶段在猫科动物体内完成，猫科动物为该虫的终宿主。

A definitive host is one in which the parasite achieves sexual maturity or undergoes reproduction.

2. 中间宿主（intermediate host） 寄生虫的幼虫期或无性生殖阶段寄生的宿主称为中间宿主。如果有一个以上的中间宿主，依据寄生的先后顺序分别称第一中间宿主（first intermediate host）和第二中间宿主（second intermediate host）。如卫氏并殖吸虫的毛蚴、胞蚴、雷蚴阶段在淡水螺类黑贝科和蜷科中的某些属的螺（第一中间宿主）体内发育形成尾蚴，尾蚴再进入淡水蟹或蝲蛄（第二中间宿主）体内发育为囊蚴；刚地弓形虫的无性生殖阶段寄生于人和其他温血动物，人和其他温血动物为其中间宿主。

An intermediate host is one that is required for parasite development but one in which the parasite does not reach sexual maturity.

3. 储存宿主（reservoir host） 有些寄生虫不仅在人体寄生，还可感染某些脊椎动物（家养或野生动物），并完成与人体内相同的生活阶段，被感染的脊椎动物作为人类寄生虫病的传染源，在流行病学上起保虫和储存的作用，这些动物即为储存宿主，又称保虫宿主。保虫宿主通常比人类宿主对寄生虫感染更加耐受。如卫氏并殖吸虫的成虫阶段既可寄生于人体，也可寄生于多种食肉哺乳动物。

A non-human vertebrate animal infected by a parasite that normally infects humans is called a reservoir host of this parasite. The parasite may undergo the same biological process in the reservoir hosts as it does in a human. Besides as a normal host for the parasite, this animal also acts as a reservoir for the zoonotic infection of humans.

4. 转续宿主（paratenic host，transport host） 某些蠕虫的幼虫进入非正常宿主体内，虽能生存，但不能继续发育，长期处于幼虫阶段，当此幼虫有机会进入正常宿主体内后，才能发育为成虫。这种非正常宿主被称为转续宿主。转续宿主并非寄生虫完成生活史所必需，而是寄生虫在到达其专性宿主（通常是终宿主）的过程中作为暂时庇护和载体。如卫氏并殖吸虫的正常宿主是人和犬、猫等动物，猪、鼠等其非正常宿主，当幼虫进入非正常宿主体内后不能发育为成虫，但这些动物体内的幼虫被正常宿主食入可引起感染并发育为成虫。

A paratenic or transport host is one in which the parasite does not undergo any development but in which it remains alive and infective to another host. Paratenic hosts are not necessary for the completion of the parasite's life cycle, but are utilized as a temporary refuge and vehicle for reaching an obligatory host, usually the definitive host.

5. 病媒生物（vector） 又称媒介生物，是指作为寄生虫的宿主或携带者，并可传播寄生虫病的某些节肢动物或无脊椎动物。媒介生物与转续宿主不同，其是寄生虫完成生活史所必需的。本教材中，媒介是指传播寄生虫给人或其他脊椎动物宿主的生物，通常指节肢动物。可传播疾病的节肢动物称为媒介节肢动物（vector arthropod），所传播的疾病称为虫媒传播疾病（insect borne disease），简称虫媒病。

根据媒介传播疾病的方式，将其分为生物性媒介（biological vector）和机械性媒介（mechanical vector）。例如，蚊作为疟原虫和丝虫的宿主，传播疟疾和丝虫病，为生物性媒介；蝇携带溶组织内阿米巴包囊，传播阿米巴病，为机械性媒介。某些中间宿主或媒介也可能进化为终宿主或转续宿主。

A vector in which the parasite undergoes part of its life cycle is a biological vector. A mechanical vector is one in which the parasite does not proceed through any of its life cycle during transmission.

第3节　寄生虫与宿主的相互关系 Host-parasite relationships

寄生虫与宿主之间相互关系的研究是现代寄生虫学的重要组成部分。寄生虫在宿主体内存活的机制常作为控制寄生虫病的基础，如新化学治疗药物的合成就是以寄生虫与宿主生化的差异为基础。如果我们了解宿主对寄生虫的免疫反应及寄生虫如何逃避这些免疫反应，就可获得涉及基因工程等其他途径的更多知识，并可以生产出复杂的疫苗。寄生虫与宿主的关系，包括寄生虫对宿主的损害以及宿主对寄生虫的抵抗两个方面。寄生虫感染宿主，受到宿主免疫系统的攻击，宿主力求消灭寄生虫；同时，也使寄生虫发生生理、生化、代谢、形态等方面的改变，宿主则可能发生病理、生化、免疫等方面的改变。

一、寄生虫对宿主的损害 Parasites harm their hosts

寄生虫侵入宿主、移行、定居、发育、繁殖等过程，均可造成宿主细胞、组织、器官乃至系统的损害，概括起来主要有4个方面。

1. 掠夺营养（robbing nutrient） 寄生虫在宿主体内生长、发育及大量繁殖，所需营养物质绝大部分来自宿主，寄生虫数量越大，所需营养也就越多，从而使宿主出现营养不良，这些营养还包括宿主不易获得而又必需的物质，如维生素B_{12}、铁等微量营养物。例如，寄生于肠道的似蚓蛔线虫以宿主消化和半消化的物质为食，可引起宿主营养不良；吸附于肠壁上的钩虫吸食宿主血液，可导致贫血。

2. 机械性损伤（mechanical damage） 寄生虫侵入、移行、定居、占位或运动使累及的细胞与组织损伤或破坏。如疟原虫寄生于红细胞内，进行裂体生殖而破坏大量的红细胞是导致宿主贫血的主要原因；钩虫幼虫侵入皮肤时引起钩蚴性皮炎；并殖吸虫的童虫在宿主体内移行引起肝等多个器官损伤；细粒棘球绦虫在肝中形成棘球蚴压迫肝组织；大量似蚓蛔线虫在肠道寄生，严重时出现肠梗阻；布氏姜片吸虫强有力的吸盘吸附在肠壁上，造成肠黏膜的损伤等。

3. 毒素作用（toxicant effect） 寄生虫的排泄物、分泌物、死亡虫体的崩解物对宿主均有毒素作用，死亡虫体产生的毒素引起的组织损伤比活虫更严重。有些寄生虫可直接分泌毒素，有些寄生虫则分泌或释放蛋白酶和磷脂酶，均可引起宿主细胞破坏、炎症反应和显著的组织病理损伤。如溶组织内阿米巴侵入肠黏膜时分泌的蛋白酶可溶解和破坏组织细胞，引起肠壁组织溃疡。

4. 免疫病理损伤（immune pathological injury） 寄生虫体内和体表的多种成分、代谢产物、死亡虫体分解产物、线虫的蜕皮液、棘球绦虫的囊液等均具有抗原性，这些物质诱导宿主产生超敏反应（hypersensitivity），可造成局部或全身免疫病理损伤。如血吸虫虫卵分泌的可溶性虫卵抗原（soluble egg antigen，SEA）与宿主抗体结合形成的抗原抗体复合物可引起肾小球基膜损伤，SEA诱发形成的结肠和肝的虫卵肉芽肿（egg granuloma）则是血吸虫病的病理基础。有关超敏反应的内容详见第4章寄生虫感染的免疫。

寄生虫对宿主的损害往往是综合性的，有时因其他病原生物，如病毒、细菌、真菌等的协同作用，可加重对宿主的损害。

Parasites may harm their hosts by causing physical damage (such as the destruction of host cells or the blockage of blood vessels) or by triggering unpleasant physiological changes (such as the induction of fever). Some harmful effects result directly from parasites' activities, while others are side-effects of the mechanisms by which the host's immune system attempts to kill the parasites. In the case of malaria (and many other parasitic diseases), there is increasing recognition that the effects of the cytokines released by the host's immune system in response to the parasite are responsible for much of the disease's symptomatology.

二、宿主对寄生虫的抵抗
Host resistance to parasites

1. 宿主抵抗寄生虫的免疫反应 宿主对寄生虫的抵抗决定了寄生虫在宿主体内的存亡及演化。寄生虫与宿主的关系实质上是感染与抗感染的过程。对宿主来说，寄生虫及其任何产物都是异物。宿主对寄生虫的抵抗性反应包括天然屏障作用（固有免疫 innate immunity）和一系列特异性免疫（specific immunity）反应，即适应性免疫（adaptive immunity）。寄生虫的抗原致敏宿主免疫活性细胞，诱发宿主产生免疫应答，其效应机制、表现和结局详见第4章寄生虫感染的免疫。

宿主受到寄生虫抗原的刺激，可产生相应的免疫应答，以抵抗寄生虫。这些抗原可能是寄生虫体抗原（somatic antigens），或是寄生虫分泌物或排泄物的代谢抗原（metabolic antigen）。在上述两种情况下，宿主均通过合成抗体对这些抗原产生特异性免疫反应。宿主对寄生虫的免疫应答可能出现在抗原附着（attachment）或沉淀（deposition）处，或更广泛的部位，也许遍及宿主全身。免疫应答的重要作用之一是限制虫体的数量。

2. 宿主抵抗寄生虫的结局 寄生虫病是一种免疫性疾病，从寄生虫感染宿主开始，宿主即启动了抵抗寄生虫的免疫应答，这种感染与抗感染的过程可有3种不同结局。

（1）宿主将寄生虫全部清除，并具有完全抵御再感染的能力，但寄生虫感染中这种结局极为少见，仅见于墨西哥利什曼原虫感染引起的皮肤利什曼病和热带利什曼原虫引起的东方疖。宿主产生很强的适应性免疫可完全清除体内的原虫而痊愈，并对再感染产生持久、稳固的抵抗力。

（2）宿主清除部分寄生虫，并具有部分抵抗再感染的能力，成为慢性感染、隐性感染、无症状感染或带虫者，大多数寄生虫与宿主的关系属于此类型。如刚地弓形虫和溶组织内阿米巴感染，诱导宿主产生的适应性免疫可使体内寄生虫的数量保持在较低密度，宿主处于慢性感染、隐性感染、无症状感染或带虫状态。

（3）宿主不能有效控制寄生虫，寄生虫在宿主体内发育，大量繁殖，引起寄生虫病，甚至可致宿主死亡。如恶性疟原虫急性感染，宿主产生的免疫效应不能有效清除寄生虫，疟原虫在宿主体内大量增殖，引起疟疾，甚至致人死亡。

寄生虫与宿主的相互作用出现何种结果，与宿主的遗传因素、营养状态、免疫功能及寄生虫的虫种、感染数量等因素有关，这些因素是综合起作用的。了解寄生关系的实质以及寄生虫与宿主的相互影响是认识寄生虫病发生、发展规律的基础和寄生虫病防治的根据。

In order to limit the damage done by an invading parasite, a host's immune system must respond in a balanced and well-regulated manner. A response that is too weak will fail to rid the host of the infection; however, as demonstrated by malarial disease, an excessive or inappropriate immune response may exacerbate the harm that a parasite causes to its host.

（王中全　殷国荣）

第 2 章　寄生虫的生物学
Parasitic Biology

学习与思考

（1）前适应在寄生虫进化中起什么作用？

（2）寄生虫在进化过程中发生了哪些适应性变化？

（3）了解寄生虫的营养与代谢特点、分类系统与命名规则。

第 1 节　寄生虫的进化
Parasitic evolution

一、寄生虫的前适应
Parasitic preadaptation

寄生虫从自生生活演化为寄生生活的过程中，为了适应寄生生活，生物体发生了某些调整，称为前适应（preadaptation）。

The term "preadaptation", in the context of parasitology, denotes the evolutive potential for a free-living organism to adapt to a parasitic (symbiotic) lifestyle.

前适应是从自生生活向寄生生活转变的必要调整，它可能使寄生虫在形态结构、发育和/或生理方面发生一系列变化。

寄生关系是如何产生的？虽然尚无明确的答案，但可以认为寄生虫是由营自生生活的祖先进化而来的。这些最早的生物很可能与另一种生物建立了某种最初的临时关系，经过较长的前适应阶段，其中一方对另一方的依赖性逐渐增加。推测，在兼性寄生虫演化为专性寄生关系过程中可能经历了一个最初的适应阶段，这种适应寄生生活的可能性可因前适应或进化的程度而改变。

就寄生而言，前适应意味着自生生物有适应寄生（共生）生活方式的潜力。当某种生物与其潜在宿主建立了关系，并面临极端不利的环境条件时，该种生物的寄生潜力对于生存就变得极为重要。这种前适应变化可能包括增加抗宿主的酶活性或抗固有免疫（非特异性免疫）的能力，减少被宿主清除的机会，继而出现生理性适应。寄生关系的生理性适应可能包括寄生虫丢失了由宿主提供的酶或酶系统，这种丢失可预期成为一种寄生关系，或至少成为一种专性的共生关系。

消化道寄生虫可能是在被宿主偶然或有意吞下后才会存在。假如它们通过抵抗环境，完成前适应，或随后具备适应环境的能力，它们就可能变得更依赖这种新环境，甚至可迁移到其他更适宜的部位，如肺、肝或脑。需要两种或两种以上宿主的寄生虫，在适应过程中逐渐形成了其多宿主的有序生活史，如寄生在脊椎动物血液中的鞭毛虫首先寄生在昆虫的消化道，在昆虫摄食时注入脊椎动物血液，随后适应这种新环境，因此，现在的中间宿主有可能曾经是终宿主。

当前研究提示，用钟形曲线（图2-1）可更好地表达寄生虫的这种演化过程。当专性宿主的种群数量增加达到峰值时，意味着寄生虫有很高的适应性。峰值之后，随着时间的延伸，某些专性宿主的消除，致其种群数量逐渐减少，这说明寄生虫已具备很好的适应状态，因为中间宿主种类减少，寄生虫生活史的简化可能增加其进入终宿主的机会。寄生现象的深化与寄生虫的形态、生理等多种改变互为因果，使得起初的偶然寄生虫、兼性寄生虫最终演化为永久性寄生虫、专性寄生虫。

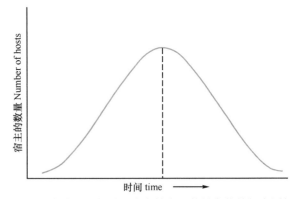

图 2-1　寄生虫进化过程中专性宿主数量变化的假定图解
Hypothetical scheme showing the change in the number of obligatory host in the evolution of parasites

二、寄生虫的适应性变化
Parasitic adaptability changes

寄生虫对寄生生活的适应性变化主要有以下

8

6个方面。

1. 形态学改变　寄生虫对其生活方式显示出明显的形态学适应，表现为体形、器官的变化和新器官的产生。正如预期的那样，这些变化在全部（生活史各阶段）营寄生生活的寄生虫比既营自生生活又营寄生生活的寄生虫（兼性寄生虫）更显著。有些寄生虫常失去了对寄生生活不必要的器官，如寄生于宿主组织、细胞和体液中的原生动物（如孢子虫）由于无须自主运动，因此其运动细胞器缺如；大多数寄生虫均生活在营养丰富的环境中，极易获得营养物质或消化酶，使得其消化系统退化，甚至消失，如吸虫消化系统退化，而绦虫的消化系统消失。与此同时，寄生虫的一些组织器官却得到相应加强，如寄生扁虫形成的特化附着器（如吸盘、吸槽、小钩等），有利于附着和侵入宿主的组织器官；线虫表皮层角化，具有抵抗宿主消化酶（胃蛋白酶和胰蛋白酶）的作用；肠道内寄生的线虫为减少阻力，其形状变为线形。寄生状态可明显影响虫体的大小，尽管认为寄生虫是小的生物，但多数寄生虫比自生生活的相应生物大得多，如大多数自生生活线虫成虫仅肉眼可见，而似蚓蛔线虫成虫却可达35cm，龙线虫成虫更是长达1m。

2. 生理与代谢方式改变　寄生生活可导致寄生虫的生物化学变化，失去自生生活生物常见的某些代谢途径是最有意义的适应之一，寄生虫不再合成某些必需的细胞成分，而从宿主获得。寄生虫（如寄生人体的利什曼原虫和锥虫、溶组织内阿米巴、蓝氏贾第鞭毛虫、阴道毛滴虫和大部分蠕虫）与宿主的代谢途径明显不同，寄生虫与宿主之间的这些代谢差异可为寄生虫病的化学药物治疗提供重要依据。

肠道寄生虫最显著的适应性变化是失去在自生生活中常见的有氧代谢，在肠道氧压近于零的环境中，曾是自生生活阶段主要能量来源的三羧酸循环因缺氧而难以进行，而转变为以糖酵解提供能量。

3. 侵入机制特化与加强　寄生虫为增加侵入宿主的机会，特化与强化了其侵入宿主或组织的机制。例如，溶组织内阿米巴滋养体可分泌有助于侵入肠黏膜的半乳糖/乙酰氨基半乳糖凝集素、阿米巴穿孔素和半胱氨酸蛋白酶，而共栖的结肠内阿米巴却没有这些因子，不具备侵袭肠黏膜的能力；血吸虫尾蚴借助其前端穿刺腺分泌的酶，消化宿主的皮肤，有利于侵入宿主；微小膜壳绦虫六钩蚴可借助头节上的6个小钩钻入宿主肠黏膜。

4. 繁殖能力增强　繁殖能力增强是寄生虫对复杂的生活史过程中导致其个体数大量损失的一种适应性表现。与相应的自生生活生物相反，为了繁衍的需要，大部分后生动物寄生虫（包括成虫和幼虫）繁殖能力增强，特别是吸虫和绦虫的生殖系统变得极为发达，吸虫成虫和绦虫每一成节都有1套雌、雄生殖系统，并几乎占据虫体和节片的大部分空间。

一个感染性虫卵或感染期幼虫能成功地感染新宿主的机会通常很小，成功完成生活史就更难。如果一个寄生虫卵或幼虫成功感染了中间宿主，其下一代幼虫阶段可在此宿主体内发育、繁殖，最终产生许多能感染终宿主或第二中间宿主的感染期幼虫，这显然有利于寄生虫繁衍，吸虫和许多绦虫常有这种胚细胞繁殖（germinal multiplication），又名幼体增殖（larva reproduction）现象。另外，吸虫的生活史中不仅有有性生殖，而且还有无性生殖，这种需要有性生殖与无性生殖交替才能完成其生活史的现象称世代交替（alternation of generations），有些寄生原虫（如疟原虫、刚地弓形虫）的生活史也有此现象。寄生虫增加繁殖潜力的另一种方式是产出大量虫卵，如每条似蚓蛔线虫雌虫每天产卵量达20多万个，并持续数月。

繁殖能力增强及繁殖方式多样化反映了寄生虫对其复杂生活史及生活环境多样性的一种适应能力。

5. 免疫学改变　寄生虫一旦寄生在宿主体内，就易受宿主免疫防御机制的作用。寄生关系的持续，依赖于寄生虫如何成功地逃避宿主的免疫攻击。因此，寄生虫逐渐建立了逃避宿主免疫攻击的机制——免疫逃逸（immune evasion）。例如，隔离寄生虫：将寄生虫定位在相对保护位置，使其抗原不易与宿主免疫系统接触，从而逃避宿主免疫系统的攻击；抗原变异：以多种方式导致寄生虫表面抗原变异，从而逃避宿主免疫系统的识别和攻击；免疫抑制：寄生虫可以通过多种途径，抑制宿主对寄生虫的适应性免疫，以达到逃避宿主免疫攻击的目的。

6. 特殊向性产生　在长期的演化过程中，寄生虫对适宜宿主和特定寄生部位产生了明显的趋向性，如蚊的触角短毛具有化学感受器，对宿主呼出的二氧化碳有感觉趋向；钩虫丝状蚴有明显向温性，与人体皮肤接触后受到皮肤温度的刺激，活动能力增强。寄生虫侵入人体后，表现出向组织性，不同种寄生虫寄生于宿主的不同组织、器官内，如日本血吸虫尾蚴、十二指肠钩口线虫和美洲板口线虫丝状蚴都是经皮肤感染人体，但在人体内移行路径和适宜的寄生部位则不同，日本血吸虫成虫寄生在宿主肠系膜静脉，而钩虫成虫寄生在人的小肠。

通常寄生关系形成较早的寄生虫都对宿主和寄生部位有严格选择性，而营寄生生活年代较短的寄生虫则具有多宿主性，并可能在多种组织或器官内寄生。

第 2 节　寄生虫的营养与代谢 Nutrition and metabolism of parasites

一、寄生虫的营养 Parasitic nutrition

为满足寄生虫的生长、发育和繁殖的需要，寄生虫必须不断地从宿主体内或周围环境摄取足够的营养物质，包括蛋白质、脂类、糖类、维生素和维持生命所必需的水、无机盐等。寄生虫的细胞膜在营养吸收过程中起关键作用，所有营养物质吸收都是通过细胞膜进行，细胞膜对可溶性和不溶性分子的通过和流量进行调节，起着选择性屏障作用。寄生虫合成蛋白质所需的氨基酸来源于食物或分解的宿主组织，也可直接摄取宿主的游离氨基酸；合成核酸的嘌呤和脂类需从宿主获取。

因寄生虫种类及生活史不同，其所需营养物质的种类与数量、营养方式与来源均有差异。不同的寄生虫对营养物质的需求有其独特性，如杜氏利什曼原虫前鞭毛体需要脯氨酸作为其能源；溶组织内阿米巴的生长需要胆固醇。

寄生虫的寄生部位不同，其摄取的营养物质也各异，如寄生在肠道的线虫（如似蚓蛔线虫）多以宿主肠内容物及肠上皮细胞为食；寄生在胆管的华支睾吸虫主要摄食宿主胆管内容物；寄生在红细胞的疟原虫主要以血红蛋白为营养来源。

各种寄生虫的营养吸收途径不同，有消化系统的寄生虫（如吸虫、线虫），其消化道是其吸收宿主营养物质的主要场所，吸虫还可通过其体表吸收低分子物质；无消化道的绦虫主要依靠其体表具有微毛（microthrix）的皮层（tegument）吸收宿主营养物质；有胞口（cytostome）的原虫，如疟原虫经胞口摄取宿主红细胞的血红蛋白，结肠小袋纤毛虫（*Balantidium coli*）可经胞口摄取营养物质；能形成伪足（pseudopodium）的原虫，如阿米巴由其细胞质的流动而包绕营养物质，在细胞质内形成食物泡（food vacuole），进行消化与吸收。

二、寄生虫的代谢 Parasitic metabolism

研究寄生虫代谢，特别是研究其与人体代谢的差异和相互关系，有助于研制新的抗寄生虫药物及阐明其作用机制。

寄生虫的代谢主要有能量代谢和合成代谢两类。①能量代谢：不同寄生虫和寄生虫生活史的不同阶段以不同营养物质作为能量来源，产生不同的终末产物，并可净生成 ATP。大多数寄生虫的能量来源主要从糖酵解中获得，尤其是处于无氧或低氧环境中的消化道寄生虫。糖酵解生成乳酸，释放能量较少，乳酸常被宿主利用合成糖原，最终氧化为二氧化碳和水。寄生虫所需的脂肪主要来源于宿主，其脂肪酸代谢可产生能量，以补充糖氧化功能的不足。寄生虫的蛋白质代谢也很旺盛，在缺乏糖类时，也可通过蛋白质代谢获得能量。②合成代谢：虽然寄生虫的生长、繁殖需要高速率的合成代谢，但由于所需的营养成分主要来自宿主，因此大多数寄生虫合成代谢的营养成分种类十分有限，如大多数寄生蠕虫不能合成胆固醇和脂肪酸。多数寄生虫能利用外源性（从宿主获得）和内源性（自身分解）的氨基酸、蛋白质、葡萄糖和脂肪酸合成自身需要的氨基酸、肽类、胺类和蛋白质。

现已发现，部分寄生虫能通过某些代谢途径固定 CO_2，用于合成与重要功能有关的物质，也参与能量生成。寄生虫有两种能固定 CO_2 的酶——苹果酸酶（malic enzyme，ME）和磷酸烯醇丙酮酸羧化激酶（phosphoenolpyruvate carboxykinase，PEPCK）参与能量代谢。当糖降解为磷酸烯醇丙酮酸时，在 PEPCK 作用下固定 CO_2，生成草酰乙酸，草酰乙酸还原为苹果酸，苹果酸进入线粒体产生歧化，一部分转化为延胡索酸，另一部分在苹果酸酶作用下固定 CO_2，并转化为丙酮酸。在同型乳酸酵解（homolactic fermentation）中，氧化 1mol 葡萄糖产生 2mol ATP。在固定 CO_2 反应中，可产生 1mol ATP。如果丙酮酸及延胡索酸再进一步反应生成终产物，可再获得 2mol ATP。

虽然有氧代谢不是寄生虫的主要能量来源，但在某些物质（如卵壳）的合成中，氧起着重要作用。寄生虫对氧的吸收以扩散为主，氧溶解于虫体皮质周围和消化道内壁或通过其他与氧接触的部位进入虫体，进入虫体的氧经体液或借助血红蛋白、铁卟啉等化合物扩散到虫体各部位。

寄生虫的物质代谢调节主要有两个方面：①在细胞水平上的调节（变构调节）；②环境和遗传方面的调节（对寄生虫生活史过程中代谢变化的调节）。这些代谢调节的基础是将摄入的能量分配到生长、运动、调节渗透压和繁殖等不同过程。

第 3 节 寄生虫的分类与命名 Parasitic classification and nomenclature

一、寄生虫的分类 Parasitic classification

寄生虫分类的目的是建立和界定寄生虫系统种群的等级状态，探索寄生虫虫种、种群之间的亲缘关系，追溯各种寄生虫的演化线索，认识寄生虫与宿主之间，特别是与人之间的关系。

生物学分类的阶元依次为界（kingdom）、门（phylum）、纲（class）、目（order）、科（family）、属（genus）、种（species），中间阶元有亚门（subphylum）、亚纲（subclass）、亚科（subfamily）、总纲（superclass）、总目（superorder）、总科（superfamily），有些种下还有亚种（subspecies）、变种（variety）、株（strain）。

我国对寄生虫的分类，原生动物一直沿用 40 多年前的分类系统，蠕形动物的分类则更久远。传统的寄生虫分类主要以形态为依据，如核、运动细胞器类型和增殖方式，由于这种分类有很大的片面性和局限性，不可能反映一个种群的真正面貌，故很难解释种群间的亲缘关系。随着生物科技的发展，基于对低等动物的生物化学和分子生物学认识的进展，特别是对小亚基核糖体 RNA（SSUrRNA）和蛋白质序列的研究，使人们对生物种系发生的关系有了更清楚的了解，使生物种群分类成为可能，因而提出了新的分类学意见。目前的分类已超出形态学范围，进入了生态学、遗传学、系统发生与分子生物学领域。

本教材采用了 2003 年国际新的 Cox 生物学分类系统，与我国现行使用的分类系统相比，该分类系统主要在原虫的归属方面做了较多的修订。

医学寄生虫被分类在 3 个真核生物界，即原生动物界（Protozoa）、色混界（Chromista）和动物界（Animalia）（表 2-1）。原生动物界和色混界的动物是单细胞动物，而动物界的动物（也称后生

表 2-1 医学寄生虫的分类
Classification of medical parasites

界 Kingdom	门 Phylum	主要寄生虫 Parasites
原生动物界 Protozoa	阿米巴门（阿米巴）Amoebozoa (amebae)	棘阿米巴 *Acanthamoeba*，巴氏阿米巴 *Balamuthia*，内阿米巴 *Entamoeba*
	眼虫门（鞭毛虫）Euglenozoa (flagellates)	利什曼原虫 *Leishmania*，锥虫 *Trypanosoma*
	后滴门（鞭毛虫）Metamonada (flagellates)	贾第虫 *Giardia*，唇鞭毛虫 *Chilomastix*
	副基体门（鞭毛虫）Parabasalia (flagellates)	毛滴虫 *Trichomonas*，双核阿米巴 *Dientamoeba*
	透色动物门（鞭毛虫）Percolozoa (flagellates)	耐格里阿米巴 *Naegleria*
	孢子虫门（孢子虫）Sporozoa (sporozoans)	疟原虫 *Plasmodium*，弓形虫 *Toxoplasma*，隐孢子虫 *Cryptosporidium*，等孢球虫 *Isospora*，圆孢子虫 *Cyclospora*，肉孢子虫 *Sarcocystis*，巴贝虫 *Babesia*
	纤毛门（纤毛虫）Ciliophora (ciliates)	小袋纤毛虫 *Balantidium*
色混界 Chromista	双环门 Bigyra	芽囊原虫 *Blastocystis*

界 Kingdom	门 Phylum	主要寄生虫 Parasites
动物界 Animalia	线形动物门（线虫） Nemathelminthes (nematodes)	蛔线虫 *Ascaris*，鞭形线虫 *Trichuris*，住肠线虫 *Enterobius*，钩口线虫 *Ancylostoma*，板口线虫 *Necator*，类圆线虫 *Strongyloides*，毛形线虫 *Trichinella*，吴策线虫 *Wuchereria*，布鲁线虫 *Brugia*，盘尾线虫 *Onchocerca*，罗阿线虫 *Loa*，管圆线虫 *Angiostrongylus*，吸吮线虫 *Thelazia*，毛细线虫 *Capillaria*，筒线虫 *Gongylonema*，异尖线虫 *Anisakis*，颚口线虫 *Gnathostoma*，龙线虫 *Dracunculus*
	扁形动物门（吸虫、绦虫） Platyhelminthes (trematodes, cestodes)	吸虫 trematodes：支睾吸虫 *Clonorchis*，姜片吸虫 *Fasciolopsis*，并殖吸虫 *Paragonimus*，裂体吸虫 *Schistosoma*，毛毕吸虫 *Trichobilharzia*，东毕吸虫 *Orientobilharzia*，片形吸虫 *Fasciola*，异形吸虫 *Heterophyes*，棘口吸虫 *Echinostoma* 绦虫 cestodes：带绦虫 *Taenia*，棘球绦虫 *Echinococcus*，膜壳绦虫 *Hymenolepis*，迭宫绦虫 *Spirometra*，裂头绦虫 *Diphyllobothrium*，假裸头绦虫 *Pseudanoplocephala*，复孔绦虫 *Dipylidium*，瑞列绦虫 *Raillietina*，伯特绦虫 *Bertiella*，中殖孔绦虫 *Mesocestoides*
	棘颚门（棘头虫） Acanthognatha (acanthocephalan)	巨吻棘头虫 *Macracanthorhynchus*，念珠棘头虫 *Moniliformis*
	节肢动物门（昆虫、螯肢动物、甲壳动物） Arthropoda (insects, chelicerates, crustaceans)	昆虫 insects：按蚊 *Anopheles*，库蚊 *Culex*，伊蚊 *Aedes*，舍蝇 *Musca*，白蛉 *Phlebotomus*，客蚤 *Xenopsylla*，虱 *Pediculus*，臭虫 *Cimex*，小蠊 *Blattella*，库蠓 *Culicoides*，蚋 *Simulium*，斑虻 *Chrysops* 螯肢动物 chelicerates：硬蜱 *Ixodes*，钝缘蜱 *Ornithodoros*，纤恙螨 *Leptotrombidium*，疥螨 *Sarcoptes*，蠕形螨 *Demodex*，禽刺螨 *Ornithonyssus*，尘螨 *Dermatophagoides*，粉螨 *Acarus* 甲壳动物 crustaceans：溪蟹 *Potamon*，蝲蛄 *Cambaroides*，剑水蚤 *Cyclops*

动物）是多细胞动物，其体内有组织、器官结构。

二、寄生虫的命名
Parasitic nomenclature

根据国际动物命名法，寄生虫的命名采用双名法，以拉丁文或拉丁化文字命名，其学名（scientific name）包括属名（genus name）、种名（species name）和命名者的姓及命名年份（论文正式发表的年份）。属名在前，种名在后，有的种名之后还有亚种名，种名或亚种名之后是命名者的姓和命名年份，如溶组织内阿米巴（*Entamoeba histolytica* Schaudinn，1903），表示 Schaudinn 于 1903 年命名该虫；旋毛形线虫 [*Trichinella spiralis* (Owen，1835) Railliet，1895]，表示 Owen 于 1835 年命名该虫，Railliet 于 1895 年又确定此学名。

（何深一）

第 3 章 寄生虫感染与寄生虫病
Parasitic Infection and Parasitic Disease

学习与思考

（1）何谓寄生虫感染、寄生虫病、带虫者和无症状感染者？

（2）何谓慢性感染、隐性感染、异位寄生和多寄生现象？

（3）幼虫移行与幼虫移行症有何区别？

第 1 节　寄生虫感染与寄生虫病的概念
Concepts of parasitic infection and parasitic disease

寄生虫感染后人体处于什么状态，这与人体内寄生虫的密度密切相关。当虫体的密度较低时，感染者无明显临床症状，为无症状感染者或带虫者；当虫体密度达到并超过阈值（threshold）时，才表现明显的临床症状，出现寄生虫病。此阈值的高低因虫体密度和宿主个体遗传素质、营养及免疫功能等因素而异（图3-1）。

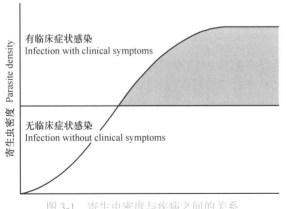

图 3-1　寄生虫密度与疾病之间的关系
Correlation between diseases with clinical symptoms and parasite density

1. 寄生虫感染（parasitic infection） 寄生虫侵入人体并能长期或暂时在人体内生存，而不引起明显临床症状的现象称为寄生虫感染。

Parasites invade and survive for either a long or short period in the human body without causing obvious clinical symptoms，which is called a parasitic infection.

2. 寄生虫病（parasitic disease） 人体感染寄生虫后出现明显的临床症状，亦即有明显临床表现的寄生虫感染称为寄生虫病。

Parasites infect the human body and cause obvious clinical symptoms, that is, a parasitic infection with obvious clinical manifestation, is called parasitic disease (parasitosis).

3. 带虫者（carrier）或无症状感染者（asymptomatic patient） 在相当多的情况下，人体感染寄生虫后无临床症状和体征，但病原学或血清特异性抗体检测呈阳性。其可携带和传播病原体，在人群中难以被发现，导致的传播也难以预防，此类感染者称为带虫者或无症状感染者。

In quite a few cases, humans who harbor parasites without clinical symptoms and signs, but the pathogen or serum specific antibody test is positive. It can carry and spread the pathogen, which is difficult to be found in the population, and the resulting transmission is difficult to prevent. Such infected persons are called carriers or asymptomatic patients.

第 2 节　寄生虫感染与寄生虫病的特点
Characteristics of the parasitic infection and parasitic disease

一、慢性感染与隐性感染
Chronic infection and inapparent infection

1. 慢性感染（chronic infection） 是寄生虫病的重要特点之一，人体感染寄生虫的数量较少时，较长时期临床症状较轻，称为慢性感染。多次轻度感染，或急性感染治疗不彻底，未能清除所有病原体，也常转入慢性感染，寄生虫在人体内可生存相当长一段时期，这与人体对绝大多数寄生虫未能产生完全免疫力有关。在慢性感染期，人体往往伴有修复性病变，如血吸虫病流行区大多数患者属慢性感染，这些患者体内既有虫卵肉芽肿的形成，也伴有组织纤维化。

2. 隐性感染（inapparent infection） 是指人体感染寄生虫后，既无明显的临床表现，也不能用常规方法检查出病原体的寄生现象。只有当宿主免疫功能不全时，如艾滋病患者、长期使用抗肿瘤药物、免疫抑制药，感染者体内的寄生虫才会大量增殖，致病力增强，出现严重临床症状，甚至可致患者死亡。如刚地弓形虫、隐孢子虫、粪类圆线虫等机会性致病性寄生虫的感染。

二、异位寄生与多寄生现象
Ectopic parasitism and polyparasitism

1. 异位寄生（ectopic parasitism） 指寄生虫在常见寄生部位以外的器官或组织内寄生，常可引起异位损害（ectopic lesion）。如卫氏并殖吸虫正常寄生于肺部，但也可寄生于肝、脑、皮下等处；日本血吸虫虫卵通常沉积在肝和肠壁，但也可在脑、肺等处发现。异位寄生及异位损害增加了对宿主的危害和临床诊断的复杂性。

2. 多寄生现象（polyparasitism） 人体同时感染两种或两种以上寄生虫，称为多寄生现象。20 世纪 90 年代我国人体肠道寄生虫调查报告中指出，在 93 万多感染者中，单一感染和两种或两种以上寄生虫同时感染人数的构成比为 56.67% 和 43.33%。不同虫种生活在同一个微环境中，虫种之间可发生互相制约或协同等复杂的关系，如蓝氏贾第鞭毛虫与钩虫、似蚓蛔线虫同时寄生在小肠时，其生长、繁殖受到抑制；而与微小膜壳绦虫同时感染时，蓝氏贾第鞭毛虫则生存得更好。

三、幼虫移行与幼虫移行症
Migration of helminthic larvae and larva migrans

幼虫移行（migration of helminthic larvae）是指某些蠕虫的幼虫侵入宿主后，可在宿主体内移行的特点。依据宿主的类型（正常宿主或非适宜宿主）分为正常移行和幼虫移行症。

1. 正常移行（normal migration） 某些蠕虫幼虫进入正常宿主体内后，必须经循环系统、呼吸系统或其他组织器官移行，才能到达其适宜的寄生部位，发育为成虫，这是寄生虫完成其生活史所必需的移行。如似蚓蛔线虫、十二指肠钩口线虫和美洲板口线虫的幼虫须经血液和肺部移行，才能到达小肠寄生，这属于正常移行，移行过程中也可引起临床症状。

2. 幼虫移行症（larva migrans） 某些蠕虫的幼虫进入非适宜宿主（人）后，不能发育为成虫，而是长期以幼虫状态存在，在皮下、组织、器官间窜扰，造成局部或全身的病变，称幼虫移行症。根据幼虫侵犯的组织、器官及引起的临床症状，可分为内脏幼虫移行症和皮肤幼虫移行症。

The infective larvae of helminthes invade abnormal hosts (e.g. humans), migrate in different organs and cause damage to the host. Those parasites can stay in the larval stage for long period in the body of hosts.

（1）内脏幼虫移行症（visceral larva migrans, VLM）：是指侵入人体的幼虫在内脏窜扰，引起内脏器质性病变与功能损害。如人误食犬弓首线虫（*Toxocara canis*）的感染期虫卵，其幼虫可在内脏组织移行窜扰，造成严重病变，甚至导致死亡。

（2）皮肤幼虫移行症（cutaneous larva migrans, CLM）：是指幼虫侵入后主要在皮下移行，皮肤可出现线状红疹或游走性包块，如棘颚口线虫（*Gnathostoma spinigerum*）幼虫、斯氏并殖吸虫（*Paragonimus skrjabini*）童虫和曼氏迭宫绦虫（*Spirometra mansoni*）裂头蚴，均可引起皮肤幼虫移行症和/或内脏幼虫移行症。

幼虫移行症的共同特征是在器官损害的同时伴有嗜酸性粒细胞增多、血中丙种球蛋白及 IgE 水平升高等超敏反应性病变。

四、嗜酸性粒细胞增多与 IgE 水平升高
Eosinophilia and high levels of IgE

嗜酸性粒细胞增多与 IgE 水平升高对宿主具双重作用，既有杀伤或辅助攻击寄生虫、调节免疫作用，又可致宿主组织损伤与引起超敏反应。

1. 嗜酸性粒细胞增多 是指外周血液中嗜酸性粒细胞绝对值大于 0.5×10^9/L，常伴有嗜酸性粒细胞生成和组织内堆积过多，可见于多种疾病，统称为嗜酸性粒细胞增多症（eosinophilia），其中以寄生虫感染和变态反应性疾病为最常见。嗜酸性粒细胞利用其基础蛋白质和嗜酸性阳离子蛋

白质的细胞毒作用杀伤多细胞病原体，如蠕虫类幼体；嗜酸性粒细胞的细胞膜上分布有免疫球蛋白 Fc 片段和补体 C3 的受体，其可借助于细胞表面的 Fc 受体和 C3 受体黏着于蠕虫上，并且利用细胞溶酶体内所含的过氧化物酶等酶类损伤蠕虫；嗜酸性粒细胞也能生成和释放多种炎症介质。因此，嗜酸性粒细胞在参与正常免疫防御反应的同时，也能造成组织细胞的损伤。

寄生虫感染是嗜酸性粒细胞增多最常见的原因。单细胞的原虫感染一般不引起嗜酸性粒细胞增高，而多细胞的蠕虫感染可引起嗜酸性粒细胞增多，其增多的程度与虫体（特别是幼虫）侵入组织的数量和范围呈正相关。在组织内被包裹的或仅限于肠腔内感染的蠕虫（如蛔虫、绦虫），一般不引起嗜酸性粒细胞增多，但能破坏肠黏膜的寄生虫（如钩虫）可使嗜酸性粒细胞增多。

Eosinophilia is a peripheral eosinophil count greater than the upper limit of normal, usually greater than 0.5×10^9/L. Eosinophils function to regulate allergic reactions, tissue inflammation, and immunity responses against parasites. In many cases the cause of eosinophilia is clear, such as in atopy. However, the differential diagnoses also include diseases such as malignancy.

2. IgE 水平升高　蠕虫感染常引起血清 IgE 水平升高，而肠道寄生虫感染则使分泌型 IgA（SIgA）上升。IgE 水平升高是由于虫体的变应原（allergen）刺激肥大细胞，导致 IgE 的释放。在寄生虫感染中，常见的有抗体依赖细胞介导的细胞毒作用（antibody dependent cellular cytotoxicity，ADCC）产生的免疫效应。ADCC 对寄生虫的作用需要特异性抗体，如 IgG 或 IgE 结合于虫体，然后效应细胞（巨噬细胞、嗜酸性粒细胞或中性粒细胞）通过 Fc 受体附着于抗体，通过协同作用发挥对虫体的杀伤作用。ADCC 可能是宿主杀伤寄生在组织、血管或淋巴系统的蠕虫（如血吸虫童虫、微丝蚴）的重要效应机制。

High levels of immunoglobulin E (IgE) are produced in animals, including humans, infected with helminth parasites. Such infection results not only in the production of parasite-specific IgE, but also, through polyclonal stimulation of IgE-B cells, in the production of a large excess of parasitic non-specific IgE. IgE antibodies mediate allergic responses by binding to receptors on the plasma membrane of mast cells, which are then said to be sensitised; subsequent attachment of antigen to the membrane-bound antibody causes cross-linking of the receptors leading to the release of histamine and other inflammatory substances.

五、人兽共患寄生虫病
Parasitic zoonosis

生物进化的直接结果形成了生物的多样性。动物体内寄生着多种病原体，如病毒、细菌、立克次体和寄生虫等。宿主和病原体之间特异性结合，在一定的环境中生存，形成特殊的生态系统。如果动物体内这些寄生物是传给人类的病原体，其所引发的疾病称为人兽共患病（zoonosis）或动物源性疾病（zoonotic disease）。目前已证实的动物源性疾病约 200 种，其中 90 余种为寄生虫病。

人兽共患寄生虫病（parasitic zoonosis）是指在脊椎动物与人之间自然传播的寄生虫病，又称动物源性寄生虫病（zoonotic parasitic disease）。引起此类疾病的寄生虫包括原虫、蠕虫及舌形虫，也包括进入宿主皮肤或体内的寄生节肢动物，但不包括仅在宿主体表吸血或暂时居留的节肢动物。

Parasitic zoonosis is the term applied to the parasitic diseases transmitted between vertebrate animals and humans, which can be either a common or an incidental occurrence.

（殷国荣）

第 4 章　寄生虫感染的免疫
Immunity in Parasitic Infection

学习与思考

（1）阐述寄生虫抗原的复杂性及其在寄生虫病防治中的应用。

（2）阐述寄生虫感染免疫的特点。

（3）如何理解寄生虫病即免疫性疾病？

免疫应答（immune response）是机体识别异己物质并作出反应的过程。寄生虫作为异己，感染机体后，虫体的表面成分、虫体释放的代谢产物和排泄分泌物、死亡虫体的崩解物等，都能成为抗原（antigen），引发机体产生免疫应答。

第 1 节　寄生虫抗原的特点
Peculiarity of parasite antigens

无论是单细胞的原虫，还是多细胞并有组织和器官分化的蠕虫和节肢动物，其抗原都是由多种生物大分子组成的复合物。了解寄生虫抗原的特点，不仅是认识寄生虫感染免疫、致病机制的重要内容，也是建立寄生虫病免疫诊断方法、研制抗寄生虫感染疫苗的基础。

一、寄生虫抗原的复杂性
Complexity of parasite antigens

寄生虫抗原的复杂性体现在多个方面。根据其化学组成，寄生虫抗原包括蛋白质、多糖、糖蛋白、糖脂等多种复杂组分。从来源上看，寄生虫抗原可分为体抗原（somatic antigen）、表面抗原（surface antigen）和代谢抗原（metabolic antigen）等。体抗原来自虫体，表面抗原来自虫体表膜，代谢抗原包括一些腺体分泌物、消化道排泄物、幼虫的囊液或蜕皮物等。另外，寄生虫既有种的独立性，又显示出进化上的亲缘关系。寄生虫进入机体后，通常要经历不同的发育阶段。因此，在抗原属性上，既表现出抗原的属、种、株、期特异性，又呈现共同抗原的特点。共同抗原的存在是寄生虫病免疫诊断出现交叉反应（cross reaction）的原因，而特异性抗原的分离和纯化则是建立优良免疫诊断方法的前提。

二、寄生虫抗原的分离、纯化和鉴定
Separation, purification and identification of parasite antigens

寄生虫不同部位的抗原，可采用不同的方法进行分离。体抗原的分离，系将虫体经生理盐水洗净后，在磷酸盐缓冲液中制成匀浆，冷浸后离心取上清液即可；排泄-分泌抗原（excretory-secretory antigen，ESA）多自寄生虫体外培养液中收集；而寄生虫表面抗原的分离，其中表面蛋白通常采用金属螯合剂或高离子强度缓冲液溶解法。

寄生虫抗原的纯化，可按抗原的物理、化学或免疫学性质而选用不同的方法。根据抗原的分子大小，可采用凝胶层析（gel chromatography）技术；根据抗原的电荷差异，可采用离子交换层析（ion exchange chromatography）技术；根据抗原的抗原性不同，可采用免疫亲和层析（immune affinity chromatography）技术等，均能纯化到单一的抗原组分。

寄生虫抗原的鉴定，主要是明确其化学性质和免疫学性质，前者包括分子量和化学组成等，可用十二烷基硫酸钠-聚丙烯酰胺凝胶电泳（SDS-PAGE）、双向电泳、氨基酸序列分析等方法；后者可用免疫电泳、免疫印迹（Western blot）技术等。

三、寄生虫抗原的应用
Application of parasite antigens

寄生虫抗原的应用主要有 3 个方面：一是用于寄生虫感染的免疫诊断，依据免疫诊断方法的不同，寄生虫抗原可以是整体抗原或固相抗原（如虫卵、虫体切片等），也可以是可溶性或液相抗原；二是研制抗寄生虫感染疫苗，一些重要寄生虫病，如疟疾、血吸虫病、弓形虫病、锥虫病等的疫苗研究目前特别受到关注；三是用于寄生虫感染免疫学研究。此外，近年来的研究揭示，吸虫、线虫等多种寄生虫的某些虫源性分子具有

明显的免疫调节作用，故在免疫性疾病的临床治疗中可能具有潜在的应用价值。

第 2 节　寄生虫感染免疫应答的类型
Types of immune responses to parasitic infection

宿主对感染寄生虫的免疫应答，可分为固有免疫和适应性免疫两种基本类型，两者相辅相成，相互调节，形成复杂的感染免疫环境和状态。

一、固有免疫
Innate immunity

固有免疫（innate immunity）是指机体在进化过程中针对病原体感染形成的一系列防御功能，其受遗传控制并保持相对稳定，不具有特异性，故也称非特异性免疫（non-specific immunity）。固有免疫是机体接触病原体后最早发生的免疫效应，也即抗感染的第一道防线。一般来说，人体的固有免疫效应十分有限，故对寄生虫普遍易感。构成机体固有免疫防御功能的因素有多种，包括皮肤、黏膜、胎盘等生理性屏障；血液和组织中的固有免疫效应细胞，如树突细胞、巨噬细胞、嗜酸性粒细胞、自然杀伤细胞等；细胞成分及补体等可溶性成分。

目前，对 Toll 样受体（Toll-like receptor，TLR）介导的固有免疫效应机制已有了较充分认识。机体固有免疫细胞能表达多种 Toll 样受体，可分别识别寄生虫来源的核酸、蛋白质、糖脂等分子。以刚地弓形虫感染为例，该虫的虫源性物质通过 TLR/MyD88 信号通路活化树突细胞，分泌 IL-12，促进自然杀伤细胞活化及分泌 IFN-γ，在感染早期抗虫免疫中发挥重要作用。另外，也有研究证实，利什曼原虫和犬新孢子虫的虫源性物质也能通过 TLR/MyD88 信号通路，直接活化自然杀伤细胞并促其分泌 IFN-γ，发挥抗感染免疫作用。

二、适应性免疫
Adaptive immunity

适应性免疫（adaptive immunity）是由特定抗原诱发，并针对该特定抗原发生效应的免疫应答过程，故又称特异性免疫（specific immunity）。适应性免疫涉及多种免疫细胞和分子的相互作用和调节。除特异性外，适应性免疫的另一个重要特征是形成免疫记忆（immunological memory），表现为机体免疫系统对再次接触的同种抗原能快速作出应答，并且应答的强度超过初次应答。适应性免疫有助于清除和限制已感染的寄生虫，当适应性免疫不能有效清除体内寄生虫时，机体则呈现慢性感染状态。

根据宿主对寄生虫感染适应性免疫的结局，可将适应性免疫分成以下类型。

1. 消除性免疫（sterilizing immunity）　是指宿主适应性免疫应答能清除体内的寄生虫，并对同种寄生虫的再次感染具有完全的抵抗力。消除性免疫是寄生虫感染宿主十分少见的免疫应答结局，如在墨西哥利什曼原虫感染引起的皮肤利什曼病患者和热带利什曼原虫引起的东方疖患者中，均能产生很强的适应性免疫力，可完全清除体内的原虫而痊愈，并对再感染产生持久、稳固的抵抗力。

2. 非消除性免疫（non-sterilizing immunity）　这一免疫类型是指寄生虫感染诱导的特异性免疫力不能完全清除体内已存在的寄生虫，但有助于降低虫荷，并对再感染具有一定的抵抗力；当用药物等干预消除体内的寄生虫后，机体的特异性免疫力随之逐渐消失。非消除性免疫是寄生虫感染普遍存在的免疫现象，见于多种寄生虫的慢性感染状态。

非消除性免疫包括带虫免疫和伴随免疫等形式。

（1）带虫免疫（premunition）：某些寄生虫感染（疟原虫、刚地弓形虫、美洲锥虫）诱导的特异性免疫应答可使体内寄生虫在宿主细胞（组织）内处于低虫荷、低增殖的状态，导致无明显症状的临床痊愈，并产生抗特异性攻击的能力，这种免疫现象称带虫免疫。

（2）伴随免疫（concomitant immunity）：有些寄生虫感染诱导宿主产生的免疫反应对体内已有的寄生虫无杀伤或清除效应，但具有抵抗同种寄生虫的幼虫再感染的能力，这种免疫现象称伴随免疫。如日本血吸虫成虫寄生诱导宿主产生的免疫力能有效地杀伤侵入的幼虫，但对体内已有的成虫无免疫杀伤效应。

三、固有免疫与适应性免疫的联系
Relations between innate immunity and adaptive immunity

除以上对经典的有关固有免疫和适应性免疫的认识，近十余年来，随着对固有免疫系统"分子模式识别作用"的研究进展，对固有免疫作用的认识已突破机体防御病原体入侵"第一道防线"的局限，并使固有免疫与适应性免疫间建立起有机联系，从而极大地促进了抗感染免疫理论与实践的发展。

机体的多种免疫细胞表面或细胞内分布有固有免疫识别分子或称模式识别受体（pattern recognition receptor，PRR），它们能够通过对病原体保守分子的模式识别（pattern recognition）作用，实现免疫系统对病原体"异己"的甄别并作出应答反应。这种病原体相关分子模式（pathogen-associated molecular pattern，PAMP）已在包括多种寄生虫在内的各类病原生物中得到证实。例如，已有研究发现，抗原提呈细胞表达共刺激分子 B7 受到模式识别的控制。不仅如此，机体免疫系统的模式识别作用还决定着适应性免疫的应答类型，这种识别作用主要是通过固有免疫效应细胞接受不同的 PAMP 刺激后，表达不同的细胞因子谱并驱动免疫细胞分化而实现的。

因此，就抗感染免疫而言，可以说是固有免疫启动了适应性免疫；另外，适应性免疫也能够调控固有免疫的强度，从而减轻固有免疫对机体造成的过度损伤，这在早期感染阶段尤为重要。

第3节 免疫应答的过程
Process of immune response

免疫应答（immune response）系指抗原物质进入机体后，激发宿主免疫系统一系列反应，以清除该抗原的过程。这是由多种免疫活性细胞和免疫分子（补体、细胞因子、免疫球蛋白等）参与作用的复杂过程，并受遗传因素调控。免疫应答过程包括抗原的处理与提呈、免疫细胞的活化及增殖分化和免疫效应等阶段。

一、抗原处理与抗原提呈
Antigen processing and presentation

当寄生虫感染宿主时，在致敏宿主免疫系统之前，寄生虫抗原需先经过巨噬细胞、B 细胞、树突细胞、指细胞（phalangeal cell）等抗原提呈细胞（antigen presenting cell，APC）进行加工处理及提呈（antigen processing and presentation）。这一过程包括 APC 摄取抗原，在吞噬小泡内经蛋白酶加工后，与主要组织相容性复合体（major histocompatibility complex，MHC）Ⅰ类或Ⅱ类分子结合成多肽-MHC 复合物，再表达于 APC 表面，供 MHC 限制性 CD4$^+$ 或 CD8$^+$T 细胞识别。抗原提呈是寄生虫感染诱发适应性免疫的重要环节。

二、免疫细胞活化与细胞因子的产生
Immune cell activation and cytokine production

T 细胞可按不同的特征进行分类。根据 CD4 和 CD8 分子的表达情况，可将 T 细胞分为 CD4$^+$ 和 CD8$^+$ 细胞；也可按功能分为辅助性 T 细胞（helper T lymphocyte，Th）、抑制性 T 细胞（suppressor T lymphocyte，Ts）、效应 T 细胞（effector T lymphocyte，Te），后者包括细胞毒性 T 细胞（cytotoxic T lymphocyte，CTL，Tc）和迟发型超敏反应性 T 淋巴细胞（delayed type hyper-sensitivity T lymphocyte，T_{DTH}）。

T 细胞的活化需要双信号的刺激，即 T 细胞表面的 T 细胞受体（T cell receptor，TCR）特异性识别、结合 APC 提呈的多肽-MHC 复合物为第一信号；T 细胞表面的 CD28 与 APC 表面的 B7 结合为第二信号（共刺激信号）。活化后，T 细胞迅速增殖并分化为具不同功能的效应细胞。不同寄生虫（或分子）类型、APC 种类和细胞因子类型等因素都能影响 T 细胞的分化方向。同样，B 细胞的活化也需要双信号刺激，但其机制与 T 细胞活化不同。B 细胞表面的 B 细胞受体（B cell receptor，BCR）能直接识别天然抗原的特异性决定簇为第一信号，而 Th 细胞表面的 CD40L 与 B 细胞表面的 CD40 结合则提供第二信号（共刺激信号）。

这些特异的 T 细胞进入全身循环系统及特定组织部位后，以各种方式发挥作用。有部分淋巴细胞中途停止分化，成为"静止状态"，当同种抗原再次进入机体时，可迅速增殖分化，并作为抗原特异 T 细胞的新来源。大多数 T 细胞与多种化学介质——细胞因子（cytokine，CK）的合成和

释放有关。B 细胞活化后继续增殖、分化为浆细胞，产生抗体，部分可分化为长寿命的记忆性 B 细胞。近年发现，CD4$^+$T 细胞的一个新亚群即滤泡辅助性 T 细胞（T follicular helper cell，Tfh）在 B 细胞分化和抗体产生中起着重要作用。

细胞因子是免疫细胞产生的具有广泛生物学效应的一类小分子多肽，为分泌型免疫分子。根据功能不同，大致可分为白细胞介素（interleukin，IL）、干扰素（interferon，IFN）、肿瘤坏死因子（tumor necrosis factor，TNF）、生长因子（growth factor，GF）和集落刺激因子（colony stimulating factor，CSF）等。细胞因子只有通过与靶细胞表面的相应受体结合才能发挥生物学效应。有些细胞因子可单独或联合作用，以增强巨噬细胞、自然杀伤细胞（NK 细胞）等对寄生虫的杀伤和清除；有些细胞因子可直接参与、促进或抑制炎症反应的发生，大多数细胞因子具有上调免疫功能的作用。

淋巴细胞释放的细胞因子又称淋巴因子（lymphokine）。Th1 释放的淋巴因子（如 IFN-γ、IL-2）主要驱动细胞免疫，多见于原虫感染；Th2 释放的淋巴因子（如 IL-4、IL-5、IL-9、IL-10）主要介导体液免疫，多见于蠕虫感染。近年来的研究还鉴定了一类新的辅助性 T 细胞，即 Th17 细胞，其受 TGF-β 和 IL-6 调控分化，以分泌 IL-17 为特征，涉及锥虫、利什曼原虫、血吸虫等多种寄生虫的感染免疫致病过程。

由于寄生虫感染免疫应答的复杂性和特殊性，一些细胞因子在抗感染免疫中起重要作用，而另一些却与炎症和免疫病理有关。了解各种细胞因子在不同寄生虫感染免疫中的主次关系，对于指导寄生虫分子疫苗和免疫病理学研究具有重要意义。

三、免疫效应
Immunological effects

寄生虫对人体来说是具有感染性和抗原性的外源性物质，可诱导宿主产生免疫应答，使一系列细胞及分子发生改变。

被宿主作为抗原识别的寄生虫或其任何部分，通常诱导宿主产生抗体依赖性效应（antibody-dependent effect）和非抗体依赖性效应（non-antibody-dependent effect）。前者是循环系统中特定的分子（抗体）直接作用或介导其他免疫分子作用于寄生虫，称为体液免疫（humoral immunity）；后者是由细胞介导的免疫，它不依赖抗体，由被激活的特定细胞（效应细胞）或其产物介导杀伤寄生虫，又称细胞免疫（cellular immunity）。抗体也可与寄生虫的排泄物、分泌产物反应，形成免疫复合物沉淀，诱导超敏反应造成宿主组织器官损伤。

1. 抗体依赖性效应或体液免疫　寄生虫抗原分子一般比抗原抗体结合区域大得多。因此，抗体仅能结合抗原大分子的某一特殊部位，该部位称为抗原决定簇（antigenic determinant）或抗原表位（antigenic epitope）。每个抗原大分子可含有多个抗原决定簇，均可与抗体分子结合。

B 细胞基本上按照 T 细胞的刺激模式，在淋巴组织中活化、增殖、分化为浆细胞（plasma cell）和记忆细胞（memory cell）。浆细胞的半衰期仅数日，其分泌入循环系统的大量抗体，与其表面受体具有相同的抗原识别特异性。这些抗体以 5 种类型出现，统称为免疫球蛋白（immunoglobulin，Ig）。首先分泌的免疫球蛋白是 IgM，但在 Th 的协助下，B 细胞能产生其他 4 种免疫球蛋白，包括 IgG、IgE、IgA 和 IgD，免疫球蛋白的所有类型均在血液和组织液中以不同水平出现。IgA 抗体在黏膜免疫中发挥主要作用，IgE 抗体水平在蠕虫感染时通常升高，并能借助其 Fc 段与肥大细胞和嗜碱性粒细胞的表面结合，致敏这些细胞并使之释放组胺和其他血管活性物质，使血管通透性增加。

抗体的功能由抗原结合启动，抗体的生物学功能主要有以下几方面。

（1）B 细胞表面的膜结合型抗体参与对抗原的识别与结合。

（2）抗体具有中和抗原的作用，即通过与寄生虫抗原的结合而阻止其与相应受体结合，称为中和作用（neutralization）。

（3）同型抗体功能，IgG 和 IgM 可致补体活化，IgG 亚类（IgG$_1$、IgG$_2$、IgG$_3$）与补体成分 C1q 有亲和力，而 IgG$_4$ 则无亲和力。IgG 具调理作用，可介导吞噬细胞吞噬作用的增强。单核巨噬细胞和中性粒细胞表面表达 IgG 的 Fc 受体，结合抗原的 IgG 能与之结合，可促进吞噬细胞对寄生虫抗原的吞噬作用。

（4）IgE 可介导 I 型超敏反应（速发型超敏反应），可诱导肥大细胞和嗜碱性粒细胞脱颗粒及炎症介质的释放，局部的炎症反应有利于腔道寄生蠕虫的排出。

（5）IgG 和 IgM 可与血液中游离的虫体结合，阻止其对宿主细胞表面受体的识别，发挥凝集作用（agglutination）。

（6）IgA 分为血清型和分泌型两种，由黏膜部位的抗体分泌细胞分泌的分泌型 IgA（SIgA）作为黏膜免疫系统的效应分子，在呼吸道、胃肠道和泌尿生殖道黏膜部位具有抗感染作用，在阻止寄生虫从黏膜侵入中发挥重要作用。

另外，IgG、IgE 和 IgM 还可参与抗体依赖细胞介导的细胞毒作用（ADCC）；中性粒细胞、单核巨噬细胞，尤其是 NK 细胞，可通过其表面的 CD16 与抗体相互作用，产生溶解靶细胞的细胞毒作用；嗜酸性粒细胞参与的 ADCC 可杀伤蠕虫，一般由 IgE 和 IgA 介导。

2. 非抗体依赖性效应或细胞免疫 在非抗体依赖效应中，免疫应答有赖于寄生虫抗原分子与免疫细胞的接触。首先，抗原经过 APC 处理和提呈，被 CD4$^+$细胞识别。接着，CD4$^+$Th 细胞在受到抗原及 APC 释放的 IL-1 激活后，释放 IL-2、IFN-γ 等细胞因子，活化巨噬细胞、NK 细胞和 Tc 细胞等。巨噬细胞是抗寄生虫感染的重要细胞类群，激活的巨噬细胞可吞噬寄生虫感染的靶细胞或游离的原虫，通过细胞内溶酶体蛋白质的溶解作用杀伤虫体，此为细胞内杀伤（intra-cellular killing），也可释放生物活性介质，如过氧化物离子（活性氧介质，ROI），通过脂质过氧化及释放 NO，破坏寄生虫线粒体，产生杀虫作用，此为细胞外杀伤（extra-cellular killing）。NK 细胞则通过与细胞直接接触，非特异性地杀伤靶细胞。有关 Tc 在抗寄生虫感染中的确切作用，尚不明确。

第 4 节 免疫逃逸与超敏反应 Immune evasion and hypersensitivity

一、免疫逃逸 Immune evasion

在免疫功能正常的宿主体内，多种寄生虫能有效地逃避宿主的免疫效应而长期存活和增殖，这种现象称免疫逃逸（immune evasion）。免疫逃逸是寄生虫与宿主共进化、彼此相互适应的结果。寄生虫实现免疫逃逸的机制主要有以下几方面。

1. 组织学隔离 组织、细胞和腔道中的寄生虫，由于特殊的生理屏障使之与免疫系统隔离。寄生虫可被宿主源性囊膜所包裹，如棘球蚴囊液虽具有很强的抗原性，但由于棘球蚴囊壁的存在，阻隔了棘球蚴抗原与宿主免疫系统的接触。有些细胞内寄生虫，宿主的抗体难以对其发挥中和作用和调理作用，如寄生在巨噬细胞中的利什曼原虫和刚地弓形虫，虫体在细胞内形成纳虫空泡（parasitophorous vacuole，PV），可以逃避宿主细胞内溶酶体酶的杀伤作用。腔道内寄生虫，由于分泌型 IgA 的杀伤能力有限，其他循环免疫球蛋白在正常情况下很少进入肠腔，肠腔内又缺乏补体和巨噬细胞，因此，免疫效应受到限制。

2. 表面抗原的改变

（1）抗原变异（antigen variation）：寄生虫的不同发育阶段都具有特异抗原，即使在同一发育阶段，有些虫种抗原亦可产生变化。如布氏锥虫体表的糖蛋白膜抗原不断更新，新变异体（variant）不断产生，造成寄生虫抗原与宿主特异性抗体的合成出现时间差，使抗体无法发挥有效作用。

（2）抗原伪装与分子模拟（antigen disguise and molecular mimicry）：有些寄生虫能将宿主的抗原分子结合在自身体表，或用宿主抗原包被，称为抗原伪装。有些寄生虫体表能表达与宿主组织抗原相似的成分，称为分子模拟。如在皮肤内的曼氏血吸虫早期童虫表面不含有宿主抗原，但肺期童虫表面可被宿主血型抗原（A、B 和 H）和组织相容性抗原（histocompatibility antigen）包被，抗体不能与之结合。

（3）表膜脱落与更新（pellicle shedding and renew）：蠕虫在生长过程中，虫体表膜不断脱落和更新，与表膜结合的抗体随之脱落。

3. 抑制宿主的免疫应答 寄生虫的某些抗原可直接诱导宿主的免疫抑制（immunosuppression），主要表现为以下几方面。

（1）特异性 B 细胞克隆的耗竭：一些寄生虫感染往往诱发宿主产生高球蛋白血症，提示多克隆 B 细胞激活，产生大量抗体，但却无明显的保护作用。至感染晚期，虽有抗原刺激，B 细胞亦不能分泌抗体，说明多克隆 B 细胞的激活导致能与抗原反应的特异性 B 细胞耗竭，抑制宿主的免疫应答，甚至出现继发性免疫缺陷。

（2）调节性 T 细胞的激活：长期以来人们注意到，包括多种寄生虫在内的慢性感染，能诱导机体产生具免疫抑制功能的细胞，称为 Ts 细胞。近十余年的研究表明，这类发挥免疫抑制功能的细胞，主要是 CD4$^+$CD25$^+$调节性 T 细胞亚群，以表达 CD25 和 Foxp3 为明显特征。CD4$^+$CD25$^+$调节性 T 细胞对免疫应答各阶段均起抑制作用，是维持慢性感染状态并避免感染机体遭受过度免疫病理损伤的重要机制。目前，在疟原虫、利什曼原虫、血吸虫等寄生虫感染中，都证实了 CD4$^+$CD25$^+$调节性 T 细胞的诱导产生及其免疫抑制功能的存在，如实验证实日本血吸虫 HSP60 来源的肽 SJMHE1 可以显著增强 CD4$^+$CD25$^+$调节性 T 细胞的免疫抑制功能，而刚地弓形虫感染则能下调宿主 CD4$^+$CD25$^+$调节性 T 细胞的功能。

（3）虫源性淋巴细胞毒性因子：有些寄生虫的分泌物、排泄物中的某种成分具有直接的淋巴细胞毒作用，或可抑制淋巴细胞的激活。例如，感染旋毛形线虫幼虫小鼠的血清、肝片形吸虫的排泄-分泌物（ES）均可凝集、杀伤淋巴细胞；克氏锥虫 ES 中分离出的 30kDa 和 100kDa 蛋白质可抑制宿主外周血淋巴细胞增殖和 IL-2 的表达；曼氏血吸虫存在 0.1～0.5kDa 热稳定糖蛋白，无须通过 Ts 激活，可直接抑制 ADCC 的杀虫效应；克氏锥虫分泌的蛋白酶可直接分解附着于虫体表面的抗体，使 Fc 段脱落无法激活补体。

（4）封闭抗体的产生：有些寄生虫抗原诱导的抗体可结合在虫体表面，不仅对宿主无保护作用，反而阻断保护性抗体与之结合，这类抗体称为封闭抗体（blocking antibody）。已证实，在曼氏血吸虫、丝虫和旋毛形线虫感染宿主中均存在封闭抗体，这较好地解释了曼氏血吸虫流行区感染人群中，尤其是低龄儿童虽有高滴度抗体水平，但对再感染无保护力的现象。

二、超敏反应
Hypersensitivity

寄生虫诱导宿主产生免疫反应，除有利于宿主杀伤和抵抗寄生虫感染外，还可引起炎症反应和组织损伤，称为超敏反应（hypersensitivity）。超敏反应一般分为 4 型：Ⅰ、Ⅱ、Ⅲ、Ⅳ型，前 3 型由特异性抗体介导，Ⅳ型则由 T 细胞介导。

1. Ⅰ型超敏反应（hypersensitivity type Ⅰ） 又称速发型超敏反应（immediate hypersensitivity）。该型超敏反应的特点是反应迅速（接触抗原后数秒钟至数分钟），消退也快，一般仅造成功能紊乱，而不引起组织损伤，并具有明显遗传倾向。反应过程分致敏和效应两个阶段。寄生虫抗原首先刺激机体产生 IgE 类（部分 IgG 亚类）亲细胞抗体，抗体与肥大细胞和嗜碱性粒细胞表面的 Fc 受体结合，使机体致敏。当机体再次接触相同抗原时，该抗原即与肥大细胞和嗜碱性粒细胞表面的 IgE 结合，发生级联反应，导致细胞脱颗粒，释放出过敏介质，致毛细血管扩张、通透性增加和平滑肌收缩，造成过敏性炎症发生，严重者可出现过敏性休克，甚至死亡。如似蚓蛔线虫感染引起的支气管哮喘、尘螨性哮喘、血吸虫感染所致的尾蚴性皮炎、棘球蚴囊液外溢引起的过敏性休克等，均是典型的 Ⅰ 型超敏反应。

2. Ⅱ型超敏反应（hypersensitivity type Ⅱ） 又称为细胞毒型超敏反应（cytotoxic type hypersensitivity）或细胞溶解型超敏反应（cytolytic type hypersensitivity）。Ⅱ型超敏反应的主要靶细胞为红细胞、白细胞和血小板，靶细胞表面抗原与 IgG 或 IgM 结合，导致补体活化或经 ADCC 损伤靶细胞。在疟疾患者中，疟原虫抗原能吸附在红细胞表面，引起 Ⅱ 型超敏反应，出现免疫溶血，这是导致患者贫血的重要原因之一。

3. Ⅲ型超敏反应（hypersensitivity type Ⅲ） 又称免疫复合物型超敏反应（immune complex type hypersensitivity）。寄生虫感染过程中，寄生虫释放的抗原物质不断刺激宿主产生特异性抗体，抗体与相应抗原结合形成抗原-抗体复合物（antigen-antibody complex），即免疫复合物（immune complex，IC），其中大分子和小分子复合物均易被机体清除或代谢；而当抗原量略过剩时，形成的中等大小复合物会较长时间存在于循环中，它们若沉积在血管壁和肾小球基膜等处，则能激活补体，导致局部组织充血水肿、中性粒细胞炎性浸润，造成组织损伤。疟疾性肾病和血吸虫病性肾病均有 Ⅲ 型超敏反应机制参与。

免疫复合物病有全身性和局部性之分。全身性免疫复合物病，如血清病，在注射异种动物血清后 1 周发生，表现为发热、荨麻疹、淋巴结肿大、关节疼痛等，其机制为动物血清作为人类的异种抗原，当量过多时，机体可产生相应抗体并形成 IC，在皮肤、关节等处沉积发病。急性血吸虫感染者有时会出现类血清病的 Ⅲ 型超敏反应。局部性免疫复合物病见于疟疾性肾病和血吸虫病性肾病等。

4. Ⅳ型超敏反应（hypersensitivity type Ⅳ） 又称迟发型超敏反应（delayed type hypersensitivity，DTH）。与前3种类型不同，该型超敏反应是由致敏T淋巴细胞介导，且发生在机体再次接触抗原后24～48小时或更长时间，引起组织损伤的机制是巨噬细胞和淋巴细胞的局部浸润、活化及细胞因子的产生。日本血吸虫虫卵肉芽肿主要由Ⅳ型超敏反应所致。

在同一种寄生虫感染引发的免疫致病过程中，往往涉及多种类型的超敏反应，如血吸虫病，虫体不同发育阶段的抗原分别可引起速发型（如尾蚴性皮炎）、免疫复合物型（如血吸虫病肾病）和迟发型超敏反应（如虫卵肉芽肿）。

（王　勇）

第5章 寄生虫病的流行与防治
Epidemics and Control of Parasitic Diseases

学习与思考

（1）阐述寄生虫病流行的3个基本环节。

（2）寄生虫病的传染源、传播途径和感染方式有哪些？

（3）阐述寄生虫病的流行特点与影响因素。

（4）阐述寄生虫病的防治原则。

第1节 寄生虫病流行的基本环节
The basic epidemic links of parasitic diseases

寄生虫病在一个地区的流行必须具备3个基本条件，即传染源（source of infection）、传播途径（route of transmission）和易感人群（susceptible population），通常称为寄生虫病流行的3个基本环节。当某一地区同时存在这3个环节并相互联系时，即可造成寄生虫病的流行。

一、传染源
Source of infection

人体寄生虫病的传染源包括寄生虫病患者、无症状感染者、带虫者和保虫宿主。作为传染源，其体内必须存在或从其体内排出，并能在外界或另一宿主体内继续发育的寄生虫的某个阶段，如疟疾患者或带虫者血液中的疟原虫成熟配子体、丝虫病患者血液中的微丝蚴、血吸虫病患者或保虫宿主从粪便排出的血吸虫卵、滴虫性阴道炎患者白带中的滋养体等。人体寄生虫病的传染源因虫种而异，可以是人（疟疾），或是动物（棘球蚴病），或是人和动物（日本血吸虫病、并殖吸虫病）。以人和/或家畜作为传染源的寄生虫病，在其他条件具备时，易于在人群中构成流行；而以野生动物为传染源的寄生虫病，则因人们进入原发性自然疫源地而感染。从广义上说，寄生虫病的传染源还包括存在有寄生虫感染期的外界环境，如存在有耐格里属阿米巴（*Naegleria* spp.）的水体，可引起原发性阿米巴脑膜脑炎。

二、传播途径与感染方式
Route of transmission and mode of infection

寄生虫从传染源排出，在外界或中间宿主体内发育至感染期（infective stage）后进入另一宿主的整个过程，称为寄生虫病的传播途径。

1. 传播途径（route of transmission）

（1）经水传播（water-borne transmission）：某些寄生虫的感染期（虫卵或包囊、血吸虫尾蚴等）污染水源，人因饮水或接触疫水而感染。经水传播的寄生虫病称为水源性寄生虫病（water-borne parasitic disease），如饮用被溶组织内阿米巴、蓝氏贾第鞭毛虫包囊或隐孢子虫卵囊污染的水可感染这些寄生虫，其特点是病例分布与供水范围相一致，不同年龄、性别、职业者均可发病等。接触含血吸虫尾蚴的疫水可感染血吸虫，患者均有疫水接触史。

（2）经食物传播（food-borne transmission）：肉类等食物本身含有感染期寄生虫，人可因生食或半生食含有感染期寄生虫的食物而感染，如生食或半生食含感染期幼虫的猪肉可感染链状带绦虫、旋毛形线虫等，生食或半生食含囊蚴的淡水鱼、蟹可分别感染华支睾吸虫、并殖吸虫等。经食物传播的寄生虫病称为食源性寄生虫病（food-borne parasitic disease），其特点是同批患者有共同分享某种食物的历史，而未食用该食物者不发病。此外，感染期虫卵污染蔬菜，生食未洗净的蔬菜则可感染似蚓蛔线虫、毛首鞭形线虫等。

（3）经土壤传播（soil-borne transmission）：有些直接发育型的线虫，如钩虫卵在土壤中直接发育为感染性幼虫，人通过接触土壤而感染。

（4）经空气传播（air-borne transmission）：一定条件下，有些寄生虫的感染期虫卵（如蠕形住肠线虫卵）可在空气中短暂飘浮，随呼吸进入人体而引起感染。

（5）经节肢动物传播（arthropod-borne transmission）：某些节肢动物在寄生虫病传播中起着重

要的作用，如蚊传播疟疾和淋巴丝虫病、白蛉传播黑热病等。经节肢动物传播的寄生虫病具有一定的地区性、季节性及病例分布与媒介节肢动物分布相一致的特点。

（6）经接触传播（contact transmission）：有些寄生虫可通过人之间直接或间接接触而传播，如阴道毛滴虫可通过性接触传播；疥螨可通过直接接触患者皮肤或患者用过的枕巾、毛巾等传播。接触传播多为散发病例，病例的多少与接触的频度有关。

（7）经胎盘传播（transplacental transmission）：亦称垂直传播（vertical transmission），孕妇患某些寄生虫病时，在胎盘屏障受到损伤的情况下，引起宫内胎儿感染，导致胎儿患先天性寄生虫病，如先天性弓形虫病、先天性疟疾、先天性钩虫病等。

2. 感染方式（mode of infection）　寄生虫进入人体的途径称为感染途径，也称为感染方式。感染方式主要有以下几种。①经口感染（peroral infection）：最为常见，因摄入被感染期寄生虫污染的食物、饮水以及感染的中间宿主而感染，如似蚓蛔线虫、华支睾吸虫、链状带绦虫等。②经皮肤感染（cutaneous infection）：接触土壤或水中的感染期寄生虫，幼虫可钻入皮肤而感染，如钩虫丝状蚴和日本血吸虫尾蚴等。③经节肢动物感染（arthropod-borne infection）：有些寄生虫的感染期存在于节肢动物体内，当节肢动物叮刺吸血时即可进入人体，如班氏吴策线虫和马来布鲁线虫、疟原虫经蚊叮刺感染；杜氏利什曼原虫经白蛉叮刺感染。④接触感染（contact infection）：同传播途径。⑤自体感染（self-infection）：宿主体内的寄生虫引起自体内感染（internal autoinfection, endo-autoinfection），如链状带绦虫和微小膜壳绦虫。⑥经胎盘感染（transplacental infection）：同传播途径。⑦血源感染（blood-borne infection）：供血者血液内有红内期疟原虫时，可引起输血性疟疾。理论上经输血感染的寄生虫还有杜氏利什曼原虫、刚地弓形虫及美洲锥虫等。⑧经乳汁感染（milk-borne infection）：哺乳期妇女感染钩虫时，钩虫幼虫可移行进入乳腺、乳汁，引起婴幼儿钩虫病，此种感染方式甚为少见。⑨器官移植感染（organ transplantation infection）：组织、细胞内或血液寄生虫可经器官移植而感染，如刚地弓形虫、疟原虫等。

三、易感人群
Susceptible population

易感人群是指对某种寄生虫缺乏免疫力或免疫力低下而处于易感状态者。除某些遗传原因外，如西非黑种人因红细胞膜上无 Duffy 血型抗原而不感染间日疟原虫；遗传性镰状细胞贫血患者不感染恶性疟原虫。所有未感染过寄生虫的人，不论男女老幼、种族肤色，对人体寄生虫一般都是易感的。人体感染寄生虫后，除对少数虫种产生消除性免疫外，多数为非消除性免疫，当寄生虫从人体消失后，这种免疫力便逐渐消失而重新处于易感状态。此外，儿童因免疫力低下而较成人易感，非流行区的人较流行区的人易感。

第2节　寄生虫病的流行特点与影响因素
Epidemiological features and influencing factor of parasitic diseases

一、寄生虫病的流行特点
Epidemiological features of parasitic diseases

1. 地方性（endemicity）　某种疾病在某一地区经常发生，无须自外地输入，称为地方性流行。寄生虫病的地方性流行特点与以下因素有关：①与中间宿主或媒介节肢动物的分布有关，如日本血吸虫病的流行区与钉螺的分布相一致；我国黑热病流行区与其主要媒介中华白蛉均分布于长江以北地区。②与气候条件有关，如钩虫病在我国黄河以南地区广泛流行，在气候干寒的西北地区则很少流行。③与居民的饮食习惯有关，如华支睾吸虫病常流行于有吃生鱼或半生鱼习惯的地区；牛带绦虫病主要流行于有生吃牛肉习惯的少数民族地区。④与生产方式有关，如钩虫病主要流行于黄河以南用新鲜人粪施肥的旱地农作物地区；包虫病主要流行于牧区，人因接触感染的犬、被污染的草地或剪羊毛而感染。

2. 季节性（seasonality）　由于温度、湿度、雨量、光照等气候条件影响寄生虫及其中间宿主和媒介节肢动物种群数量的消长，多种寄生虫病的流行常有明显的季节性。生活史中需要节肢动物的寄生虫，其流行季节常与节肢动物出现的季节密切相关，如黄淮平原疟疾的流行季节与中华按蚊出现的季节一致；温暖、潮湿的土壤有利于钩虫卵及钩蚴的发育，钩虫感染多见于春、夏季节。人群的生产、生活活动也可影响寄生虫病流行的季节性，如急性血吸虫感染常见于夏、秋季节插秧或捕鱼等生产活动时。

3. 自然疫源性（natural focus） 人类的某些疾病是由动物传播引起的，其病原体在动物间自然传播，在一定条件下可以传给人，此类疾病称为自然疫源性疾病（natural focal disease）或动物源性疾病（zoonosis disease），其病原体包括病毒、立克次体、细菌、螺旋体、寄生虫等。在脊椎动物和人之间自然传播的寄生虫病，称为人兽共患寄生虫病（parasitic zoonosis）或动物源性寄生虫病（zoonotic parasitic disease）。在人迹罕至的原始森林和荒漠地区，这类寄生虫病一直在脊椎动物之间传播，无须人的参与，人偶然进入该地区，脊椎动物体内的寄生虫可通过一定途径传播给人，如荒漠型黑热病。这类人兽共患寄生虫病常具有明显的自然疫源性，其流行不需要人与家养动物的参与，在野生动物之间传播与流行，野生动物是该种寄生虫的保虫宿主。存在自然疫源性疾病的地域称为自然疫源地（natural epidemic focus）。有些寄生虫的保虫宿主分布在未开发的原始森林和荒漠地区，其体内的寄生虫在野生动物之间传播，这类地区称为原发性自然疫源地（primary natural epidemic focus）；有些寄生虫的保虫宿主分布在人群居住和生产活动的地区，其体内的寄生虫除可在野生动物之间互相传播以外，还可在野生动物与家养动物、动物与人以及人与人之间互相传播，如华支睾吸虫病、并殖吸虫病及日本血吸虫病等，这类地区称为继发性自然疫源地（secondary natural epidemic focus）。

二、影响寄生虫病流行的因素
Major factors influencing the epidemic of parasitic diseases

1. 自然因素（natural factor） 包括地理环境和气候因素，如温度、湿度、雨量、光照等，通过对寄生虫病流行环节的影响而发挥作用。自然因素既可直接影响寄生虫在外界的生长发育，也可通过对生物种群（中间宿主及媒介节肢动物）的影响而间接影响寄生虫的发育。如气温低

于 15℃时，间日疟原虫不能在蚊体内发育，高于 37.5℃时蚊体内的疟原虫在数小时内死亡；血吸虫毛蚴的孵化和尾蚴的逸出与温度、光照等条件有关，而适宜的温度又增加了人群接触疫水的机会，因而有利于血吸虫病的流行。自然因素还可影响中间宿主及媒介节肢动物的分布、孳生、繁殖和活动，如温暖、潮湿的气候既适合于蚊虫的生长和繁殖，也适合于蚊虫的吸血活动，增加传播疟疾和淋巴丝虫病的机会，因而我国南方是高疟区，而东北地区则很少有疟疾。

2. 生物因素（biological factor） 有些寄生虫的生活史需要中间宿主或节肢动物，中间宿主或节肢动物的存在与否，决定了这些寄生虫病能否流行。如日本血吸虫的中间宿主钉螺在我国主要分布于长江流域及以南地区，因此我国北方地区无血吸虫病流行；卫氏并殖吸虫的中间宿主黑贝科、蜷科淡水螺和溪蟹主要孳生于山涧溪流中，因而卫氏并殖吸虫病主要流行于山区或丘陵地带。

3. 社会因素（social factor） 包括社会制度、经济状况、生活条件、文化水平、医疗条件、卫生保健知识以及生产方式和生活习惯等。我国 1949 年前，人民生活贫困，生活条件与健康状况很差，无法抵御寄生虫的侵袭，因而寄生虫病流行十分广泛，加之人们的不良卫生习惯和饮食习惯，更助长了寄生虫病的流行。1949 年后，大力开展了寄生虫病的普查和普治工作。随着社会的稳定、经济的发展、医疗卫生的进步、疾病预防控制体系的完善以及人民群众科学、文化水平的提高，一些寄生虫病在许多地区已被控制。如随着全民预防性服用抗疟药和普遍使用纱门、纱窗及蚊帐等措施，疟疾在我国已被消除。

社会因素、自然因素和生物因素三者常相互作用，共同影响寄生虫病的流行。

第 3 节　寄生虫病的流行情况
Epidemic situation of parasitic diseases

一、全球寄生虫病流行情况
Epidemic situation of parasitic diseases in the world

寄生虫病的流行遍及世界各地，尤以热带和亚热带地区的发展中国家流行更甚，成为长

期以来"被忽视的热带病"（neglected tropical diseases，NTD），严重威胁着人类健康并造成巨大的经济损失。WHO 要求防治的 20 类被忽视主要热带病中，大部分都是寄生虫病，包括疟疾（malaria）、血吸虫病（schistosomiasis）、淋巴丝虫病（lymphatic filariasis）、盘尾丝虫病（onchocerciasis）、利什曼病（leishmaniasis）、非洲锥虫病（African trypanosomiasis，亦称为睡眠病，sleeping sickness）、美洲锥虫病（恰加斯病，Chagas disease）、棘球蚴病（echinococcosis）、食源性吸虫病（foodborne trematodiases）、土源性蠕虫病（geohelminthiasis）、带绦虫病/囊尾蚴病（taeniasis/cysticercosis）、龙线虫病（dracunculiasis）、疥疮与其他体表寄生虫病（scabies and other ecto-parasitoses）等。

疟疾主要流行于 87 个国家，2020 年全球有近半数人口受疟疾威胁，多数患者与死亡病例发生在撒哈拉以南的非洲地区，但在 WHO 划分的东南亚区、东地中海区、西太平洋区和美洲区也报告了大量疟疾患者和死亡病例。据 2021 年 WHO 发布的《世界疟疾报告》，2020 年全球疟疾发病人数为 2.41 亿例，死亡 62.7 万例，全球 95% 的疟疾患者与 96% 的疟疾死亡病例都发生在非洲地区，其中 5 岁以下儿童受疟疾威胁最大，占非洲地区疟疾死亡病例的 80%。血吸虫病流行于热带与亚热带地区的 78 个国家，受威胁人口达 2.4 亿，超过 7 亿人生活在该病流行区。淋巴丝虫病流行于亚洲、非洲、西太平洋、加勒比海部分地区和南美洲的 72 个国家，受威胁人口达 1.2 亿。盘尾丝虫病（河盲症，river blindness）流行于非洲与南美洲的 31 个国家，受威胁人口达 2090 万。利什曼病主要包括皮肤利什曼病、内脏利什曼病（黑热病，kala-azar）及皮肤黏膜利什曼病。2018 年，全球有 92 个国家或地区被认为是利什曼病流行病地区，其中 83 个国家以前有过病例报告，至 2022 年，有 10 亿人仍生活在该病流行区并受到皮肤利什曼原虫感染的威胁。目前，内脏利什曼病每年报告的新发病例为 3 万例，皮肤利什曼病为 100 万例。非洲锥虫病流行于撒哈拉以南非洲地区的 36 个国家，1995 年受威胁人口为 6000 万，筛查出 2.5 万患者，2019 和 2020 年分别报告了 992 例和 663 例患者。美洲锥虫病主要流行于拉丁美洲大陆 21 个国家，受威胁人口为 7500 万，感染人数为 600 万～700 万。

土源性蠕虫主要包括似蚓蛔线虫、毛首鞭形线虫及钩虫等。据 2020 年报道，全球约 9.79 亿人感染了土源性线虫，其中 4.46 亿人感染似蚓蛔线虫，3.6 亿人感染毛首鞭形线虫，1.73 亿人感染钩虫，每年约有 2000 人死于土源性线虫感染。此外，2020 年类圆线虫感染人数高达 3.86 亿，弓首线虫病血清抗体阳性率为 19%。带绦虫病/囊尾蚴病主要是由猪带绦虫引起的，流行于非洲、中美洲与加勒比盆地、东亚及东南亚的 56 个国家，猪带绦虫的感染率为 1.5%～23.4%。棘球蚴病呈世界性分布，2009～2014 年，仅南美洲 5 个国家（阿根廷、巴西、智利、秘鲁和乌拉圭）就报告新发病例 29 559 例，平均病死率为 2.9%。若未治疗或未充分治疗，棘球蚴病 10～15 年的病死率可高达 90% 以上。

在经济发达国家，寄生虫病的流行虽然不像发展中国家那么严重，但也是重要的公共卫生问题。据估计美国约有 2000 万蠕形住肠线虫感染者，溶组织内阿米巴和蓝氏贾第鞭毛虫感染率分别达 4%～5% 和 2%～22%。贾第虫病的流行也较严重，全球每年约有 2.8 亿人感染。尤其重要的是，在欧美一些发达国家，由于人们生活习惯和行为的不同，某些寄生虫感染显得更加突出，如阴道毛滴虫感染者估计在美国有 370 万，英国有 100 万。美国家猫、家犬的弓首线虫感染率分别为 24%～67% 和 20%，以猫、犬为宠物者患幼虫移行症的风险更高。日本人因有食生鱼片的嗜好，异尖线虫感染常见，其他一些国家也曾因引进日本餐馆的鱼片而发生类似情况。一些机会性致病性寄生虫，如隐孢子虫、刚地弓形虫、蓝氏贾第鞭毛虫、粪类圆线虫等，已成为艾滋病患者机会性感染的主要病原体，是引起死亡的主要原因。因器官移植等而长期使用免疫抑制药、癌症患者的化疗等也有利于机会性致病性寄生虫的感染。此外，随着全球旅游业的发展，某些寄生虫病可随旅行者进入发达国家，如欧美国家每年均有输入性疟疾病例，甚至可引起局部流行。

二、正在出现的寄生虫病
Emerging parasitic diseases

正在出现的寄生虫病（emerging parasitic diseases）是新现寄生虫病（neo-emerging parasitic diseases）和再现寄生虫病（re-emerging parasitic diseases）的合称。新现寄生虫病是指新识别的和

未知的寄生虫病；而再现寄生虫病是指一些早已被人们所知，发病率已降至很低，不再被视为公共卫生问题，但目前又重新流行的寄生虫病，也称为再度肆虐的寄生虫病。此类寄生虫病已成为重要的公共卫生问题，不仅给人民健康和生命安全带来严重威胁，而且给经济发展和国家安全带来重大影响。

自 1975 年以来已发现多种新现寄生虫，如微小隐孢子虫（*Cryptosporidium parvum*）、卡耶塔环孢子虫（*Cyclospora cayetanensis*）、徐氏拟裸茎吸虫（*Gymnophalloides seoi*）、台湾棘带吸虫（*Centrocestus formosanus*）、钩棘单睾吸虫（*Haplorchis pumilio*）、福建棘隙吸虫（*Echinochasmus fujianensis*）、喉兽比翼线虫（*Mammomonogamus laryngeus*）等。近年来，福建在国内外首次报告的人体感染东方次睾吸虫与埃及棘口吸虫，广西首次报告的人体感染扇棘单睾吸虫均为新现的寄生虫。有些已经存在的寄生虫病，其病原体又被重新鉴定或分类（如湄公血吸虫、马来血吸虫、亚洲带绦虫等），或是营自生生活及寄生于动物体内的寄生虫，现在发现可以偶然在人体内寄生（棘阿米巴、巴贝虫、诺氏疟原虫等），这类寄生虫病也称为新现寄生虫病。至 2021 年，我国已报告了超过 317 例人体巴贝虫病病例或隐性感染者。

再现寄生虫病主要有疟疾、血吸虫病、囊尾蚴病、内脏利什曼病、贾第虫病、包虫病、旋毛虫病等，大多发生在原流行区人群，也有发生在原来的非流行区。

三、我国寄生虫病流行概况
Epidemicl situation of parasitic diseases in China

我国幅员辽阔，地跨寒、温、热三带，大部分地区处于温带和亚热带地区，动物区系分属于古北界和东洋界，动物群类极为丰富，寄生虫种类也繁多。我国可感染人体的寄生虫有 229 种，其中线虫 35 种、吸虫 47 种、绦虫 16 种、原虫 41 种、其他寄生动物 90 种。

由于社会和经济的原因，我国曾是寄生虫病严重流行的国家之一，许多流行区居民死于寄生虫病。上海市青浦区任屯村在 1949 年前的 20 年间，由于血吸虫病的流行，全村 275 户有 121 户人全部死亡。1937 年，苏北淮阴 82% 的村庄有

黑热病流行，有些村庄感染率高达 32%，70% 以上的人口死于黑热病，不少家庭因此而绝户。山东临朐等县，由于连年饥荒和黑热病流行以致十室九空，竟成了无人区。云南思茅县（现普洱市）1925 年全县有 4 万多人口，后因疟疾严重流行，至 1949 年全县仅剩下 1 千余人。

1949 年以来，党和政府为了保障人民健康，开展了大规模的寄生虫病普查和防治，将危害严重的疟疾、血吸虫病、丝虫病、黑热病及钩虫病列为我国重点防治的五大寄生虫病，并纳入 1956 年颁布的《全国农业发展纲要》。经过 70 多年的努力，我国寄生虫病防治取得了举世公认的成就。20 世纪 50 年代初期，黑热病曾流行于长江以北 16 个省（自治区、直辖市）的 683 个县，患病人数达 53 万，1958 年在我国大部分流行区已经消灭或基本消灭。疟疾在 20 世纪 50 年代初期流行于 1829 个县（市），每年发病人数 3000 万。为了响应联合国千年发展目标，我国于 2010 年实施了中国消除疟疾计划（2020 年在中国消除疟疾），2014～2016 年全国疟疾发病人数已分别降至 3078 例、3288 例及 3321 例；2017 年全国报告疟疾 2861 例，其中境外输入性疟疾 2858 例及输血感染疟疾 3 例，在全国范围内首次实现了无本地感染疟疾病例。2021 年 6 月 30 日，WHO 宣布中国消除疟疾，中国已经被认定为无疟疾国家。

肆虐我国长江流域及以南地区的日本血吸虫病，20 世纪 50 年代初期流行于 12 个省（自治区、直辖市）的 451 个县（市、区），感染者达 1200 多万，生活在流行区的人口约占全国人口的 1/5。经过 70 多年的防治，至 2021 年底，上海、浙江、福建、广东、广西等 5 个省（自治区、直辖市）达到血吸虫病消除，四川、江苏达到传播阻断，云南、湖北、安徽、江西、湖南等 5 个省达到传播控制标准；451 个流行县（市、区）中，339 个（75.17%）达到血吸虫病消除标准，100 个（22.17%）达到传播阻断标准，12 个（2.66%）达到传播控制标准。2021 年，全国尚存晚期血吸虫病患者 29 037 例。2021 年全国血吸虫病呈低度流行水平，全国实有钉螺面积 369 268.74hm^2，主要是湖沼型、山丘型及水网型血吸虫病流行区。2021 年，全国共开展血吸虫病血液检查 4 405 056 人，阳性 72 937 人；开展粪便检查 220 629 人，阳性 3 人。丝虫病在 20 世纪 50 年代初期流行于 16 个省（自治区、直辖市）864 个县，受威胁人

口达 3.4 亿，估计有患者 3099 万，其中慢性丝虫病患者 540 万人，1994 年达到基本消灭标准，并于 2000 年在全国范围内实现了阻断丝虫病传播的目标。2006 年，中国向第四届全球消除淋巴丝虫病联盟大会递交了《中国消除淋巴丝虫病国家报告》，2007 年，WHO 审核认可：中国成为全球第一个宣布消除淋巴丝虫病的国家。

尽管我国在寄生虫病的防治方面取得了巨大的成绩，但要实现消除目标，仍然面临着较大困难和挑战。例如，尽管黑热病基本消灭已 60 多年，但每年在西部地区仍有数百例新发病例，对西部地区开发与经济发展仍是一大威胁；血吸虫病的流行区现在主要局限于水位难以控制的湖沼、山丘和水网型地区，此类地区由于防治难度较大，再次感染难以控制，在已达到血吸虫病传播阻断的地区，也可因动物宿主的存在和人、畜的频繁流动而有可能引起疫情复燃。

据 1988～1992 年首次全国人体寄生虫分布调查结果显示，我国人群寄生虫总感染率为 62.63%，有 60 种寄生虫感染人体，全国有 7.08 亿人感染寄生虫，其中感染 2 种和 2 种以上寄生虫者约有 3.16 亿。全国钩虫平均感染率为 17.16%，估计全国感染人数为 1.89 亿，分布于除青海、黑龙江及吉林以外的 28 个省（自治区、直辖市），并且由钩虫引起的消化道大出血亦屡见不鲜。

2001～2004 年第二次全国人体重要寄生虫病现状调查结果显示，在全国 31 个省（自治区、直辖市，除台湾、香港、澳门外）用病原学检查方法共检查 356 629 人，查出感染蠕虫 26 种，蠕虫总感染率为 21.74%，其中土源性线虫感染率为 19.56%（似蚓蛔线虫 12.72%、毛首鞭形线虫 4.63%、钩虫 6.12%），推算全国感染土源性线虫人数约为 1.29 亿（似蚓蛔线虫、毛首鞭形线虫、钩虫感染人数分别约为 8593 万、2909 万、3930 万）；12 岁以下儿童蠕形住肠线虫感染率为 10.28%；带绦虫感染率为 0.28%，推算全国感染带绦虫人数约为 55 万；华支睾吸虫感染率为 0.58%，其中流行区 [27 个省（自治区、直辖市）] 感染率为 2.40%，推算约 1249 万人感染华支睾吸虫。棘球蚴病、囊尾蚴病、并殖吸虫病、旋毛虫病和弓形虫病的血清阳性率分别为 12.04%、0.58%、1.71%、3.38% 和 7.88%。

2014～2016 年第三次全国人体重点寄生虫病现状调查结果显示，在全国 31 个省（自治区、直辖市，未包括港澳台地区）的农村地区，应用病原学检查方法共检查 617 441 人，检出寄生虫感染者 20 351 例，检出率为 3.30%；查出虫种 34 种，其中蠕虫 23 种，原虫 11 种。农村调查 484 210 人，寄生虫感染者 19 018 例，感染率为 5.96%，推算全国感染人数约为 3859 万；钩虫、似蚓蛔线虫与毛首鞭形线虫的感染率分别为 2.62%、1.36% 及 1.02%，推算全国感染人数分别为 1697 万、882 万和 660 万；3～6 岁儿童蛲虫感染率为 3.43%，感染人数约 155 万；带绦虫感染率为 0.06%，感染人数为 37 万。全国华支睾吸虫感染率为 0.47%，感染人数为 598 万。50% 以上的肠道原虫感染者集中分布在西藏、贵州和广西等西部地区。我国农村地区重要寄生虫感染人数仍然较多，防控任务仍然艰巨。

四、我国寄生虫病的流行特点 Epidemiological features of parasitic diseases in China

1. 重要寄生虫病未被完全消除 2019～2021 年全国分别报告疟疾病例 2674 例、1086 例及 799 例，其中境外输入性病例分别为 2673 例、1085 例及 798 例，长潜伏期三日疟病例各 1 例，疟疾死亡病例分别为 19 例、6 例及 3 例。我国已经连续 5 年无本土原发蚊传疟疾病例报告，因此应继续加强输入性疟疾和边境疟疾的监测，防止疟疾输入再传播，减少死亡风险，巩固消除疟疾成果。在血吸虫病流行区，由于钉螺分布广泛，传染源种类众多，故难以控制再感染，我国现有钉螺面积主要分布在水位难以控制且植被较为茂盛的湖沼地区，受洪涝灾害和生态环境保护等因素影响，钉螺扩散现象时有发生。血吸虫病的传染源除人外，还包括牛、羊、鼠等 40 余种家畜和野生哺乳动物，但目前我国对野生动物传染源尚缺乏有效的监测和防控手段，这给当前血吸虫病传染源控制带来了新的挑战；此外，流行区的渔船民等流动人群是感染血吸虫的高危人群，他们接触疫水频繁、流动性大，给传染源控制带来了一定难度。黑热病主要分布在我国西部的少数民族地区，在我国西部与中部省、自治区（新疆、甘肃、四川、陕西、山西、河南与河北等）仍有流行或散发。自 2004 年国家传染病信息报告管理系统建立以来，我国 16 个省（自治区、直辖市）共报告黑热病 5203 例（年均报告 306 例），疫情总体呈低度流行态势。2001～2003 年新疆喀什地区出现人源型黑热病暴发疫情，3 年分别报告病例 175 例、255 例和 171 例，此后采取查治患者和杀虫剂室内喷洒等消灭白蛉的防治措施，每年的新发病例数逐渐下降至 50 例。2000～2020 年新疆共报告犬源型黑热病 1593 例。21 世纪以来，随着自然生态和社会环境的改善，黑热病在我国黄土高原及其延伸带地区出现疫情回升，流行范围逐步向周围扩散，2000～2020 年，甘肃、四川、陕西、山西及河南等分别报告黑热病 1984 例、612 例、209 例、239 例及 29 例。

2. 土源性线虫感染率明显降低　自 1988～1992 年首次全国人体寄生虫分布调查以来，许多省（自治区、直辖市）在农村开展了以驱虫治疗为主、结合健康教育、改水改厕和粪便管理的寄生虫病综合防治措施。目前全国重点寄生虫感染率已大幅降低，尤其是土源性线虫感染率的下降最明显，绝大部地区处于低度流行或散发状态，且流行区域也明显缩小，但仍有一些省或局部地区感染较严重。2019 年在全国 31 个省（自治区、直辖市）的土源性线虫病 414 个国家监测点（县），共检测 424 766 人，土源性线虫总感染率为 1.40%，四川土源性线虫感染率最高（8.05%），其次为云南（5.30%）和重庆（3.87%）；钩虫、蛔虫与鞭虫的感染率分别为 0.84%、0.36% 和 0.27%，且绝大部分为轻度感染。与 2001～2004 年和 2014～2016 年全国人体重点寄生虫病现状调查结果相比较，目前土源性线虫感染率已大幅度下降，与我国社会经济发展和科学防治有密切关系。随着社会经济的发展，农村卫生厕所、耕作和生活环境条件等都得到了很大的改善，切断了土源性线虫的传播途径，缩小了传播范围。

3. 食源性寄生虫的危害性明显增大　由于人口流动、活畜与畜产品及水产品的流通、居民生活与饮食习惯的改变等因素，曾以农村流行为主的一些食源性寄生虫病在城市居民中的感染率与发病率明显增加，如囊虫病、旋毛虫病、弓形虫病、广州管圆线虫病、并殖吸虫病、棘口吸虫病、华支睾吸虫病等。因含华支睾吸虫囊蚴的鱼类从流行区运往各地，在非流行区（特别是大、中城市）生鱼片的风味吃法盛行，由此导致城市居民华支睾吸虫的感染率升高，广东省两次全省抽样调查均以干部的华支睾吸虫感染率最高。2014～2016 年全国人体重点寄生虫病现状调查结果显示，华支睾吸虫感染率为 0.47%，感染人数约为 598 万，其中农村感染人数为 152 万，城镇感染人数约为 446 万，感染者主要分布于广西、广东和黑龙江等地。南京、上海、杭州、郑州等地曾报道 118 例城市居民因吃疫区贩来的溪蟹或前往旅游景点抓捕溪蟹生吃而感染并殖吸虫。1997 年温州市 105 人食用半生福寿螺肉，47 人感染广州管圆线虫病；2006 年在北京市暴发的广州管圆线虫病，共发现 160 多例患者（因食贩运自广西的福寿螺所致），成为北京市的重大突发公共卫生事件。

4. 棘球蚴病在西部地区流行仍较严重　2004 年在内蒙古、吉林、河南、四川、贵州、云南、陕西、甘肃、青海、宁夏、新疆和西藏 12 省（自治区）开展的棘球蚴病调查结果显示，血清学阳性率为 12.04%，B 超检查棘球蚴病患病率为 1.08%，推算全国棘球蚴病患者人数约为 38 万人，病例主要分布在我国西部的四川、青海、西藏、新疆、甘肃、内蒙古、宁夏 7 个省（自治区）的牧区和半农半牧区。2012～2016 年，在 9 个流行省、自治区 [内蒙古、四川、西藏、甘肃、青海、宁夏、云南、陕西、新疆（包括生产建设兵团）] 的 364 个流行县（市、师）中，共调查 1 001 173 人，检出棘球蚴病 5133 例，总检出率为 0.51%，推算流行区人群患病率为 0.28%，患病人数为 166 098 例。根据国家传染病报告信息管理系统中全国棘球蚴病报告病例的数据，2004～2020 年全国 31 个省（自治区、直辖市）共报告棘球蚴病病例 66 040 例，其中上述 9 个流行省（自治区、直辖市）报告 65 340 例，占全国总报告病例数的 98.9%，22 个非流行省（自治区、直辖市）报告 700 例，占全国报告病例的 1.1%，全国报告棘球蚴病例数从 2004 年的 991 例上升至 2020 年的 3650 例，呈逐年增多的趋势。非流行省份报告棘球蚴病例数从 2004 年的 17 例上升至 2020 年的 56 例，亦呈逐年增多趋势。2020 年非流行区共报告 56 例，河南报告最多（16 例），其中输入性病例 38 例，由新疆输入 24 例，10 个省（自治区、直辖市）存在疑似本地感染病例。结果表明，我国西部 9 个省（自治区、直辖市）的棘球蚴病流行仍然十分严重，报告病例数呈增多趋势。

5. 输入性寄生虫病明显增多　随着我国经济水平提高与旅游业发展，在"一带一路"背景下，出入境人数逐渐增多，不仅寄生虫感染者的入境增多，而且一些可作为寄生虫中间宿主、转续宿主的动物被输入，则可引起输入性寄生虫病，甚至引起局部暴发，如海鱼类与异尖线虫、螺类与广州管圆线虫和棘口类吸虫等、蟹类与各种并殖吸虫、淡水鱼类与猫后睾吸虫和异形科吸虫等、龟鳖类与兽比翼线虫等。1998年辽宁丹东市623名居民因生食贩自朝鲜的河蟹而感染并殖吸虫病；2006年云南普洱市49人在老挝访问期间感染旋毛虫病；2007年在中朝边境口岸发现从朝鲜携带入境的犬肉感染旋毛形线虫。2021年全国累计报告疟疾病例799例，其中境外输入性病例798例，其中恶性疟390例（48.8%）、间日疟182例（22.8%）、卵形疟187例（23.4%）、三日疟30例（3.75%）、混合感染9例（1.1%），31个省（自治区、直辖市）均有病例报告，报告病例数位居前5位的省（直辖市）依次为广东、云南、上海、四川和浙江，主要为境外感染的归国劳务人员。恶性疟和卵形疟主要来自非洲（99.5%），间日疟主要来自亚洲（79.7%）。1979~2016年，我国报道了400多例输入性埃及血吸虫病与曼氏血吸虫病，主要来自安哥拉、莫桑比克、南非等非洲国家和地区。此外，近年来我国还有境外输入的罗阿丝虫病、盘尾丝虫病、利什曼病及非洲锥虫病等。

第4节　寄生虫病的防治原则
The principle of prevention and control of parasitic diseases

寄生虫病防治的基本原则是针对寄生虫病流行的传染源、传播途径和易感人群3个基本环节而制定的。从理论上讲，如果切断其中任何一个环节，都可终止寄生虫病的流行，但对于那些已经广泛流行的寄生虫病，在目前还不具备突破一环就能将其消灭的条件下，必须采取综合性防治措施，将控制传染源、切断传播途径和保护易感人群有机地结合起来，才能有效地控制和消灭寄生虫病。

1. 控制传染源（control of infectious sources）在寄生虫病传播过程中传染源是主要环节。在流行区，治疗患者及带虫者、处理（治疗和捕杀）保虫宿主和加强疫情监测是控制或消灭传染源的重要措施。寄生虫病的疫情监测，包括人群发病情况、传播媒介、中间宿主和保虫宿主及流动人口的监测，尤其是对流动人口的监测更为重要，如我国南方某些地区疟疾的点状暴发或局部暴发流行，多由外来流动人口所致。一旦发现寄生虫病的疫情回升，应立即采取措施，及时控制寄生虫病的传播和流行。

2. 切断传播途径（cutting off transmission route）通过加强粪便和水源管理、注意环境和个人卫生、控制和杀灭媒介节肢动物和中间宿主等措施，切断寄生虫病的传播途径。对于水源性寄生虫病的防治，重点是加强粪便管理和水源保护，注意饮水卫生；对于食源性寄生虫病的防治，其关键措施是把好"病从口入"关，改变不良的饮食习惯及加强动物肉类食品检疫等。

3. 保护易感人群（protecting susceptible population）人类对各种寄生虫感染大多缺乏固有免疫，对易感人群采取必要的保护措施是预防寄生虫感染的最佳方法，关键在于加强健康教育，提高人们的自我保护意识，改变不良的饮食习惯和行为方式。对某些寄生虫病（如疟疾等）可预防性服药，涂抹防护剂及驱避剂等。

为了全面实现小康社会、人人享有健康的目标，根据我国寄生虫病的流行特点与危害程度，《中华人民共和国传染病防治法》将阿米巴痢疾、血吸虫病、疟疾列为乙类传染病，黑热病、棘球蚴病、丝虫病列为丙类传染病。2016年10月，国家发布的《"健康中国2030"规划纲要》指出，继续坚持以传染源控制为主的血吸虫病综合防治策略，全国所有流行县达到消除血吸虫病标准；继续巩固全国消除疟疾成果；全国所有流行县基本控制棘球蚴病等重要寄生虫病流行。

（王中全）

第 2 篇　医学蠕虫
Medical Helminth

蠕虫（helminth）是指借助肌肉伸缩作蠕形运动的一类多细胞无脊椎动物。蠕虫一词无实际分类学意义，仅是人们习惯沿用此词。蠕虫在自然界分布甚广，多数营自生生活，仅少数营寄生生活。与人类健康有关的蠕虫称为医学蠕虫（medical helminth）。寄生于人体的蠕虫有 250 余种，我国已发现 40 种以上，主要隶属于线形动物门（Phylum Nemathelminthes）、扁形动物门（Platyhelminthes）和棘头动物门（Acanthocephala）。与医学密切相关的蠕虫种类多数属于前两门。

Helminth is a kind of multicellular invertebrates with a soft body, proceeding in a wriggling motion through tightening and relaxing of its muscles. Medical helminths include nematode, trematode, cestode and acanthocephala, which parasitize humans and cause diseases, nematodiasis, trematodiasis, cestodiasis and acanthocephaliasis.

以寄生人体的蠕虫作为研究对象的科学称医学蠕虫学（medical helminthology）。蠕虫可寄生于人体多个器官与系统，如消化道、胆道、血管、肝、肺、脑、肾、肌肉和淋巴系统等。寄生阶段可以是成虫，亦可以是幼虫，或成虫及其幼虫寄生于同一宿主，因虫种而异。由蠕虫感染引起的疾病称为蠕虫病（helminthiasis），包括线虫病（nematodiasis）、吸虫病（trematodiasis）、绦虫病（cestodiasis）和棘头虫病（acanthocephaliasis）。

蠕虫生活史包括自虫卵经幼虫到成虫的整个发育过程，需要不同的外界环境条件（温度、湿度、雨量、水体、土壤、植被等）及媒介、中间宿主和终宿主。根据蠕虫传播的特点将其分为两大类。

土源性蠕虫（geohelminth）：生活史简单，在发育过程中不需要中间宿主，宿主排出的虫卵或幼虫直接在土壤中发育为感染阶段。人通过污染的食物、水，经口感染或与污染的土壤接触过程中经皮肤感染。多数肠道寄生线虫，如蛔虫、鞭虫、钩虫等属此类蠕虫。

The geohelminthes (also called soil-transmitted helminthes) are a group of intestinal parasites belonging to the phylum nematoda that are transmitted primarily through contaminated soil. They are so called because they have a direct life cycle which requires no intermediate hosts or vectors, and the parasitic infection occurs through faecal contamination of soil, food and water.

生物源性蠕虫（biohelminth）：生活史较为复杂，发育过程中幼虫需要在中间宿主或媒介昆虫体内发育（或兼有增殖）至感染阶段，经中间宿主感染人。由于感染期幼虫侵入人体或人食入含有感染期幼虫的中间宿主或被媒介昆虫叮咬而感染。部分线虫、所有吸虫、棘头虫及大多数绦虫均属此类蠕虫。

The biohelminthes have a complex life cycle. An intermediate host or vector is required for the larval development to its infectious stages (or combining proliferation). They are so called because they have an indirect life cycle which requires intermediate hosts' or vectors' stages in order to transmit parasitic infection.

（崔　晶）

第6章 线 虫
Nematodes

第1节 线虫概论
Introduction to nematodes

学习与思考

（1）线虫成虫的主要形态特征有哪些？

（2）线虫的基本发育过程包括哪几个基本阶段？根据生活史过程将线虫分为哪两类？

（3）阐述线虫的致病因素。

线虫（nematode）属于线形动物门（Phylum Nemathelminthes），全球有1万余种，绝大多数营自生生活，广泛分布于水和土壤中，仅少数营寄生生活。寄生于人体的线虫有184种，其中重要的有似蚓蛔线虫（蛔虫）、毛首鞭形线虫（鞭虫）、蠕形住肠线虫（蛲虫）、十二指肠钩口线虫和美洲板口线虫（钩虫）、旋毛形线虫（旋毛虫）、班氏吴策线虫（班氏丝虫）、马来布鲁线虫（马来丝虫）、粪类圆线虫、广州管圆线虫等。

【形态】

1. 成虫（adult） 绝大部分线虫成虫呈线形或圆柱形，虫体不分节，两侧对称。前端一般较钝圆，后端逐渐变细。雌雄异体，雄虫一般小于雌虫。不同种类的虫体大小差异很大，大者其长度超过1m（如麦地那龙线虫），小者其长度不足1mm（如粪类圆线虫）。

线虫的体壁与消化道之间有腔隙，无体腔膜覆盖，故称原体腔（primary coelom）或假体腔（pseudocoelom），腔内充满液体，内部器官浸浴其中，是输送营养物质、氧和代谢产物的场所。由于原体腔液具有流体静力压，起到流体静力骨架（hydrostatic skeleton）的作用，使虫体保持一定的形态，将肌肉收缩施加的压力向各方传递，对线虫的运动、摄食、排泄等均有重要作用。

（1）体壁（body wall）：线虫的体壁自外向内由角质层、皮下层、肌层组成（图6-1）。

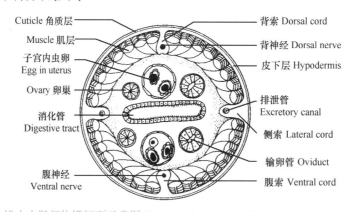

图6-1　线虫中肠部位横切面示意图 Cross section through the midgut region of nematode

1）角质层（cuticle）：由皮下层分泌形成，无细胞结构，含蛋白质（角蛋白、胶原蛋白）、糖类及少量类脂等化学成分，并含有某些酶类，具有代谢活性。角质层覆盖虫体表面，具有弹性，是虫体的保护层，表面光滑、有横纹，虫体前后端或体表常有乳突、唇瓣、嵴、刺、翼膜、口矛、交合伞、交合刺等结构，这些结构与感觉、运动、附着、交配等生理活动有关，也是鉴别虫种的重要依据。

2）皮下层（hypodermis）：由合胞体（syncytium）组成，无细胞界线，其主要功能是分泌形成角质层。该层含丰富的糖原颗粒、线粒体、内质网及酯酶等。在虫体背面、腹面和两侧面的中央，皮下层向内增厚、突出，形成4条纵索，分别称背索、腹索和侧索。背索和腹索较小，其内有纵行的神经干；2条侧索较粗大，其内有排泄管穿行。两索之间称为索间区。

3）纵肌（longitudinal muscle）层：由单层排

列的肌细胞组成，被纵索分为4个区：2个亚背区和2个亚腹区。肌细胞由可收缩纤维和不可收缩的细胞体组成，可收缩纤维邻接皮下层，呈垂直排列，含肌球蛋白（myosin）和肌动蛋白（actin），二者协同作用使肌肉收缩与松弛；细胞体突入原体腔，内含核、线粒体、内质网、糖原和脂类等，是能量的重要储存部位。根据肌细胞的大小、形状和数量可分为3种肌型：肌细胞多且突入原体腔中明显的称多肌型（polymyarian type），如蛔虫；肌细胞大而少的称少肌型（meromyarian type），如钩虫；肌细胞细而密的称细肌型（holomyarian type），如鞭虫。虫体横切面肌型的辨认有助于虫种的鉴别。由于线虫体壁只有纵肌，加上原体腔中充满液体，所以线虫只能作蛇形摆动。

（2）内部器官（internal organs）

1）消化系统：包括消化管和腺体，是完全的消化道，呈简单直管状。消化管由口（mouth）、咽（pharynx）、中肠（midgut）、直肠（rectum）和肛门（anus）构成（图6-2）。口孔位于前部顶端，周围常有唇瓣包绕。不同虫种的口腔形状不一，有的虫种口腔变大，形成口囊（buccal capsule），其内有齿状或矛状结构，用以虫体附着。咽管（pharyngeal canal）通称食道，呈圆柱形，下段常膨大，其形状和数目是分类的依据之一。咽管与中肠连接处有3叶活瓣，以控制食物的流向。多数线虫的咽管壁肌肉内有3个咽管腺：背咽管腺1个，较长，开口于口腔；亚腹咽管腺2个，开口于咽管腔。腺体分

泌物含有多种酶，如淀粉酶（amylase）、蛋白酶（protease）、壳质酶（chitinase）、纤维素酶（cellulase）及乙酰胆碱酯酶（acetylcholine esterase）等，有助于消化食物，并具有抗原性。消化管为非肌性结构，肠壁由单层柱状上皮细胞构成，内缘具微绒毛，外缘为基膜。肠上皮细胞内含有丰富的线粒体、糖原颗粒、内质网及核蛋白体等，具有吸收和输送营养物质的功能。雄虫的直肠通入泄殖腔（cloaca），雌虫的直肠经肛门通向体外。

2）生殖系统：雌、雄生殖器官均为细长、盘曲的管状结构（图6-2）。雄虫生殖系统为单管型，由睾丸（testis）、输精管（vas deferens）、贮精囊（seminal vesicle）、射精管（ejaculatory duct）及交配附器组成。睾丸末端与贮精囊相连，通入输精管；射精管开口于泄殖腔；有些虫种在射精管处有一对腺体，能分泌黏性物质，交配后可栓塞雌虫阴门；雄虫尾端多有1个或1对角质交合刺，可自由伸缩，其形状和大小是分类依据之一。雌虫多有2套生殖系统，称为双管型，每套分别由卵巢（ovary）、输卵管（oviduct）、受精囊（spermatheca, seminal receptacle）、子宫（uterus）及排卵管组成。多数虫种在输卵管近端有一受精囊，其远端与子宫相连；卵母细胞在受精囊内与精子结合受精；2个排卵管汇合形成阴道（vagina），阴门的位置依虫种而异，但均在虫体腹面肛门之前。

3）神经系统：咽部的神经环是中枢神经系统，向前发出3对神经干，支配口周的感觉器官；向后发出背、腹及两侧神经干（共3～4

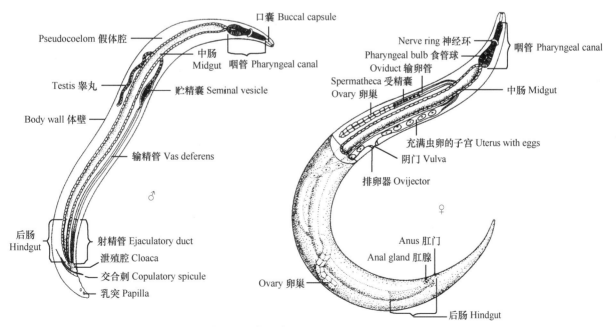

图6-2 线虫成虫的形态 Morphology of adult of nematode

对），包埋于皮下层或纵索中，分别控制虫体的运动和感觉。主要感觉器官是位于头部和尾部的乳突（papilla）、头感器（amphid）和尾感器（phasmid），可感知机械性或化学性刺激，并能调节腺体分泌。有些虫种缺尾感器，如无尾感器纲的旋毛虫、鞭虫、肝毛细线虫等。

4）排泄系统：排泄系统有管型和腺型两种。分肠纲的虫种为管型结构，有腺纲的虫种为腺型。管型的基本结构是1对长的排泄管（excretory canal），由一短横管相连，可呈"H"形、"U"形或倒"U"形等，因虫种而异；在横管中央腹面有一小管经排泄孔（excretory pore）通向体外；有的线虫尚有一对排泄腺与横管相通，其分泌物与虫体脱鞘有关。腺型虫种则只有一个排泄细胞，位于肠管前端，开口在咽部神经环附近的腹面。

2. 虫卵（egg） 线虫卵无卵盖，一般为卵圆形，卵壳多为棕黄色、淡黄色。在排出体外时有的线虫卵仅含1个尚未分裂的卵细胞，如蛔虫卵；有的卵细胞正在分裂中，如钩虫卵（4个或8个卵细胞）；有的已发育成蝌蚪期胚胎，如蛲虫卵；有的虫卵胚胎在子宫内已发育成熟，产出时即是幼虫，如卵胎生的丝虫和旋毛虫。卵壳主要由3层组成，外层为来源于受精卵母细胞的卵膜，称为卵黄膜或受精膜，光学显微镜下不易看到；中层为壳质层或壳质蛋白层，具有一定硬度，能抵抗机械压力；内层为脂层或蛔苷层，具有调节渗透作用，能阻止虫卵内的水分丢失，防止虫卵过快干燥、死亡，并可阻止外界一些化学性物质对卵细胞的毒害作用。蛔虫卵的卵壳除上述3层外，常常还外附一层由子宫壁分泌物形成的蛋白质膜

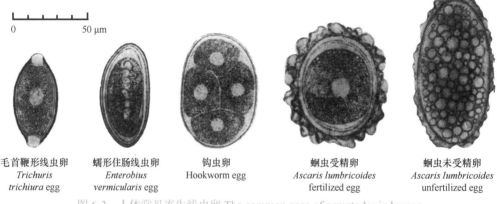

毛首鞭形线虫卵	蠕形住肠线虫卵	钩虫卵	蛔虫受精卵	蛔虫未受精卵
Trichuris trichiura egg	*Enterobius vermicularis* egg	Hookworm egg	*Ascaris lumbricoides* fertilized egg	*Ascaris lumbricoides* unfertilized egg

图6-3 人体常见寄生线虫卵 The common eggs of nematodes in human

（图6-3）。

【生活史】

1. 基本发育过程 线虫的发育包括虫卵、幼虫、成虫3个基本阶段。线虫胚胎发育的时间、场所及所需条件因虫种而异。在适宜的外界环境（温度、湿度、氧等）中，某些线虫卵能发育成熟，并孵出幼虫；有些线虫卵是在外界发育至感染期虫卵，进入宿主后在宿主肠道内特殊环境条件（温度、二氧化碳和氧化还原电位等）刺激下，加之卵内幼虫分泌的含有多种酶类孵化液的作用，使幼虫孵出。线虫对人的感染期为虫卵或幼虫。

多种人体寄生线虫的幼虫是在人体内移行过程中完成发育的。除了蛲虫和鞭虫的发育无组织内移行，直接在肠腔中完成外，蛔虫、钩虫、粪类圆线虫和旋毛虫等线虫的幼虫均有在组织内移行和发育的过程。线虫幼虫的组织内移行特征与其引起的病理损害和临床表现有关。

幼虫发育过程中最显著的特征是蜕皮（molting）。蜕皮时，在旧角质层下逐渐形成一层新角质层，在幼虫分泌的蜕皮液浸蚀下，旧角质层由内向外逐层溶解，导致破裂而被蜕去。线虫幼虫通常蜕皮4次，第2次蜕皮后发育为感染期幼虫，第4次蜕皮后进入成虫期。线虫释放的蜕皮液（molting fluid）可能是一种重要的变应原（allergen），可诱发宿主产生超敏反应，如蛔蚴性哮喘等。

2. 生活史类型 根据线虫生活史过程中是否需要中间宿主，可将其分为两大类。

（1）直接发育型：发育过程中不需要中间宿主，为土源性线虫（soil-transmitted nematodes）。肠道线虫多属此型，但各种线虫之间仍有差别，如蛲虫卵产出不久即具有感染力，而蛔虫卵与鞭虫卵需在外界发育一段时期才成为感染期虫卵，钩虫卵则需在外界孵出杆状蚴并发育至感染期幼

虫。外界环境因素对虫卵和幼虫发育的影响，以温度、湿度、氧等更为明显。

（2）间接发育型：发育过程中需要中间宿主，为生物源性线虫（bio-source nematodes）。组织内寄生线虫多属此型。幼虫需在中间宿主体内发育为感染期幼虫，再感染人，寄生在人体组织内，如丝虫、旋毛虫等。外界环境因素可通过对中间宿主或媒介昆虫的生长、发育、生殖和种群数量的影响而间接影响生物源性线虫的生长、发育。

【生理】

1. 营养与代谢　在肠道寄生线虫中，蛔虫以肠内容物为食，钩虫和鞭虫以血液、组织液为食；组织内寄生线虫（如丝虫、旋毛虫）以组织液和体液为食。虽然各种线虫成虫的寄生部位、营养来源有所不同，但获取能量的主要途径均是通过糖代谢。线虫一般都具有较完善的三羧酸循环，可完成糖类的有氧代谢，以获取能量。仅蛔虫较为特殊，由于长期适应于宿主肠腔的低氧环境，其以较完善的糖酵解及延胡索酸还原酶系统的代谢途径获取能量。某些驱虫药物通过阻断线虫糖代谢，切断能源，导致虫体死亡。在线虫生长、繁殖等过程中均存在蛋白质代谢，代谢的主要产物是氨，它能改变虫体细胞的 pH、影响细胞的通透性等，对虫体有害，氨的排出主要通过体表扩散和肠道排出，而不是通过排泄系统。脂代谢是需氧的，氧气充分时，脂肪酸氧化释放能量；缺氧时，脂代谢变缓或停止，游离脂肪酸可形成甘油三酯。

2. 呼吸与渗透　线虫无呼吸器官，氧大多通过其体壁吸收并扩散到体内各组织。有的虫种，氧随食物被摄入消化道，然后向外周扩散。此外，许多线虫体内具有与氧有很高亲和力的血红蛋白，

可贮氧，以供缺氧时使用。

在线虫的吸收与排泄过程中，水的渗透作用很重要，体表及其他一些部位均能进行水的交换。

【致病】

线虫对人体的危害程度与虫种、寄生数量（或称虫荷，parasite burden）、发育阶段、寄生部位、虫体的机械和化学性刺激，以及宿主的营养及免疫状态等因素有关。

1. 幼虫致病作用　幼虫侵入宿主及在其体内移行过程中均可造成相应组织或器官的损害。如钩虫的感染期幼虫侵入皮肤可致钩蚴性皮炎；蛔虫或钩虫的幼虫移行至肺部时，可引起肺部损害，甚至引起蛔蚴性哮喘或钩蚴性哮喘；旋毛虫幼虫寄生于肌肉内可导致肌炎。而一些寄生于犬、猫等食肉动物的线虫（犬弓首线虫、猫弓首线虫）感染期虫卵被人摄入，由于人不是其正常宿主，幼虫移行、窜扰可引起皮肤或内脏幼虫移行症。

2. 成虫致病作用　成虫摄取营养、机械性损害和化学性刺激以及免疫病理反应等都可致宿主营养不良、组织损伤、出血、炎症等病变。如肠道线虫可损伤局部肠黏膜，引起出血及炎症反应；淋巴丝虫可致淋巴系统的损害。组织内寄生线虫对人体的危害一般较肠道线虫严重。

【分类】

线虫隶属动物界（Kingdom Animalia）、侧称亚界 3（Subkingdom 3 Bilateria）、蜕皮下界 1（Infrakingdom 1 Ecdysozoa）、线形动物门（Phylum Nemathelminthes），该门下属两个纲：分肠纲（Secernentea）又称尾感器纲（Phasmidea）和有腺纲（Adenophorea）又称无尾感器纲（Aphasmidea）。（表 6-1）。

表 6-1　重要医学线虫的分类
Classification of important medical nematodes

纲 Class	目 Order	总科 Superfamily	科 Family	种 Species
分肠纲 Secernentea（尾感器纲 Phasmidea）	蛔目 Ascaridida	蛔总科 Ascaridoidea	蛔科 Ascarididae	似蚓蛔线虫 *Ascaris lumbricoides*
			异尖科 Anisakidae	异尖线虫 *Anisakis*
	圆线目 Strongylida	钩口总科 Ancylostomatoidea	钩口科 Ancylostomatidae	十二指肠钩口线虫 *Ancylostoma duodenale* 美洲板口线虫 *Necator americanus*
		后圆总科 Metastrongyloidea	管圆科 Angiostrongylidae	广州管圆线虫 *Angiostrongylus cantonensis*
		毛圆总科 Trichostrongyloidea	毛圆科 Trichostrongylidae	东方毛圆线虫 *Trichostrongylus orientalis*
		圆线总科 Strongyloidea	比翼科 Syngamidae	喉兽比翼线虫 *Mammomonogamus laryngeus*

续表

纲 Class	目 Order	总科 Superfamily	科 Family	种 Species
	尖尾目 Oxyurida	尖尾总科 Oxyuroidea	尖尾科 Oxyuridae	蠕形住肠线虫 *Enterobius vermicularis*
	杆形目 Rhabditida	小杆总科 Rhabditoidea	小杆科 Rhabditidae	艾氏小杆线虫 *Rhabditis (Rhabditella) axei*
			类圆科 Strongyloididae	粪类圆线虫 *Strongyloides stercoralis*
	旋尾目 Spirurida	龙线总科 Dracunculoidea	龙线科 Dracunculidae	麦地那龙线虫 *Dracunculus medinensis*
		丝虫总科 Filarioidea	盘尾科 Onchocercidae	马来布鲁线虫 *Brugia malayi* 班氏吴策线虫 *Wuchereria babcrofti* 旋盘尾线虫 *Onchocerca volvulus* 罗阿罗阿线虫 *Loa loa*
		颚口总科 Gnathostomatoidea	颚口科 Gnathostomatidae	棘颚口线虫 *Gnathostoma spinigerum*
		旋尾总科 Spiruroidea	筒线科 Gongylonematidae	美丽筒线虫 *Gongylonema pulchrum*
		吸吮总科 Thelazioidea	吸吮科 Thelaziidae	结膜吸吮线虫 *Thelazia callipaeda*
有腺纲 Adenophorea（无尾感器纲 Aphasmidea）	嘴刺目 Enoplida	毛形总科 Trichinelloidea	毛形科 Trichinellidae	旋毛形线虫 *Trichinella spiralis*
			鞭形科 Trichuridae	毛首鞭形线虫 *Trichuris trichiura*
			毛细科 Capillariidae	肝毛细线虫 *Capillaria hepatica*

第 2 节　似蚓蛔线虫
Ascaris lumbricoides

学习与思考

（1）似蚓蛔线虫成虫与虫卵的主要形态特征是什么？

（2）阐述似蚓蛔线虫的生活史特点，其感染阶段、诊断阶段各是什么？

（3）似蚓蛔线虫哪个发育阶段对人体的危害严重？为什么？

（4）蛔虫病的常见并发症有哪些？

（5）人体普遍感染蛔虫的主要原因是什么？

似蚓蛔线虫（*Ascaris lumbricoides* Linnaeus，1758）属于分肠纲（Secernentea）蛔目（Ascaridida）蛔总科（Ascaridoidea）蛔科（Ascarididae）蛔线虫属（*Ascaris*），简称人蛔虫或蛔虫，是人体最常见的寄生虫之一。蛔虫成虫寄生于小肠，是人肠道最大的寄生线虫，可引起蛔虫病（ascariasis）。我国古代医书中已有关于蛔虫的记载，称为"蛟"或"蚘"。蛔虫分布广泛，感染率高，多数蛔虫感染者无明显症状，但少数感染者可出现多种并发症。

【形态】

1. 成虫　长圆柱形，形似蚯蚓，头部较尖细，尾部较钝圆；活时淡红色或微黄色，死后呈灰白色。体表有细横纹，虫体两侧可见明显的侧线。口孔位于虫体顶端，周围有 3 片排列呈"品"字形的唇瓣（labial palp），唇瓣内缘具有细齿，外缘有感觉乳突和头感器。口腔下连食道、肠管。雌虫明显大于雄虫，雌虫长 20～35cm，甚至达 40cm 以上，最宽处直径为 3～6mm；雄虫长 15～31cm，最宽处直径为 2～4mm。雌虫消化道末端开口于肛门，雄虫则通入泄殖腔。雌虫生殖系统为双管型，盘绕在虫体后 2/3 部分的原体腔内，阴门位于虫体腹面前、中 1/3 交界处；雄虫生殖器官为单管型，尾部向腹面弯曲，末端有一对镰刀状交合刺（图 6-4）。

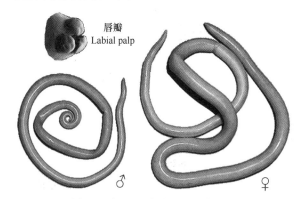

图 6-4　似蚓蛔线虫成虫及其唇瓣
Adults and labial palp of *Ascaris lumbricoides*

2. 虫卵　人体排出的蛔虫卵有受精卵（fertilized egg）和未受精卵（unfertilized egg）。受精卵呈短椭圆形，大小为（45～75）μm×（35～50）μm；卵壳厚而均匀，卵壳分为 3 层，自外向内分别是受精膜、壳质层、蛔苷层，但在光学显微镜下难以分清蛔苷层；卵壳外有一层由虫体子宫分泌物形成的蛋白质膜，其表面凹凸不平，被胆汁染成棕黄色；卵内含有 1 个大而圆的卵细胞，在其两端与卵壳之间有半月形空隙，随着卵细胞的发育、分裂，半月形空隙逐渐消失。未受精卵呈长椭圆形，棕黄色，大小为（88～94）μm×（39～44）μm；

卵壳（无蛔苷层）与蛋白质膜均较受精卵薄；卵内含有许多大小不等、折光性较强的颗粒。受精卵或未受精卵有时可脱去蛋白质膜，成为卵壳透明的脱蛋白膜卵，应与其他虫卵鉴别，卵壳厚而透明是脱蛋白膜受精蛔虫卵的主要特征（图 6-5）。

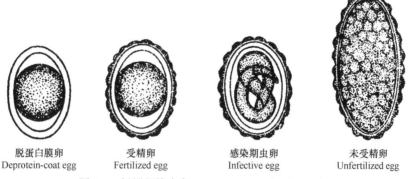

| 脱蛋白膜卵 | 受精卵 | 感染期虫卵 | 未受精卵 |
| Deprotein-coat egg | Fertilized egg | Infective egg | Unfertilized egg |

图 6-5　似蚓蛔线虫卵 Eggs of *Ascaris lumbricoides*

【生活史】

蛔虫生活史为直接发育型，不需要中间宿主，包括虫卵在外界土壤中发育、幼虫在人体内移行与发育以及成虫在小肠内寄生 3 个阶段。

成虫寄生于人体小肠内，雌、雄成虫交配后产卵，卵随宿主粪便排出体外，只有受精卵才能进一步发育。在潮湿、荫蔽、氧气充分的泥土中，适宜温度（21～30℃）下，约经 2 周，受精卵内卵细胞即可发育为幼虫。约经 1 周，卵内幼虫经第 1 次蜕皮发育为感染期虫卵（infective egg）（图 6-6）。

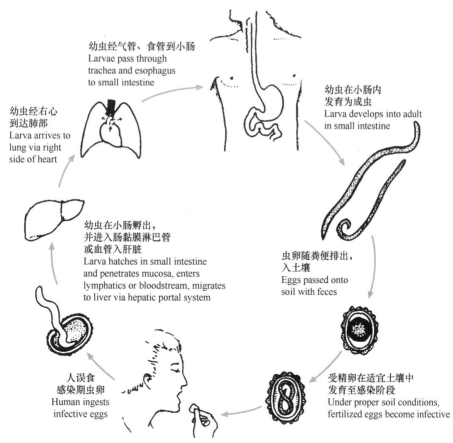

幼虫经气管、食管到小肠
Larvae pass through trachea and esophagus to small intestine

幼虫经右心到达肺部
Larva arrives to lung via right side of heart

幼虫在小肠内发育为成虫
Larva develops into adult in small intestine

幼虫在小肠孵出，并进入肠黏膜淋巴管或血管入肝脏
Larva hatches in small intestine and penetrates mucosa, enters lymphatics or bloodstream, migrates to liver via hepatic portal system

虫卵随粪便排出，入土壤
Eggs passed onto soil with feces

人误食感染期虫卵
Human ingests infective eggs

受精卵在适宜土壤中发育至感染阶段
Under proper soil conditions, fertilized eggs become infective

图 6-6　似蚓蛔线虫生活史 Life cycle of *Ascaris lumbricoides*

人因误摄入被感染期虫卵污染的食物或水而感染。在宿主小肠内，卵内幼虫释放孵化液（含酯酶、壳质酶及蛋白酶），消化卵壳，幼虫破壳逸出。幼虫侵入肠黏膜和黏膜下层，钻入静脉或淋巴管，经肝、右心到达肺部，穿过肺泡毛细血管进入肺泡，在此经 2 次蜕皮后，沿支气管、气管逆行至咽部，随吞咽进入消化道，在小肠内进行第 4 次蜕皮后，再经数周发育为成虫（图 6-6）。幼虫在移行过程中也可随血流到达其他器官，在此一般不能发育为成虫，但可造成器官的损害。人自食入感染期虫卵至其发育为成虫并产卵，需 60～75 天。1 条雌虫每天产卵约 24 万个，成虫在人体内的寿命一般为 1 年左右。

Adult worms inhabit in the lumen of the small intestine, where they absorb nutrition from the semi-digested food of the host. Reproduction occurs in the intestinal lumen, and eggs are passed with host feces. The fertilized eggs must develop in soil, usually for a minimum of 3 weeks, before becoming infectious. After being ingested by a human, the eggs containing infective larvae hatch in the duodenum. The larvae penetrate into the intestinal mucosa, invade the lymphatic channels or portal venules and enter bloodstream. They are carried to the liver, where they are still small enough to squeeze through the capillaries and exit in the hepatic vein. They are then carried to the right side of the heart and subsequently pumped out into the pulmonary vasculature. In the course of this migration, the larvae increase in size. The larvae remain in the lungs for several days, molting twice, and eventually rupture from the pulmonary capillaries to enter the alveoli. From there, they move up the respiratory tree and trachea to the epiglottis to be coughed up, swallowed, and passed again to the small intestine, where they complete their maturation and mating.

【致病】

蛔虫幼虫和成虫对人均有致病作用，但成虫为主要致病阶段。

1. 幼虫致病　幼虫经肝、肺等组织移行，可引起机械性损伤。尤其是在肺部移行穿过肺泡毛细血管时，可引起点状出血以及嗜酸性粒细胞为主的炎性浸润；同时，幼虫的代谢产物及死亡虫体的分解产物还可引起宿主局部或全身的超敏反应，严重感染可引起蛔蚴性肺炎，临床表现为咳嗽、哮喘、痰中带血、呼吸困难、发热及血液中嗜酸性粒细胞增多等。多数病例于发病后 4～14 天可自愈。有时幼虫还可侵入脑、肝、脾、肾、眼和甲状腺等器官，引起异位损害。也有幼虫通过胎盘进入胎儿体内寄生的报道。

2. 成虫致病　成虫的主要致病作用有掠夺营养、损伤肠黏膜、引起超敏反应及其钻孔习性引起的并发症。

（1）掠夺营养和破坏肠黏膜影响吸收：蛔虫以小肠内半消化食物为营养，加之蛔虫唇齿的机械性损伤及虫体代谢产物的化学性刺激可致肠黏膜损伤，影响人体对蛋白质、脂肪、糖类及维生素 A、维生素 B_2 和维生素 C 的吸收，大量寄生时可致宿主营养不良、发育障碍。患者可出现消化道症状，如食欲缺乏、消化不良、腹泻、恶心、呕吐、间歇性脐周腹痛等；儿童患者常有神经精神症状，如惊厥、夜惊、磨牙，偶有异食癖等。我国台湾曾有一男童手术取出 1806 条蛔虫的记录。

（2）超敏反应：患者可出现荨麻疹、皮肤瘙痒、结膜炎、血管神经性水肿、过敏性紫癜、中毒性脑病等，可能是由于蛔虫的排泄分泌物作为变应原被人体吸收，引起 IgE 介导的超敏反应。

（3）并发症：蛔虫在小肠内寄生时一般处于安静状态，一旦其寄生环境发生变化，如患者发热、肠功能紊乱、摄入过多辛辣刺激性食物、使用麻醉药或服用不足量的驱虫药物时，可引起蛔虫骚动，导致并发症。蛔虫病的并发症是蛔虫对人体最主要的危害，严重并发症多见于重度感染的儿童。常见的并发症有以下几种。

1）胆道蛔虫病：因蛔虫具有钻孔习性，故可钻入开口于肠腔的各种管道，如胆管，甚至钻入肝，可引起胆道蛔虫病、肝蛔虫病。胆道蛔虫病是临床上最常见的并发症，占严重并发症的 64%，多数患者仅有 1 条成虫前半部钻入胆总管，尾部仍在十二指肠内，有时侵入胆管的蛔虫可多达 10～20 条，由于奥迪括约肌与胆总管痉挛发生剧烈胆绞痛，继发胆道感染可引起胆管炎。在胆管内死亡的蛔虫碎片与蛔虫卵都可成为胆结石的核心。若整个虫体钻入肝内胆管则可引起化脓性胆管炎，甚至并发蛔虫性肝脓肿、胆道大出血、胆囊破裂、胆汁性腹膜炎等。

2）蛔虫性肠梗阻：约占并发症的 32.8%。当小肠内有大量蛔虫寄生时，虫体相互缠绕，并在缝隙中穿插，可堵塞肠道，引起机械性肠梗阻，梗阻部位以回肠末端或回盲部多见，少数严重患者可并发肠套叠、肠扭转，甚至肠坏死等。

3）蛔虫性肠穿孔：蛔虫亦可引起肠穿孔及急性腹膜炎，常继发于肠梗阻，病死率可达 15%。

4）其他并发症：蛔虫钻入胰腺管和阑尾，可引起蛔虫性胰腺炎、阑尾炎；阻塞气管、支气管，可造成窒息；也可引起尿道和生殖器官蛔虫病及其他组织器官的蛔虫卵肉芽肿。

【诊断】

病原学诊断主要是从粪便中检查虫卵或虫体。由于蛔虫产卵量大，生理盐水直接涂片法（direct smear with saline）检查虫卵时，1 张涂片的检出率为 80%，3 张涂片检出率可达 95%。生理盐水直接涂片阴性者，可用沉淀法或饱和盐水浮聚法，浮聚法对受精蛔虫卵检出率较高，对未受精卵效果较差。改良加藤厚涂片法（定量透明法）既可定性又可定量，且操作简单、方便，是目前现场调查蛔虫感染与蛔虫病最常用的病原检查方法。

粪便中未检出虫卵而疑似蛔虫病者，可进行试验性驱虫，根据排出虫体的形态鉴别。胆道蛔虫病患者可采用腹部 B 超或内镜检查。疑为蛔蚴性肺炎或哮喘者，痰中查到蛔虫幼虫即可确诊。

【流行】

蛔虫呈世界性分布，估计目前全球有 4.49 亿人感染。2014～2016 年全国人体重要寄生虫病现状调查显示，我国人群蛔虫平均感染率为 1.36%，全国 31 个省（自治区、直辖市）均发现有蛔虫感染，以四川感染率最高（6.83%），其次为贵州（6.15%）、重庆（2.18%），估计全国蛔虫感染人数为 882 万。人群感染的特点是农村高于城市，儿童高于成人，农村 14 岁以下儿童为高感染人群。粪便内含受精蛔虫卵者为传染源。2019 年在全国 31 个省（自治区、直辖市）的土源性线虫病 414 个国家监测点（县），采用改良加藤厚涂片法（一粪二检）检查虫卵，发现监测点人群蛔虫感染率为 0.36%（1 528/424 766），其中云南（1.76%）、宁夏（1.40%）、西藏（1.32%）、四川（1.23%）和贵州（1.06%）5 个省（自治区）的感染率较高；7～14 岁的学龄儿童蛔虫感染率最高（0.49%）。在蛔虫感染者中，除 2 人为中度感染外，其余全部为轻度感染。

人感染蛔虫普遍的主要原因为：①生活史简单，不需中间宿主。②雌虫产卵量大。③用未经处理的人粪施肥和随地排便使虫卵污染土壤及蔬菜，鸡、犬、蝇类可机械性携带虫卵。④不良卫生行为，人接触被虫卵污染的泥土、蔬菜，经口食入附在手指上的感染期虫卵，或生食被虫卵污染的蔬菜、瓜果及泡菜等。⑤虫卵对外界环境抵抗力强，虫卵在荫蔽的土壤中或蔬菜上，可活数月至 2 年以上，在无氧条件下也可存活 2～3 个月。由于卵壳蛔苷层的保护作用，食用醋、酱油或腌菜、泡菜的盐水均不能杀死虫卵。人群感染蛔虫的季节与当地气候、生产活动等因素有关，主要在春、夏季。

【防治】

1. 普查普治，减少传染源　对患者和带虫者驱虫治疗，是控制传染源的重要措施。目前常用驱虫药物为阿苯达唑、甲苯达唑和三苯双脒，均有较好的疗效。学龄儿童可采用集体服药，驱虫时间宜在感染高峰期之后的秋、冬季节。由于重复感染机会多，故在流行区应每隔 0.5～1 年驱虫 1 次。胆道蛔虫病保守疗法无效时可用内镜取出虫体，其他严重并发症主要以外科手术治疗。

2. 管好粪便，切断传播途径　对粪便进行无害化处理，可用粪尿混合堆肥法、沼气池发酵等方法杀灭粪便中的蛔虫卵。在用干粪做肥料的地区，可采用泥封堆肥法，3 天后粪堆内温度可达 52℃或更高，可杀死蛔虫卵。

3. 健康教育，避免感染　加强卫生宣教，普及卫生知识，注意饮食卫生、个人卫生和环境卫生。不随地排便、做到饭前便后洗手、不喝生水、不生食未洗净的瓜果和蔬菜，消灭蝇、蟑螂，避免食入感染期蛔虫卵。

第 3 节　毛首鞭形线虫
Trichuris trichiura

学习与思考

（1）描述鞭虫成虫与虫卵的主要形态特征。

（2）鞭虫与蛔虫生活史的主要异同点有哪些？

（3）鞭虫和蛔虫感染最常用的病原学检查法是什么？

毛首鞭形线虫（*Trichuris trichiura* Linnaeus，1771）属于有腺纲（Adenophorea）嘴刺目（Enoplida）毛形总科（Trichinelloidea）鞭形科（Trichuridae）鞭形属（*Trichuris*，亦称鞭形线虫属或鞭虫属），简称鞭虫（whipworm），呈世界性分布，成虫寄生于人体盲肠，可引起鞭虫病（trichuriasis）。

【形态】

1. **成虫** 形似马鞭。前端 3/5 细长，其内含一细长的咽管，由杆状细胞组成的杆状体所包绕，杆状细胞分泌物具有抗原性；虫体后 2/5 较粗，内含肠管和生殖器官（雌、雄均为单管型），肛门开口于末端。雌虫较大，长 3.5～5cm，尾端钝直，阴门位于虫体粗大部前端的腹面。雄虫稍小，长 3～4.5cm，尾端向腹面呈螺旋状卷曲，有 1 根交合刺，外有鞘膜包绕（图 6-7）。

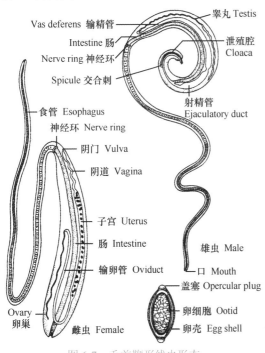

图 6-7 毛首鞭形线虫形态
Morphology of *Trichuris trichiura*

2. **虫卵** 纺锤形，黄褐色，大小为（50～54）μm×（22～23）μm；卵壳较厚，两端各有 1 个透明塞状突起，称透明栓或盖塞（opercular plug）；卵内含 1 个尚未分裂的卵细胞（图 6-7）。

【生活史】

鞭虫生活史属于直接发育型，不需要中间宿主。成虫主要寄生于人体盲肠，严重感染时也可寄生于结肠、直肠，甚至回肠下段，亦可异位寄生于阑尾等处。雌雄交配后，雌虫在肠腔产卵，虫卵随粪便排出，在外界温度、湿度适宜的条件下，经 3～5 周发育为含有幼虫的感染期虫卵（infective egg）。虫卵随被污染的食物、蔬菜或水源等经口感染人，在小肠内，受消化液刺激，卵内幼虫活动加剧，并分泌壳质酶，溶解破坏一端的盖塞并逸出，幼虫侵入局部肠黏膜，摄取营养并发育，约经 10 天，返回肠腔并移行至盲肠发育为成虫，在移行过程中蜕皮 4 次。成虫以其纤细的前端钻入肠黏膜甚至黏膜下层，摄取宿主血液和组织液，虫体后端游离于肠腔。自食入感染期虫卵至发育为成虫并产卵，需 1～3 个月。1 条雌虫每天产卵 5000～20 000 个。成虫寿命一般为 3～5 年，长者可达 8 年以上（图 6-8）。

Adult whipworms live primarily in the human host's colon but may inhabit the appendix and rectum as well. A female deposits 5000-20 000 eggs daily, each containing an uncleaved zygote at oviposition. The unembryonated eggs pass out with the feces and develop slowly in warm, damp soil. An unhatched, infective, and third-stage larva develops in 3 to 5 weeks. New human hosts become infected when the fully embryonated eggs are ingested with contaminated fruits, raw vegetables or water. The egg shells are digested in the upper portions of the small intestine and the larvae quickly burrow into the intestinal villi, where they mature, undergoing two molts in 3 to 10 days. Subsequently, they migrate to the caecal region and develop to sexual maturity in 1 to 3 months from the time of ingestion. Adult worms embed their long, slender bodies deep into the colon submucosa. Their posterior ends break free into the lumen, allowing fertilization to occur, with eggs subsequently voided with feces. The worms normally survive 3 to 5 years in the human host, but there have been reports of infections lasting 8 years or longer.

【致病】

成虫以细长的前端侵入肠黏膜、黏膜下层甚至可达肌层，以组织液和血液为食。由于虫体的机械性损伤及其分泌物的刺激，可致肠壁组织充血、水肿或出血等慢性炎症反应。轻度感染者一般无明显症状。严重感染时，患者出现食欲缺乏、

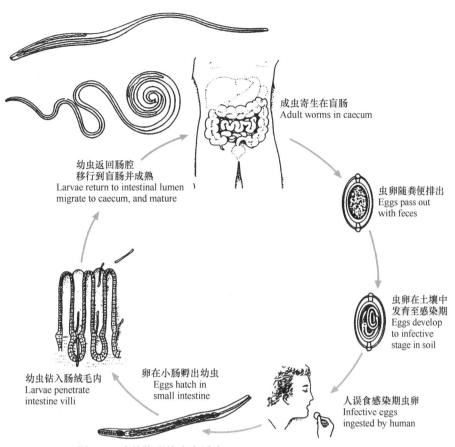

成虫寄生在盲肠
Adult worms in caecum

幼虫返回肠腔
移行到盲肠并成熟
Larvae return to intestinal lumen
migrate to caecum, and mature

虫卵随粪便排出
Eggs pass out
with feces

虫卵在土壤中
发育至感染期
Eggs develop
to infective
stage in soil

幼虫钻入肠绒毛内
Larvae penetrate
intestine villi

卵在小肠孵出幼虫
Eggs hatch in
small intestine

人误食感染期虫卵
Infective eggs
ingested by human

图 6-8　毛首鞭形线虫生活史 Life cycle of *Trichuris trichiura*

阵发性腹痛、慢性腹泻或便秘、粪便隐血或带有少量鲜血等症状，有的患者还可出现头晕、嗜酸性粒细胞增多、消瘦，四肢水肿，甚至贫血和发育迟缓等全身反应。儿童重度感染常伴有营养不良，可引起直肠套叠、脱垂。

【诊断】

粪便查获虫卵为确诊依据，目前主要采用改良加藤厚涂片法，也可采用饱和盐水浮聚法及生理盐水直接涂片法。

【流行】

鞭虫分布与蛔虫分布相似，但感染率比蛔虫低，多见于热带、亚热带及温带地区。人是唯一的传染源。据 2014~2016 年全国人体重点寄生虫病现状调查结果显示，我国人群鞭虫平均感染率为 1.02%，估计全国鞭虫感染人数 660 万。在全国 28 个省（自治区、直辖市）发现有鞭虫感染，主要分布在南方地区，与当地温度和湿度更利于鞭虫卵的发育有关。鞭虫感染率最高的为四川（6.43%），其次是海南（4.30%）与云南（4.18%）。儿童感染率高于成人。2019 年全国土源性线虫病监测结果表明，鞭虫的感染率已明显下降，全国监测点鞭虫平均感染率为 0.27%，以云南（1.47%）、四川的感染率较高（1.45%）。鞭虫分布广泛与虫卵抵抗力强有关，在温暖（适宜温度为 30℃）、潮湿（适宜湿度为近饱和度）、荫蔽的土壤中，虫卵可保持活力达数年之久，但对干燥、高温及低温的抵抗力不如蛔虫卵强。

【防治】

基本同蛔虫。注意个人卫生和饮食卫生，做好水源管理和粪便管理。对患者及带虫者均给予驱虫治疗。常用有效药物为阿苯达唑和甲苯达唑。

第 4 节　蠕形住肠线虫 *Enterobius vermicularis*

学习与思考

（1）描述蛲虫成虫和虫卵的主要形态特征。

（2）蛲虫感染人体的方式有哪些？

（3）用什么方法进行蛲虫病的病原学诊断？

蠕形住肠线虫［*Enterobius vermicularis* (Linnaeus, 1758) Leach, 1853］属于分肠纲（Secernentea）

尖尾目（Oxyurida）尖尾总科（Oxyuroidea）尖尾科（Oxyuridae）住肠线虫属（*Enterobius*），简称蛲虫（pinworm），主要寄生于人体小肠末端、盲肠、结肠等处，引起蛲虫病（enterobiasis）。蛲虫病遍及全世界，是儿童常见寄生虫病之一。

【形态】

1. 成虫 乳白色，细小呈线头状；虫体角皮具有横纹，前端两侧的角皮膨大形成头翼（cephalic alae）。口孔周围有 3 片唇瓣；咽管末端膨大呈球形，称咽管球（pharyngeal bulb）。雌虫长 8～13mm，宽 0.3～0.5mm，虫体中部膨大，尾部直而尖细；生殖系统为双管型，阴门位于虫体前、中 1/3 交界处腹面；肛门位于虫体中、后 1/3 交界处腹面。雄虫较雌虫细小，长 2～5mm，宽 0.1～0.2mm，尾部向腹面卷曲，有尾翼及数对乳突，末端有 1 根交合刺（spicule）；生殖系统为单管型（图 6-9）。

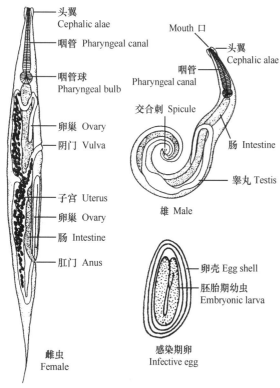

图 6-9 蠕形住肠线虫形态
Morphology of *Enterobius vermicularis*

2. 虫卵 浅灰黄色，呈不对称椭圆形，一侧扁平，另一侧稍凸，大小为（50～60）μm×（20～30）μm，卵壳较厚，由内向外依次为脂层、壳质层和光滑的蛋白质膜，但光学显微镜下仅可见卵壳为 2 层。检测到的虫卵内，胚胎已发育至蝌蚪

期。感染期虫卵内有 1 条盘曲的幼虫（图 6-9）。

【生活史】

成虫寄生于人体盲肠、结肠、直肠及回肠下段，重度感染时也可达小肠上段甚至胃及食道黏膜等处寄生。虫体可游离于肠腔，也可凭借其头翼或唇瓣附着于肠黏膜上。蛲虫以宿主肠内容物、组织液或血液为食。雌、雄虫交配后，雄虫很快死亡并随粪便排出体外。发育成熟的雌虫子宫内充满虫卵（每条雌虫子宫内含虫卵 5000～17 000 个），雌虫常脱离肠壁，随肠内容物下移至直肠。在肠内低氧压条件下，雌虫一般不排卵或仅产少量卵。当宿主睡眠时肛门括约肌松弛，部分雌虫从肛门爬出，到达肛门或会阴周围，受温度、湿度改变和空气的刺激，大量产卵。虫卵有黏性，黏附于肛周和会阴处皮肤皱褶。排卵后的雌虫大多枯萎死亡，少数可经肛门返回至肠腔，或误入阴道、尿道，甚至子宫、输卵管、盆腔、腹膜等处，引起异位寄生。黏附于肛周的虫卵，在适宜的温度、湿度和氧气充足的环境下，约经 6 小时，卵内胚胎发育为幼虫并蜕皮 1 次，成为感染期虫卵（infective egg）。

雌虫在肛周产卵，引起肛周皮肤瘙痒，患者用手搔痒，虫卵污染手指，经肛→手→口途径引起自体感染（autoinfection）。感染期虫卵也可污染食物、玩具或床单、被褥等，人因误食或随空气吸入咽下而感染。误食的虫卵在十二指肠内孵化出幼虫，幼虫沿小肠下行，途中蜕皮 2 次，进入结肠内进行第 4 次蜕皮后发育为成虫（图 6-10）。自食入感染期虫卵至发育成熟并产卵需 2～4 周。雌虫寿命 2～4 周，一般不超过 2 个月。由于自体感染和虫卵污染食物与环境而引起持续再感染的存在，易使儿童蛲虫病迁延不愈。

极少情况下，若虫卵在肛门周围孵化，幼虫也可经肛门进入肠腔，并发育为成虫，这种方式称为逆行感染（retroinfection）。

The adult worms attached to the mucosae of the cecum and adjacent portions of the large and small intestine. The gravid female migrates down the colon during nighttime and deposits its sticky eggs on the host's perianal skin, bedclothes, and linens. At 34℃ to 36℃, the eggs mature in about six hours and become infectious shortly thereafter. Handling of bedclothes or scratching of the perianal area to relieve the

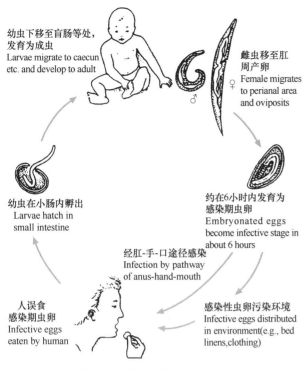

幼虫下移至盲肠等处，
发育为成虫
Larvae migrate to caecum
etc. and develop to adult

雌虫移至肛
周产卵
Female migrates
to perianal area
and oviposits

幼虫在小肠内孵出
Larvae hatch in
small intestine

约在6小时内发育为
感染期虫卵
Embryonated eggs
become infective stage in
about 6 hours

经肛-手-口途径感染
Infection by pathway
of anus-hand-mouth

人误食
感染期虫卵
Infective eggs
eaten by human

感染性虫卵污染环境
Infective eggs distributed
in environment(e.g., bed
linens,clothing)

图6-10 蠕形住肠线虫生活史
Life cycle of *Enterobius vermicularis*

associated itching results in adhesion of the eggs to the fingers or fingernails, and subsequent transfer to the oral cavity during eating or other finger-mouth maneuvers. Alternatively, the eggs may be shaken into the air (e.g. during making of the bed), inhaled, and swallowed. The eggs subsequently hatch in the upper intestine and the larvae migrate to the cecum, maturing to adults and mating in the process. The entire adult-to-adult cycle is completed in 2 to 4 weeks.

【致病】

雌虫产卵引起肛周及会阴部瘙痒和炎症是蛲虫病的主要症状。患儿常有烦躁不安、失眠、夜惊、夜间磨牙、食欲缺乏、消瘦等症状，长期反复不愈可影响儿童的身心健康。

由于虫体附着处的肠黏膜轻度损害，可致消化功能紊乱或慢性炎症。轻度感染者一般无明显临床症状，重度感染时可引起营养不良和代谢紊乱。如有异位寄生时，则可引起严重后果，如在肛周皮肤上产卵的雌虫侵入阴道可致阴道炎、输卵管炎、子宫内膜炎；虫体侵入泌尿系统，可出现尿频、尿急、尿痛等症状；蛲虫异位寄生于阑尾时，可引起急性或慢性阑尾炎。此外，在某些异位寄生处可形成以虫卵为中心的肉芽肿，造成异位损害。

【诊断】

根据蛲虫在肛门周围产卵的特点，诊断本病最常采用的方法是透明胶纸肛拭法（cellophane tape swab），于晨起排便前，粘擦肛周皮肤，以粘取虫卵，该法检出率较高，若为阴性应连续检查2～3天；也可采用棉签拭子法（cotton swab）检查虫卵。在粪便中或夜间在肛门周围检获成虫也可确诊。

【流行】

蛲虫呈世界性分布。我国各地的感染均较普遍，儿童感染率高于成人，尤其是幼儿园、小学等儿童集居的群体中感染率更高。2011年我国9个省（自治区、直辖市）2～12岁儿童的蛲虫感染率为17.8%（2659/14 964），以海南的感染率最高（51.1%），农村儿童的感染率（28.5%）明显高于城市儿童（7.3%）。据2014～2016年全国人体重点寄生虫病现状调查结果显示，采用透明胶纸肛拭法检查表明，3～6岁儿童蛲虫感染率为3.43%，推算感染人数为155万；全国28个省（自治区、直辖市）有蛲虫感染，感染率较高的为海南（2.78%）、江西（1.65%）与广东（0.91%），其次为广西（0.77%）、河南（0.73%）及贵州（0.53%）等。感染者一般有10余条蛲虫寄生，个别重度感染者可达5000～10 000条。

人是唯一的传染源，感染方式主要是经肛→手→口途径引起的重复自体感染及与患者密切接触引起的相互感染，吸入虫卵也可感染。蛲虫卵抵抗力较强，在人体皮肤和指甲缝中可存活10天左右，适宜的外界环境中可存活约20天，2%苯酚、5%甲酚皂、10%甲醛均不能杀死虫卵，但5%苯酚溶液、10%甲酚皂溶液可杀死虫卵。

【防治】

根据蛲虫病的生活史与流行特点，应采取综合防治措施，防止自体感染和相互感染。蛲虫在人体内寿命一般不超过2个月，若能避免感染，则可不治而愈。

1. 防止重复感染 要加强健康教育，注意个人卫生及环境卫生。做到饭前便后洗手、勤剪指甲、勤换洗内衣裤、勤晒被褥、纠正儿童吸吮手指等不良习惯。睡前、清晨应清洗肛门及肛周皮肤。玩具及其他用具等用0.5%碘液浸泡5分钟或

0.05% 碘液浸泡 1 小时，可杀死虫卵。

2. 普查普治，消灭传染源 对儿童集居地的成员进行普查普治，对家庭或集居场所的患者应同时接受集体性治疗，以消灭传染源。有效驱虫药为阿苯达唑、甲苯达唑和三苯双脒。每晚睡前洗净肛门周围皮肤后，用 3% 噻嘧啶软膏、10% 氧化锌软膏、2% 白降汞软膏或蛲虫膏（含百部浸膏 30%、龙胆紫 0.2% 等），涂于肛门周围，有止痒杀虫作用。

（崔　晶）

第 5 节　十二指肠钩口线虫和美洲板口线虫
Ancylostoma duodenale and *Necator americanus*

学习与思考

（1）掌握钩虫卵的形态特征和十二指肠钩虫与美洲钩虫成虫的鉴别要点。

（2）比较钩虫与蛔虫生活史的异同点。

（3）阐述钩虫引起慢性失血的主要原因。婴幼儿钩虫病的特点是什么？

（4）引起钩虫病流行的主要因素有哪些？

钩虫（hookworm）是分肠纲（Secernentea）圆线目（Strongylida）钩口科（Ancylostomatidae）线虫的统称，至少包括 18 属 100 余种。寄生于人体的钩虫主要有十二指肠钩口线虫（*Ancylostoma duodenale* Dubini，1843）和美洲板口线虫（*Necator americanus* Stiles，1902），分别简称十二指肠钩虫和美洲钩虫，成虫寄生于人体小肠，引起钩虫病（hookworm disease），俗称"黄肿病""懒黄病"，主要临床表现为慢性缺铁性贫血，是我国重要人体寄生虫病之一。此外，人和动物均可感染的钩虫有 9 种，如锡兰钩口线虫（*Ancylostoma ceylanicum* Loose，1911）、犬钩口线虫（*Ancylostoma caninum* Ercolani，1859）、马来钩口线虫（*Ancylostoma malayanum* Alessandrini，1905）和狭头弯口线虫（*Uncinaria stenocdephala* Railliet，1884）偶可寄生于人体并发育为成虫；巴西钩口线虫（*Ancylostoma braziliense* Gomez de Faria，1910）和羊仰口线虫（*Bunostoum trigono-cephalum* Rudolphi，1808）的幼虫偶可侵入人体，引起皮肤幼虫移行症（cutaneous larva migrans，CLM），亦称匐形疹（creeping eruption）。

【形态】

1. 成虫　虫体细小，圆柱形，长 1cm 左右，十二指肠钩虫稍大于美洲钩虫。体壁略透明，活体呈肉红色，死后呈灰白色。虫体前端较细，微向背面仰曲，顶端有发达的口囊（buccal capsule），由坚韧的角质组成，十二指肠钩虫口囊腹侧有 2 对钩齿，美洲钩虫口囊腹侧有 1 对板齿（图 6-11）。与口囊相连的咽管约为体长的 1/6，管壁肌肉发达，肌纤维的交替收缩与松弛形成"唧筒"样作用，有利于钩虫吸血并挤入其肠道。

虫体前端有三组单细胞腺体，其中头腺 1 对，能合成和分泌抗凝素及多种酶类，开口于口囊两侧，其后端可达虫体中横线前后；咽腺 3 个，包括 1 个背咽腺（开口于口囊）、2 个亚腹咽腺（开口于咽腔），位于咽管壁内；排泄腺 1 对，呈囊状，开口于排泄孔，后端可达虫体后 1/3～1/2 处。

雌虫较大，尾端呈圆锥形，十二指肠钩虫末

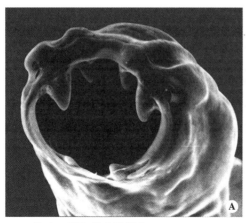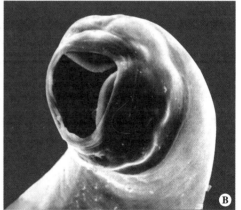

图 6-11　钩虫口囊扫描电镜照片 Photographs of scanning electron microscope of hookworm buccal capsule
A. 十二指肠钩口线虫 *Ancylostoma duodenale*；B. 美洲板口线虫 *Necator americanus*

端有一尾刺，美洲钩虫无尾刺。雄虫较小，尾端膨大，为角皮延伸形成的膜质交合伞（copulatory bursa）；交合伞内有指状辐肋支撑，依其部位分别称为背辐肋、侧辐肋和腹辐肋，还有两根细长、可伸缩的交合刺（spicule）。雄虫交合伞、背辐肋及交合刺的形状是鉴别虫种的重要依据（图 6-12，表 6-2）。

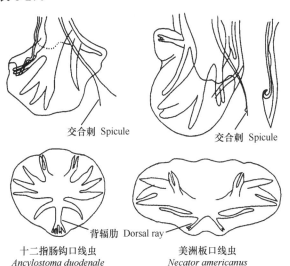

十二指肠钩口线虫　　　　　美洲板口线虫
Ancylostoma duodenale　　*Necator americanus*

图 6-12　两种钩虫交合伞形态比较
Copulatory bursa of two species of hookworms

表 6-2　十二指肠钩口线虫与美洲板口线虫
成虫的形态鉴别要点
Morphological differences of adults of *Ancylostoma duodenale* and *Necator americanus*

鉴别要点	十二指肠钩口线虫成虫	美洲板口线虫成虫
大小	♀：（10～13）mm×0.6mm ♂：（8～11）mm×（0.4～0.5）mm	♀：（9～11）mm×0.4mm ♂：（7～9）mm×0.3mm
体形	头端与尾端均向背侧弯曲，呈"C"形	头端向背侧弯曲，尾端向腹侧弯曲，呈"S"形
口囊	深而大，腹侧前缘有 2 对钩齿	较小，腹侧前缘有 1 对半月形板齿
交合伞	略圆	略扁，似扇形
背辐肋	远端分 2 支，每支又分 3 小支	基部分 2 支，每支又分 2 小支
交合刺	两刺长鬃状，末端分开	一刺末端形成钩，与另一刺末端合并包于膜内
阴门	在体中部略后处	在体中部略前处
雌虫尾刺	有	无

2. 虫卵　椭圆形，浅灰色，略透明，大小为（56～76）μm×（36～40）μm，卵壳极薄，新鲜粪便中虫卵内多含 2 个或 4 个浅灰色的卵细胞，卵细胞与卵壳之间有明显空隙。便秘者粪便内虫卵的卵细胞可继续分裂，呈桑葚状。两种钩虫虫卵的形态相同，不易区别（图 6-13）。

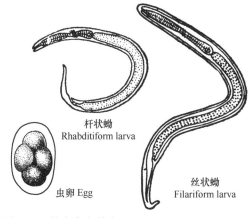

杆状蚴
Rhabditiform larva

虫卵 Egg

丝状蚴
Filariform larva

图 6-13　钩虫卵和幼虫 Egg and larvae of hookworm

3. 幼虫（钩蚴）　分杆状蚴（rhabditiform larva）和丝状蚴（filariform larva）。杆状蚴营自生生活，又分两期，第一期杆状蚴大小为（0.23～0.4）mm×0.017mm，第二期杆状蚴大小约 0.4mm×0.029mm。杆状蚴头端钝圆，尾端尖细；口腔细长，能摄食。丝状蚴大小 0.7mm×0.025mm，体外被鞘膜；口腔封闭，不能摄食；咽管内有口矛（咽管矛），其形状可用于鉴定虫种（图 6-13，表 6-3）。

表 6-3　十二指肠钩口线虫与美洲板口线虫
丝状蚴形态鉴别
Morphological differences of filariform larvae of *Ancylostoma duodenale* and *Necator americanus*

鉴别要点	十二指肠钩口线虫丝状蚴	美洲板口线虫丝状蚴
外形	圆柱形，虫体细长；头端略扁平，尾端较钝	长纺锤形，虫体较粗短；头端略圆，尾端较尖
鞘膜横纹	不显著	显著
口矛	透明如丝状，不易见；背矛较粗，两矛间距宽	黑色杆状，易见；两矛粗细相等，间距窄，前端稍分叉
肠管	管腔较窄，为体宽的 1/2；肠细胞颗粒丰富	管腔较宽，为体宽的 3/5；肠细胞颗粒少

【生活史】

两种钩虫的生活史基本相同，发育过程不需要中间宿主。成虫寄生于人体小肠上段，借口囊内的钩齿或板齿咬附肠黏膜，以宿主血液、淋巴液、肠黏液及脱落的肠上皮细胞为食。交配后的雌虫在肠腔产卵，十二指肠钩虫每条雌虫日均产卵 1 万～3 万个，美洲钩虫为 0.5 万～1 万个。虫卵随粪便排出体外，在外界环境中发育至感染期幼虫，经皮肤感染人体。

1. 土壤中发育阶段　随粪便排出的虫卵，在温暖（25～30℃）、潮湿（相对湿度 60%～80%）、荫蔽、有机物丰富的疏松土壤中，经 24～48 小时孵化出第一期杆状蚴，它可自生生活，以土壤中细菌及有机物为食，在 48 小时内蜕皮发育为第二期杆状蚴，经 5～6 天发育，再次蜕皮成为具有感染性的丝状蚴，也称感染期蚴。丝状蚴口腔封闭，咽管伸长，不再摄食，主要靠体内贮存的营养生活。从卵发育到丝状蚴需 5～10 天。

丝状蚴多生活在 1～2cm 深的土壤表层中，只有当其体表有薄层水膜围绕时方可生存和运动。丝状蚴可借助植物表面的露水，沿植物茎、叶向上爬行达 22cm 高。丝状蚴对外界环境抵抗力较强，在温度、湿度皆适宜的条件下，可存活 15 周或更长，冬季大多自然死亡。丝状蚴在干燥和阳光直射环境下仅能存活 24 小时。十二指肠钩虫丝状蚴对外界的抵抗力较美洲钩虫丝状蚴强。

2. 宿主体内发育阶段 人因生产和生活活动接触有丝状蚴的土壤或植物而感染。丝状蚴的活动具有明显的聚集性、向温性和向湿性的特点。严重感染的局部土壤中常聚集有数千条丝状蚴，当丝状蚴与人体皮肤接触时，受体温的刺激，活力增强，可经毛囊、汗腺或皮肤破损处钻入皮肤。侵入的幼虫大部分在局部皮下组织内，滞留约 24 小时，其后进入小静脉或淋巴管，随血流经右心、肺，穿过肺微血管进入肺泡，沿支气管、气管上

行到咽，部分幼虫随宿主的吞咽活动，经食管、胃到达小肠，部分幼虫随痰液被吐出。幼虫在小肠内进行第 3 次蜕皮并形成口囊，经 3～4 周，第 4 次蜕皮后发育为成虫（图 6-14）。从丝状蚴钻入皮肤到发育为成虫交配产卵，一般需 5～7 周，也有的十二指肠钩虫幼虫在发育至成虫前，可长时间（200 天以上）滞留于某些组织中，然后陆续到达肠腔发育为成虫。成虫寿命一般 3 年，个别报道十二指肠钩虫寿命可长达 7 年，美洲钩虫可达 13～15 年。

钩虫主要经皮肤感染人体，但十二指肠钩虫也可经口感染。吞食的丝状蚴如未被胃酸杀死，可直接在小肠发育为成虫；而从口腔或食管黏膜侵入血管的丝状蚴，仍需经前述途径移行到达小肠发育为成虫。此外，钩蚴也可经胎盘或母乳感染胎儿或婴儿。用十二指肠钩虫丝状蚴实验感染兔、小羊、小牛、猪等，在其肌肉内均可查见活幼虫，提示这些动物有可能作为十二指肠钩虫的转续宿主（paratenic host or transport host），如人生食转续宿主的肉类也可感染。

Human are the only final host for the two hookworms, *Ancylostoma duodenale* and *Necator americanus*. The adult hookworms live in the small intestine and females deposit eggs that passed out with the feces. In the moist, shady, warm soil, the

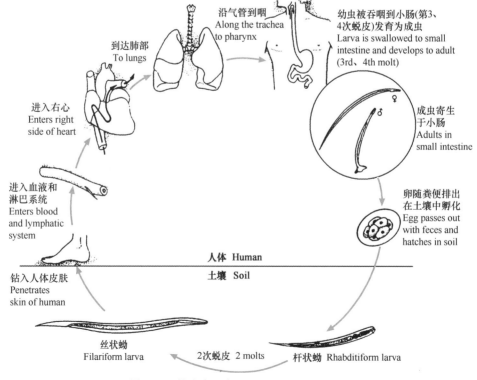

图 6-14 钩虫生活史 Life cycle of hookworm

eggs hatch within 24 to 48 hours. The emerged rhabditiform larvae feed on bacteria and organic debris, and they become infective non-feeding filariform (the third-stage) larvae after 5 to 10 days (molting twice during the period), which can survive 3 to 4 weeks under favorable conditions. Once in contact with the human host, the filariform larvae penetrate into the skin, usually of the feet and hands, and migrate to the lymphatic and vascular system. The larvae are carried to the heart and then the lungs; where they penetrate into the pulmonary alveoli and ascend the bronchial tree to the pharynx. After they are swallowed, they attach to the intestinal mucosa and become sexually mature in 5 to 7 weeks post infection. Most adult hookworms have a life span of about 3 years. *A. duodenale* may probably also be transmitted by the oral and vertical transmission route.

【致病】

两种钩虫的致病作用相似。幼虫和成虫均可对人体致病，但成虫引起的贫血是钩虫对人体的主要危害。钩虫的致病作用与感染虫种、侵入皮肤钩蚴的数量、小肠内寄生的成虫数量，以及宿主的健康状况、营养条件和免疫力密切相关。

1. 幼虫致病作用

（1）钩蚴性皮炎：丝状蚴侵入人体皮肤能引起钩蚴性皮炎（hookworm dermatitis），俗称"着土痒"（ground itch）、"粪毒"、"粪疙瘩"等，多见于足趾、手指间，其致病机制为Ⅰ型超敏反应。丝状蚴侵入皮肤后数分钟至 1 小时，在侵入处皮肤表现为烧灼、奇痒、针刺感等，随后出现充血性斑点或小丘疹、水疱。一般 3～4 天消失，2 周左右结痂、脱皮而自愈。若继发细菌感染，则可能形成脓疱。钩蚴体内的透明质酸酶能分解透明质酸而使虫体通过组织，是钩蚴致病的主要因素。一般情况下，美洲钩虫钩蚴较十二指肠钩虫钩蚴所致皮炎严重。

（2）呼吸系统病变：钩蚴侵入人体 1～3 周，移行到肺部，穿破肺微血管进入肺泡，引起肺部点状出血及炎症反应。患者可出现咳嗽、咯血，伴有畏寒、发热等全身症状，严重者可发生哮喘。此时，外周血嗜酸性粒细胞明显增多。

2. 成虫致病作用

成虫寄生在小肠，造成肠壁组织损伤和慢性失血，可引起消化道症状和贫血。

（1）消化道病变及症状：成虫以钩齿或板齿咬附小肠黏膜，致点状出血及小溃疡，有时可出现大块出血性瘀斑，病变可累及黏膜下层，甚至肌层，偶可发生肠壁各层的大量出血致消化道大出血。初期主要表现为上腹部不适及隐痛，继而可出现恶心、呕吐、腹泻和便秘等症状，食欲多明显增加，但体重逐渐减轻，体力降低。根据国内临床报道，钩虫病患者中 9.3%～36% 并发上消化道大出血。

（2）贫血（anemia）：钩虫对人体的主要危害是由于成虫的吸血，使宿主长期慢性失血，铁和蛋白质不断耗损而导致贫血。

造成慢性失血的原因主要有：①钩虫吸血时咽管频繁舒缩似"唧筒"，使血液迅速经其消化道排出而造成失血；②钩虫头腺可分泌抗凝血肽、血小板凝集抑制剂等抗凝因子，能抑制血液凝固，使伤口不易凝血以利其吸血；③钩虫吸血时，咬附部位伤口血液渗出，渗血量与虫体吸血量大致相等；④钩虫吸血时经常更换咬附部位，造成新的损伤，而原伤口仍继续有少量渗血；⑤虫体咬附活动偶尔可能损伤较大血管，也可造成大量出血。用放射性同位素 ^{51}Cr 或 ^{59}Fe 标记法测算，十二指肠钩虫造成的失血量远多于美洲钩虫；每条十二指肠钩虫造成的失血量为 0.14～0.26ml/d（平均约 0.15ml/d），每条美洲钩虫所致失血量为 0.013～0.10ml/d（平均约 0.03ml/d）。

宿主长期慢性失血，体内铁和蛋白质不断丢失，致使血红蛋白合成障碍，其合成速度慢于红细胞新生速度，红细胞体积变小，颜色变淡，故呈缺铁性小细胞低色素性贫血（iron deficiency and hypochromic microcytic anaemia）。患者主要表现为皮肤蜡黄、黏膜苍白、头晕、乏力、反应迟钝，严重者有心悸、气短、面部及下肢水肿等贫血性心脏病的表现，儿童患者还可表现为生长迟缓、智力减退。此外，严重感染的妇女可致停经、流产、早产。

（3）异食癖（pica）：有些钩虫病患者喜食生米、瓦块、生豆、泥土、煤渣、破布、纸片等，称为异食癖。其原因尚不清楚，可能为一种神经精神变态反应，似与体内缺铁有关，多数患者服用铁剂后，异食癖可自行消失。

（4）嗜酸性粒细胞增多症（eosinophilia）：急性钩虫病患者，外周血嗜酸性粒细胞常高达 15%

以上，最高可达 86%，但随着病程延长或病情加重，嗜酸性粒细胞有下降趋势。因感染后 5～6 周，才可在粪便中检出虫卵，故因早期粪便中不能检出虫卵而易误诊。

3. 婴幼儿钩虫病　多由十二指肠钩虫引起。孕期感染钩虫，幼虫可经胎盘感染胎儿或经乳汁感染婴儿。患儿表现为急性血性腹泻，粪便呈黑色或柏油样；面色苍白、消化功能紊乱、发热、精神萎靡、生长发育迟缓；偶可闻及啰音，心尖区有明显收缩期杂音，肝、脾大。发病初期粪便钩虫卵有时可呈阴性，易误诊。国内报告的 438 例婴儿钩虫病中，发病年龄多为 5～12 个月，其中有 25 例为出生后 26 天内发病。婴幼儿钩虫病的特点为严重贫血，多数病例的红细胞计数低于 200 万/mm³，Hb 常低于 50g/L，合并症多，预后差，病死率为 3.6%～6.0%。

【诊断】

1. 病原学检查　粪便中检出钩虫卵或培养法孵出钩蚴或消化道内镜检获成虫，均为确诊依据。

（1）生理盐水直接涂片法：方法简单，但虫卵检出率低，轻度感染者易漏诊。

（2）饱和盐水浮聚法：原理为低密度的虫卵在高密度的浮聚液中易于上浮，便于采集（钩虫卵比重 1.06＜饱和盐水比重 1.20）。此法操作简便，检出率较生理盐水直接涂片法高出 5～6 倍，是诊断钩虫感染最常用的方法。也可用 33% 硫酸锌替代饱和盐水。

（3）改良加藤厚涂片法：可定量检测感染度，并可作为疗效考核指标。虫卵检出率高于生理盐水直接涂片法。目前普遍用于流行病学调查。

（4）钩蚴培养法：利用钩虫卵在一定条件下孵出的钩蚴具有向湿性的特点，观察或收集水中的钩蚴。此法检出率高，且孵化的丝状蚴可鉴定虫种，但培养时间较长（3～5 天）。见第 19 章病原学诊断技术。

（5）消化道内镜检查：有时可检获成虫，不仅能作为诊断依据，而且可鉴别虫种。

2. 免疫学检测　可用于流行病学调查或成虫产卵前的早期辅助诊断，方法有间接免疫荧光抗体试验（IFAT）、酶联免疫吸附试验（ELISA）及 SDS-聚丙烯酰胺凝胶电泳（SDS-PAGE）等，其特异性与敏感性有待进一步提高。

3. 分子生物学技术　如各种 PCR 技术。灵敏度高、特异性强，在虫种鉴定方面可弥补显微镜下形态学鉴定的不足，实用价值高。

4. 其他检查　钩虫病患者粪便隐血试验阳性，外周血嗜酸性粒细胞增高；钩虫性贫血者血红蛋白和红细胞减少，红细胞形态改变，有助于诊断。

【流行】

1. 分布　钩虫呈世界性分布，热带、亚热带尤为普遍。据 2016 年报道，全球有约 4.5 亿人感染钩虫。钩虫在我国的分布十分广泛，淮河和黄河以南广大地区是主要流行区。我国北方以十二指肠钩虫为主，南方以美洲钩虫为主，但大多数流行区为两种钩虫混合感染。2014～2016 年全国人体重点寄生虫病现状调查结果显示，全国钩虫加权感染人数约 1697 万人，加权感染率为 2.62%；在调查的 484 210 人中，钩虫感染者达 5423 人，感染率为 1.12%；全国 19 个省份有钩虫感染，四川钩虫感染率最高（14.55%），其次为海南和重庆。据全国 31 个省（自治区、直辖市）414 个国家级监测点的数据统计，2019 年全国钩虫平均感染率为 0.84%，以四川、重庆、海南、云南和广西等地感染率较高；检测点土壤钩蚴平均检出率为 3.45%，其中重庆检出率高达 34.00%。

2. 流行因素　患者和带虫者是传染源。钩虫病流行与自然条件、种植作物、耕作方式与生活条件，以及生活习惯密切相关。引起钩虫病流行的主要因素有以下几种。

（1）粪便污染土壤：旱地作物用新鲜粪便施肥，虫卵污染土壤，如桑、玉米、红薯、甘蔗、棉花、蔬菜田等，土壤阴湿，适合钩虫卵和幼虫发育，田间劳动时易受感染。

（2）适宜的自然条件：雨后初晴或久晴初雨均适宜钩虫卵的发育，施肥后不久即田间耕作易受感染。

（3）生产方式与生活习惯：赤足下田耕作旱地作物易感染。近年发现钩虫卵在水中能发育至感染期，栽种水稻也可能感染。在矿区，因矿井气温较高、湿度较大，以及粪便管理不当，易于造成钩虫传播。此外，十二指肠钩虫也可经口感染，有吃生菜、饮生水习惯者可能被感染。

婴幼儿钩虫病的感染途径除极少数是经胎盘和母乳感染外，主要是经皮肤感染。母亲在田间劳动时将婴儿放在有钩蚴的土壤上，或将尿布晾在被钩蚴污染的地面或植物上，且未晾干即使用，由此可能造成感染期幼虫经皮肤感染。

【防治】

1. 普查普治 普查普治患者及带虫者，以控制和消除传染源。普查普治宜在冬春季进行。首选驱虫药物有阿苯达唑、甲苯咪唑。三苯双脒对肠道线虫感染有良好驱除作用，安全性好，排虫迅速，尤其对美洲钩虫感染的疗效优于阿苯达唑。贫血患者应给予铁剂（硫酸亚铁等），并补充蛋白质及维生素 B_{12} 等。

治疗钩蚴性皮炎可局部涂搽 1.5% 左旋咪唑硼酸乙醇溶液，亦有一定预防感染的作用。在钩蚴感染 24 小时内可用透热疗法：53℃ 热水浸泡患处 20 分钟，间隔 2 分钟，重复多次，可杀死皮下移行的幼虫。

2. 加强粪便管理 是切断钩虫传播途径的重要措施。实行粪便无害化处理，防止虫卵污染土壤。采用堆肥（50℃ 以上 3 天）、粪尿混合储存、密闭式沼气池、三坑式沉淀密封粪池等，可杀灭钩虫卵。

3. 加强个人防护 提倡穿鞋下田劳动，尽量减少皮肤与泥土直接接触的机会，手、足等皮肤暴露处可涂抹 1.5% 左旋咪唑硼酸乙醇溶液、25% 白矾液或 2% 碘液等防钩蚴钻入。

第 6 节 粪类圆线虫
Strongyloides stercoralis

学习与思考

（1）粪类圆线虫感染人体的方式有哪些？

（2）阐述粪类圆线虫在人体内的发育过程。

（3）如何预防粪类圆线虫感染？

粪类圆线虫［*Strongyloides stercoralis* (Bavay, 1876) Stiles & Hassall，1902］属于分肠纲（Secernentea）杆形目（Rhabditida）类圆科（Strongyloididae）类圆线虫属（*Strongyloides*），是一种兼性寄生虫（facultative parasite），包括自生世代和寄生世代。在寄生世代中，成虫寄生在人、犬、猫等宿主小肠内，幼虫可侵入肺、脑、肝、肾等组织器官，引起类圆线虫病（strongyloidiasis）。

【形态】

1. 成虫 自生世代雌虫大小为 1.0mm×（0.05～0.075）mm，生殖系统为双管型，子宫前后排列，内有单行排列的各发育期虫卵，阴门位于虫体腹面中部略后；雄虫大小为 0.7mm×（0.04～0.05）mm，尾端向腹面卷曲，有 2 根交合刺。人体内仅见雌虫寄生，寄生世代雌虫大小为 2.2mm×（0.03～0.074）mm，虫体半透明；体表有细横纹，尾尖细，末端略呈锥形；咽管细长，占体长 1/3～2/5；生殖器官亦为双管型，阴门位于虫体后 1/3 处（图 6-15）。

2. 幼虫与虫卵 杆状蚴头端钝圆，尾部尖细；长 0.2～0.45mm，具双球型咽管。丝状蚴（感染期幼虫）虫体细长，长 0.6～0.7mm，咽管约为体长的 1/2；尾端尖细，微分叉（图 6-15）。该虫的丝状蚴与钩虫和东方毛圆线虫的幼虫极为相似，应注意鉴别。虫卵（常不易见到）形似钩虫卵，但较小，部分卵内含 1 条胚蚴。

【生活史】

粪类圆线虫生活史复杂，包括在土壤中的自生世代和宿主体内的寄生世代（图 6-16）。

1. 自生世代 自生生活的成虫在温暖、潮湿的土壤中产卵，数小时内孵出杆状蚴，再经 36～48 小时蜕皮 4 次，发育为自生世代的成虫。在适宜环境，自生世代可重复多次，称间接发育。当环境不利时，杆状蚴蜕皮 2 次，发育为感染性丝状蚴，可经皮肤或黏膜侵入宿主，开始寄生世代，称直接发育。

2. 寄生世代 丝状蚴侵入人体皮肤，24 小时内经循环系统到达肺，穿过肺毛细血管进入肺泡，大部分幼虫沿支气管、气管逆行至咽部，随吞咽进入消化道，钻入小肠黏膜，经 2 次蜕皮后发育为成虫。少数幼虫在肺部和支气管也可发育为成虫。除个别报道外，人体内仅见雌虫，雌虫多寄生在小肠黏膜内并产卵（孤雌生殖）。虫卵在数小时便可孵出杆状蚴，自黏膜逸出进入肠腔，随粪便排出体外。严重腹泻者也可有虫卵随粪便排出。从丝状蚴侵入人体至有杆状蚴排出，至少需 17 天。排到外界的杆状蚴，可经 2 次蜕皮直接发育为丝状蚴感染人体，也可间接发育为自生世代的成虫。粪类圆线虫还可寄生在肺部或泌尿生殖系统，随痰排出的多为丝状蚴，随尿排出的多为杆状蚴。

自体感染（autoinfection）是粪类圆线虫的重要特点。当宿主免疫力低下或便秘时，寄生于肠道的杆状蚴可迅速发育为感染性丝状蚴，并在小肠下段或结肠经黏膜侵入血液循环，引起自体内

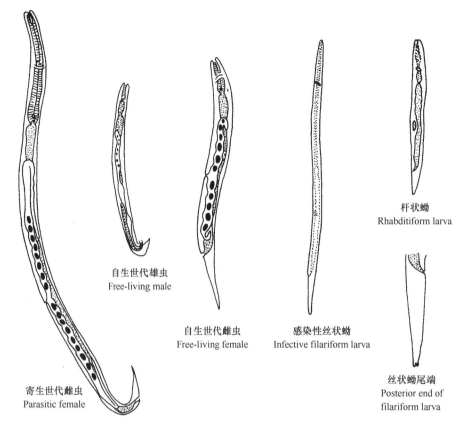

自生世代雄虫
Free-living male

杆状蚴
Rhabditiform larva

自生世代雌虫
Free-living female

感染性丝状蚴
Infective filariform larva

寄生世代雌虫
Parasitic female

丝状蚴尾端
Posterior end of
filariform larva

图 6-15　粪类圆线虫的形态 Morphology of *Strongyloides stercoralis*

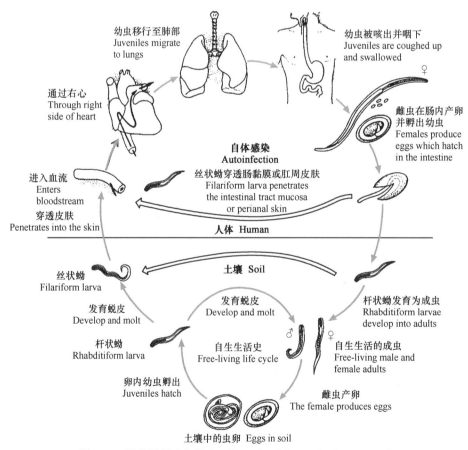

幼虫移行至肺部
Juveniles migrate
to lungs

幼虫被咳出并咽下
Juveniles are coughed up
and swallowed

通过右心
Through right
side of heart

雌虫在肠内产卵
并孵出幼虫
Females produce
eggs which hatch
in the intestine

自体感染
Autoinfection
丝状蚴穿透肠黏膜或肛周皮肤
Filariform larva penetrates
the intestinal tract mucosa
or perianal skin

进入血流
Enters
bloodstream

穿透皮肤
Penetrates into the skin

人体　Human

丝状蚴
Filariform larva

土壤　Soil

发育蜕皮
Develop and molt

杆状蚴发育为成虫
Rhabditiform larvae
develop into adults

发育蜕皮
Develop and molt

杆状蚴
Rhabditiform larva

自生生活史
Free-living life cycle

自生生活的成虫
Free-living male and
female adults

卵内幼虫孵出
Juveniles hatch

雌虫产卵
The female produces eggs

土壤中的虫卵 Eggs in soil

图 6-16　粪类圆线虫生活史 Life cycle of *Strongyloides stercoralis*

感染（endo-autoinfection）。若排出的丝状蚴附着在肛周，则可经肛周皮肤侵入宿主，导致自体外感染（exo-autoinfection）。

Strongyloides stercoralis is a facultative parasite, which may be either parasitic or free-living. In the free-living life cycle, the rhabditiform larvae passed out with the feces into the soil. They can either molt twice and become infective filariform larvae or molt four times and become free-living adult males and females, which mate and produce eggs. The filariform larvae penetrate in the human host skin to initiate the parasitic cycle.

In the parasitic cycle, filariform larvae penetrate in the human skin and enter cutaneous blood vessels, then migrate to the lungs, where they penetrate into the pulmonary alveoli and ascend the bronchial tree to the pharynx. After they are swallowed and arrive in the small intestine, they molt twice and become adult female worms; there appears to be no parasitic males. The female worms reside and mature in the mucosa, produce eggs by parthenogenesis, which yield rhabditiform larvae. The rhabditiform larvae can either be passed out with the feces, or can cause autoinfection.

In autoinfection, rhabditiform larvae are transformed into infective filariform larvae while they are in the intestine or on the skin of the perianal region. These larvae penetrate into the mucosa or skin and eventually develop into adults in the small intestine after migration. Autoinfection often leads to very high worm burdens in humans.

【致病】

粪类圆线虫的成虫和幼虫均可致病，其致病作用与感染强度及机体免疫功能状态密切相关。粪类圆线虫是一种机会性致病性寄生虫，免疫功能正常或轻度感染时，可表现为无症状带虫者；慢性自体感染时，其间歇性胃肠症状可持续数年；免疫功能低下时，可发生播散性重度感染（disseminated hyperinfection），幼虫能侵入宿主多器官而致严重损害，最终患者常因严重衰竭而死亡，病死率高达 60%～85%。

1. 皮肤损伤　丝状蚴经皮肤侵入后数分钟，局部可出现刺痛和瘙痒，约经过 24 小时出现小出血点和丘疹，如搔破则易发生继发性感染。如有重复自体外感染，病变可在肛周、腹股沟、臀部等处皮肤反复出现。有时可见幼虫移行引起的移行性线状荨麻疹，因幼虫在皮肤内移行较快，故荨麻疹快速蔓延，此为粪类圆线虫幼虫在皮肤移行的重要特征。

2. 肺部症状　感染后约 1 周，幼虫移行到肺和支气管时，可引起点状出血及炎症反应。轻者表现为过敏性肺炎或哮喘，重度感染者可出现咳嗽、多痰、持续性哮喘、呼吸困难、嗜酸性粒细胞增多等。幼虫偶可与黏液一起附着于支气管内，发育为成虫并连续产卵，病情严重，病程持续时间长；肺部弥漫性感染的患者，可出现高热、呼吸衰竭，尸检可见肺泡出血，肺内有大量幼虫。支气管肺泡灌洗液和痰液中可检出杆状蚴。

3. 消化道症状　雌虫在肠黏膜内产卵，虫卵孵出的幼虫在小肠黏膜内发育，引起机械性刺激和毒性作用。轻者以卡他性肠炎为特征，表现为黏膜充血，有小出血点和小溃疡；中度者以水肿性肠炎为特征，表现为肠壁增厚、水肿、黏膜皱襞减少；重者以溃疡性肠炎为特征，表现为肠黏膜广泛溃疡、糜烂，甚至可致肠穿孔，也可累及胃和结肠。患者可出现恶心、呕吐、腹痛、腹泻，并伴有发热、贫血和全身不适等症状。国内有报道重症粪类圆线虫病并发消化道大出血和死于慢性肠梗阻和肠穿孔的病例。

4. 机会致病与自体感染　粪类圆线虫病常伴随某些致免疫功能低下的疾病而出现。长期使用免疫抑制剂或激素、患各种消耗性疾病（如恶性肿瘤、白血病、结核病等）或肿瘤化疗，以及先天性免疫缺陷和艾滋病患者，常导致播散性重度感染，幼虫可移行到脑、肝、肺、肾、心等器官，可造成多种器官的严重损害。肺部粪类圆线虫感染临床上常有报道。由于大量幼虫在体内移行，可将肠道细菌带入血流，引起败血症；还可出现强烈的超敏反应，如过敏性肺炎、过敏性关节炎等。迄今，由粪类圆线虫自体重度感染致死的报道已有百余例。

【诊断】

本病缺乏特征性临床表现，易误诊。对同时出现消化道和呼吸系统症状的病例，应考虑本病的可能，并作进一步检查，以明确诊断。

1. 病原学检查　在粪便、痰、尿或脑脊液中检获杆状蚴、丝状蚴或培养出丝状蚴为确诊依据。由于幼虫排出具有间歇性，应进行多次检查。胃和十二指肠引流液检查病原体，对胃肠粪类圆线虫病诊断的价值大于粪检。观察虫体时，滴加碘液，幼虫显现棕黄色，虫体结构清晰，便于鉴别。腹泻患者粪便中也可检出虫卵。

2. 免疫学检测 用鼠粪类圆线虫第 3 期幼虫为抗原，ELISA 检测患者血清中特异性抗体，阳性率可达 94% 以上，对轻、中度感染者，具有较好的辅助诊断价值。

3. 其他检查 轻、中度感染者外周血白细胞总数和嗜酸性粒细胞增高，但严重感染者嗜酸性粒细胞反而减少。多种 PCR 技术可快速、准确诊断类圆线虫感染。

【流行与防治】

本病主要流行于热带和亚热带，温带和寒带地区多为散发，全球约有 1 亿感染者。少数国家的人群感染率达 30% 左右。1996 年调查显示，我国有 26 个省（自治区、直辖市）检出了感染者，全国平均感染率为 0.122%，估计感染人数为 151 万；主要流行于南方地区，海南感染率最高，达 1.709%；广西东南部人群感染率可达 11%～14%；2006 年云南勐海县感染率为 11.6%。2009～2012 年厦门 HIV 抗体阳性者中粪类圆线虫 IgG 抗体阳性率为 15.1%。2014 年广西百色市土壤样本抽样调查，粪类圆线虫污染率达 24.7%。2014～2016 年全国人体重点寄生虫病现状调查的 484 210 人中，发现粪类圆线虫感染者 13 人。

传染源为患者及带虫者，虫体可在人体内持续感染多年，甚至长达数十年。因人接触土壤中的丝状蚴而感染。

本病的流行因素和防治原则与钩虫病相似。除加强粪便与水源管理以及做好个人防护外，更应注意避免发生自体感染，在肿瘤患者化疗、接受器官移植和激素治疗前，应作粪类圆线虫常规检查，如发现感染，应及时治疗。同时，应对犬、猫等保虫宿主进行检查和治疗。

对于确诊患者，为防止自身感染，应及时治疗。伊维菌素是治疗急、慢性粪类圆线虫病的首选药物，阿苯达唑和噻苯咪唑也有一定疗效。重度感染并发革兰氏阴性菌败血症者病死率近100%，应及时给予广谱抗生素治疗。

（冯金梅）

第 7 节 旋毛形线虫
Trichinella spiralis

学习与思考

（1）旋毛形线虫囊包幼虫的形态特征。

（2）旋毛形线虫的生活史特点。

（3）旋毛形线虫的感染阶段、主要致病阶段及其致病过程。

（4）旋毛虫病的病原学检查方法。

（5）预防旋毛虫病的关键措施。

旋毛形线虫 [*Trichinella spiralis* (Owen, 1835) Railliet, 1895] 属于有腺纲（Adenophorea）嘴刺目（Enoplida）毛形总科（Trichinelloidea）毛形科（Trichinellidae）毛形线虫属（*Trichinella*，又称毛形属，国内习惯上称为旋毛虫属），简称旋毛虫，猪、鼠、熊等 150 多种动物及人均为该虫的宿主。其成虫和幼虫分别寄生于同一宿主的小肠和骨骼肌细胞内，该虫引起的旋毛虫病（trichinelliasis）是一种重要的食源性人兽共患寄生虫病。

Peacock（1828）在常规尸检时，首次在人肌肉内发现该虫。1835 年，Owen 描述了该虫的形态，并命名为旋毛虫（*Trichina spiralis*）。1895 年，Railliet 将旋毛虫的属名从 *Trichina* 改为 *Trichinella*。近年来，根据生物学、遗传学、生物化学和分子生物学的研究，将旋毛虫分为 10 个种：旋毛形线虫（*T. spiralis*，T1）、乡土毛形线虫（*T. nativa*，T2）、布氏毛形线虫（*T. britovi*，T3）、伪旋毛形线虫（*T. pseudospiralis*，T4）、穆氏毛形线虫（*T. murrelli*，T5）、纳氏毛形线虫（*T. nelsoni*，T7）、巴布亚毛形线虫（*T. papuae*，T10）、津巴布韦毛形线虫（*T. zimbabwensis*，T11）、巴塔哥尼亚毛形线虫（*T. patagoniesis*，T12）及羌查毛形线虫（*T. chanchalensis*，T13），以及 3 个分类地位尚未确定的基因型（*Trichinella* T6、T8 和 T9）。伪旋毛形线虫、巴布亚毛形线虫及津巴布韦毛形线虫的幼虫在肌肉内不形成囊包。我国已发现 2 种，即旋毛形线虫（T1）和乡土毛形线虫（T2）。旋毛形线虫（T1）分布广泛，是引起人体旋毛虫病的主要病原体，多数死亡病例由其所致。我国于 1881 年首次在厦门猪肉中发现此虫，1964 年在拉萨市报告我国首个人体病例。

【形态】

1.成虫　虫体微小，细线状，乳白色，表皮光滑，头端较尾端稍细。雄虫大小为（1.0～1.8）mm×（0.03～0.05）mm，雌虫为（2.5～3.5）mm×0.05mm。咽管为体长的1/3～1/2，咽管后段的背侧为杆状体（stichosome），由数十个排列成串的单层圆盘状杆细胞（stichocyte）组成，杆细胞分泌物具有消化功能和抗原性，经小管排入咽管腔。两性成虫的生殖器官均为单管型。雄虫末端有 2 片叶状交配附器（alae），无交合刺。雌虫子宫较长，中段含虫卵，后段和近阴道处则充满幼虫，阴门位于虫体前 1/5 处，幼虫自阴门产出（图6-17）。

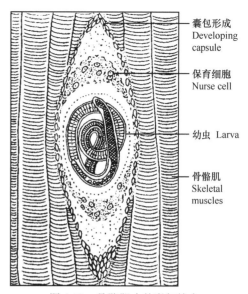

图 6-18　骨骼肌内的囊包幼虫
Encysted larva in skeletal muscles

【生活史】

成虫寄生于宿主小肠，主要在十二指肠和空肠上段，幼虫则寄生于同一宿主的骨骼肌细胞内，因此，被旋毛虫寄生的宿主既是终宿主，也是中间宿主（图6-19）。旋毛虫在完成生活史过程中不需要在外界发育，但必须转换宿主才能继续下一代生活史。人和猪、犬、猫、鼠、熊及马等多种哺乳动物均可作为该虫的宿主。

宿主因食入含活囊包幼虫的肉类及肉制品而感染，在消化酶的作用下，幼虫自囊包内逸出，并钻入十二指肠及空肠上段的肠黏膜中发育24小时，而后返回肠腔，在感染后31小时内，经4次蜕皮发育为成虫。少数虫体可侵入腹腔或肠系膜淋巴结处寄生。雌、雄虫交配后，多数雄虫死亡。雌虫以前端钻入肠黏膜内继续发育，约在感染后5天开始产幼虫，产幼虫期可持续4～16周或更长，每条雌虫一生可产幼虫1500～2000条。雌虫寿命一般为1～2个月，少数达3～4个月。

产于肠黏膜内的新生幼虫，侵入局部淋巴管或小静脉，随淋巴、血液循环到达全身各处，但只有到达骨骼肌内的幼虫才能进一步发育。因幼虫的机械性刺激及代谢产物的化学性刺激，使肌细胞受损，出现炎症细胞浸润，纤维组织增生。受累的肌细胞出现结构和功能的明显改变，转变为营养细胞（保育细胞，nurse cell），为幼虫提供营养物质并保护幼虫免遭宿主免疫攻击。营养细胞被一层源自宿主的胶原所覆盖，胶原囊周围由毛细血管网包裹，至此形成了营养细胞-感染性

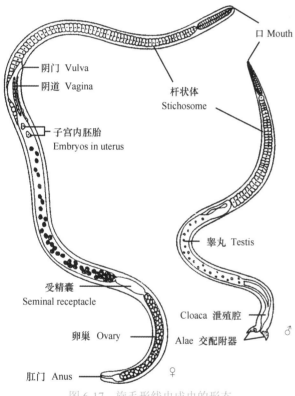

图6-17　旋毛形线虫成虫的形态
Morphology of *Trichinella spiralis* adults

口 Mouth
阴门 Vulva
阴道 Vagina
杆状体 Stichosome
子宫内胚胎 Embryos in uterus
睾丸 Testis
受精囊 Seminal receptacle
Cloaca 泄殖腔
卵巢 Ovary
Alae 交配附器
肛门 Anus

2.幼虫　刚产出的幼虫称为新生幼虫（newborn larvae），大小约 124μm×6μm。在骨骼肌内发育成熟的幼虫，亦称感染性幼虫（infective larvae）、成囊期幼虫（encapsulated larvae）、肌肉期幼虫（muscle larvae）或囊包幼虫（encysted larvae），大小为 1.0mm×0.03mm。成熟幼虫卷曲于骨骼肌内的梭形囊包中。囊包大小为（0.25～0.5）mm×（0.21～0.42）mm，其长轴与骨骼肌纤维平行。一个囊包内通常含有 1～2 条幼虫。囊包壁由成肌细胞退变以及结缔组织增生形成。幼虫的咽管结构与成虫相似（图6-18）。

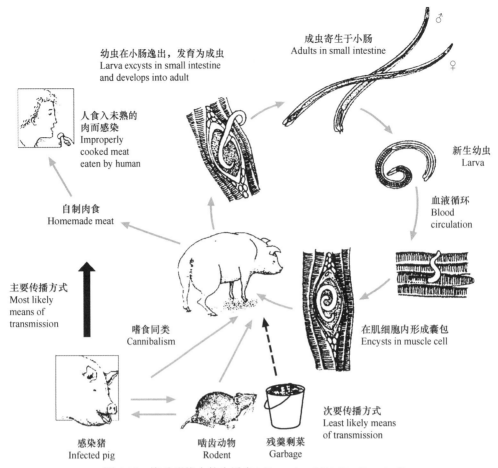

幼虫在小肠逸出，发育为成虫
Larva excysts in small intestine
and develops into adult

成虫寄生于小肠
Adults in small intestine

人食入未熟的
肉而感染
Improperly
cooked meat
eaten by human

新生幼虫
Larva

血液循环
Blood
circulation

自制肉食
Homemade meat

主要传播方式
Most likely
means of
transmission

嗜食同类
Cannibalism

在肌细胞内形成囊包
Encysts in muscle cell

感染猪
Infected pig

啮齿动物
Rodent

残羹剩菜
Garbage

次要传播方式
Least likely means
of transmission

图 6-19　旋毛形线虫的生活史 Life cycle of *Trichinella spiralis*

第 1 期幼虫复合体（nurse cell-infective first stage larva complex），即旋毛虫囊包幼虫。感染后 26 天，幼虫周围形成囊包。幼虫定居的骨骼肌以膈肌、咀嚼肌、舌肌、肋间肌、肱二头肌和腓肠肌等多见，可能是因为这些肌肉活动频繁，血液供应丰富，侵入的幼虫数量较多，以及肌糖原含量较低，有利于囊包形成之故。成熟囊包幼虫具有感染性，被新宿主吞食后，又可重复其生活史。囊包幼虫若无机会进入新宿主，多在感染 6 个月后囊包两端开始钙化，幼虫则逐渐丧失感染能力并随之死亡，最后整个囊包钙化，但有时钙化囊包内幼虫可继续存活数年。在人体内幼虫最长可存活 30 年，在其他哺乳动物体内幼虫则可生存到动物死亡。

Unlike many parasites that demonstrate a high degree of host specificity, *Trichinella spiralis* can be found in many species of carnivores and omnivores, but it requires only one host in its life cycle, with adult and larval stages occurring in different organs. Infection is initiated by the consumption of raw or undercooked pork or other meat containing the encapsulated larvae. Once ingested, the larvae are liberated from their capsules in the duodenum by the action of the host's digestive enzymes. There they penetrate into the columnar epithelium at the base of the villi and, after undergoing four molts within 31 hours, become adult worms. Soon after copulation, the male passes out of the host, while the female burrows deeper into the mucosa and submucosa. About 5 days after infection, the ovoviviparous females begin the stage of larval deposition, which continues for as long as the female worms remain in the intestine. The birthing continues for the next 4 to 16 weeks, resulting in the generation of 1500-2000 larvae.

On being deposited in the mucosa, most of the newborn larvae are carried by the lymphatics and blood vessels into the circulation and distributed throughout the body. It is only in skeletal muscles, especially those of the diaphragm, jaws, tongue, larynx, and eyes that larvae develop into the infective stage. Twenty-six days after penetration, the larvae have altered their intramuscular environment to become encapsulated. Eventually, the capsule becomes calcified; a process that may begins as early as 6 months after initial infection and requires about 18 months for completion. If calcification is delayed, the larvae can remain viable for several years, and even for up to 30 years, in the human host. When the flesh harboring the encapsulated larvae is eaten by a carnivorous mammal, the larvae are freed by gastric digestion, and reinitiate the life cycle (Fig. 6-19).

【致病】

主要致病阶段是幼虫，其致病作用与寄生幼虫数量、活力和侵犯部位以及人体对旋毛虫的免疫力等因素有关。轻者可无症状，重者临床表现复杂多样，如未及时诊治，可在发病后3～7周死亡。旋毛虫引起临床表现的最低感染量为70～150条幼虫。本病死亡率国外为6%～30%，国内约为3%，在暴发流行时可达10%。旋毛虫的致病过程分为3个阶段。

1. 侵入期（肠道期，enteral or intestinal phase） 幼虫在小肠内脱囊并钻入肠黏膜发育为成虫的过程为侵入期，病程约1周。由于脱囊幼虫和成虫侵入肠黏膜，尤其是成虫，其以肠绒毛为食，加之虫体的排泄-分泌物及大量幼虫的刺激，可引起十二指肠和空肠的广泛炎症。病变局部充血、水肿、灶性出血，甚至出现浅表溃疡等。患者可出现恶心、呕吐、腹痛、腹泻等症状。除严重感染者外，患者胃肠道症状一般较轻微，常被忽视。此期患者可同时伴有食欲缺乏、乏力、低热等全身反应。

2. 幼虫移行期（肠外期，parenteral phase） 也称为肌肉期（muscular phase），即新生幼虫随淋巴、血液循环到达各器官及侵入骨骼肌内发育为囊包幼虫的过程，病程2～3周。幼虫在移行过程中可穿破各脏器的毛细血管，其毒性代谢产物可引起全身中毒症状及超敏反应，导致全身性血管炎和肌炎。典型临床表现为发热、眼睑和面部水肿、过敏性皮疹、肌肉疼痛及外周血中嗜酸性粒细胞增多等。

一般在发病后第2周出现持续性发热，体温38～40℃。常在感染1周内出现水肿，以眼睑、眼眶周围及面部最常见，并可持续1周，消失后罕见复发，重者可伴有下肢甚至全身水肿、肺水肿、胸腔积液和心包腔积液等。部分患者可出现

眼结膜水肿、出血及指、趾甲下呈线状或半月形出血。幼虫侵入骨骼肌后，可引起肌纤维变性、肿胀、排列紊乱、横纹消失、肌细胞坏死崩解、肌间质轻度水肿，并有炎症细胞浸润。全身性肌痛是本病最为突出的症状，出现肌肉肿胀，有硬结，压痛与触痛明显，尤以腓肠肌、肱二头肌及肱三头肌为甚，重症患者常呈强迫屈曲状而不敢活动，几乎呈瘫痪状态。部分患者可伴有咀嚼、吞咽和说话困难，呼吸和动眼时均感疼痛，患者感觉极度乏力。眼部肌肉受累时可出现眼眶疼痛、斜视、复视等。

幼虫侵入其他脏器时可导致小动脉和毛细血管损伤，亦可引起急性炎症与间质水肿，如心肌炎、肺炎、脑炎等。心肌可有不同程度的损害，主要表现为心肌和心内膜充血、水肿及间质性炎症，甚至心肌坏死，可伴有嗜酸性粒细胞和单核细胞浸润及肉芽肿形成。心肌炎并发心力衰竭是本病患者死亡的主要原因。幼虫移行损害肺毛细血管时可导致灶性出血或广泛性肺出血、肺水肿、支气管肺炎等。在重度感染者，幼虫可侵入中枢神经系统引起非化脓性脑膜脑炎和颅内压增高，大脑皮质下可见肉芽肿样结节。少数患者可出现眼眶蜂窝织炎、眼球突出、视网膜静脉曲张、视网膜出血、视力模糊、皮下肿块、皮肌炎、肝功能和肾功能受损等。

3. 囊包形成期（恢复期，convalescent phase） 为受损肌细胞修复过程，需4～16周。随着幼虫长大、卷曲，寄生部位的肌细胞逐渐膨大呈纺锤状，形成梭形肌腔包绕虫体。囊包形成的同时，急性炎症消退，全身症状逐渐减轻或消失，但肌痛可持续数月。重症患者可因并发心肌炎、肺炎或脑炎等而死亡。

【诊断】

旋毛虫病因无特异性症状和体征，临床诊断较困难，故流行病学资料非常重要。患者常有生食或半生食肉类的病史，在本病暴发时同批患者常能追溯其聚餐史。当同一个家庭或社区有2个以上成员出现发热、眼睑或面部水肿及肌痛时，应考虑本病。

1. 病原学检查 肌肉活检发现幼虫或囊包是最准确的诊断方法，一般于发病10天后，摘取患者米粒大小的疼痛肌肉（主要检查腓肠肌、肱二头肌或三角肌），压片镜检。早期和轻度感染者均

不易检获虫体，即使晚期患者，因取样的范围及数量所限，肌肉活检的阳性率仅为 50% 左右。活检标本病理切片检查未发现幼虫者，其肌细胞的嗜碱性转变也是诊断旋毛虫感染的重要标准。有中枢神经系统症状的患者脑脊液中偶可发现旋毛虫幼虫。患者吃剩的肉类，也应镜检或做动物接种，以资佐证。

2. 免疫学检查　检测血清特异性抗体是目前诊断本病的主要方法，目前首选旋毛虫肌幼虫排泄-分泌抗原（excretory-secretory antigen，ESA）ELISA，阳性检出率可达 90% 以上。最近研究表明，成虫 ESA ELISA 具有早期诊断和高特异性的优点，可明显缩短旋毛虫病血清学诊断的"窗口期"。当 ELISA 结果阳性时，应再进行 Western blot 检测，以进一步证实 ELISA 阳性或排除 ELISA 的假阳性结果。旋毛虫重组抗原（rTsSP、rTs31 及 rTsEla 等）可显著提高 ELISA 诊断旋毛虫病的特异性。

3. 其他检查　外周血中嗜酸性粒细胞增多是诊断旋毛虫病的重要线索，感染后第 2 周嗜酸性粒细胞开始增多，3～4 周时达高峰，占白细胞总数的 10%～40%，甚至高达 90%。此外，患者血清中肌组织特异酶（如肌酸磷酸激酶、乳酸脱氢酶等）活性明显增高。

【流行】

旋毛虫呈世界性分布，曾在欧洲及北美国家严重流行，通过严格的猪肉检疫，发病率已明显下降。目前，旋毛虫病在俄罗斯及东欧国家、墨西哥、智利、阿根廷及泰国等地仍严重流行，法国、意大利、美国和加拿大发生了多起因食用马、熊、海象、美洲狮肉引起的本病暴发，现已将其列入再现疾病（re-emerging disease）。我国云南、西藏、四川、广西、湖北、河南、山西、北京、辽宁、吉林、黑龙江等地先后发生过数百起旋毛虫病暴发，估计目前全国感染人数超过 4000 万。

本病为动物源性疾病，已知猪、鼠、犬等 150 多种动物可自然感染旋毛虫，这些动物通过互相残杀吞食或摄食尸肉而互相传播。猪的感染主要是由于吞食含有旋毛虫幼虫的肉屑（泔水或垃圾）、鼠类或污染的食料。我国除海南外，其他省（自治区、直辖市）均有动物感染旋毛虫的报道，以西南、中原及东北地区猪的旋毛虫感染率较高，河南个别乡镇猪的感染率曾达 50.4%。人体感染主要是因生食或半生食含囊包幼虫的猪肉及肉制品引起。近年来国内外已发生多起因食羊肉、马肉、犬肉及野猪肉等引起的本病暴发，在北美和欧洲野生动物肉类和马肉已成为当地的主要传染源。

旋毛虫病的流行具有地方性、群体性、食源性等特点。1964～2020 年，我国 12 个省（自治区、直辖市）内本病暴发 589 次，累计发病人数 25 706 人，死亡 253 人。有 3500 多例散发病例发生于 17 个省（自治区、直辖市）。西南地区（云南、西藏、广西、四川）、中原地区（湖北、河南）和东北三省为主要流行区。云南少数民族地区有吃生皮、生肉或剁生的习惯，云南 1964～2004 年共暴发 441 起，发病 20 101 人，死亡 213 人。据 2001～2004 年全国人体重要寄生虫病现状调查显示，10 个省（自治区、直辖市）的人群旋毛虫血清抗体阳性率为 3.31%，云南最高（8.26%）。北方地区居民多因吃"涮猪肉""涮羊肉"、爆炒猪肉片或未煮熟的肉馅饺子所致，散发病例多因家庭生熟刀砧不分、尝饺子馅等所致。

一般认为爬行类和冷血脊椎动物不是旋毛虫的适宜宿主，但在实验条件下，蜥蜴、乌龟、蝰蛇等亦可感染旋毛虫。用感染旋毛虫的小鼠肌肉喂饲麻蝇幼虫（蛆），旋毛虫幼虫在蝇蛆中（8℃）可存活 5 天，接种小鼠后还可引起旋毛虫感染，提示节肢动物、爬行类和冷血脊椎动物亦有可能传播旋毛虫病。此外，孕妇患旋毛虫病后可引起流产或早产。实验性感染豚鼠、大鼠和小鼠，旋毛虫幼虫可通过胎盘进入胎鼠体内，提示旋毛虫病还存在垂直传播。

【防治】

1. 改变不良饮食习惯　预防本病的关键措施是广泛开展健康教育，改变不良的饮食习惯和烹饪方法，不生食或半生食猪肉及其他动物肉类和肉制品，制作生、熟食品的刀砧应分开，防止生肉屑污染餐具。囊包幼虫在–15℃和–12℃可分别存活 20 天和 57 天，腐肉中可存活 2～3 个月。熏烤、腌制及暴晒等常不能杀死囊包幼虫。囊包幼虫经食用酱油（含 19.3% NaCl）浸泡 36 小时仍有感染性。囊包幼虫不耐热，肉块中心温度达 71℃时可被杀死。

2. 改善养猪方法　提倡圈养，管好粪便（猪感染旋毛虫早期的粪便中含有旋毛虫幼虫，此时的猪粪对其他动物，如鼠等具有传染性），保持猪舍清洁卫生，饲料应煮沸 30 分钟，以防猪的感染。

消灭鼠类。

3. 加强肉类检疫 未经宰后检疫的肉类不准上市销售，感染旋毛虫的肉类要坚决销毁。

4. 治疗患者 阿苯达唑为治疗本病的首选药物，不仅能驱除肠内早期脱囊幼虫和成虫、抑制雌虫产幼虫，还可杀死移行期幼虫和肌肉中的幼虫。多数患者服药后 2 天开始退热，3～5 天体温恢复正常，水肿消退，肌痛明显减轻并逐渐消失。

（王中全）

第 8 节 丝 虫
Filaria

学习与思考

（1）简述班氏丝虫与马来丝虫微丝蚴的形态特征。

（2）简述班氏丝虫和马来丝虫感染人体的途径及如何防止感染。

（3）简述班氏丝虫和马来丝虫的病原学诊断方法。

（4）我国消除淋巴丝虫病后，目前应做好哪些工作？

丝虫（Filaria）是分肠纲（Secernentea）旋尾目（Spirurida）丝虫总科（Filarioidea）线虫的统称。它们是由吸血昆虫传播的组织内寄生线虫，寄生于人体及其他脊椎动物，包括哺乳动物、禽类、爬行类、两栖类等。寄生于人体的丝虫有 8 种，分别是班氏吴策线虫 [*Wuchereria bancrofti* (Cobbold, 1877) Seurat，1921]（班氏丝虫）、马来布鲁线虫 [*Brugia malayi* (Brug, 1927) Buckley, 1958]（马来丝虫）、帝汶布鲁线虫 [*Brugia timori* (David & Edeson, 1964) Partono et al.，1977]（帝汶丝虫）、旋盘尾线虫 [*Onchocerca volvulus* (Leukart, 1893) Railliet & Henry，1910]（盘尾丝虫）、罗阿罗阿线虫 [*Loa loa* (Cobbold, 1864) Castellani & Chalmers，1913]（罗阿丝虫）、链尾唇棘线虫 [*Dipetalonema streptocerca* (Macfie & Corson, 1922) Peel & Chardome，1946]（链尾丝虫）、常现唇棘线虫 [*Dipetalonema perstans* (Manson, 1891) Orihel & Eberhard，1982]（常现丝虫）和欧氏曼森线虫 [*Mansonella ozzardi* (Manson, 1892) Fanst，1929]（欧氏丝虫），其寄生部位、传播媒介、所致疾病的临床表现及地理分布见表 6-4。

由班氏丝虫和马来丝虫引起的淋巴丝虫病（lymphatic filariasis）与盘尾丝虫引起的河盲症（river blindness）是严重危害人体健康的疾病。我国只有班氏丝虫病和马来丝虫病流行，近年来也

表 6-4 人体寄生丝虫的致病性、传播媒介与地理分布
Pathogenicity, vectors and geographic distribution of human filariae

	寄生部位	传播媒介	临床表现	地理分布
班氏吴策线虫	淋巴系统	蚊	淋巴结炎、淋巴管炎、鞘膜积液、乳糜尿、象皮肿	世界性，北纬 40° 至南纬 28°
马来布鲁线虫	淋巴系统	蚊	淋巴结炎、淋巴管炎、象皮肿	亚洲东部和东南部
帝汶布鲁线虫	淋巴系统	蚊	淋巴结炎、淋巴管炎、象皮肿	帝汶岛和小巽他群岛
旋盘尾线虫	皮下组织	蚋	皮下结节、失明	非洲、中美和南美洲
罗阿罗阿线虫	皮下组织	斑虻	皮下肿块，也可致脏器损害	西非和中非
链尾唇棘线虫	皮下组织	库蠓	常无明显致病性	西非和中非
常现唇棘线虫	胸腔、腹腔	库蠓	无明显致病性	非洲、中美和南美洲
欧氏曼森线虫	腹腔	库蠓	无明显致病性	中美和南美洲

发现了输入性的盘尾丝虫病与罗阿丝虫病病例。

一、班氏吴策线虫和马来布鲁线虫
Wuchereria bancrofti and *Brugia malayi*

班氏吴策线虫（*Wuchereria bancrofti*）和马来布鲁线虫（*Brugia malayi*）的成虫均寄生于淋巴系统，引起淋巴丝虫病，蚊为其传播媒介。班氏丝虫分布广泛、认识最早、危害较严重。马来丝虫病流行仅限于亚洲。

【形态】

1. 成虫 两种丝虫成虫的外部形态及内部结构相似；雌虫大于雄虫，班氏丝虫略大于马来丝虫。虫体乳白色，细如丝线，体表光滑；头端略膨大，口位于顶端中央，周围有两圈乳突。雌虫

尾部钝圆,略向腹面弯曲;生殖器官为双管型,阴门位于近虫体头端的腹面,卵巢位于虫体后部,子宫粗大,近卵巢段含大量卵细胞,随子宫的延伸可见发育为不同阶段的虫卵;成熟虫卵壳薄而透明,内含卷曲的幼虫,在向阴门移动过程中,卵壳伸展形成鞘膜(sheath),包被于幼虫体表,此幼虫称微丝蚴(microfilaria)。雄虫尾端向腹面卷曲2~3圈,生殖器官为单管型;泄殖腔开口于虫体尾端腹面,伸出长短交合刺各1根。

2. 微丝蚴 虫体细长,头端钝圆,尾端尖细,外被鞘膜,体内有许多细胞核称体核(body nucleus),头端无体核区称头间隙(cephalic space)。神经环位于虫体前1/5无体核处。近尾端腹面有肛孔,尾部有无尾核(terminal nucleus)因种而异(图6-20)。班氏微丝蚴和马来微丝蚴的主要形态区别见表6-5。

3. 感染期幼虫 又称丝状蚴(filariform larva),虫体细长、活动力强,具完整的消化道,尾端有3个乳突。班氏丝虫和马来丝虫丝状蚴平均长分别为1.617mm和1.304mm。

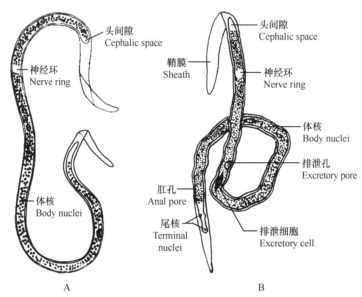

图 6-20 班氏吴策线虫微丝蚴(A)和马来布鲁线虫微丝蚴(B)
Microfilaria of *Wuchereria bancrofti*(A)and Microfilaria of *Brugia malayi*(B)

表 6-5 班氏吴策线虫微丝蚴与马来布鲁线虫微丝蚴形态鉴别
Morphological differences between bancroftian and malayan microfilariae

	班氏吴策线虫微丝蚴	马来布鲁线虫微丝蚴
大小	较大,(244~296)μm×(5.3~7.0)μm	较小,(177~230)μm×(5~6)μm
体态	弯曲自然、柔和	弯曲僵硬、大弯中有小弯
头间隙(长:宽)	较短(1:1或1:2)	较长(2:1)
体核	圆形、大小均匀、排列稀疏、相互分离、清晰可数	椭圆形、大小不匀、排列紧密、相互重叠、不易分清
尾核	无	有2个尾核,前后排列

【生活史】

班氏丝虫和马来丝虫的生活史相似,均需2个宿主,即幼虫在中间宿主蚊体内发育和成虫在终宿主人体内发育(图6-21)。

1. 在蚊体内发育 蚊叮咬血中有微丝蚴的患者或带虫者时,微丝蚴随血液进入蚊胃,经1~7小时,脱去鞘膜,穿过胃壁,经血腔侵入胸肌。幼虫在胸肌内发育成短粗的腊肠期蚴(第1期幼虫),此后虫体内部组织分化,蜕皮1次,发育成感染前期幼虫(第2期幼虫),经第2次蜕皮,虫体逐渐变细长、活跃,称感染期幼虫(丝状蚴)或第3期幼虫。丝状蚴离开胸肌,经血腔到达蚊下唇,当蚊再次叮人吸血时,丝状蚴自下唇逸出,经吸血伤口和正常皮肤侵入人体。

微丝蚴在蚊体内只发育不增殖,部分微丝蚴在蚊胃内死亡,或崩解,或随蚊排泄物排出,仅少数能发育至感染期。微丝蚴对蚊也有一定损害,如机械损伤、吸取蚊体营养等,若患者血液中微

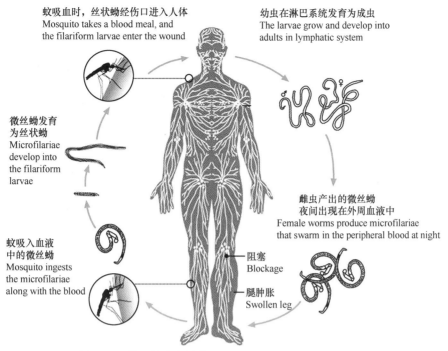

蚊吸血时，丝状蚴经伤口进入人体
Mosquito takes a blood meal, and the filariform larvae enter the wound

幼虫在淋巴系统发育为成虫
The larvae grow and develop into adults in lymphatic system

微丝蚴发育为丝状蚴
Microfilariae develop into the filariform larvae

雌虫产出的微丝蚴夜间出现在外周血液中
Female worms produce microfilariae that swarm in the peripheral blood at night

蚊吸入血液中的微丝蚴
Mosquito ingests the microfilariae along with the blood

阻塞 Blockage

腿肿胀 Swollen leg

图 6-21 淋巴丝虫生活史 The life cycle of lymphatic filaria

丝蚴密度高，感染蚊的死亡率就增高。有学者认为，患者血液中微丝蚴密度必须达到 15 条/20mm³ 以上时，蚊才能被感染，但高于 100 条/20mm³ 则可致蚊死亡。

微丝蚴在蚊体内发育为丝状蚴所需的时间取决于环境温度和湿度，以温度 20～30℃、相对湿度 75%～90% 为宜。在此条件下，班氏微丝蚴在易感蚊体内发育成丝状蚴需 10～14 天，马来微丝蚴仅需 6～6.5 天。

2. 在人体内发育 丝状蚴进入人体后的移行途径至今尚不清楚。一般认为幼虫可迅速侵入附近的淋巴管内，并移行至大淋巴管及淋巴结内寄生，经 2 次蜕皮发育为成虫。马来丝虫多寄生于四肢浅部淋巴系统，以下肢多见；班氏丝虫除寄生于浅部淋巴系统外，还侵犯深部淋巴系统，主要见于下肢、阴囊、精索、腹股沟、腹腔、肾盂等处。雌、雄虫常相互缠绕定居于淋巴结和大淋巴管内，以淋巴液为食。雌、雄虫交配后，雌虫产微丝蚴，微丝蚴可滞留于淋巴液中，但多数随淋巴液经胸导管进入血液循环。

Filarial adults live in the lymphatic system of the human body. The females produce microfilariae, which migrate to the peripheral circulation. When a mosquito host bites a human with microfilaria in the blood, the larvae are taken into the stomach of the mosquito. The microfilariae unsheath and penetrate into the stomach wall of the mosquito and reach thoracic muscles, where the larvae molt twice and develop into infective larvae. Then they migrate to the proboscis and invade humans as the mosquito ingests its next blood meal. The infective larvae pass through the peripheral lymph vessels to the larger lymph vessels and lymph nodes, where they settle and develop into adults. After mating, the female adults begin to deposit sheathed microfilariae.

根据微丝蚴在外周血液中出现的时间，可将丝虫分为周期型和亚周期型。周期型的微丝蚴白天滞留于肺部毛细血管，夜间出现于外周血液中，微丝蚴在外周血液中夜多昼少的现象称为微丝蚴的夜现周期性（nocturnal periodicity）。

Nocturnal periodicity: The microfilariae present in the peripheral blood of human body during daytime are very low in density and usually undetectable. The number of microfilariae gradually increases from evening to midnight and reaches the greatest density at 10 pm to 2 am (e.g. bancroftian microfilariae).

班氏丝虫和马来丝虫的微丝蚴在外周血液中均有明显的夜现周期性，但两种微丝蚴夜间出现在外周血液的高峰时间略有不同，班氏微丝蚴为晚 10 时至次晨 2 时，马来微丝蚴为晚 8 时至次晨 4 时。

关于微丝蚴夜现周期性的机制还不十分清楚。实验研究发现，微丝蚴的夜现周期性不仅与人的中枢神经系统（特别是迷走神经的兴奋、抑制）及微血管舒缩或氧吸入量有关，也与微丝蚴自身的生物学特性有关。总之，周期性现象与多种因素有关，是寄生虫与宿主长期相互影响及相互适应的结果，进一步阐明其机制还有待于深入研究。

人是班氏丝虫的唯一终宿主，尚未发现保虫宿主；马来丝虫除可寄生于人体外，还可在多种脊椎动物体内发育成熟。亚周期型马来丝虫除自然感染人以外，尚可感染长尾猴、叶猴及家猫、狸猫和穿山甲等动物。在印度尼西亚、马来西亚、菲律宾和泰国，亚周期型马来丝虫引起的森林动物丝虫病已成为人类重要的动物源性寄生虫病。

丝虫成虫寿命一般为 4～10 年，最长可达 40 年。微丝蚴在人体内可存活 2～3 个月，最长可达 2 年以上，在体外 4℃时可存活 6 周。

【致病】

丝虫对人体的致病作用主要是成虫，其次为丝状蚴。曾认为微丝蚴无明显致病作用，但近年来研究表明微丝蚴可引起热带肺嗜酸性粒细胞增多症（tropical pulmonary eosinophilia）。

丝虫病的发生与发展取决于侵入丝虫的种类、感染程度、重复感染的次数、寄生部位，以及机体免疫应答及有无继发感染等多种因素。有些人感染后，体内虽有成虫寄生，血液中也可检出微丝蚴，但却无任何临床表现，称微丝蚴血症（microfilaraemia）或带虫者（carrier）。按病情发展，一般可分为两期。

1. 急性超敏及炎症反应期 从丝状蚴侵入人体至发育为成虫，各虫期的代谢产物、幼虫蜕皮时的分泌物、雌虫子宫排泄物及死亡虫体分解产物等均可引起局部淋巴系统炎症和全身性超敏反应。早期病理变化为淋巴管扩张、内膜肿胀，内皮细胞增生，继之管壁和周围组织出现炎症及细胞浸润，导致管壁增厚、淋巴管瓣膜功能受损、淋巴管内形成淋巴栓。浸润细胞中有大量嗜酸性粒细胞，提示急性炎症与超敏反应有关。

临床表现为周期性淋巴管炎、淋巴结炎及丹毒样皮炎等。淋巴管炎发作时可见皮下一条红线呈离心性蔓延，俗称"流火"或"红线"，上下肢均可发生，但以下肢多见。当炎症波及皮肤浅表的毛细淋巴管时，局部皮肤弥漫性红肿、发亮，有压痛及烧灼感，形似丹毒，称"丹毒样皮炎"，其好发部位为小腿内侧及内踝上方。淋巴结炎可单独发生，也可与淋巴管炎同时发生，主要发生

在腹股沟或股部，表现为淋巴结肿大、疼痛，有时可形成脓肿。

班氏丝虫成虫如寄生于精索、附睾和睾丸附近淋巴管时，可引起精索炎、附睾炎和睾丸炎，这是班氏丝虫病的主要特征。在出现淋巴管炎、淋巴结炎局部症状的同时，多伴有畏寒、发热、头痛、乏力、全身不适等全身症状，称为丝虫热（filarial fever），上述症状持续 2～3 天，自行消退。也有的患者只有寒热而无局部症状，可能是由深部淋巴管炎、淋巴结炎所致。丝虫性淋巴管炎以青壮年居多。

2. 慢性阻塞病变期 由于急性期病变不断发展，淋巴管炎、淋巴结炎反复发作，使局部形成增生性肉芽肿，肉芽肿中心可见变性的虫体和嗜酸性粒细胞，周围有纤维组织和上皮样细胞包绕，还有大量淋巴细胞、浆细胞和巨噬细胞，使淋巴管管腔狭窄，导致淋巴管部分阻塞或完全阻塞，淋巴液回流受阻，阻塞部位远端的淋巴管内压力增高，引起淋巴管曲张或破裂，淋巴液进入周围组织。阻塞部位不同，临床表现亦各异，最常见的病变有以下几种。

（1）象皮肿（elephantiasis）：是晚期丝虫病最多见的体征。象皮肿初期为淋巴水肿（lymphedema），若在肢体，多表现为压凹性水肿，提高肢体位置，可消退。继之，组织纤维化，出现非压凹性水肿，提高肢体位置不能消退，皮肤弹性消失，最后发展为象皮肿。一般认为其发病机制是由于淋巴管的部分阻塞或完全阻塞，甚至曲张破裂，使淋巴液长期滞留于组织内，淋巴液含有较多蛋白质，刺激局部纤维组织大量增生，致局部皮肤、皮下组织增厚、变粗、变硬而形成象皮肿。由于局部血液循环障碍，皮肤汗腺、皮脂腺及毛囊功能受损，抵抗力降低，易继发细菌感染，导致局部皮肤发生急性炎症或慢性溃疡，这些病变又加重了象皮肿的发展。象皮肿以下肢及阴囊多见（图 6-22），也可发生于上肢、阴唇、乳房等处。由于两种丝虫寄生部位不同，上、下肢象皮肿可见于两种丝虫病，而生殖系统象皮肿则仅见于班氏丝虫病。象皮肿患者血液中一般不易查到微丝蚴。

（2）睾丸鞘膜积液（hydrocele testis）：常见于班氏丝虫病。精索及睾丸淋巴回流障碍时，淋巴液可流入睾丸鞘膜腔内，引起鞘膜积液，有时可在积液中查到微丝蚴。患部坠胀沉重，阴囊肿大、不对称，无压痛（图 6-22）。

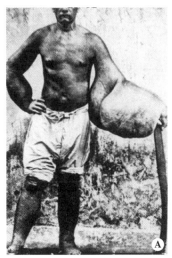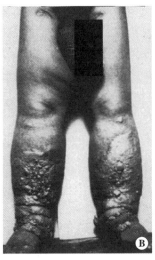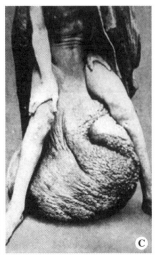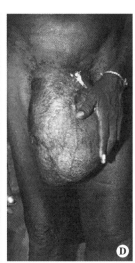

图 6-22　淋巴丝虫病慢性阻塞性病变 Chronical blockage affections of lymph filariasis

A. 上肢象皮肿 Elephantiasis of the arms；B. 下肢象皮肿 Elephantiasis of the legs；C. 阴囊象皮肿 Elephantiasis of bursa of testes；D. 睾丸鞘膜积液 Hydrocele testis

（3）乳糜尿（chyluria）：由班氏丝虫引起，阻塞部位在主动脉前淋巴结或肠干淋巴结，造成腰干淋巴压力增高，导致小肠吸收的乳糜液回流受阻，而经侧支流入肾淋巴管，导致肾乳头黏膜薄弱处溃破，乳糜液即可流入肾盂，混于尿中排出。如果与肾淋巴管伴行的毛细血管同时破裂，可出现乳糜血尿。乳糜尿常反复发作，也可自行停止。乳糜尿中含有大量蛋白质及脂肪，尿呈乳白色，混有血液时呈粉红色，其沉淀物中有时可查到微丝蚴。

（4）隐性丝虫病：也称热带肺嗜酸性粒细胞增多症，约占丝虫患者的 1%。患者表现为低热、夜间阵发性咳嗽、哮喘、嗜酸性粒细胞持续性超度增多和 IgE 水平升高，胸部 X 线检查可见中下肺弥漫性粟粒样阴影。外周血液中查不到微丝蚴，但肺和淋巴结的活检可查到。发病机制主要是微丝蚴抗原引起的 I 型超敏反应。

【诊断】

1. 病原学检查

（1）血液检查微丝蚴：从外周血液中检出微丝蚴是早期诊断丝虫病的可靠依据，由于微丝蚴有夜现周期性，故采血时间以晚 9 时至次晨 2 时为宜。

1）厚血膜法：取末梢血 3 滴（约 60μl），涂成 2cm×3cm 厚薄均匀的血膜，自然晾干后溶血、固定、染色、镜检。此法简便、效果好，可鉴定虫种，是丝虫病诊断及普查最常用的方法。

2）新鲜血滴法：可用于教学和健康教育。

3）离心沉淀法：可提高检出率，但需取静脉血，较复杂。

4）微孔薄膜过滤法：检出率高于厚血膜法，但操作复杂，成本高。

5）乙胺嗪诱出法：用于夜间采血不便者。

（2）体液和尿液检查微丝蚴：对血液检查阴性的慢性期患者，可取鞘膜积液、淋巴液、腹水、尿液（乳糜尿）等离心沉淀后涂片，检查微丝蚴。

（3）活检：摘取可疑淋巴结，观察结节中心有无虫体及周围典型丝虫肉芽肿病变。

2. 免疫学与分子生物学检测　如 WHO 推荐应用免疫层析法（ICT）检测班氏丝虫抗原等，可用于辅助诊断及疗效考核与监测。

【流行】

1. 分布　淋巴丝虫病流行于热带、亚热带及温带部分地区。班氏丝虫病呈全球性分布，以亚洲和非洲较为严重；马来丝虫病仅限于亚洲，主要流行于东南亚。我国曾是淋巴丝虫病流行最严重的国家之一，有 3.3 亿人口居住在流行区，丝虫患者 3099.4 万人，分布于山东、河南、江苏、上海、浙江、安徽、湖北、湖南、江西、福建、台湾、贵州、四川、重庆、广东、广西、海南 17个省（自治区、直辖市）的 864 个县、市，除山东、海南和台湾仅有班氏丝虫病流行外，其他地区均有两种丝虫病流行。经过半个多世纪的积极防治，至 2006 年，17 个丝虫病流行省（自治区、直辖市）已全部达到了基本消除丝虫病的标准，2007 年 5 月 9 日，WHO 经审核认可后宣布：中国成为全球第一个消除淋巴丝虫病的国家。目前，我国原丝虫病流行地区仍有 10 余万慢性丝虫病患者。

2. 流行环节

（1）传染源：血中有微丝蚴的人是丝虫病的传染源。在国外，马来丝虫病传染源还包括保虫宿主。

（2）传播媒介：我国班氏丝虫的传播媒介主要是淡色库蚊和致倦库蚊。马来丝虫的传播媒介主要是中华按蚊和嗜人按蚊。东乡伊蚊也是我国东南沿海地区两种丝虫的传播媒介。

（3）易感人群：男女老幼均可感染。

【防治】

1. 普查普治 对流行区居民进行普查普治，及时发现患者及带虫者，控制和消灭传染源。对微丝蚴阳性者、微丝蚴阴性但有丝虫病体征者均应进行治疗。治疗药物主要有乙胺嗪（海群生），对两种丝虫的微丝蚴和成虫均有杀灭作用。0.3% 乙胺嗪药盐，食用 6 个月，可使中、低度流行区的微丝蚴阳性率降至 1% 以下，其副作用轻微。WHO（1999）推荐用阿苯达唑和伊维菌素进行群体防治，可明显降低血中微丝蚴的密度，用于控制淋巴丝虫病的传播。

急性丝虫病患者除给予抗丝虫药物外，用保泰松治疗丝虫性淋巴管炎、淋巴结炎有较好效果。对晚期丝虫病象皮肿可用烘绑疗法、桑叶注射液加绑扎疗法、洗涤疗法减轻症状。鞘膜积液者用手术治疗。乳糜尿患者发作时应卧床休息，少食脂肪类食物，多饮水，进行肾蒂淋巴管结扎或淋巴管-静脉吻合术可使乳糜尿得以消除或缓解。

2. 防蚊灭蚊 详见第 17 章医学昆虫，蚊的仿制。

3. 基本消除丝虫病后的监测工作 包括人群普查监测、原微丝蚴血症人群监测、流动人口监测、蚊媒监测和血清学监测。

当前，我国丝虫病防治的重点是对遗留的乳糜尿和象皮肿等慢性患者开展治疗与研究。积极开展对慢性丝虫病患者的关怀照料，帮助他们减轻疾病的痛苦，提高生活质量，是 WHO 一贯倡导的策略，也是坚持以人为本，构建和谐社会的需要。

二、旋盘尾线虫 *Onchocerca volvulus*

旋盘尾线虫［*Onchocerca volvulus* (Leuckart, 1893) Railliet & Henry，1910］简称盘尾丝虫，寄生于人体皮下组织。盘尾丝虫病（onchocerciasis）在临床上可致皮肤结节、皮炎等皮肤损害，也可造成严重的眼部损害，甚至失明，所以又称河盲症（river blindness），拉丁美洲称 Robles 症。

【形态】

1. 成虫 乳白色，半透明，丝线状，其结构和形态与其他丝虫相似，其特征为角皮层增厚，具明显横纹。雌虫长 33.5～50mm，直径为 0.27～0.40mm；头端平圆；生殖系统为双管型，子宫内有含胚虫卵。雄虫长 19～42mm，直径为 0.13～0.21mm；头端略尖，尾部向腹面弯曲，尾端钝圆；两根交合刺不等长。

2. 微丝蚴 微丝蚴在雌虫子宫内具鞘，产出时已脱鞘。大小为（220～360）μm×（5～9）μm；头间隙长宽相等；尾端尖细无核，无核处长 10～15μm，比其他寄生人体的无鞘膜微丝蚴长（图 6-23）。

【生活史】

雌、雄成虫常成对或数条扭结成团，寄生于人体皮下组织的纤维结节内，致虫体周围毛细

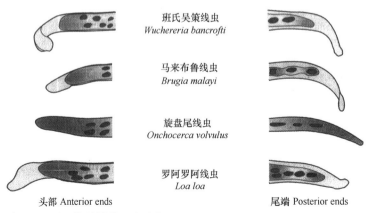

	班氏吴策线虫 *Wuchereria bancrofti*	
	马来布鲁线虫 *Brugia malayi*	
	旋盘尾线虫 *Onchocerca volvulus*	
头部 Anterior ends	罗阿罗阿线虫 *Loa loa*	尾端 Posterior ends

图 6-23　不同微丝蚴的形态比较 Differention of the species of microfilariae

血管增生、毛细血管受损，使结节内微量出血，以获取营养。成虫寿命长达15年，可产微丝蚴9～10年，每条雌虫一生可产微丝蚴数百万条。微丝蚴主要在成虫结节附近的结缔组织和皮肤的淋巴管内，也可出现在眼组织或尿液内，很少出现于血液，无明显周期性。微丝蚴在人体各部位皮肤内的分布因不同地理株而异，这可能与各地不同种昆虫媒介的叮刺习性有关。

该虫的中间宿主为蚋属（*Simulium*）的某些种类，其口器不适于深部刺吸，而以组织液为食。当雌蚋叮人时，微丝蚴随组织液进入蚋的支囊，通过中肠前壁，经血腔而达胸肌，经6～7天蜕皮2次，发育为感染期幼虫并移至下唇。当蚋再次叮人时，幼虫自下唇逸出，侵入皮下组织而感染。

自然感染曾见于蛛猴和大猩猩。

【致病】

成虫和微丝蚴均有致病作用，但以微丝蚴为主。

1. 成虫的致病 成虫寄生于皮下组织中，早期虫体在皮下自由活动，不引起明显的组织反应，随后虫体周围逐渐出现细胞反应，纤维组织增生，形成包围虫体的纤维结节。皮下结节常在感染后1年左右出现，质地较硬，无痛，其直径为0.5～5cm或更大，数量可为1个至百余个。

2. 微丝蚴致病

（1）皮肤损害：微丝蚴的代谢产物或死亡虫体的分解产物可引起皮肤超敏反应而导致皮炎，多为皮疹，可发生于脸、颈、肩及其他部位。初期表现为奇痒，抓破可继发细菌感染，常伴有色素沉着或色素消失的异常区及苔藓样变，继之皮肤增厚、变色、出现裂口，最后失去弹性，导致皱缩、悬垂。由于皮肤出现大小不等的色素沉着和色素异常消失区，故外观似豹皮，称豹皮症。流行区患者常见超敏反应性局部皮炎（称Sowda），表现为皮肤奇痒、丘疹、棕色痂皮，局部淋巴结肿大，血中嗜酸性粒细胞增多等。

（2）淋巴结病变及其他异常：淋巴结病变是盘尾丝虫病的典型体征，淋巴结肿大、变硬，无痛，内含微丝蚴。此外，也可引起睾丸鞘膜积液、外生殖器象皮肿。

（3）眼部损害：是盘尾丝虫引起的最严重的病损。非洲某些地区，眼部受损者高达30%～50%，成人"河盲症"可达5%～20%。眼部损害是由于活微丝蚴的机械性损害，以及微丝蚴的分泌物、死亡残体的抗原性物质和毒性物质引起的超敏反应和炎症所致。微丝蚴可从皮肤移行到结膜、巩膜、角膜、睫状体、前房和眼球深部；微丝蚴亦可侵犯虹膜、视网膜及视神经，影响视力，严重者可失明。活微丝蚴不诱发炎症反应，但死后可引起炎症，导致角膜瘢痕和混浊。

【诊断】

1. 微丝蚴检查

（1）皮肤活检：用皮样活检夹，在微丝蚴可能出现的部位取下很薄（以不痛不出血为度）的皮样，置载玻片上的生理盐水中，加盖玻片镜检。也可吸取皮下结节液体查找微丝蚴。

（2）眼部检查：用裂隙灯检查前房中的微丝蚴，或采用结膜活检法查微丝蚴，其检出率常较皮肤活检高。

（3）尿液及痰液检查：患者尿液或痰液中常可检出微丝蚴（乙胺嗪可促使微丝蚴进入血液或尿液中）。

2. 成虫检查 手术摘取皮下结节，用胶原酶消化，分离成虫。

3. 免疫学和分子生物学检测 免疫学检测可作为辅助诊断。DNA探针和PCR技术检测不仅敏感性和特异性高，而且可鉴定虫株。

【流行与防治】

广泛分布于非洲、拉丁美洲和西亚（南也门、北也门）的38个国家，2017年全球有盘尾丝虫感染者约2090万人，其中1460万人患有皮肤病，115万人出现视力丧失。我国在非洲工作的回国人员中亦有感染的病例报道。

传染源是患者，有人认为猩猩也可感染而成为保虫宿主，传播媒介为蚋，但不同地区种类不同。

治疗本病可用乙胺嗪杀微丝蚴，苏拉明（suramin）杀灭成虫，但两者均有较大的不良反应。近年来用伊维菌素治疗本病，其安全性、耐受性及药效等方面均优于乙胺嗪。对体积大、数量少的结节，可手术摘除。预防应注意防蚋、灭蚋。

三、罗阿罗阿线虫
Loa loa

罗阿罗阿线虫［*Loa loa* (Cobbold, 1864) Castellani & Chalmers, 1913］简称罗阿丝虫，是非洲的"眼

虫"（eye worm），可引起罗阿丝虫病（loaiasis），亦称游走性肿块或卡拉巴丝虫性肿块。

【形态与生活史】

1. 成虫形态 白色线状，头端略细；口周围具 1 对侧乳突和 2 对亚中线乳突，体中部角皮层有圆顶状角质小突起。雄虫大小为（30～34）mm×（0.35～0.43）mm，雌虫为（50～70）mm×0.5mm。

2. 微丝蚴形态 具鞘，大小为（250～300）μm×（6～8.5）μm；头间隙长宽相等，尾端钝圆；体核分布至尾端，尾尖处有一较大尾核（图6-23）。

3. 生活史 成虫寄生于人体上下肢、背、胸、腋、腹股沟、阴茎、头皮及眼等处的皮下组织，可在皮下及深部结缔组织内自由移动，常周期性地在眼结膜下蠕动。雌虫在移动过程中间歇性产出微丝蚴。微丝蚴在外周血液中呈昼现周期性，其机制不明。微丝蚴到达血液后，可被中间宿主——白昼吸血的斑虻属（Chrysops）的某些种类叮咬时吸入。微丝蚴在虻的中肠脱鞘后，大部分移行至虻腹部脂肪体，少部分到达胸部或头部脂肪体。8～10 天蜕皮 2 次，发育为感染期幼虫，然后移行至虻头部，当虻再次吸血时，感染期幼虫自其口器逸出，经皮肤伤口侵入人体，在皮下组织约经 1 年发育为成虫。

【致病与诊断】

罗阿丝虫的致病作用主要由成虫引起。成虫移行和其代谢产物的作用引起炎症反应，可在该处迅速形成剧痛的卡拉巴丝虫性肿块（也称游走性肿块），历时 2～3 天。肿块以腕部和踝部最常见，患者有皮肤瘙痒或蚁行感，当虫体离去后，肿块随之消失。成虫也可从皮下爬出体外，有时可侵入其他器官，如胃、膀胱等处。成虫常侵犯眼球前房，并在结膜下移动或横过鼻梁，引起严重炎症，在眼部可导致结膜肉芽肿、眼睑水肿及眼球突出。虫体释放的代谢产物还可引起全身瘙痒、荨麻疹，有时可致关节痛、疲倦或伴有发热。

该虫可引起嗜酸性粒细胞增多症，也可伴有肾小球损害，出现蛋白尿，还可导致丝虫性心包炎、心肌炎及心内膜炎。

白昼血检微丝蚴，据其形态特征可确诊。眼部或鼻梁处发现成虫，根据虫体特征可诊断。游走性皮下肿块，用外科手术方法获取成虫。应注意与裂头蚴或旋盘尾丝虫成虫鉴别。

【流行与防治】

本病主要流行于非洲热带雨林地区，近年来因国际交往频繁，罗阿丝虫感染屡见于援非归国人员，来华非洲留学生中也曾发现罗阿丝虫患者。

人是唯一的传染源，虽然多种猿猴可自然感染一种与罗阿丝虫形态难以鉴别的丝虫，但已证实它们是两个不同的生理株。

传播媒介主要有静斑虻（Chrysops silacea）和分斑虻（C. dimidiata）。

治疗药物和方法基本同班氏丝虫病。乙胺嗪能有效杀死罗阿丝虫的微丝蚴，也有一定的杀成虫作用，但需大剂量长疗程。伊维菌素和甲苯达唑可清除罗阿丝虫患者血液中的微丝蚴，但对成虫无作用。

皮肤涂驱避剂（如邻苯二甲酸二甲酯）可防斑虻叮咬。

（何深一）

第 9 节 广州管圆线虫
Angiostrongylus cantonensis

学习与思考

（1）人感染广州管圆线虫的方式有哪些？

（2）广州管圆线虫的生活史有哪几个阶段？其宿主各是什么？

（3）试述广州管圆线虫的致病机制。

广州管圆线虫［*Angiostrongylus cantonensis* (Chen, 1935) Dougherty, 1946］属于分肠纲（Secernentea）圆线目（Strongylida）管圆科（Angiostrongylidae）管圆线虫属（*Angiostrongylus*）。成虫寄生于鼠肺动脉及右心室中；幼虫可寄生于人体引起广州管圆线虫病（angiostrongyliasis cantonensis）。该虫最早由陈心陶于 1933 年在广州市褐家鼠肺部血管内发现。1944 年台湾省发现首例人体广州管圆线虫病。

【形态】

1. 成虫 成虫线状，体表具微细环状横纹。头端钝圆，头顶中央有 1 个圆形小口，无口囊。雄虫长 11～26mm，宽 0.21～0.53mm，交合伞对称，呈肾形。雌虫长 17～45mm，宽 0.3～0.66mm，尾端呈斜锥形；子宫双管型，呈白色，与充满血液的肠管缠绕成红、白相间的螺旋纹，十分醒目；阴门开口于肛孔之前（图6-24、图6-25）。

2. 幼虫 幼虫分5期。第3期幼虫为感染阶段，外形呈细杆状，大小为（0.462～0.525）mm×（0.022～0.027）mm；虫体较透明，体表具有两层鞘；头端稍圆，尾部顶端骤变尖细（图6-25）。第4期幼虫大小约为第3期幼虫的2倍，虫体较透明，肠管呈黄色，已可区分雌、雄虫体，雌幼虫前端发育中的双管子宫隐约可见，雄幼虫后端膨大，可见交合刺和交合刺囊。第5期幼虫较第4期更大，雌虫阴门已形成，生殖器官位于虫体后1/3，雄虫已具有一小交合伞，生殖管、交合刺和交合刺囊均清晰可见。

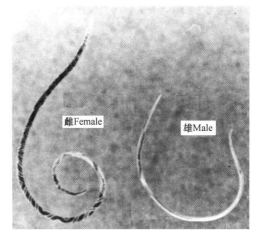

图6-24 广州管圆线虫成虫
Adults of *Angiostrongylus cantonensis*

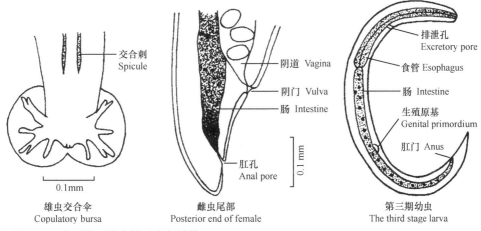

图6-25 广州管圆线虫的形态与结构 Morphology and structure of *Angiostrongylus cantonensis*

3. 虫卵 虫卵呈椭圆形，大小为（64.2～82.1）μm×（33.8～48.3）μm，卵壳薄而较透明，刚产出的虫卵内含单个卵细胞，鼠肺内虫卵多已发育为多细胞期或含有幼虫。

【生活史】

广州管圆线虫为鼠类寄生虫，其主要终宿主是褐家鼠、黑家鼠和黄胸鼠等，褐云玛瑙螺、福寿螺、蛞蝓和蜗牛等软体动物都可以作为其中间宿主，淡水鱼虾、蟹、蛙、蛇和蜥蜴等可以作为其转续宿主，人是广州管圆线虫的非适宜宿主。

成虫寄生于鼠肺动脉及右心室内。雌虫产出的虫卵进入肺毛细血管，在血管内孵出第1期幼虫。第1期幼虫随后穿破肺毛细血管进入肺泡，沿呼吸道上行至咽，被吞咽进入消化道，随粪便排出。第1期幼虫在体外潮湿或有水的环境中可存活2～3周，但不耐干燥。当幼虫被中间宿主软体动物吞入或幼虫主动侵入中间宿主后，在适宜温度（25～26℃）下，约经1周蜕皮为第2期幼虫，2周后经第2次蜕皮发育为第3期幼虫，即感染期幼虫。转续宿主可因捕食中间宿主而感染，其体内可长期携带第3期幼虫。鼠类因食入含有第3期幼虫的中间宿主、转续宿主及被幼虫污染的食物而受感染（图6-26）。在鼠胃内脱去鞘膜的第3期幼虫进入肠壁小血管，随血流到达身体各器官，但多数虫体沿颈总动脉达到脑部，在中枢神经系统进一步发育为第4期和第5期幼虫，其后移行至肺动脉内发育为成虫。从感染第3期幼虫到终宿主粪便中出现第1期幼虫需6～7周。

人因生食或半生食含感染期幼虫的中间宿主或转续宿主而感染，生食被第3期幼虫污染的蔬菜、瓜果或饮用生水也可感染，也可通过接触中间宿主分泌的含感染性幼虫的黏液而感染。与在鼠体内移行途径一致，第3期幼虫穿过肠壁进入循环系统，随后到达中枢神经系统，但由于人是该虫的非适宜宿主，幼虫通常不能进入肺部发育为成虫，而是长期滞留在人体中枢神经系统，也有部分虫体可到达眼部。偶有幼虫进入幼儿肺部

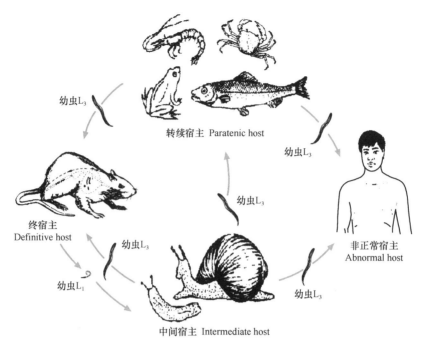

图 6-26　广州管圆线虫生活史 Life cycle of *Angiostrongylus cantonesis*

发育为成虫的报道。

The *Angiostrongylus cantonensis* adults reside in the pulmonary arteries and ventriculus dexter of rodents, where the females lay eggs. The eggs are carried into the pulmonary capillary, and then hatch into the first stage larvae. The first stage larvae penetrate into the capillary wall and migrate up the pharynx, to be then swallowed and passed out with the feces. These first stage larvae invade or are ingested by an intermediate host (snail or slug), where they transform into the second and the third stage larvae, which are infectious. Humans and rats acquire the infection when they ingest contaminated snails or paratenic hosts including fresh water fish, prawns, crabs, frogs and snakes, or vegetables containing the third stage larvae. In rats, after passing through the gastrointestinal tract, the larvae enter the circulation, then migrate to the meninges and develop for about a month before migrating to the pulmonary arteries, where they develop into adults (Fig. 6-26). Humans are accidental hosts of *A. cantonensis*. In humans, the larvae can migrate to the meninges, but rarely move on to the lungs to develop into adults.

膜，在脑组织内移行可引起机械性损伤、炎症反应，其中幼虫在中枢神经系统长期移行危害最为严重，可引起嗜酸性粒细胞增多性脑炎和脑膜脑炎，脑脊液中嗜酸性粒细胞显著升高。除大脑和脑膜外，病变还可波及小脑、脑干和脊髓。主要病理改变为充血、出血、脑组织损伤以及肉芽肿性炎症反应。

轻度感染可无临床症状。重度感染者主要表现为急性剧烈头痛或脑膜脑炎，其次为颈项强直，可伴有颈部运动疼痛、恶心、呕吐、低度或中度发热。头痛一般为胀裂性乃至不能忍受，起初为间歇性，以后发作渐频或发作期延长，镇痛药仅能对 45% 病例有短时间缓解；头痛部位多发生在枕部和双颞部。多数患者有发热伴神经系统异常表现，部分患者有视觉损害，少数病例存在缓慢进行性感觉中枢损害、眼外直肌瘫痪和面瘫，个别病例发生无定位的四肢软弱。此外，亦有鼻部、眼部或肺部广州管圆线虫病的报道，眼内广州管圆线虫病可有视力障碍，甚至失明。据温州同批感染的 47 例患者临床分析表明，潜伏期最短 1 天，最长 27 天，平均为 10.25 天；主要症状有头痛（91.5%）、躯体疼痛（93.6%）、游走性疼痛（70.2%）、皮肤触摸痛（63.8%）；低中度发热（53.2%）或高热（4.3%）。

【致病】

该虫的幼虫侵入人体肠壁，穿过血管壁和脑

【诊断】

广州管圆线虫病的临床症状无特异性，诊断

较困难。对于近期（通常 1 个月内）有食入或接触该虫的中间宿主或转续宿主史，当出现急性剧烈头痛或脑膜脑炎表现，伴有外周血或脑脊液中嗜酸性粒细胞显著升高时，应首先考虑本病。

1. 病原学检查 脑脊液中检出第 4、5 期幼虫或发育期成虫可确诊，但检出率不高。此外，通过裂隙灯和检眼镜做眼部检查，发现虫体后可用手术取出送检确诊；通过尸体解剖可发现患者脑组织中广州管圆线虫虫体断面，或在心、肺动脉检查中可以发现发育期成虫。

2. 免疫学检查 可用双抗体夹心-ELISA 检测血清中循环抗原，间接血凝试验（IHA）、ELISA以及免疫酶染色试验检测血清或脑脊液中抗体。目前最常用方法是 ELISA 检测患者血清或脑脊液中的特异性抗体。

3. 血常规和脑脊液检查 嗜酸性粒细胞增多10% 以上，多为 20%～70%；脑脊液压力升高。

4. 其他检查 头颅 MRI、肺部 CT 具有辅助诊断价值。对脑脊液进行宏基因组高通量测序也可确诊本虫感染。

【流行】

本虫分布于热带和亚热带地区，主要见于东南亚、太平洋岛屿、日本和美国，我国台湾、香港、广东、浙江、福建、海南、天津、黑龙江、辽宁、湖南等地多数呈散在分布。至今全世界已有近 3000 病例报道，其中我国台湾有 300 多例。1979 年首次在广州市报道 1 例疑似病例，1984 年在 1 例患儿脑脊液中查获了幼虫，从而明确了中国的首例患者。1997 年，温州市发生一起因半生食福寿螺而引起的广州管圆线虫病暴发，105 人聚餐，55 人发病。1998 年在温州市从 1 名 2 岁女童脑脊液中检出 43 条第 5 期幼虫和 1 条发育期成虫。2002 年福建长乐市 8 名儿童因食烤福寿螺引起本病暴发。2006 年在北京市暴发广州管圆线虫病，100 多人因食凉拌福寿螺肉致病，成为北京市的重大突发公共卫生事件。

有数十种哺乳动物可作为广州管圆线虫的终宿主，包括啮齿类、犬类、猫类和食虫类，其中主要是啮齿类，家鼠类尤其是褐家鼠的自然感染较普遍，台湾省的褐家鼠感染率为 8%～71%，广州市为 2.8%，温州市为 26%。鼠类是本病最主要的传染源。本病患者作为传染源的意义不大，因人是广州管圆线虫的非适宜宿主，该虫很少能在

人体肺血管内发育为成虫。

该虫对中间宿主选择性不强，至少有 70 多种软体动物可作为其中间宿主，包括陆生软体动物和淡水螺类，我国主要是褐云玛瑙螺、福寿螺和蛞蝓。2006～2007 年全国广州管圆线虫病自然疫源地调查发现，褐云玛瑙螺、福寿螺和蛞蝓平均感染率分别为 13.4%、6.8% 和 6.5%，部分地区自然感染率分别高达 82.4%、66.9% 和 46.3%。自然环境中软体动物感染度变化很大，可感染数条及数万条不等。该虫的中间宿主和转续宿主除可供人食用外，还经常出没于房前屋后、庭院、花园、草地、沟渠，甚至厨房、卫生间等潮湿地方，在这些动物活动过的地方，该虫的幼虫可随其分泌的黏液遗留在各处。婴幼儿可因在地上爬玩或玩弄这些动物而感染，成人也可通过这种方式感染。

广州管圆线虫主要经口感染，感染方式主要有：①生食或半生食螺类、鱼、虾、蟹等，爆炒或麻辣福寿螺、凉拌螺肉等已成为引起本病暴发的主要原因；②幼虫污染手或食物，常见于用螺类喂养家禽或加工螺类的人员；③生食蔬菜，陆地蜗牛或蛞蝓爬过蔬菜时含幼虫的分泌物可能粘在蔬菜上；④饮生水，含幼虫的中间宿主分泌物也可排入水中。

【防治】

预防本病主要是不生食或半生食螺类，不生食蔬菜，不饮生水，接触螺类后应充分洗手；因幼虫有可能经皮肤侵入体内，故还应防止在加工螺类的过程中受感染；灭鼠以消灭传染源；阿苯达唑及甲苯达唑具有较强的杀虫作用，由于虫体死亡后的崩解产物刺激可引起严重的炎症反应，因此杀虫药联合抗炎药物是治疗本病的优选方案；对于剧烈头痛者，可给予缓解疼痛的药物，或采取措施减轻颅内压；眼部广州管圆线虫病可手术取出虫体。

（彭礼飞）

第 10 节 结膜吸吮线虫
Thelazia callipaeda

结膜吸吮线虫（*Thelazia callipaeda* Raillet & Henry，1910）属于分肠纲（Secernentea）旋尾目（Spirurida）吸吮科（Thelaziidae）吸吮线虫属（*Thelazia*），又称华裔吸吮线虫，是一种寄生

在犬、猫等动物眼部的线虫，亦可寄生于人的眼部，引起吸吮线虫病（thelaziasis）。据 Скрябин（1949）记载该虫有 33 种，在我国有 13 种（徐乃南，1975），它们大部分为动物寄生虫，寄生于鸟类和哺乳类的泪管或结膜囊内。Fischer（1917）在重庆首次发现犬结膜囊内寄生该虫。我国发现在牛眼寄生的吸吮线虫有罗德西吸吮线虫（*T. rhodesi*）、棒状吸吮线虫（*T. ferulata*）、甘肃吸吮线虫（*T. kansuensis*）、短交合刺吸吮线虫（*T. brevispi*）、大口吸吮线虫（*T. gulosa*）和许氏吸吮线虫（*T. hsui*）等多种。人眼结膜吸吮线虫病例最早发现于北京（Stuckeg，1917）和福建（Trimble，1917）。此后，国内外陆续有该虫寄生人眼的报道，本虫为人兽共患的病原体，多分布于亚洲地区，故又称东方眼虫，所致疾病称东方眼虫病。但近些年发现，意大利的犬、猫、狐等动物眼感染结膜吸吮线虫也较为普遍。

此外，寄生于人眼的吸吮线虫还有加利福尼亚吸吮线虫（*T. californiensis* Rofoid & Williams，1915），主要见于美国加利福尼亚州。

【形态】

成虫细长，在眼结膜囊内寄居时为淡红色，离开人体后呈乳白色、略透明，形似白线。头端钝圆，具圆形口囊，无唇瓣，口囊发达呈角质性；口囊外周具 2 圈乳突。在口囊底部有一较小的圆孔状咽部，下方为圆柱状食道，食道腔横断面呈三角形，食道与中肠交接处由括约肌形成狭窄的腔隙。神经环位于食道中部。虫体表面有边缘锐利的环形皱褶，侧面观其上下排列、呈锯齿状。雄虫大小为（4.5～15.0）mm×（0.25～0.75）mm，尾端向腹面弯曲，由泄殖腔伸出交合刺 2 根。雌虫大小为（6.2～20.0）mm×（0.30～0.85）mm；生殖器官为双管型，子宫内充满虫卵，虫卵产出前，卵壳演变成幼虫的鞘膜，近阴门处含有盘曲状的幼虫（图 6-27）；雌虫直接产出幼虫，即卵胎生。

【生活史】

成虫主要寄生在犬、猫等动物的结膜囊及泪管内，偶可寄生在人的眼部。雌虫产幼虫于终宿主结膜囊内，当中间宿主蝇类舐吸终宿主眼部分泌物时，幼虫随眼分泌物进入蝇的消化道，穿过中肠侵入血腔，幼虫在腊肠期有 1 次蜕皮进入感染前期，然后在 2～4 周经 2 次蜕皮发育为感染期

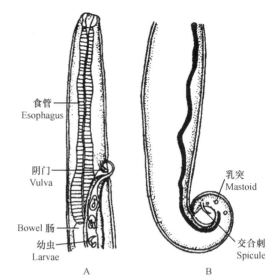

图 6-27　结膜吸吮线虫雌虫前部（A）和雄虫后部（B）
Female adult anterior part（A）and male adult posterior part
（B）of *Thelazia callipaeda*

幼虫，并进入蝇口器。当蝇类在舐食其他宿主眼部时，感染期幼虫自蝇口器逸出，进入终宿主眼部，在 15～20 天幼虫经 2 次蜕皮，发育为成虫。从感染期幼虫进入终宿主至发育为成虫约需 50 天。成虫寿命可达 2 年以上。

Thelazia callipaeda has to grow in the intermediate host and the final host in order to complete its life cycle. The adult mainly parasitize in the conjunctival sac and lacrimal duct of dogs and cats, and occasionally in human eyes. The larvae are produced by females in the eye sockets of the final host. They are eaten with eye secretion by *Amiota okadai* (*Amiota variegata*), and become vesicle bursae through the flies' middle intestines into the wall of the blood cavity. The larvae grow in the bursae until the sausage stage, then molt once to enter the pre-infectious stage. After molting twice in 2-4 weeks, they transform into the infectious stage. These larvae pass through the bursa wall and move into the muscidian mouthparts. When the *Amiota okadai* sucks its host's eye secretions, these infective larvae move into the conjunctival sac of the hosts. They grow to be mature males and females after about 50 days. The adult can live for more than two years.

【致病与诊断】

成虫寄生于人眼结膜囊内，以上、下眼睑穹

隆内多见，也见于眼前房、泪小管、泪腺、结膜下及皮脂腺管内。多数为一侧眼感染，少数病例双眼感染，寄居虫数可多达21条。可因虫体体表锐利的横纹摩擦、头端口囊吸附作用以及排泄分泌物和代谢产物的刺激作用，或并发细菌感染，导致眼部炎症反应或肉芽肿形成。主要表现为患者眼部不适、有异物感、痒感、流泪、畏光、眼红、分泌物增多、疼痛等，常伴有轻重不同的炎症发生。动物实验感染后3～5小时即出现炎症反应，随后分泌物增多、眼部肿胀及结膜充血、糜烂，出现脓性分泌物，为急性化脓性炎症反应。重度感染时可发生结膜充血、形成小溃疡面、角膜混浊、眼睑外翻等。婴幼儿表现为不敢睁眼、用手抓眼等，常因家长发现患儿结膜有白色、线状小虫爬行而就诊，取出虫后症状消失。感染虫体多时可绕曲成团，多寄生在结膜囊上穹隆，其次见于下穹隆、内眦、外眦。若虫体寄生在眼前房，可出现眼部丝状阴影移动感，可伴有睫状体充血、房水浑浊、眼压增高、瞳孔扩大，甚至视力下降。泪小管受损时，可导致泪点外翻。虫体达球结膜或眼结膜下，可致肉芽肿。有的患者角膜出现混浊、水肿，个别病例出现眼轮匝肌麻痹、眼睑乳头状瘤等病变。国内资料记录，患者中单眼感染虫数最多的为21条，双眼感染虫数最多的为17条与24条。

用镊子或棉签自眼部取出虫体，置于盛有生理盐水的平皿中，可见虫体蠕动，镜检发现虫体特征，即可确诊。但是，需要与狂蝇幼虫所致的眼蝇蛆病以及曼氏裂头蚴病进行鉴别诊断。狂蝇幼虫致眼蝇蛆病常为突然发作，蝇扑向眼后立即发病，检查眼部可取出小蛆虫，镜下辨别而确诊。曼氏裂头蚴病则常因眼部炎症，有用蛙肉或蛙皮敷贴眼部的病史；裂头蚴较粗，放入生理盐水中后其伸缩、长短变化很明显，可鉴别诊断。

【流行与防治】

主要分布于亚洲，印度、缅甸、菲律宾、泰国、日本、朝鲜及俄罗斯远东地区均有病例报告。中国报道人体结膜吸吮线虫病最多（372例），分布于除青海、西藏、宁夏、甘肃、海南及台湾外的26个省（自治区、直辖市），以山东、湖北、江苏、河南、安徽、云南及河北报道病例较多。在安徽，已证实冈田绕眼果蝇（Amiota okadsi）是本虫的主要中间宿主和传播媒介。感染季节以夏秋季为主，与蝇类的季节消长相吻合。感染者多见于农村婴幼儿。传染源主要为家犬，其次是猫、兔、鼠等动物。据1982～1991年在安徽淮北地区的调查显示，一些乡镇家犬的感染率达76.7%，每犬的感染虫数为30～60条。

本病流行的主要因素是家犬感染率高、果蝇的广泛分布，以及幼童不洁的眼部卫生习惯。预防本病的关键在于注意眼部卫生，特别是幼儿，要养成爱清洁、讲卫生的良好习惯，保持面部清洁，及时清洗面部沾染的奶汁、果汁等，不给果蝇叮附眼部创造条件，有助于防止感染；保持良好的环境卫生，根除果蝇孳生的果类垃圾；控制家犬的感染，尤其在冬春季节，捕杀成犬，保留幼犬（3月龄内），这样可形成无该虫感染的换代犬群，即阻断传染源，以此杜绝本虫在犬中的流行，这是阻断其流行的一种很有效的方法。

治疗方法简便，可用1%丁卡因、4%可卡因或2%普鲁卡因滴眼，虫体受刺激从眼角爬出时，用镊子或消毒棉签取出即可，然后用3%硼酸水冲洗结膜囊，并点滴抗生素。若虫体寄生在前房可行角膜缘切开取虫，术后抗感染处理。虫体较多者，需多次治疗。

第11节 其他线虫
Other Nematodes

一、美丽筒线虫
Gongylonema pulchrum

美丽筒线虫（*Gongylonema pulchrum* Molin, 1857）属于分肠纲（Secernentea）旋尾目（Spirurida）筒线科（Gongylonematidae）筒线虫属（*Gongylonema*），为哺乳动物（特别是反刍动物）的寄生线虫，偶可寄生人体，引起筒线虫病（gongylonemiasis）。

美丽筒线虫寄生于牛、羊、猪、猴、熊等的口腔与食道黏膜和黏膜下层，偶可寄生人体。人体病例最早由Leidy（1850）在美国费城及Pane（1864）在意大利分别发现。此后，世界各地陆续有散在病例报告。

【形态】

成虫细长呈线状，乳白色，寄生于人体者较小，在反刍动物体内者较大。雄虫长21.5～62.0mm，宽0.1～0.3mm；雌虫长32～150mm，宽0.2～0.53mm。体表有纤细横纹，体前部表皮具明显纵行排列、大小和数目不等的花缘状表皮突，在前段排成4行，延至近侧翼处增为8行。口小，位于前端中央，其两侧具分叶状侧唇，在两侧唇间背、腹侧各有间唇1个。雄虫尾部有明显的膜状尾翼，两侧不对称，上有13对有柄乳突和长短、形状不同的交合刺2根（图6-28）。雌虫尾部呈钝锥状，不对称，稍向腹面弯曲；阴门略隆起，位于肛门稍前方；成熟雌虫子宫粗大，充满含幼虫的虫卵。虫卵呈椭圆形，卵壳厚而较透明，内含幼虫，寄生于人体的美丽筒线虫卵大小为（46～61）μm×（29～38）μm。

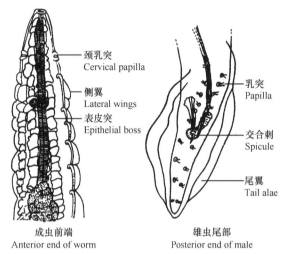

颈乳突
Cervical papilla

侧翼
Lateral wings

表皮突
Epithelial boss

乳突
Papilla

交合刺
Spicule

尾翼
Tail alae

成虫前端
Anterior end of worm

雄虫尾部
Posterior end of male

图6-28　美丽筒线虫的形态
Morphology of *Gongylonema pulchrum*

【生活史】

美丽筒线虫的终宿主和中间宿主非常广泛。牛、山羊、绵羊和猪为本虫的常见终宿主，此外，还包括马、驴、骡、骆驼、鹿、野猪、猴、猿、熊、獐、鼠、兔、刺猬以及臭鼬、狍、白尾鹿、灰松鼠、河狸、瞪羚、高角羚、西北美的黑尾鹿和马鹿、黑熊等终宿主。人偶可作为终宿主。中间宿主为鞘翅目金龟子科、拟步行虫科和水龟虫科的甲虫。已发现金龟子科中有71种可为本虫中间宿主。与人体感染有关的中间宿主主要为屎甲虫和蜚蠊。

成虫通常寄生于终宿主（人和多种反刍动物）的口腔、咽和食道黏膜或黏膜下层。雌虫产出的卵可由黏膜的破溃处进入消化道并随粪便排出。虫卵被中间宿主甲虫或蜚蠊吞入后，在其消化道内孵出幼虫，穿过肠壁进入血腔，发育为囊状的感染期幼虫。终宿主吞食含感染期幼虫的昆虫后，在其胃内幼虫破囊而出，侵入胃或十二指肠黏膜，再向上移行至食管、咽或口腔黏膜内寄生，约2个月后发育为成虫。人可能因误食含有成囊幼虫

的中间宿主如甲虫、蜚蠊等，或由于饮用污染有本虫感染期幼虫的生水或食物而感染。人体寄生的成虫一般不产卵，虫体的寄生部位不固定，移动速度较快，且可隐匿不现，间隔一定时间后，又重新出现。在人体寄生时间多为1年左右，长者可达10年。

【致病与诊断】

该虫在人口腔内的寄生部位依次为上下唇、颊、舌、腭、齿龈、扁桃体附近等。虫体可在黏膜及黏膜下层自由移动，寄生部位出现小斑和白色线状隆起。患者口腔内有虫蠕动感、异物感或痒感，也可有麻木感、肿胀、疼痛、黏膜粗糙、唾液增多等；重者可见舌、颊麻木僵硬和活动不便，以及声音嘶哑或吞咽困难等。若在食管黏膜下层寄生，可造成黏膜溃疡、吐血。有的患者表现为精神不安、失眠、恐惧等精神症状。嗜酸性粒细胞增多，有时可高达20%。在人体寄生的虫数一般为1～3条，多者可达数十条不等。取出虫体后，症状可逐渐消失。

根据口腔症状和病史可做出初步诊断，以针挑破虫体移行处黏膜，取出虫体，做虫种鉴定是确诊本病的依据。

【流行与防治】

该虫分布于世界各地，已报道人体病例的有意大利、苏联、保加利亚、摩洛哥、新西兰、斯里兰卡及我国。我国1955年在河南发现首例患者，迄今已报道110多例，分布于山东、黑龙江、辽宁、内蒙古、甘肃、陕西、青海、四川、北京、河北、天津、河南、山西、上海、江苏、湖北、湖南、福建、广东等20个省（自治区、直辖市），其中山东报道的病例最多。

该虫的宿主广泛，终宿主为牛、羊、马、骡、猪、犬、猫、鼠等多种动物，中间宿主为甲虫、蜚蠊、螳螂、天牛、蝈蝈、蝗虫、豆虫等昆虫。人常因误食昆虫或被昆虫污染的食物和水源而感染，患者较多的地区居民有烤食蝗虫、螳螂或甲虫的习惯。

本病的主要疗法是挑破寄生部位黏膜取出虫体，也可在寄生部位涂搽普鲁卡因溶液，使虫体易于从黏膜内移出。预防措施为宣传教育，注意饮食卫生，不生食蝗虫、甲虫等昆虫，不饮生水、不吃不洁生菜等。

二、东方毛圆线虫
Trichostrongylus orientalis

东方毛圆线虫（*Trichostrongylus orientalis* Jimbo，1914）属于分肠纲（Secernentea）圆线目（Strongylida）毛圆科（Trichostrongylidae）毛圆线虫属（*Trichostrongylus*），寄生于绵羊、骆驼、马、牛、驴等草食动物的胃和小肠，也可寄生于人的小肠，引起毛圆线虫病（trichostrongyliasis）。

【形态与生活史】

成虫纤细，白色略透明，角皮具不明显的横纹；口囊不明显，咽管圆柱状，约为体长的1/7～1/6。雄虫长 4.3～5.5mm，尾端交合伞明显，分左右 2 叶，粗短的交合刺 1 对，末端有小钩。雌虫长 5.5～6.5mm，尾端为锥形；阴门位于体后 1/6 处，子宫内有虫卵 5～16 个。虫卵长椭圆形，一端较圆，另一端稍尖；浅灰色，大小为（80～100）μm×（40～47）μm，似钩虫卵，但略长，其长度一般超过横径 2 倍以上；壳薄，卵膜与卵壳间空隙在两端较明显；新鲜粪便中的虫卵内含分裂的卵细胞 10～20 个（图 6-29）。

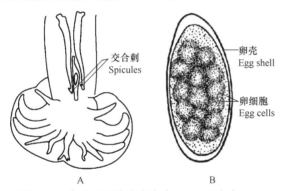

交合刺
Spicules

卵壳
Egg shell

卵细胞
Egg cells

A B

图 6-29 东方毛圆线虫交合伞（A）和虫卵（B）
Copulatory bursa and egg of *Trichostrongylus orientalis*

虫卵随终宿主粪便排出后在土壤中发育，体外发育过程与钩虫卵相似，幼虫孵出并蜕皮 2 次为感染期幼虫。人常因生食蔬菜或含吮草叶而经口感染。在小肠内经第 3 次蜕皮后钻入小肠黏膜，数日后自黏膜逸出并进行第 4 次蜕皮，然后发育为成虫，虫体以头端插入小肠黏膜的方式寄生。

【致病与诊断】

该虫引起的腹痛症状较钩虫感染者稍重。严重感染者也可出现贫血及由虫体代谢产物引起的毒性反应。该虫常与钩虫混合感染，故对其所致症状不易与钩虫病区分。

本病的诊断以粪便中查获虫卵为依据，常用饱和盐水浮聚法；亦可用培养法查丝状蚴，但应注意与钩虫和粪类圆线虫的丝状蚴区别。

【流行与防治】

东方毛圆线虫主要分布于农村，似有一定的地区性，如四川个别地区（潼南县）人体感染率高达 50%。1997 年全国人体肠道寄生虫感染调查表明，毛圆线虫病主要分布于 18 个省（自治区、直辖市），其中以海南的感染率最高（0.729%），江西、浙江、云南、青海、福建、贵州 6 省的感染率均高于全国平均感染率（0.026%），估计全国感染人数约 27 万。

毛圆线虫属的其他虫种在全国感染率为0.033%，其中西藏、广东、安徽、湖北等省（自治区、直辖市）的感染率较高，估计全国感染人数达 37 万。

本病的防治原则与钩虫病相同。

三、棘颚口线虫
Gnathostoma spinigerum

棘颚口线虫（*Gnathostoma spinigerum* Owen，1836）属于旋尾目（Spirurida）颚口科（Gnathostomatidae）颚口线虫属（*Gnathostoma*），该属已定种的有 13 种，其中 5 种可感染人体，包括棘颚口线虫、刚刺颚口线虫（*G. hispidum* Fedtchenko，1872）、陶氏颚口线虫（*G. doloresi* Tubangui，1925）、日本颚口线虫（*G. nipponicum* Yamaguti，1941）及双核颚口线虫（*G. binucleatum* Almeyda-Artigas，1991）。我国发现的有棘颚口线虫、刚刺颚口线虫及陶氏颚口线虫。人体颚口线虫病（gnathostomiasis）主要由棘颚口线虫和刚刺颚口线虫引起，本病在东南亚尤其是泰国十分普遍，病原体均为棘颚口线虫，该虫为犬、猫等肉食性动物的常见寄生虫，也寄生于虎、狮、豹等野生食肉动物，其幼虫偶可感染人体引起颚口线虫病。迄今，我国已报告的病例有 78 例，其中 58 例由棘颚口线虫引起。

【形态】

成虫短粗，活时呈鲜红色，稍透明，两端稍向腹面弯曲；前端为球形，上有 8 环小钩；颈部狭窄；体前半部和近尾端处被有很多体棘，体棘的形态有分类学意义。雄虫长 11～25mm，雌虫长 25～54mm。虫卵椭圆形，一端有帽状透明塞，内含1~2个卵细胞。第3期幼虫盘曲呈"6"字形，长约4mm；头顶部具唇，头球上具4环小钩，其数目和形状有重要的虫种鉴别意义；全身被有

200列以上的单齿皮棘，体前部的棘长10μm，往后逐渐变小，变稀；在体前1/4的体内有4个肌质管状颈囊，各自开口于头球内的气室中，内含

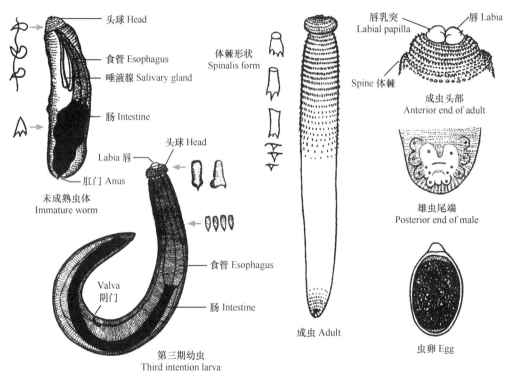

图6-30 棘颚口线虫形态 Morphology of *Gnathostoma spinigerum*

浆液，这4个构造对头球的膨胀和收缩有重要作用；食道分为肌性和腺性两部分（图6-30）。

【生活史】

终宿主为犬、猫或虎、豹等食肉动物，有报道猪可为刚棘颚口线虫、日本颚口线虫的终宿主或转续宿主。第一中间宿主是剑水蚤；第二中间宿主为淡水鱼，如乌鳢（*Ophicephalus argus*）、泥鳅（*Misgurnus anguillicaudatus*）等。

成虫寄生于终宿主胃壁肿块中，肿块破溃后，虫卵落入胃肠道并随粪便排出。在水中孵出第1期幼虫，幼虫被剑水蚤吞食后，经7~10天发育为第2期幼虫。当含第2期幼虫的剑水蚤被第二中间宿主（多为淡水鱼类）吞食后，大部分移行至肌肉，1个月后发育为第3期幼虫。终宿主（犬、猫等动物）食入感染棘颚口线虫幼虫的鱼类（主要为乌鳢、泥鳅、黄鳝等），第3期幼虫在其胃内脱囊，并穿过肠壁移行至肝、肌肉或结缔组织，临近成熟时返回胃壁，形成特殊的肿块，虫体在肿块内逐渐发育为成虫，1个肿块中常有1至数条虫体寄生。有些动物如蛙、蛇、鸡、猪、鸭及多种灵长类等动物食入被感染的鱼后，其体内的

幼虫不能进一步发育，故为转续宿主。

人为该虫的非适宜宿主，常通过生食或半生食含第3期幼虫的淡水鱼类或转续宿主而感染；在人体组织内寄生的虫体仍停留在第3期幼虫或性未成熟的成虫早期阶段；幼虫在人体内可存活数年，长者可达10年以上。

【致病与诊断】

该虫的致病作用主要是幼虫在人体组织中移行，以及虫体的毒素（类乙酰胆碱、含透明质酸酶的扩散因子、蛋白酶等）刺激，可引起皮肤幼虫移行症和内脏幼虫移行症，损害部位极为广泛。人体感染颚口线虫后，虫体在消化道内穿过胃、肠壁，进入腹腔；或经血液循环到全身各组织、器官，进入肌肉或皮肤，导致组织病变。幼虫入侵后3~4周或数月，患者出现食欲缺乏、恶心、呕吐，尤其是上腹部疼痛等症状。由于虫体窜游的特性，在表皮和真皮之间或皮下组织内形成隧道，导致皮肤幼虫移行症，全身各部位皮肤可出现匐行疹或间歇性皮下游走性包块，局部皮肤微红，有时有灼热感、痒感和水肿，疼痛较轻。

虫体寄生或栖息的组织或器官，包括肺、气

管、胃肠道、肝、尿道、子宫等，导致内脏幼虫移行症。临床表现随寄生部位不同而异，颚口线虫的幼虫还可侵入眼、脑和脊髓，寄生于眼可引起失明，如进入脊髓和脑，可引起嗜酸性粒细胞增多性脑脊髓炎，患者可出现头痛、意识模糊、昏迷，甚至死亡。一般损伤部位常出现急性和慢性炎症，有大量嗜酸性粒细胞、中性粒细胞、淋巴细胞等浸润。

对可疑临床表现者，尤其有生食或半生食淡水鱼或转续宿主史者，则应考虑本病，需作进一步检查。从匐行疹或皮下包块的病变组织中取出虫体镜检，是最可靠的确诊方法。对无明显皮肤损害者可结合感染史，用免疫学方法作辅助诊断。

【流行与防治】

该虫是人兽共患寄生虫病的重要病原体之一，主要分布于亚洲，以泰国、日本最为多见，可能与食生鱼的习惯有关。世界各地报道可作为棘颚口线虫第二中间宿主和转续宿主的动物有 104 种，包括鱼类、两栖类、爬行类、鸟类和哺乳类等。在我国，犬、猫虽常有感染，但人体病例不多，人的感染大多是生食或半生食鱼类引起，人体病例呈散在性分布。

主要治疗方法为手术摘除幼虫，一般预后良好；阿苯达唑与伊维菌素有很好的疗效。本病预防应注意不生食或半生食鱼类以及未煮熟的禽鸟类、两栖类、爬行类和哺乳类等动物的肉。

（汪世平 周云飞）

四、艾氏小杆线虫
Rhabditis (Rhabditella) axei

艾氏小杆线虫[*Rhabditis (Rhabditella) axei* (Cobbold, 1884) Chitwood，1933]亦称艾氏同杆线虫，属于杆形目（Rhabditida）小杆科（Rhabditidae）小杆线虫属（*Rhabditis*）。该虫偶可侵入人体，引起艾氏小杆线虫病（rhabditelliasis axei）。我国 1950～2020 年共报道 153 例。

【形态与生活史】

成虫纤细、线状、半透明、体表光滑。口具 6 片唇瓣，每片唇瓣上有乳突和头感器各 2 个。食道呈杆状、有前后 2 个食道球。尾部尖细似针。雄虫长 1.18～2.30mm。雌虫长为 1.38～1.83mm，生殖器官为双管型，子宫内含卵 4～24 个。虫卵

长椭圆形，与钩虫卵相似，但较小，大小为（48～52）μm×（28～32）μm，极易混淆（图 6-31）。

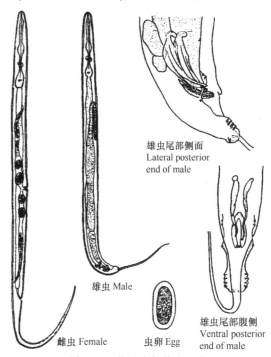

雄虫尾部侧面
Lateral posterior end of male

雄虫 Male

雌虫 Female   虫卵 Egg

雄虫尾部腹侧
Ventral posterior end of male

图 6-31 艾氏小杆线虫形态
Morphology of *Rhabditis (Rhabditella) axei*

本虫可在腐败的有机物或污水中营自生生活，雌、雄交配后产卵，卵在适宜环境下（25℃），经 10～15 小时孵化出杆状蚴。杆状蚴能摄食，经 3～4 天蜕皮 4 次，发育为成虫。雌虫在外界产卵后很快死亡。

【致病与诊断】

人体感染途径可能是幼虫经口进入消化道或经尿路上行感染，如游泳、下水劳作时接触或误饮污水，使虫体乘机而入。虫体对人工肠液（pH 8.4）和尿液有较强耐受性，在肾炎、肾病、肾结核等患者尿液中能生长发育，但在健康人的尿液中存活不久。该虫可侵犯人体泌尿系统或消化系统。泌尿系统感染可引起发热、虚弱、头痛、腰痛、血尿、膀胱刺激征等症状，肾实质受累时可出现下肢水肿、阴囊水肿、乳糜尿、蛋白尿或脓尿等表现。尿常规检查，可见尿的沉淀物内含有虫体或虫卵，尿液浑浊，有红细胞、白细胞及管型。虫体寄生于消化道时，多无明显症状和体征，少数患者可有间歇性腹痛、腹泻或便秘。

从患者粪便或尿液沉淀物中检出虫体或虫卵即可确诊。成虫大小与粪类圆线虫相近，极易混淆，鉴别要点：艾氏小杆线虫食道占体长的 1/5～1/4，有 2 个食道球，虫体末端细长呈针状，

体长与尾长之比约为 4∶1；粪类圆线虫食道占体长的 1/3～1/2，仅 1 个食道球，虫体末端呈圆锥状。

【流行与防治】

我国 17 个省（自治区、直辖市）有本虫感染人体的病例报道。日本、墨西哥、以色列、伊朗、德国等也有病例报道。曾在兔、犬、猴、鼠等动物粪便中检获本虫。

预防本病的关键是注意个人卫生，避免饮用或接触污水及腐败的植物。治疗药物可用甲苯咪唑、阿苯达唑、左旋咪唑等。

五、麦地那龙线虫
Dracunculus medinensis

麦地那龙线虫［*Dracunculus medinensis* (Linnaeus, 1758) Gallandant, 1773］又名几内亚龙线虫（guinea worm），属于旋尾目（Spirurida）龙线科（Dracunculidae）龙线属（*Drancunculus*）。成虫寄生于人和多种哺乳动物组织内，引起麦地那龙线虫病（dracunculiasis），是一种人兽共患寄生虫病，人是主要传染源。由于该虫对人体造成的危害严重，很早即被认识和描述，在古罗马和古希腊时期就注意到该虫感染所致疾病。19 世纪初，欧洲学者才对该虫有了初步认识，1870 年 Fedchenko 对该虫形态和生活史进行了描述。

我国动物感染报告较多，人体感染至今仅有在安徽阜阳农村一名男童腹壁脓肿内检获 1 条雌性成虫的病例报道（王增贤，1995），经多年监测未见新病例。

【形态】

该虫属大型线虫，成虫形似一根粗白线，前端钝圆，体表光滑，镜下可见细密的环纹。雄虫较小，长 12～40mm，宽 0.4mm，末端向腹面卷曲 1 至数圈，具交合刺 2 根。雌虫大小为雄虫的数倍，长 60～120cm，宽 0.9～2.0mm，生殖系统为双管型，成熟雌虫的体腔被前、后两支子宫所充满，子宫内含大量第一期幼虫（杆状蚴）。杆状蚴大小为 636.0μm×（15～30）μm，体表具明显的纤细环纹，头端钝圆，尾部细长，约占幼虫全长的 1/3（图 6-32）。

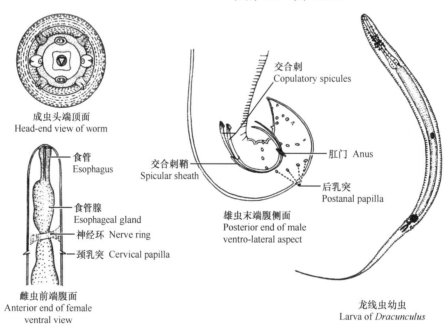

成虫头端顶面
Head-end view of worm

食管 Esophagus
食管腺 Esophageal gland
神经环 Nerve ring
颈乳突 Cervical papilla

雌虫前端腹面
Anterior end of female ventral view

交合刺 Copulatory spicules
交合刺鞘 Spicular sheath
肛门 Anus
后乳突 Postanal papilla

雄虫末端腹侧面
Posterior end of male ventro-lateral aspect

龙线虫幼虫
Larva of *Dracunculus*

图 6-32　麦地那龙线虫形态 Morphology of *Dracunculus medinensis*

【生活史】

成虫寄生于终宿主（人和哺乳动物）的组织内。主要感染途径是经口食入含感染期幼虫的剑水蚤。感染期幼虫进入消化道后在十二指肠内逸出，钻入肠壁，经肠系膜、体腔移行至皮下结缔组织，约经 3 个月发育为成虫。雌雄交配，雄虫于感染后 3～7 个月变为虫囊死亡。雌虫受精后，于感染后 8～10 个月成熟，自寄生部位移行至宿主四肢、腹部、背部或其他部位的皮下组织，由于其子宫内含有成千上万的幼虫，而使虫体内压力增高导致虫体前端体壁和子宫破裂，幼虫及其分泌物随之释出，并引起宿主强烈的超敏反应，使宿主的局部皮肤表面形成水疱，继而破溃（图 6-33）。当溃破部位与冷水接触时，受到刺激的雌虫前端自伤口伸出，子宫也从虫体前端破口处脱出，将幼虫间歇性地产入水中，每次产出的幼虫可多达50万条以上。待宿主再次与水接触时，雌虫又重复这一产蚴过程，幼虫产尽后雌虫自然死亡，并被组织吸收，伤口愈合。

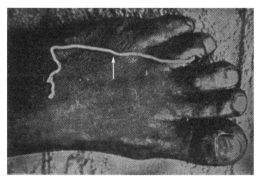

图6-33　麦地那龙线虫雌虫从脚趾伸出
Female of *Dracunculus medinensis* sticking out from the digit of foot

幼虫在水中可存活4~7天，被中间宿主剑水蚤吞食，经12~14天，在其体内发育为感染期幼虫。终宿主因饮水误吞含感染期幼虫的剑水蚤而感染。此外，有学者认为含感染期幼虫的剑水蚤也可从阴道侵入，在阴道的酸性分泌液作用下，幼虫逸出，钻入附近的组织。

成虫在终宿主体内可生存1年。成虫除寄生于人体外，还可寄生于犬、猫、马、牛、狼、狐、猴等哺乳动物，其中以犬最为重要。

【致病与诊断】

本病潜伏期为2~8个月。幼虫在患者体内移行和发育为成虫产蚴之前，无明显病变。致病主要是成熟雌虫移行至皮肤及皮下组织时，虫体周围形成条索状硬结或肿块，并释放大量代谢产物和幼虫，引起宿主组织强烈的超敏反应，出现丘疹、水疱、脓疱、蜂窝织炎、脓肿、溃疡等症状。因成虫所在部位不同，临床并发症各异。也可引起荨麻疹、局部水肿和发热、头晕、恶心、腹泻等全身症状。血液检查可见嗜酸性粒细胞增多。此外，虫体还可侵犯中枢神经系统，引起截瘫；亦可引起眼部、心脏及泌尿生殖系统的病变和关节炎、滑膜炎、关节强直，导致患肢萎缩。

实验室检查：当水疱溃破后，将少许冷水置于溃破处，取少量破溃表面的液体置载玻片上，在低倍镜下检查有运动活跃的幼虫便可确诊；对深部的脓肿可经穿刺吸脓液镜检幼虫。自伤口获取伸出的雌虫是最可靠的确诊依据。血液检查常见嗜酸性粒细胞增高。免疫学试验具有辅助诊断价值。

【流行与防治】

该病在世界分布广泛，主要流行于非洲及西亚、南亚的热带国家。20世纪80年代，全球每年约有350万病例。WHO于1986年提出，到1995年在全球消灭麦地那龙线虫病。目前病例主要存在于包括非洲在内的13个国家。2020年全球报道27例，2021年报道14例，其中乍得7例。

本病的流行主要有两个环节：饮用含剑水蚤的生水及与水接触，亦有因生食泥鳅引起感染的报道。本病感染的年龄多在14~40岁，发病季节以5~9月为最高。

治疗本病采用小棒卷虫法，逐日将虫卷出。让伤口每日与冷水接触1次，当雌虫伸出时，用小棒卷虫，每次约卷出5cm，每日1次，约3周即可取出全虫。用2.5%氢化可的松软膏涂敷新发生的水泡上，可使虫体易被拉出。亦可采用外科手术取出虫体。服用甲硝唑或甲苯咪唑等药物可使虫体自行排出或易于摘除。

避免饮用不洁生水是最主要的预防措施。此外，应用药物或生物方法杀灭水中剑水蚤，阻断传播途径，可避免传播。

六、异尖线虫
Anisakis

异尖线虫（*Anisakis*），又称海兽胃线虫，属蛔目（Ascaridida）异尖科（Anisakidae）异尖线虫属（*Anisakis*）。成虫寄生于海栖哺乳类，幼虫寄生于某些海栖鱼类，其分类上与寄生于陆地哺乳动物体内的蛔虫近缘，故也将其称为海生哺乳类的蛔虫。常见虫种主要为简单异尖线虫（*Anisakis simplex*）、典型异尖线虫（*A. typica*）和抹香鲸异尖线虫（*A. physeteris*）、拟地新线虫（*Pseudoterranova decipiens*）、对盲囊线虫（*Contracaccum* spp.）和宫脂线虫（*Hysterothylacium* spp.）。我国报道的主要是异尖线虫属和鮪蛔线虫属的虫种。人不是异尖线虫的适宜宿主，但幼虫可寄生于人体消化道各部位，引起内脏幼虫移行症，即异尖线虫病（anisakiasis）。

【形态】

在人体寄生的阶段为第3期幼虫。幼虫体长为12.5~30mm，微透明，胃部呈白色，在水中蠕动如蚯蚓状。虫体呈长纺锤形，两端较细，尤以头端为甚；表皮3层，体壁肌层较厚。头部为融合的唇块，唇瓣尚未分化；腹侧有一明显的钻齿，腹侧稍后二亚腹唇之间为排泄管开口。食道为肌质，中间较细，神经环位于食道前端约1/7处。肠管粗大，直肠显著，由发达的圆柱状上皮细胞构成，细胞核整齐地排列于基底部，其内腔呈"Y"形。尾部很短，末端钝圆，正中有一小突起。

【生活史】

成虫长3～15cm，寄生于海洋哺乳动物（海豚、鲸类）或鳍足动物（海狮、海豹）胃部，虫卵随宿主粪便排入海水中，发育为第1期幼虫，在卵内蜕皮1次发育为第2期幼虫，从卵内孵出的第2期幼虫被第一中间宿主甲壳纲动物吞食，形成第3期幼虫。当甲壳纲动物被第二中间宿主鱼类或软体动物猎食后，第3期幼虫在其体内移行至全身，形成白色半透明的或不透明的纤维囊，虫体盘曲于囊内。当感染第3期幼虫的甲壳纲动物及第二中间宿主鱼类或软体动物被海栖哺乳动物捕食后，幼虫在终宿主胃内经过2次蜕皮发育为成虫。人是异尖线虫的非适宜宿主，但人因生食或半生食含感染性幼虫的海鱼及海产软体动物可感染，幼虫可寄生于人体消化道各部位，主要寄生于胃肠壁。用异尖线虫幼虫口饲感染小鼠、兔、犬和猪等均获成功。

【致病与诊断】

人体感染幼虫后，主要引起胃异尖线虫病和肠异尖线虫病。轻者仅有胃肠不适，重者表现为进食后数小时上腹部突发剧痛伴恶心、呕吐，或数天后出现下腹部剧痛、腹胀和腹泻等症状。纤维胃镜可见胃黏膜水肿、出血、糜烂、溃疡。晚期患者可见胃肠壁上有肿瘤样物。病理特点是以黏膜下层为中心，伴有大量嗜酸性粒细胞浸润的脓肿或瘤样肿物，肿物内可见虫体或其断片、角皮或肠管等。虫体也可在腹腔、泌尿系统、皮下组织等处形成肿物。患者发病急骤，酷似外科急腹症，有时还易误诊为急性阑尾炎、胃十二指肠溃疡等病。

生食海鱼的病史及典型的临床症状是重要的临床诊断参考依据。确诊本病主要依据从胃内检获幼虫，虫体多在胃大弯侧发现（图6-34）。用体外培养的幼虫分泌排泄物作抗原检测患者血清中特异性抗体，是本病的重要辅助诊断方法。

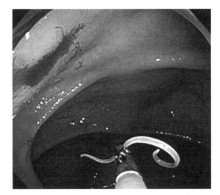

图6-34　活体取样钳从胃部取出异尖线虫幼虫
Anisakis larva removed in stomach by biopsy forceps

【流行与防治】

异尖线虫呈世界性分布，不论是其终宿主（鲸类、鳍足类）还是中间宿主（海鱼类、头足类）的感染在世界各大水域均存在。目前20多个国家和地区报道有100多种海鱼寄生有异尖线虫。人体异尖线虫病主要病例报道来自吃海鲜的国家，报道最多的是日本，每年约2000例。迄今，在韩国、日本、荷兰、英国、法国、德国、意大利、挪威、美国和加拿大及太平洋地区等近30个国家均有病例报道，当地居民因吃腌海鱼，以及生拌海鱼片、鱼肝、鱼籽或乌贼等海产品而感染。本病为一种重要的食源性、海洋自然疫源性和人兽共患寄生虫病。

我国迄今未见人体病例报道，但我国东海、南海、黄海和渤海等海域及主要沿海地区10个省（自治区、直辖市）1986～2011年发现了数十个海鱼品种感染异尖线虫，感染率达81%。在国内市售海鱼中发现，鲐、小黄鱼、带鱼等小型鱼肌肉或组织器官中异尖线虫幼虫感染率高达100%。2020年调查，青岛市检测的13类鱼种共91尾鱼中，12类鱼种58尾鱼检出了异尖线虫幼虫，鱼种检出率为92.31%，总检出率为63.74%。此外，三文鱼也易被异尖线虫感染，提示我国人群感染异尖线虫的潜在危险性较高。

胃肠道异尖线虫病目前尚无特效治疗药物，一般治疗用阿苯达唑辅以抗过敏、抗感染药物。可用纤维胃镜检查并将虫体取出（图6-34）。本病预防重于治疗，不食生鱼是预防本病最有效措施。美国食品药品监督管理局（FDA）建议海鱼销售前应冰冻（-20℃）至少7天，速冻（-35℃或以下）至少15小时。

（李　健）

七、肝毛细线虫
Capillaria hepatica

肝毛细线虫 [*Capillaria hepatica* (Bancroft, 1893) Travassos, 1919] 属于有腺纲（Adenophorea）毛形科（Trichinellidae）毛细线虫属（*Capillaria*），广泛寄生于鼠类及其他哺乳动物的肝，偶尔寄生于人体，引起肝毛细线虫病（capillariasis hepatic）。

【形态与生活史】

成虫虫体细长，前部较窄，后部逐渐变宽。雌虫长 27～100mm，宽 0.1～0.89mm，尾端钝圆；雄虫长 15～50mm，宽 0.04～0.1mm，尾端有 1 突出的交合刺被鞘膜包裹。虫卵与典型的鞭虫卵相似，但比鞭虫卵大，大小为（40～67）μm×（27～35）μm，虫卵呈椭圆形，虫卵两端为透明栓状物，卵壳厚，分两层，卵壳表面有放射状条纹（图 6-35）。

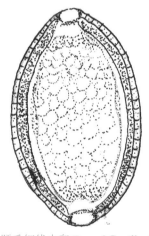

图 6-35　肝毛细线虫卵 Egg of *Capillaria hepatica*

成虫寄生于宿主肝内，雌虫将卵产入肝实质内，虫卵在宿主的肝中仅可发育到 8 个细胞阶段。只有当宿主死亡（自相残杀、捕食、腐烂）后，虫卵才被释放到外界环境中。在适宜的温度、湿度条件下，经 5～8 周，受精卵内的卵细胞发育为含胚胎的感染性虫卵。人因摄入被感染性虫卵污染的食物或水而感染，感染 24 小时内虫卵在人体盲肠内孵化出幼虫，幼虫钻入肠黏膜内，通过肠系膜静脉、门静脉系统侵入肝并发育为成虫。

【致病与诊断】

成虫寄生于肝，其虫卵多沉积在肝实质中，在成虫和虫卵周围可见肉芽肿样病变。肉眼可见肝表面有许多点状珍珠样白色颗粒，或者黄色结节，大小为 1～2mm。肝内可见多发性脓肿样病灶，脓肿中心有成虫、虫卵及坏死的组织，虫体周围有大量嗜酸性粒细胞、浆细胞和巨噬细胞浸润，继而形成肉芽肿，导致肝细胞损伤，肝硬化形成，甚至引起肝衰竭。

患者的临床表现无特异性，极易出现误诊。轻度感染者症状不明显，中度和重度感染者病情急，患者可出现发热、肝大、嗜酸性粒细胞显著增高、低血红蛋白性贫血，严重者出现嗜睡、脱水，甚至死亡。

肝毛细线虫病较为罕见，临床诊断较为困难。结合患者的临床表现、嗜酸性粒细胞增高及居住环境较差、鼠群密度较高等，可考虑本病的可能。肝组织活检发现虫体或虫卵是确诊的依据。CT 检查可发现肝边缘呈不清楚的低密度阴影；超声检查可发现肝大；MRI 检查可显示肝肉芽肿结节，影像学检查对诊断有参考价值。

【流行与防治】

人体感染肝毛细线虫的报道很少，可能与其临床症状特异性差、缺乏便捷诊断试剂有关。目前世界上仅确诊 70 余例，分布于美洲、亚洲、非洲和大洋洲，我国仅确诊 5 例。人体因摄入感染性虫卵污染的食物或饮水而感染，患者多为 8 岁以下的儿童。此外，已有报道人体肝毛细线虫假性感染 78 例，假性感染多因生食或半生食含有未发育至感染期虫卵的动物肝导致，感染者多出现腹痛、腹泻等症状，虫卵通过人体消化道后排出体外，粪便检查发现肝毛细线虫虫卵。肝毛细线虫的保虫宿主很多，可感染挪威大鼠、褐家鼠、麝香鼠、小家鼠、黄胸鼠、海狸鼠、刺猬、豪猪、犬、猫等 180 余种哺乳动物，鼠类为其重要的传染源，属于鼠源性人兽共患寄生虫病。

注意环境卫生，消灭鼠类。治疗药物有阿苯达唑与甲苯达唑。

八、肾膨结线虫
Dioctophyma renale

肾膨结线虫 [*Dioctophyma renale* (Goeze, 1782) Stiles, 1901] 属于膨结目（Dioctophymatida）膨结科（Dioctophymatidae）膨结线虫属（*Dioctophyma*），是一种大型寄生线虫，俗称巨肾虫（the giant kidney worm）。本虫广泛寄生于貂、犬、狼等 40 多种动物的肾及腹腔内，偶尔可感染人体，引起肾膨结线虫病（dioctophymiasis renale）。

【形态与生活史】

成虫形似蚯蚓，呈圆柱形，两端稍细，活体时呈血红色，固定后灰褐色。体表有明显横纹，虫体两侧各有 1 行乳突。口孔圆形，周围有两圈乳突，呈半球形突起。雌虫长 23～110cm，宽 0.6～1.3cm，阴门开口于虫体前端腹中线上。雄虫长 16～49cm，宽 0.4～0.8cm，尾端有钟形交合伞和 1 根交合刺。不同宿主体内虫体大小差别大，人体内虫体较小，雌虫长 16～22cm，宽 0.21～0.28cm，雄虫长 9.8～10.3cm，宽 0.12～0.18cm。虫卵呈椭圆形，棕黄色，大小为（60～82）μm×（38～46）μm，卵壳厚，表面为大小不等的球状凸起，受精卵内含 1～2 个卵细胞（图 6-36）。

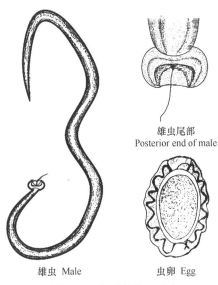

雄虫尾部
Posterior end of male

雄虫 Male 虫卵 Egg

图 6-36　肾膨结线虫形态
Morphology of *Dioctophyma renale*

成虫主要寄生于宿主的肾，虫卵随尿液排出，进入水中发育为含第 1 期幼虫的卵，含蚴卵被中间宿主寡毛类环节动物（如蛭蚓）吞食后在其体内发育为第 2 期幼虫，中间宿主被终宿主貂、犬、狼等终宿主吞食后，幼虫穿破胃壁或肠壁进入体腔，移行至肾，蜕皮 2 次后发育为成虫，成虫寿命为 1～3 年。中间宿主被转续宿主鱼或蛙类吞食后，在其体内发育为第 3 期幼虫。人多因生食或半生食含有 3 期幼虫的鱼或蛙类而感染，亦可因吞食水中或水生植物表面的中间宿主而感染。因人体十二指肠降部紧贴于右肾，故虫体主要寄生在人体的右肾，虫体也可寄生于胸腔、腹腔、阴囊、子宫、乳腺等部位。

【致病与诊断】

肾膨结线虫多寄生于人体的肾，右肾更为常见，虫体寄生的肾可出现显著增大，肾盂腔内出现大量红细胞、白细胞、脓液、虫卵和虫卵块。病变后期，虫体寄生的肾萎缩，由于虫卵表面的黏稠物易凝成块，在肾盂腔内常发现卵和卵块，有时虫卵埋于组织的深部，加上虫体死亡后的表皮残存，可能构成结石的核心。未感染的肾可出现代偿性肥大。

患者主要表现为腰痛、肾绞痛、反复血尿、尿频，可并发肾盂肾炎、肾结石、肾功能障碍，部分患者尿液中排出虫体。该虫也可寄生于腹腔，引起腹膜炎，偶尔寄生于肾上腺、胸部皮下组织等，引起周围组织的炎性病变。

有生食或半生食鱼或蛙肉史，反复出现肾盂肾炎症状而久治不愈的患者，应考虑本病的可能。在尿液沉渣中检出虫卵，或从尿道中排出虫体即可确诊。尿路造影、B 超、CT 检查有助于诊断。

【流行与防治】

本病属于罕见人体寄生虫病，至今国外报道 17 例，我国报道 19 例，我国最早由张森康 1981 年在宜昌发现 4 例人体肾膨结线虫病，其后在湖北、广东、江苏、河南、四川、宁夏等地陆续报道本病。肾膨结线虫的保虫宿主较多，可寄生于貂、犬、狼、狐、熊、猫、猪和牛等 40 多种哺乳动物。

预防本病的主要措施是加强健康教育，不喝生水，不生食或半生食鱼肉和蛙肉。最可靠的治疗方法是手术取虫，亦可应用阿苯达唑、噻嘧啶、伊维菌素进行治疗。

（刘若丹）

第7章 吸 虫
Trematodes

第1节 吸虫概论
Introduction to trematodes

学习与思考

（1）比较吸虫成虫与线虫成虫的形态。

（2）阐述吸虫的宿主类别及其在不同宿主体内的繁殖方式。

（3）阐述吸虫生活史的主要特征。

吸虫（trematode）属于扁形动物门（Platyhelminthes）复殖纲（Digenea），又称吸虫纲（Trematoda），包括3个目：鸮形目（Strigeida）、棘口目（Echinostomatida）和斜睾目（Plagiorchiida）。已知感染人体的吸虫有210多种，其生活史复杂，无性世代寄生于软体动物，有性世代多寄生于脊椎动物。吸虫形态特点为虫体扁平、体不分节、消化道不完整。我国常见的吸虫有华支睾吸虫、布氏姜片吸虫、卫氏并殖吸虫、斯氏并殖吸虫、日本血吸虫和肝片形吸虫等。

【形态与结构】

1. 成虫　外形呈叶状或舌状，两侧对称。大小依虫种而异。通常具有口吸盘（oral sucker）和腹吸盘（ventral sucker），是虫体附着和运动的主要器官（图7-1）。成虫由体壁和实质组织（parenchyma）构成，无体腔（body cavity），各系统器官位于网状的实质组织中。

（1）体壁：由皮层（tegument）和皮层下的细胞体构成，系合胞体（syncytium）结构。皮层从外向内由外质膜（external plasma membrane）、基质（matrix）与基质膜（basal lamina）组成。皮层的表面有许多皱褶、体棘及感觉乳突等，其形态、数量和分布随虫种和部位而异。皮层具有保护虫体、吸收营养和感觉等生理功能。基质膜下为基层（basement layer），基层之下为外环肌和内纵肌，虫体依靠肌肉的收缩而变换形状，在宿主组织进行吸附、移位等活动。细胞体位于肌层下，内有细胞核、内质网、核糖体、线粒体和高尔基体等。皮层和细胞体间有胞质小管相通。

（2）消化系统：包括口（mouth）、前咽（prepharynx）、咽（pharynx）、食道（esophagus）及肠管（alimentary tract）（图7-1）。口位于口吸盘的中央，在虫体的前端或腹面。前咽短小或缺如。咽为肌质构造，呈球状。食道为细管状，其两侧常有若干个单细胞腺体，各有管道通向虫体前端。肠管分左、右两个肠支，向体后端延伸，末端均为盲管。少数吸虫的两肠支在体后部融合成单一的盲管，如裂体科吸虫。从口至肠管前部是消化

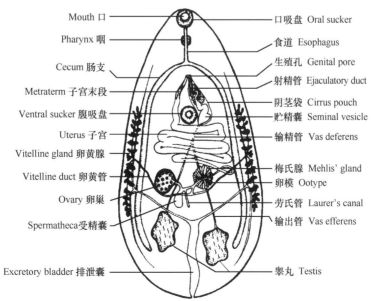

图 7-1　复殖吸虫形态结构 Morphology of digenetic trematode

Mouth 口	口吸盘 Oral sucker
Pharynx 咽	食道 Esophagus
Cecum 肠支	生殖孔 Genital pore
Metraterm 子宫末段	射精管 Ejaculatory duct
Ventral sucker 腹吸盘	阴茎袋 Cirrus pouch
Uterus 子宫	贮精囊 Seminal vesicle
Vitelline gland 卵黄腺	输精管 Vas deferens
Vitelline duct 卵黄管	梅氏腺 Mehlis' gland
Ovary 卵巢	卵模 Ootype
Spermatheca 受精囊	劳氏管 Laurer's canal
Excretory bladder 排泄囊	输出管 Vas efferens
	睾丸 Testis

食物、吸收营养的主要场所。吸虫无肛门，未消化吸收的废物经口排出体外。

（3）神经系统：在咽两侧各有 1 个脑神经节（cerebral ganglion），相当于神经中枢，节间有背神经索（dorsal nerve cord）相连。由咽上神经节向前、后各发出 3 对纵神经干（nerve cord），在向后神经干之间的不同水平通过横索相连。从神经干发出的神经支到达体壁、吸盘、咽、生殖系统及体壁外层感觉器，支配虫体的运动和感觉功能（图 7-2）。

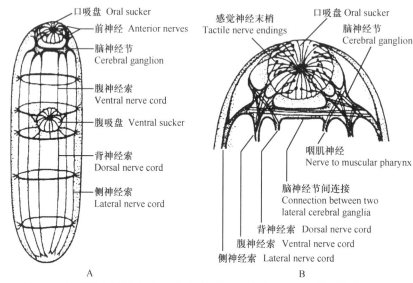

图 7-2　复殖吸虫神经系统（A）和复殖吸虫前端及口吸盘的神经分布（B）

Nervous system of a digenetic trematode (A) and innervation of the anterior end and oral sucker(B)

（4）排泄系统：位于虫体两侧，为对称的管状系统，由焰细胞（flame cell）、毛细管（capillary tubule）、集合管（collecting tubule）、排泄囊（excretory bladder）和排泄孔（excretory pore）组成。焰细胞为凹形细胞，在凹入处有一束纤毛，颤动时像跳动的火焰，因而得名。纤毛颤动使液体流动，并形成较高的过滤压，促使含有氨、尿素、尿酸等废物的排泄液排出体外。焰细胞的数目与排列方式是吸虫分类的重要依据。

（5）生殖系统：除裂体科外，吸虫均为雌雄同体（hermaphrodite）。雌、雄生殖孔均开口于生殖窦（genital sinus）内。

雄性生殖系统：包括睾丸（testis）、输出管（vas efferens）、输精管（vas deferens）、贮精囊（seminal vesicle）、前列腺（prostatic gland）、射精管（ejaculatory duct）、阴茎（cirrus）和阴茎袋（cirrus pouch）等。某些虫种的前列腺、阴茎袋、阴茎等可能缺失。睾丸一般为 2 个，血吸虫为多睾丸。睾丸在实质组织中的位置、形态及排列因虫种而异，为虫种鉴别的重要特征。每个睾丸发出 1 支输出管，输出管汇合形成输精管。输精管的远端形成雄性交配器官或阴茎。阴茎开口于生殖窦或生殖孔，交配时阴茎可经生殖孔伸出体外，并与雌性生殖器官的远端相交接（图 7-3）。

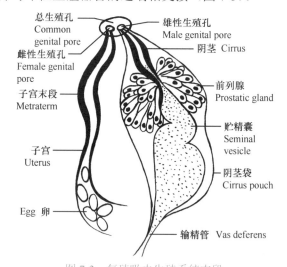

图 7-3　复殖吸虫生殖系统末段

The end piece of genital system of digenetic trematode

雌性生殖系统：包括卵巢（ovary）、输卵管（oviduct）、卵模（ootype）、梅氏腺（Mehlis' gland）、受精囊（spermatheca, seminal receptacle）、劳氏管（Laurer's canal）、卵黄腺（vitelline gland, vitellarium）、卵黄管（vitelline duct）、总卵黄管（common vitelline duct）、卵黄囊（vitelline reservoir）和子宫（uterus）等。初级卵黄小管汇聚形成左、右卵黄管，两侧的卵黄管合并形成总卵黄管，开

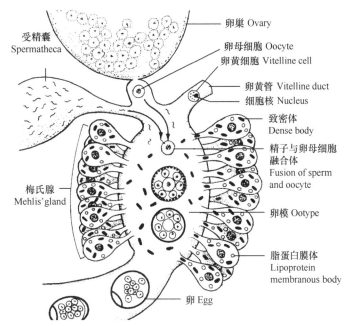

图 7-4　复殖吸虫的卵模结构和虫卵形成 Structure of ootype and formation of egg of a digenetic trematode

口于卵模腔（图 7-3、图 7-4）。

吸虫可进行自体或异体受精。卵巢中卵细胞经输卵管进入受精囊，与精子受精，然后与卵黄细胞一同进入卵模。卵黄细胞释放出形成卵壳的物质，卵模周围梅氏腺分泌物及部分子宫分泌物也参与卵壳的形成。虫卵在卵模内形成卵壳，并塑成特有的卵形，进入子宫，经生殖孔排出体外。子宫长短不一，靠近生殖孔的子宫末端，为肌质结构，具有阴道的作用。

相较于其他系统，吸虫的生殖系统最发达，所需营养物质也最多，合成代谢与能量代谢也最旺盛。进入虫体的各种物质多在生殖系统进行代谢与消耗，杀虫药也会在此积聚造成结构与功能损伤，甚至引起虫体死亡。

2.虫卵　呈椭圆形，淡黄或金黄色。虫卵排出体外时，有的内含卵细胞和卵黄细胞，如布氏姜片吸虫卵和卫氏并殖吸虫卵；有的内含幼虫，如华支睾吸虫卵和血吸虫卵；有的卵内还有腺体分泌物等，如日本血吸虫。多数吸虫卵一端有卵盖，幼虫发育成熟后从卵盖孵出；日本血吸卵无卵盖，幼虫孵出时，卵壳纵向裂开。卵壳还可向外形成突起等附加结构。

【生活史】

吸虫的生活史复杂，不但具有世代交替，还有宿主的转换。成虫为有性世代，有的虫种从尾蚴阶段就开始了有性世代，如异形异形吸虫。无性世代包括虫卵（egg）、毛蚴（miracidium）、胞蚴（sporocyst）、雷蚴（redia）、尾蚴（cercaria）、囊蚴（metacercaria）（图 7-5）。宿主的转换包括终宿主和中间宿主的转换。除日本血吸虫等少数虫种外，大多数吸虫在无性世代也需转换宿主，第一中间宿主为淡水螺类或软体动物；第二中间宿主依虫种而异，可为鱼类或节肢动物。某些虫种的幼虫期可通过转续宿主进入终宿主体内，如卫氏并殖吸虫、斯氏并殖吸虫等。终宿主大多为脊椎动物和人。

吸虫的生活史离不开水。虫卵在水中或被软体动物吞食后孵出毛蚴，毛蚴周身披有纤毛，运动活跃，体内有顶腺、头腺、胚细胞等结构。毛蚴进入中间宿主后发育为胞蚴，胞蚴无消化器官，通过体表摄取营养物质，其体内的胚细胞团经反复分裂，发育成多个雷蚴，从母体逸出。雷蚴体内的胚细胞团再分化发育为多个子雷蚴或大量尾蚴。尾蚴成熟后从母体逸出，借助尾部的摆动，在水中游动，侵入第二中间宿主体内或附着在某些物体的表面形成囊蚴。囊蚴经口进入终宿主的消化道，即脱去囊壁为童虫（juvenile），移行至寄生部位，逐渐发育为成虫（adult）。裂体科吸虫缺雷蚴和囊蚴期，尾蚴直接经皮肤侵入终宿主。因此，吸虫在其生活史过程中，基本的发育阶段包括虫卵、毛蚴、胞蚴、雷蚴、尾蚴、囊蚴、童虫与成虫等，一般囊蚴为感染阶段。

宿主的不同器官、组织为不同发育期的虫体提供所需的营养物质，虫体能识别其所处环境

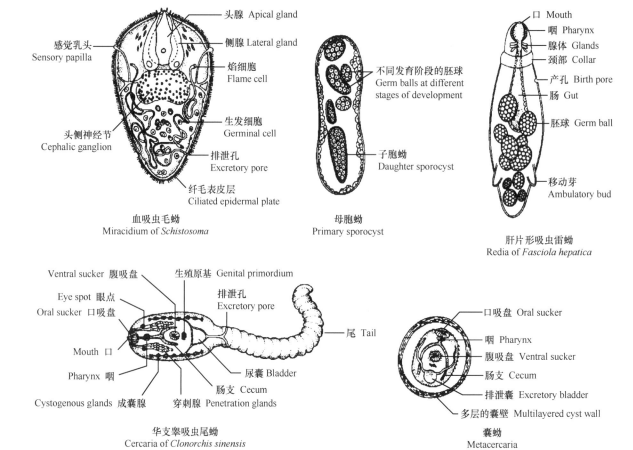

图 7-5　复殖吸虫各期幼虫示意图 Various larval stages of digenetic trematodes

（营养物质及生理信号）的不断改变，从而按一定移行途径到达定居部位。然而，由于非适宜宿主不能提供必需的营养物质及生理信号，因而出现异常的移行，导致幼虫移行症（larva migrans），如斯氏并殖吸虫。

【生理学】

在种系演化过程中，吸虫既未丧失自生生活的某些特性，又具有适应宿主内环境变化的应变能力，这是其重要的生理特征。

吸虫的营养来源主要为宿主的肠内容物、肠黏膜、血液或组织液等，依虫种和寄生部位而异，其消化过程主要在肠内（细胞外）进行，有的吸虫兼有细胞外和细胞内消化。寄生吸虫与宿主体液间有一层营养界面，既存在于虫体的体表，也存在于虫体消化管道的内面，吸虫由此界面吸收葡萄糖、氨基酸、维生素和核苷等，同时排出代谢产物和分泌物。

吸虫的主要能量来源为无氧糖酵解，即使在氧含量充足的血液中也是如此，这正是杀虫药物的作用靶点，例如，三价锑化合物可抑制血吸虫糖酵解途径中磷酸果糖激酶的活力，进而杀灭虫体。葡萄糖和糖原为主要的代谢糖类。某些虫种的幼虫期，还能从有氧代谢中获得一定能量，以满足快速生长的需要，如日本血吸虫。有氧代谢虽不是吸虫能量的主要来源，但氧是合成卵壳等物质所必需的成分。氧主要由体表、消化道内壁或其他与氧接触的部位进入体内，经体液扩散，或由血红蛋白携带到所需器官。

蛋白质普遍存在于吸虫组织中，包括结构蛋白（胶原蛋白、硬蛋白、收缩蛋白、弹性蛋白等）、游离蛋白和酶三大类。蛋白质除作为虫体的重要结构成分外，还参与多种酶促反应，构成收缩运动系统并维持运转，构成吸虫的保护因子、毒素、激素、氨基酸储备，参与调节渗透压及氧、二氧化碳的运输。吸虫合成蛋白质的氨基酸从消化道或体表吸收。成虫体内虽有蛋白质分解代谢，但并非能量的主要来源。

脂类在吸虫组织中具有多种功能，既是细胞膜的主要结构组分，又是重要的能量储备形式，部分脂类也是细胞色素链和膜运转机制中的一个组分。类固醇在代谢调节中起决定性作用。吸虫缺少脂类代谢，脂肪酸全部从宿主获得，吸虫本身只有使某些脂肪链加长的功能。

吸虫主要的排泄产物有氨和少量的尿素、尿酸、氨基酸、脂类。

【分类】

我国常见的寄生人体吸虫分类详见表 7-1。

表 7-1　我国常见寄生人体吸虫的分类及寄生部位
Classification and parasitic location of some digenetic trematodes in humans in China

目 order	科 family	种 species	寄生部位 parasitic location
斜睾目 Plagiorchiida	后睾科 Opisthorchiidae	华支睾吸虫 Clonorchis sinensis	肝胆管
	并殖科 Paragonimidae	卫氏并殖吸虫 Paragonimus westermani	肺
		斯氏并殖吸虫 Paragonimus skrjabini	皮下组织、内脏器官
	异形科 Heterophyidae	异形异形吸虫 Heterophyes heterophyes	肠道
		横川后殖吸虫 Metagonimus yokogawai	肠道
鸮形目 Strigeida	裂体科 Schistosomatidae	日本血吸虫 Schistosoma japonicum	门静脉系统
		曼氏血吸虫 Schistosoma mansoni	肠系膜静脉、痔静脉、膀胱静脉
		埃及血吸虫 Schistosoma haematobium	膀胱、骨盆、直肠静脉
		湄公血吸虫 Schistosoma mekongi	门静脉系统
		间插血吸虫 Schistosoma intercalatum	门静脉系统
		马来血吸虫 Schistosoma malayensis	门静脉系统
		包氏毛毕吸虫 Trichobilharzia paoi	皮肤
		土耳其斯坦东毕吸虫 Orientobilharzia turkestanica	皮肤
棘口目 Echinostomatida	片形科 Fasciolidae	肝片形吸虫 Fasciola hepatica	肝胆管
		布氏姜片吸虫 Fasciolopsis buski	小肠
	棘口科 Echinostomatidae	日本棘隙吸虫 Echinochasmus japonicum	小肠
		九佛棘隙吸虫 Echinochasmus jiufoensis	小肠
		藐小棘隙吸虫 Echinochasmus liliputanus	小肠
		抱茎棘隙吸虫 Echinochasmus perfoliatus	小肠

（董惠芬）

第 2 节　华支睾吸虫
Clonorchis sinensis

学习与思考

（1）阐述华支睾吸虫成虫和虫卵的主要形态特征。

（2）华支睾吸虫病常见并发症有哪些？本病为何易被误诊？

（3）哪些饮食习惯容易感染华支睾吸虫？

（4）作为医学生，你对疑似华支睾吸虫病的诊断思路是什么？

华支睾吸虫［*Clonorchis sinensis* (Cobbold, 1875) Looss，1907］，简称肝吸虫（liver fluke），属于斜睾目（Plagiorchiida）后睾科（Opisthorchiidae）支睾属（*Clonorchis*），成虫寄生于人体肝胆管内，引起华支睾吸虫病（clonorchiasis sinensis），又称肝吸虫病。1874 年，McConnell 医生在印度加尔各答市一名华侨体内首次发现了华支睾吸虫。1910 年和 1918 年，先后发现了华支睾吸虫的第二和第一中间宿主。1908 年证实我国有本病存在。1975 年在中国湖北江陵西汉古尸粪便中查见该虫的虫卵，继之又在湖北江陵战国楚墓、湖北荆门古墓两具古尸内发现该虫的虫卵，证明华支睾吸虫病在我国至少已有 2300 多年的历史。

【形态】

1. 成虫　虫体狭长，背腹扁平，前端较窄，后端钝圆，形似葵花籽仁状，体表无棘（图 7-6）。虫体大小为（10～25）mm×（3～5）mm。活体肉红色，死后呈灰白色。口吸盘位于虫体前端，腹吸盘位于虫体前 1/5 处，略小于口吸盘。消化

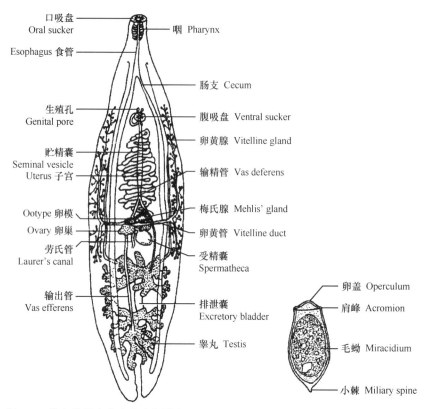

图 7-6 华支睾吸虫成虫及虫卵形态 Morphology of *Clonorchis sinensis* adult and egg

道简单,口位于口吸盘的中央,咽呈球形,食道短,其后分为两肠支,沿虫体两侧直达后端,终于盲端。雌雄同体,睾丸 1 对,呈分支状,前后排列于虫体后 1/3 处;从睾丸各发出 1 条输出管,前行至虫体中部汇合成输精管,通入贮精囊,经射精管开口于腹吸盘前缘的生殖腔。卵巢 1 个,分叶状,位于睾丸之前;受精囊呈椭圆形,位于卵巢与睾丸之间,与输卵管相通;盲管状的劳氏管位于受精囊旁、卵巢下方;卵模之前为充满虫卵的子宫,盘绕向前,开口于生殖腔;卵黄腺呈滤泡状,分布于虫体两侧,从腹吸盘向下延至受精囊水平。华支睾吸虫的染色体数目为 $2n=14$,除二倍体外,还可见少量的四倍体。

2. 虫卵 黄褐色,前端较窄,形似芝麻粒,平均大小为 29μm×17μm,是人体蠕虫卵中最小者。卵盖明显,卵盖周缘隆起形成肩峰,虫卵另端可见小疣状突起,亦称棘突或小棘。从粪便排出时,卵内已含成熟的毛蚴(图 7-6)。

【生活史】

具有典型的吸虫生活史特征,包括虫卵、毛蚴、胞蚴、雷蚴、尾蚴、囊蚴、童虫和成虫阶段。

成虫寄生于人或食肉类哺乳动物(犬、猫等)的肝胆管内,严重时也可在胆囊、胆道内寄生,偶可侵犯胰腺管等。产出的虫卵随胆汁进入小肠,随粪便排出体外,每条成虫日平均排卵量可超过 2400 个。虫卵进入水中,被第一中间宿主淡水螺(纹沼螺、赤豆螺、长角涵螺等)吞食,在螺消化道孵出毛蚴,穿过肠壁,在螺体内发育,经过胞蚴、雷蚴的发育和增殖,产生大量尾蚴。成熟的尾蚴从螺体逸出,在水中游动,可存活 1~2 天,其间如遇到适宜的第二中间宿主淡水鱼、虾类,尾蚴即吸附在鱼、虾体表,依赖虫体分泌的透明质酸酶、蛋白酶等,并借助尾部的运动侵入其皮下、肌肉组织,发育成囊蚴(图 7-7)。囊蚴呈椭圆形,大小为 140μm×120μm,有两层囊壁,内含 1 条后尾蚴,在鱼体可存活 3 个月到 1 年。

终宿主因食入含活囊蚴的淡水鱼、虾而感染。囊蚴在小肠消化液的作用下,囊壁被软化,其内幼虫的酶系统被激活,幼虫活动加剧,脱囊为童虫。一般认为,童虫逆胆汁流动的方向移行,经胆总管至肝胆管。动物实验表明,童虫也可经血管或穿过肠壁经腹腔直达肝胆管内。即使将囊蚴注入动物腹腔,幼虫同样能破囊而出,移行至肝胆管。这可能与虫体本身所具有的组织向性有关。

从囊蚴进入人体,到发育为成虫并在粪便中检到虫卵,约需 1 个月,人体感染成虫的数量差异较大,报道最多的一例达 21 000 条。成虫寿命

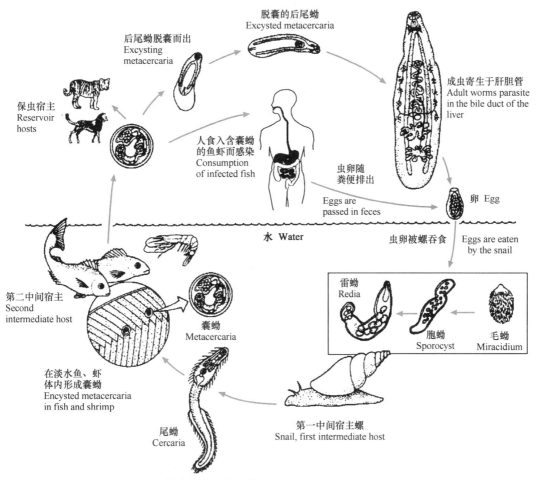

脱囊的后尾蚴
Excysted metacercaria

后尾蚴脱囊而出
Excysting metacercaria

成虫寄生于肝胆管
Adult worms parasite in the bile duct of the liver

保虫宿主
Reservoir hosts

人食入含囊蚴的鱼虾而感染
Consumption of infected fish

虫卵随粪便排出
Eggs are passed in feces

卵　Egg

水　Water

虫卵被螺吞食
Eggs are eaten by the snail

雷蚴
Redia

胞蚴
Sporocyst

毛蚴
Miracidium

第二中间宿主
Second intermediate host

囊蚴
Metacercaria

在淡水鱼、虾体内形成囊蚴
Encysted metacercaria in fish and shrimp

尾蚴
Cercaria

第一中间宿主螺
Snail, first intermediate host

图 7-7　华支睾吸虫生活史 Life cycle of *Clonorchis sinensis*

长达 20～30 年。

Clonorchis sinensis matures in the bile. Eggs contain a well-developed miracidium, which, when passed in the feces, transforms into a sporocyst after the egg is eaten by a suitable snail. Sporocysts produce rediae, each of which goes on to produce 5 to 50 cercariae. Upon contact with the surface of a fish, cercariae in the water attach using its suckers, cast off its tail, and bore through the skin, encysting and developing into metacercariae. Definitive hosts are infected when eating raw or undercooked fish and shrimp with metacercariae. The young flukes excyst in the duodenum and juveniles migrate up the common bile duct to the liver before developing into adult worms. The worms mature and begin producing eggs in about a month and the entire life cycle can be completed in three months under ideal conditions. Adult worms can survive for 20 to 30 years.

【致病】

1. 致病机制　病变主要发生在肝内的中、小胆管，亦可累及肝外胆管、胆总管及胆囊，偶见于胰腺管，引起以肝胆疾病为主的并发症，其程度因感染轻重和病程而异。成虫在胆管内吸附或蠕动，破坏胆道上皮及黏膜下血管，并吸食血液。虫体分泌物、代谢产物的刺激和机械性阻塞作用，可引起胆管内膜及胆管周围的炎症反应，表现为胆管壁上皮细胞不断脱落、增生和纤维化，管壁变厚，管腔变窄，甚至堵塞，引起胆汁淤滞，胆管出现局限性扩张，严重者出现阻塞性黄疸。由于胆汁流通不畅，易合并细菌感染而导致胆管炎、胆囊炎或胆管肝炎，如伴有腺体大量增生，亦可形成胆囊息肉。淤滞的胆汁中，可溶性葡糖醛酸胆红素在细菌性 β-葡糖醛酸糖苷酶的作用下，形成难溶的胆红素钙，并与虫卵、死亡的虫体碎片、脱落的胆管上皮细胞等形成胆结石，以胆色素结石为主，在结石核心常可找到虫卵。在流行区，胆囊炎、胆管炎和胆石症是本虫感染所致的常见并发症。胆石症手术的患者中，时有在胆囊切除术后从"T"管排虫的案例。有报道，胆结石患者华支睾吸虫感染率为 21.55%，是非胆结石患者的 2.83 倍。

华支睾吸虫寄生还可致肝实质病变，常以肝左叶为主，可能因左肝胆管较右肝胆管粗而直，童虫较易进入有关。扩张的小胆管及胆汁的外渗，可压迫肝内血管，使邻近肝细胞发生缺血和坏死；

纤维组织向胆管伸展，包围小叶，并散布于肝细胞间，最后形成胆汁性肝硬化（图 7-8），出现肝功能障碍。肝受损可致消化不良及营养吸收障碍，引起宿主的营养或代谢紊乱，重者造成机体各器官的功能障碍。儿童期患者若脑垂体功能受损，则因生长激素分泌缺乏或不足，导致生长激素缺乏性侏儒症。

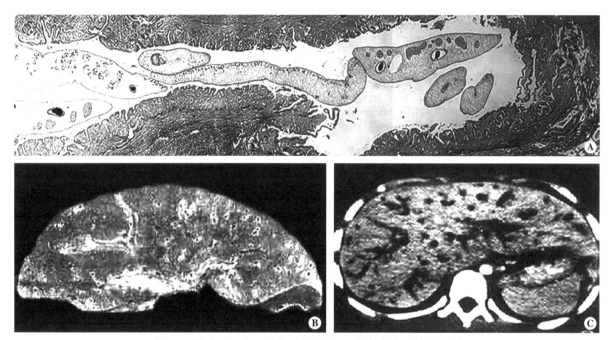

图 7-8　华支睾吸虫病患者肝病理：肝内胆管扩张，管壁增厚
The liver pathology of *Clonorchis sinensis*:Intrahepatic bile ducts expansion，wall thickening
A. 肝病理切片 Liver pathological section；B. 肝大体标本 Liver gross；C. 肝 CT 扫描 Liver CT scan

研究发现，华支睾吸虫感染与胆管细胞癌相关。华支睾吸虫对胆管壁的机械性损伤，随之引起的炎症反应，以及虫体的分泌代谢产物的促细胞增殖和毒性作用、基因突变等，可能导致胆管上皮细胞过度分裂增殖，引起胆管细胞癌的发生。2009 年，WHO 将华支睾吸虫确定为人类致癌物（Ⅰ类）。

2. 临床表现　急性期患者多因一次食入大量华支睾吸虫囊蚴所致，潜伏期在 1 个月左右，起病急骤，以发热、上腹部疼痛、腹泻、肝大为主要表现，伴血中嗜酸性粒细胞增多。

本病一般表现为慢性过程，反复多次少量感染是其主要原因。急性期如未得到及时有效治疗，也可演变为慢性，长期慢性感染可伴多种并发症。临床表现因虫荷多少、病程长短、有无并发症及患者的机体反应而异。轻度感染者可无明显的自觉症状，或有较轻的消化道反应；中度感染者有

食欲缺乏、消瘦、乏力、肝区疼痛、腹泻及低热等症状，肝大，左叶更明显；重度感染者症状明显加重，可形成肝硬化。晚期常因上消化道出血、肝性脑病，或由于长期腹泻导致脱水和电解质紊乱而死亡。

实验室检查可见不同程度的贫血、嗜酸性粒细胞增多、红细胞沉降率加快；血清谷丙转氨酶、谷草转氨酶等活力增高；血浆总蛋白和白蛋白减少，白蛋白与球蛋白比例倒置。

【诊断】

根据病史、临床表现及实验室检查等予以诊断。诊断标准详见中华人民共和国卫生部发布的《华支睾吸虫病诊断标准》（WS 309—2009）。

对可疑患者应详细询问病史，了解生食或半生食淡水鱼、虾史，以及在流行区生活、工作、旅游史，并结合临床症状和体征，有针对性地进

行实验室检查。确诊有赖于病原学诊断。应注意与其他病因引起的胆囊炎、胆结石、胆囊息肉、肝炎、肝硬化等鉴别。

1. 病原学检查

（1）粪检虫卵：采用改良加藤厚涂片法，可定性，也可定量，检出率达 95% 以上，尤其是在大规模流行病学调查中应用最普遍。还可采用醛醚离心沉淀法、离心沉淀法及自然沉淀法等查卵。生理盐水直接涂片法虽简便易行，但因粪便量少，虫卵小，轻度感染者易漏检，适合中、重度感染者，反复多次检查可提高检出率。

（2）十二指肠液查虫卵：采用肠检胶囊法。患者睡前温水送服胶囊和尼龙丝，次晨缓慢抽出，刮取尼龙丝上的黏附物，先用 10% 氢氧化钠消化后再离心，取沉渣镜检。也可用十二指肠引流管收集引流液，消化、离心后镜检虫卵，亦可引流出活虫确诊。两种方法因操作较复杂，患者常不愿意接受，仅用于疑难病例的诊断。

（3）手术检获成虫或虫卵：因并发症行肝胆手术时，自肝胆管或"T"管引流液检获虫体或虫卵。

华支睾吸虫卵与异形异形吸虫卵、横川后殖吸虫卵极为相似，故应注意仔细鉴别。

2. 免疫学检测　具有重要的辅助诊断意义。常用的方法有皮内试验和酶联免疫吸附试验（ELISA）。皮内试验多用于普查筛选，以减少粪检的工作量。ELISA 具有简便快速、敏感性高、特异性强、样品用量少、判断结果容易等优点，既能检测血中抗体，又可检测循环抗原，为常用的方法，目前已有商品化快速 ELISA 诊断试剂盒。此外，金标免疫渗滤法（DIGFA）、斑点免疫金银染色法（Dot-IGSS）等，对于检测血清特异性抗体，亦有较好的诊断效果。

一些学者从华支睾吸虫 cDNA 文库中，筛选出目的基因，在体外克隆表达后制备的重组抗原，能被华支睾吸虫患者及感染动物血清识别，对本病的诊断具有潜在的应用价值。

3. 影像学检查　B 超图像呈多种异常改变。肝型：肝实质点状回声增粗、增强。胆管型：肝内胆管扩张，胆壁增厚，回声增强；肝外胆管内可见"双线征"回声。胆囊型：囊内见"小等号"样光带及沉淀物回声。尽管 B 超特异性不强，但仍不失为较好的辅助诊断和疗效考核指标之一。CT、磁共振也有一定的诊断意义。

4. 其他检查方法　包括血常规、肝功能、生化检测等。

【流行】

华支睾吸虫主要分布于中国、韩国、越南和俄罗斯等国。随着移民的迁入，一些非流行区和北美、西欧的发达国家，病例报告也越来越多。全球有超过 2 亿人面临被感染的风险。2010 年 WHO 发布首次报告，华支睾吸虫病被纳入"全球被忽视的热带病"；在 2013 年第二次报告中，本病仍位列其中，并初步估算了疾病负担。全球至少有 1531 万华支睾吸虫感染者，每年至少造成 5591 例死亡和 275 370 失能调整生命年（DALY）损失。

我国除内蒙古、青海、西藏、宁夏等尚未报道外，包括台湾、香港在内的 27 个省（自治区、直辖市、特别行政区）均有不同程度的流行。其中，广东、广西、黑龙江、吉林等省（自治区）流行较重。根据 2015 年全国人体重点寄生虫病现状调查报告，全国农村和城镇有 18 个省（自治区、直辖市）发现有华支睾吸虫感染，感染率最高的为广西（6.68%），其次为广东（1.91%）和黑龙江（1.62%）；农村和城镇的男性华支睾吸虫感染率均高于女性。我国有 598 万华支睾吸虫感染者，华支睾吸虫感染率为 0.56%，比 2001～2004 年调查报告下降了 56.89%。

卫生部（现国家卫生健康委员会）曾组织在重点流行省（自治区）开展广泛健康教育、驱虫治疗等，取得了一定的防治效果。

1. 传染源　包括患者、带虫者及保虫宿主。在大多数流行区，这 3 种传染源并存。保虫宿主种类多，常见的有猫、犬、猪、鼠，此外还有牛、兔、貂、狐狸、狼等 30 多种动物。豚鼠、家兔、大鼠、海狸鼠、仓鼠等多种哺乳动物可实验性感染。

2. 传播途径　粪便处理不当，如直接在水中刷洗马桶、在鱼塘上建造厕所及动物随意便溺等，可使虫卵有机会入水，此为该病传播的重要环节。水中同时存在第一、第二中间宿主，是虫卵得以继续发育的必要条件。生食或半生食鱼、虾是导致本病流行的根本原因。

已证实有 12 种淡水螺可作为该虫的第一中间宿主，常见的有纹沼螺（*Parafossarulus striatulus*）、长角涵螺（*Alocinma longicornis*）和赤豆螺（*Bithynia fuchsianus*），均为河渠、沟塘中的小型螺类，适应能力强。第二中间宿主为淡水鱼、虾类，已证实的淡水鱼宿主有 19 科 74 属 145 种，我国具有 112 种，其中绝大多数为鲤科淡水鱼，以草鱼（白鲩）、青鱼（黑鲩）、鲤、鲢、鳙（大头鱼）、鲮、鳊和鲫等最为重要，是居民最常食用的鱼类。野生小型鱼类，如麦穗鱼（*Pseudorasbora parva*）在台湾日月潭地区、黑龙江东部，其感染率可高达 100%。此外，淡水虾，如细足米虾（*Caridina nilotica gracilipes*）、巨掌沼虾（*Macrobrachium superbum*）、中华长臂虾（*Palaemonstes sinensis*）的肌肉内也可有囊蚴寄生。

3. 易感人群　人群对该虫普遍易感，关键因素是生食或半生食鱼、虾习惯。男性感染者一般多于女性感染者。各年龄段人群均可感染，最小者为出生后 3 个月，最大者 87 岁。成人感染方式以食"鱼生"为主，如我国广东、香港和台湾等地居民有食生鱼片、鱼生粥或烫鱼片的习惯，东北地区的居民有食凉拌杀生鱼佐酒的习惯；儿童感染则与在野外食用烧烤未熟透的鱼虾有关。实验证明，厚度约 1mm 鱼肉片中的囊蚴，在 90℃水中 1 秒即死，70℃和 60℃时分别需 6 秒和 15 秒。囊蚴在食醋（3.36% 乙酸）中可存活 2 小时，在酱油（19.3% NaCl）中可存活 5 小时。在烧、烤、烫或蒸全鱼时，可因温度和时间不足或鱼肉过厚等原因，囊蚴不能被全部杀死。此外，食用醉虾及切生鱼和熟食的刀、砧板不分，以及用盛生鱼的器皿盛熟食、抓鱼后不洗手、用口叼鱼，或饮用被囊蚴污染的水等，均可增加感染的风险。

【防治】

1. 控制传染源　积极治疗患者和带虫者。首选药物为吡喹酮（praziquantel），具有疗程短、疗效高及在体内吸收、代谢、排泄快等优点。也可用阿苯达唑治疗，或阿苯达唑与吡喹酮配伍应用。近年来研发的抗肠道线虫新药三苯双脒（tribendimidine），对华支睾吸虫病的疗效与吡喹酮相似，且副作用较小，值得关注。同时要加强对保虫宿主的管理，不用生鱼、虾喂饲猫、犬、猪等动物，大力捕杀鼠等保虫宿主，以减少和消灭传染源。

2. 切断传播途径　加强粪便管理，防止未经无害化处理的人畜粪便入水；禁止在鱼塘上及其周围修建厕所，以防虫卵污染水体；还可定期治理鱼塘，进行药物灭螺。

3. 保护易感人群　加强健康教育，普及该病的防治知识；不食生的或未熟的鱼、虾；注意生、熟食品的厨具分开使用。掌握正确的烹调方法和改变不良饮食习惯，是预防本病的关键。

（苏菊香）

第 3 节　布氏姜片吸虫 *Fasciolopsis buski*

学习与思考

（1）阐述布氏姜片吸虫的感染方式及其寄生部位。

（2）阐述布氏姜片吸虫的致病机制。

（3）布氏姜片吸虫卵的形态特点有哪些？如何提高粪便中虫卵的检出率？

布氏姜片吸虫 [*Fasciolopsis buski* (Lankester, 1857) Odhner，1902] 俗称姜片虫，隶属棘口目（Echinostomida）片形科（Fasciolidae）姜片属（*Fasciolopsis*）。该虫是寄生在人、猪小肠内的大型吸虫，可引起姜片虫病（fasciolopsiasis）。我国早在 1600 多年前的东晋时期就有该虫的记述。古代医书中称为"赤虫""肉虫"。《诸病源候论·九虫病诸候》中描述"赤虫状如生肉，动则肠鸣"。姜片虫病在亚洲流行广泛，又称亚洲大型肠吸虫（Asia giant intestinal fluke）。

【形态】

1. 成虫　虫体硕大，肥厚，背腹扁平，形似姜片。活体肉红色，死后呈灰白色。体长 20～75mm，宽 8～20mm，厚 0.5～3mm，体表有皮棘。口吸盘小，直径约 0.5mm，位于虫体前端；腹吸盘紧靠口吸盘后方，比口吸盘大 4～5 倍，肉眼可见，呈漏斗状，其肌肉发达。消化道开口在口吸盘中央，咽和食道很短，肠支在腹吸盘前分成两支，分别沿虫体两侧蜿蜒至末端。睾丸 2 个，高度分支呈珊瑚状，前后排列于虫体后半部；阴茎袋呈长袋形，内有贮精囊、射精管、前列腺和阴茎。卵巢分 3 支，每支又分细支，位于体中部稍前；无受精囊；子宫管状，盘曲于卵巢与腹吸盘之间；卵黄腺呈颗粒状，很发达，分布于自腹吸盘水平后虫体的两侧。生殖腔位于腹吸盘前缘，内有雌、雄生殖孔（图 7-9）。

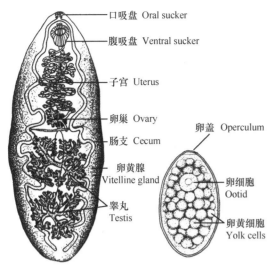

图 7-9 布氏姜片吸虫成虫和虫卵形态
Morphology of *Fasciolopsis buski* adult and egg

2. 虫卵 椭圆形，淡黄色，大小为（130～140）μm×（80～85）μm，为人体寄生虫中最大的虫卵。卵壳薄而均匀，虫卵前端有一不明显的卵盖。卵内含 1 个卵细胞和 20～40 个卵黄细胞（图 7-9）。

【生活史】

布氏姜片吸虫生活史包括虫卵、毛蚴、胞蚴、母雷蚴、子雷蚴、尾蚴、囊蚴、童虫和成虫 9 个阶段。终宿主是人和猪（或野猪），后者是重要的保

虫宿主。中间宿主是扁卷螺（*Segmentina* spp.）。传播媒介为菱角、茭白、水浮莲、浮萍等水生植物。

布氏姜片吸虫成虫寄生于终宿主小肠上段。每条成虫每天产卵量为 1.5 万～2.5 万个，虫卵随粪便排出体外。虫卵落入水中，在适宜的温度（26～32 ℃）下，经 3～7 周孵出毛蚴。毛蚴侵入中间宿主扁卷螺体内，发育为胞蚴，再经母雷蚴、子雷蚴阶段，最终生成大量尾蚴。成熟尾蚴逸出螺体，附着于淡水植物表面，分泌成囊物质并脱去尾部形成囊蚴。从毛蚴进入扁卷螺至尾蚴逸出，约需 45 天。人或猪因食用含活囊蚴的水生植物而感染。囊蚴在终宿主的小肠内受消化液和胆汁的作用脱囊，逸出的童虫吸附于小肠黏膜上，吸取小肠内营养物质，经 1～3 个月发育为成虫（图 7-10）。成虫寿命约 1 年，长者可达 4.5 年。

Fasciolopsis buski adults live in the small intestine of definitive host, either humans or pigs. Each worm produces 15 000 to 25 000 eggs daily. The eggs are passed in the host's feces. Three to seven weeks later, miracidia hatch from eggs in fresh water and invade their intermediate hosts, the Planorbidae snails, in which the miracidia undergo several developmental stages (sporocysts,

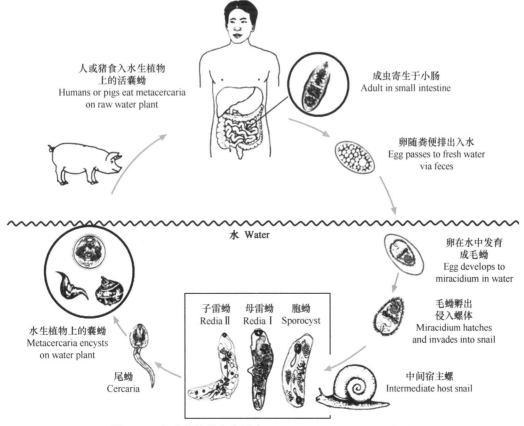

图 7-10 布氏姜片吸虫生活史 Life cycle of *Fasciolopsis buski*

mother rediae, daughter rediae and cercariae). The mature cercariae emerge from the snail and encyst as metacercariae on the surface of aquatic plants. Humans are infected by ingesting these contaminated aquatic plants. After ingestion, the metacercariae excyst in the duodenum and attach to the intestinal wall. There they can develop into adults in 1 to 3 months. Adults have a life span of about one year.

【致病】

布氏姜片吸虫的致病作用以成虫的机械性损害和虫体代谢产物引起的超敏反应为主。

成虫的腹吸盘肌肉发达，吸附于小肠黏膜，使黏膜坏死、脱落，导致局部炎症、出血、水肿，甚至发生溃疡或脓肿，病变部位可见中性粒细胞、淋巴细胞和嗜酸性粒细胞浸润。若大量虫体附着于小肠上段肠壁，可影响肠黏膜对营养物质的消化与吸收，还可引起肠梗阻。此外，虫体的代谢产物、分泌物也可引起宿主的超敏反应和血中嗜酸性粒细胞增多。临床表现与感染度、机体的营养状况及体质差异有关，轻度感染者一般无明显症状和体征，临床表现主要是消化不良、腹痛和腹泻。在营养状况不良时，反复重度感染者，尤其是儿童，可出现低热、贫血、水肿、腹水、发育障碍和智力减退等。严重患者可因衰竭、虚脱而死亡。

【诊断】

布氏姜片吸虫感染的主要确诊依据是从粪便中检查出虫卵。常用方法有生理盐水直接涂片和沉淀集卵法，前者检查 3 张涂片的检出率可达 90% 左右，后者可显著提高检出率。改良加藤厚涂片法也有较高检出率，亦可了解感染度。布氏姜片吸虫卵与肝片形吸虫卵和棘口吸虫卵很相似，应注意鉴别。若在呕吐物或粪便中发现成虫也可确诊。

免疫学检测可采用皮内试验和 ELISA，可用于流行病学普查，有辅助诊断价值，但临床诊断不常用。

【流行】

姜片虫病是人和猪共患寄生虫病，主要流行于亚洲的温带和亚热带国家，如印度、孟加拉国、越南、老挝、柬埔寨、泰国、印度尼西亚、马来西亚、菲律宾、朝鲜、日本和我国。本病主要分布在种植可供食用的水生植物地区。我国主要流行于中部与南部地区，19 个省（自治区、直辖市）有病例报道，多呈点状分布。据 2015 年全国人体重点寄生虫病现状调查结果，我国姜片虫病流行区已经明显缩小，人群感染率为 0.0017%，较 2002～2004 年明显下降。

中间宿主的存在是本病流行的重要因素之一。已知有 10 多种扁卷螺可作为布氏姜片吸虫的中间宿主，我国主要有凸旋螺（*Gyraulus convexiusculus*）、大脐圆扁螺（*Hippeutis umbilicalis*）、尖口圈扁螺（*H. cantori*）及半球多脉扁螺（*Polypylis hemisphaerula*）。这些扁卷螺广泛分布于池塘、沼泽、沟渠、水田、湖泊及河流沿岸，常栖息于植物的叶下。水生植物是重要传播媒介，布氏姜片吸虫的尾蚴可附着于水生植物表面形成囊蚴，故生食含有活囊蚴的水生植物，如水红菱、大菱、茭白等是人体感染的主要方式。实验表明布氏姜片吸虫的尾蚴也可在水面成囊，因此，饮生水也有感染的风险。猪是布氏姜片吸虫最重要的保虫宿主，猪的感染率和流行区均大于人，这与居民用一些水生植物（如蕹菜、水浮莲、槐叶萍、日本水仙等）作为青饲料喂猪有关。据报道，野猪及犬也有自然感染。多数流行区的居民有生食菱角、茭白和饮生水的习惯，这是造成人体感染的主要原因。用人、猪的新鲜粪便给水生植物施肥，增加了虫卵入水的机会，也是姜片虫病流行的重要因素。

布氏姜片吸虫的感染有季节性特点，因虫卵在水中发育及幼虫在中间宿主体内发育均与温度密切相关，故一般夏、秋季是主要的感染季节。此外，布氏姜片吸虫的囊蚴具有一定的抵抗力。实验证明，28～30℃时，囊蚴可在潮湿的环境下存活 10 天以上，但囊蚴不耐高温，在阳光下暴晒 1 天或沸水中 1 分钟即死亡。

【防治】

预防布氏姜片吸虫感染，首要的是把住"病从口入"关，通过开展健康教育，杜绝生食未经洗刷和沸水烫过的水生植物，不饮用河塘生水；同时要加强粪便管理，防止人、猪粪便污染水体；勿用新鲜的水生青饲料喂猪。

流行区要开展普查普治，对感染布氏姜片吸虫的人和猪进行驱虫治疗，吡喹酮为首选药物，槟榔煎剂也有较好的驱虫效果。

（战廷正）

第4节　片形吸虫
Fasciola

学习与思考

（1）阐述肝片形吸虫成虫和虫卵的形态特点。

（2）简述片形吸虫的生活史特点。

（3）阐述肝片形吸虫的致病机制。

片形吸虫包括肝片形吸虫（*Fasciola hepatica*）和巨片形吸虫（*Fasciola gigantica*），寄生于食草性哺乳动物和人的胆管。片形吸虫寄生可引起片形吸虫病（Fascioliasis），为人兽共患寄生虫病，该病对畜牧业危害较大，据估计，片形吸虫病每年对全球畜牧业造成的损失高达32亿美元。

一、肝片形吸虫
Fasciola hepatica

肝片形吸虫（*Fasciola hepatica* Linnaeus，1758）隶属棘口目（Echinostomatida）片形科（Fasciolidae）片形属（*Fasciola*），是牛、羊及其他哺乳动物的常见寄生虫，1379年由法国学者从绵羊体内发现，又称绵羊肝吸虫（sheep liver fluke），广泛分布于世界各地，特别是牧区，对畜牧业影响较大。该虫偶尔可感染人体，引起片形吸虫病（fasciolasis）。19世纪末期该虫生活史被阐明（Thomas，1883）。在埃及木乃伊体内曾发现该虫的虫卵，表明历史可追溯至法老时代。

【形态】

肝片形吸虫属大型吸虫，以其高度分支的睾丸与树枝状的肠支区别于其他复殖吸虫。成虫呈柳叶状，大小为（2～5）cm×（0.8～1.3）cm。前端有1个三角形锥状突起，称头锥（cephalic cone）。口吸盘位于头锥的前端，腹吸盘略大于口吸盘，位于头锥基部。雌性生殖器官的子宫较短，盘曲于腹吸盘与卵巢之间；卵巢较小，分支；卵黄腺沿身体侧缘向后端延伸。雄性生殖器官的2个睾丸高度分支，前后排列于虫体中部（图7-11）。虫卵呈长椭圆形，大小为（130～150）μm×（63～90）μm，淡黄褐色。卵壳薄，一端有小盖，卵内充满卵黄细胞，有1个不易见到的卵细胞（图7-11），其大小、形态及内容物等特征易与布氏姜片吸虫卵相混淆。

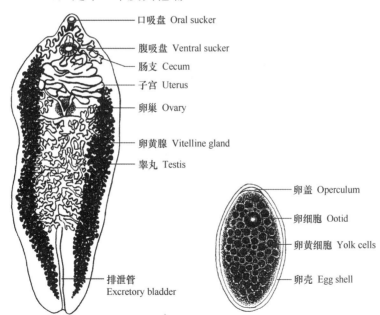

图 7-11　肝片形吸虫成虫和虫卵 Adult and egg of *Fasciola hepatica*

口吸盘 Oral sucker
腹吸盘 Ventral sucker
肠支 Cecum
子宫 Uterus
卵巢 Ovary
卵黄腺 Vitelline gland
睾丸 Testis
排泄管 Excretory bladder

卵盖 Operculum
卵细胞 Ootid
卵黄细胞 Yolk cells
卵壳 Egg shell

【生活史】

肝片形吸虫是最先被完全阐明生活史（图7-12）的复殖吸虫，为研究其他吸虫生活史奠定了基础。

成虫寄生于终宿主的肝胆管内，虫卵随粪便排出体外，虫卵必须进入淡水中才能继续其生活史。在22℃左右的水中，9～14天卵内毛蚴发育成熟并从卵盖处孵出。毛蚴有眼点（eyespots），具趋光性，其存活依赖于其孵出后的8小时内是否能成功地侵入适宜的第一中间宿主螺体内。第

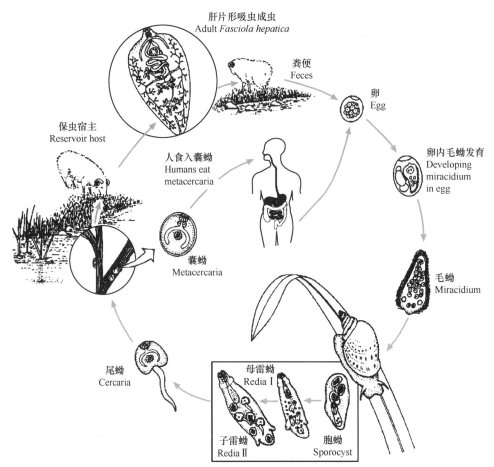

图 7-12 肝片形吸虫生活史 Life cycle of *Fasciola hepatica*

一中间宿主为两栖的椎实螺属（*Lymnaea*）螺类。毛蚴在螺体内发育为胞蚴，经无性生殖发育为母雷蚴、子雷蚴及尾蚴，尾蚴成熟后从螺体逸出，在水中自由游动，然后附着于水生植物或水表其他物体表面形成囊蚴。终宿主因食入活囊蚴而被感染。

囊蚴在终宿主消化液的作用下于十二指肠内脱囊，童虫穿透肠壁，经 5～7 天由腹腔进入肝、肝胆管；也可经肠系膜静脉或淋巴管到达肝胆管。童虫在进入肝胆管前，在肝实质内约经 6 周的移行，这期间童虫以肝组织和血液为食，在肝胆管内约经 4 周发育成熟。从囊蚴感染至成虫发育成熟产卵需 3～4 个月，一条成虫每天产虫卵约 2 万个。在人体内成虫可存活 12 年左右。

The ovoid eggs of *Fasciola hepatica* are expelled before the miracidium is fully developed, pass into the host's alimentary tract via the common bile duct, and eventually reach the exterior with feces, at which time they must encounter fresh water if the cycle is to continue. After 9-14 days in water at approximately 22℃, the completely deve-loped miracidium escapes when the operculum opens. The miracidium has eyespots and is positively photo-taxic. Its survival depends upon its success in locating and penetrating a suitable first intermediate host snail within 8h after hatching. Upon penetration, each miracidium metamorphoses into a sporocyst that gives rise to mother rediae, which, in turn, produce daughter rediae, and cercariae which emerge from the snail and become free-swimming. Upon reaching aquatic, emergent vegetation (e.g., grass) or even submerged bark, the cercariae shed their tails and encyst as metacercariae on plants upon which sheep and cattle commonly feed. Humans become infected by eating contaminated watercress and other vegetation.

Metacercariae swallowed by the definitive host excyst in the duodenum, and the juveniles penetrate into the intestinal wall, and enter the liver capsule via the body cavity. Migration through the liver parenchyma allows them to consume liver cells and blood before they reach the bile ducts, where they attain sexual maturity in approximately 12 weeks. Adult *F. hepatica* can live up to 12 years.

【致病与诊断】

童虫移行以及成虫寄生对人体均有致病作用，机械性刺激及其分泌物、代谢产物的毒性或化学性刺激是致病的主要因素。童虫在小肠、腹腔、肝和肝胆管中移行，在这过程中引起这些组织、器官的损伤，肠壁可见出血病灶，表现为一过性损伤性肝炎，损伤血管可引起肝实质梗死。童虫在腹腔内移行时，可侵入皮下、腹壁肌肉、腹膜、脑、肺、支气管、咽部、眼眶、膀胱等，导致异位损害，也称肝外型肝片形吸虫病。成虫寄生于肝胆管，虫体的运动可导致胆管上皮损伤、脱落、增生，胆管壁周围炎症细胞浸润、结缔组织增生，导致管壁增厚、管腔狭窄，加之虫体较其他肝内寄生吸虫大，可引起胆管不完全或完全的阻塞，从而影响胆汁的正常流动而使胆汁淤积、胆管扩张，易继发细菌感染，引起慢性胆管炎与肝炎。同时，成虫寄生造成肝胆管的广泛出血，可引起贫血，成虫还可以穿破胆管壁，再次侵入肝实质引起损害。肝硬化通常是严重感染的最终结局。

临床表现可分为急性期和慢性期。急性期主要由童虫在组织、器官内的移行引起，而慢性期则与成虫在胆道中寄生有关。急性期患者有剧烈的头痛、背部疼痛、寒战、高热、腹痛（右下腹为多）及胃肠道症状、肝脾肿大、外周血嗜酸性粒细胞明显增多。慢性期出现右上腹痛并可向肩胛部放射、胆绞痛、消化不良、腹泻和不规则发热，也可出现贫血、黄疸及低蛋白血症与高免疫球蛋白血症等。

在患者粪便或胆管引流液中查到虫卵即可确诊，注意应与布氏姜片吸虫卵、大片形吸虫卵、棘口吸虫卵等相鉴别。ELISA法检测特异性抗体对肝片形吸虫病，尤其是肝外型肝片形吸虫病，具有较大的诊断价值。手术或病理切片检查见片形吸虫虫体亦可确诊。此外，患者若食入感染肝片形吸虫的动物肝，其粪便中很可能有虫卵存在，此为"假性感染"，应予以注意。

【流行与防治】

肝片形吸虫呈世界性分布，数十种哺乳动物可作为其终宿主，引起全球畜牧业的巨大经济损失。我国肝片形吸虫主要分布于大量饲养牛、羊的地区。人体感染肝片形吸虫是偶然的，多因生食带有囊蚴的水生植物（如水芹、茭白）或喝生水而致。2015年在全国人体重点寄生虫病现状调查中，发现了5例肝片形吸虫感染者。我国已报道人体片形吸虫病225例，分布于福建、江西、湖北、内蒙古、广西和云南等21个省（自治区、直辖市）。

预防人体感染应注意饮食卫生，不生食水生植物，不喝生水。治疗片形吸虫病的药物有硫双二氯酚（别丁，bithionol）和三氯苯达唑（triclabendazole），前者的不良反应明显，后者为目前治疗本病的首选药物。吡喹酮和阿苯达唑治疗本病均无效。

二、巨片形吸虫
Fasciola gigantica

巨片形吸虫（*Fasciola gigantica* Cobbold，1855）也称为大片形吸虫，寄生于哺乳动物胆管，多见于牛、羊等食草动物体内，人体感染较少见。

【形态】

巨片形吸虫成虫雌雄同体，大小约为7.5cm×1.2cm，竹叶形，虫体两侧平直，末端略钝圆，体型较狭长，虫体长、宽比约为3∶1。与肝片形吸虫相比，头锥稍短，头锥后两侧"肩"不明显。腹吸盘较大，约为口吸盘的1.5倍，肠管分支显著，内侧分支更密。其他结构与肝片形吸虫相似（图7-13）。

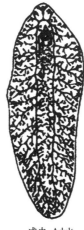
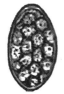

成虫 Adult　　　虫卵 Egg

图7-13 巨片形吸虫成虫和虫卵
Adult and egg of *Fasciola gigantica*

虫卵较大，椭圆形，大小为（155～190）μm×（75～90）μm，淡黄褐色，卵壳薄，一端有不明显的卵盖。卵内含一个卵细胞和数十个卵黄细胞。光镜下观察，肝片形吸虫卵易与布氏姜片吸虫卵混淆。

【生活史】

巨片形吸虫生活史与肝片形吸虫生活史相似。成虫寄生于终宿主的肝胆管内，虫卵随胆汁进入肠道并随粪便排出体外。虫卵必须进入淡水中才能继续其生活史。在适宜温度的水中，卵内卵细胞发育为毛蚴并从卵盖处孵出。毛蚴喜背光，其感染性在水中可保持约1小时，以主动方式侵入中间宿主螺体内。毛蚴在螺体内发育经历胞蚴、母雷蚴、子雷蚴及尾蚴，尾蚴成熟后从螺体逸出，在水生植物或水表其他物体表面形成感染期囊蚴。终宿主食入活囊蚴后，在十二指肠内脱囊，童虫穿透肠壁，经腹腔进入肝及肝胆管发育为成虫。自然状态下，肝片形吸虫的终宿主主要是羊、牛、马、鹿、兔等，而巨片形吸虫则以水牛为主。

【致病与诊断】

巨片形吸虫的致病包括虫体的机械性破坏作用，以及虫体分泌、排泄产物导致的炎症和免疫病理反应。虫荷增加和虫体在组织中存留时间延长可加重组织损伤程度。虫体引起的病灶充满了各类浸润的炎症细胞和组织细胞碎片，同时伴有出血。随着虫体移入胆管定居后，急性炎症反应消退。胆管中虫体的分泌、排泄产物可刺激胆管上皮增生及炎症反应，可造成胆管腔狭窄和阻塞。

巨片形吸虫病的临床表现可分为4期：①潜伏期，依据感染虫数和机体免疫状态而异，可为数日至2～3个月。②急性期，童虫在体内移行，可引起腹水、肝脾肿大、贫血等。患者会出现发热、腹痛、胃肠道功能紊乱、头晕、乏力等症状；急性期可持续1～2周。③潜隐期，随着虫体移入胆管，急性期症状逐渐消失，之后数月至数年内无明显不适。④慢性期，也称阻塞期。虫体进入胆管后，引起炎症和增生性病变，使患者出现胆绞痛、上腹痛、恶心、腹泻等症状。贫血和黄疸是慢性期患者常见的体征，其中贫血最常见，尤其是儿童患者，贫血的原因包括虫体破坏胆管引起的持续性失血及营养不良等。慢性期在急性期后数月或数年出现。

患者粪便或十二指肠液查到虫卵即可确诊，应注意与布氏姜片吸虫卵和棘口科吸虫卵的鉴别。在剖腹探查或胆管手术时发现虫体，可确诊。对于急性期患者，免疫学检查具有重要的参考价值，目前临床最常用ELISA法，常用的还有IHA、IFA等；其他常规的实验室检查包括外周血嗜酸性粒细胞、C反应蛋白等。另外，CT、B超、PCR等，亦具有辅助诊断的作用。

【流行与防治】

巨片形吸虫呈世界性分布，人体感染少见，呈散发。我国首次巨片形吸虫病暴发于云南：2011年11月至2012年3月，云南大理州宾川县发生一起因食凉拌鱼腥草引起的人体巨片形吸虫病暴发，发病29人。经调查，当地的牛、羊片形吸虫感染率分别是28.6%和26.0%。

预防本病应杜绝生食水生植物或饮用生水、定期对家畜进行粪检和驱虫治疗，以及灭螺可降低该病的传播。首选治疗药物为三氯苯达唑。

（龙绍蓉）

第5节 并殖吸虫
Paragonimus

学习与思考

（1）阐述卫氏并殖吸虫成虫和虫卵的形态特点。

（2）阐述卫氏并殖吸虫的各类宿主及其在传播中的作用。

（3）阐述卫氏并殖吸虫感染人的方式及成虫主要寄生部位。

（4）如何诊断肺型和异位寄生并殖吸虫病？

并殖吸虫（*Paragonimus*）隶属于斜睾目（Plagiorchiida）并殖科（Paragonimidae）并殖属（*Paragonimus*），因成虫雌、雄生殖器官左右并列而得名。迄今，各国报道的并殖吸虫有50多种，我国报道32种，有些是同名异种或同种异名。并殖吸虫成虫主要寄生于人和哺乳动物的肺，故又称肺吸虫（lung fluke），引起并殖吸虫病（paragonimiasis），或称肺吸虫病（lung fluke disease），是重要的人兽共患寄生虫病之一。在我国，对人体致病的并殖吸虫主要有卫氏并殖吸虫（*Paragonimus westermani*）、斯氏并殖吸虫（*Paragonimus skrjabini*）、异盘并殖吸虫（*Paragonimus heterotremus*）等。

一、卫氏并殖吸虫
Paragonimus westermani

卫氏并殖吸虫 [*Paragonimus westermani* (Kerbert, 1878) Braun, 1899] 是人体并殖吸虫病的主

要病原体，以引起宿主肺部囊肿为主要特征，是我国主要并殖吸虫之一。

【形态】

1. 成虫 虫体肥厚，腹面平直，背面稍隆起。活虫红褐色，因伸缩活动其体形多变。固定后虫体呈半粒黄豆状，长 7.5～12mm，宽 4～6mm，厚 3.5～5mm，长宽之比约 2：1。除口吸盘、腹吸盘、生殖孔及其邻近部位外，虫体表面布满细小尖刀形体棘。口吸盘位于虫体前端，腹吸盘位于体中横线之前缘，两吸盘大小相近。消化器官包括口、咽、食道和肠支，两肠支沿虫体两侧波浪式向后延伸至后端，以盲端终止。睾丸 2 个，指状分支，左右并列于虫体后 1/3 处。卵巢分 5～6 叶；子宫盘曲成团，与卵巢并列于腹吸盘稍后；卵黄腺发达，由许多密集的卵黄滤泡组成，分布在虫体两侧。生殖孔位于腹吸盘后缘。排泄孔位于虫体末端腹面（图 7-14）。

2. 虫卵 椭圆形，略不规则，近卵盖端较宽，后端稍窄。金黄色，大小为（80～118）μm×（48～60）μm。卵盖大而明显，扁平，略倾斜。卵壳厚薄不均，一般近卵盖端较薄，无盖端多增厚。卵内含 1 个卵细胞和 10 余个卵黄细胞（图 7-14）。

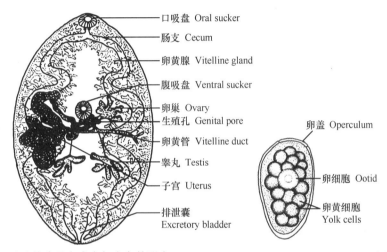

图 7-14 卫氏并殖吸虫成虫与虫卵的形态 Morphology of *Paragonimus westermani* adult and egg

（图中标注）
口吸盘 Oral sucker
肠支 Cecum
卵黄腺 Vitelline gland
腹吸盘 Ventral sucker
卵巢 Ovary
生殖孔 Genital pore
卵黄管 Vitelline duct
睾丸 Testis
子宫 Uterus
排泄囊 Excretory bladder
卵盖 Operculum
卵细胞 Ootid
卵黄细胞 Yolk cells

【生活史】

卫氏并殖吸虫的终宿主是人和多种肉食性哺乳动物。第一中间宿主为黑贝科和蜷科淡水螺类，第二中间宿主为淡水蟹和蝲蛄。生活史过程有卵、毛蚴、胞蚴、母雷蚴、子雷蚴、尾蚴、囊蚴、童虫和成虫 9 个阶段。

成虫寄生于肺组织，产出的虫卵经支气管、气管随咳痰吐出或咽下后随粪便排出体外。虫卵入水后，在适宜的温度（25～28℃）下，约经 3 周的发育形成毛蚴并孵出。毛蚴主动侵入第一中间宿主黑贝科和蜷科淡水螺类体内，经胞蚴、母雷蚴、子雷蚴的发育和无性繁殖，形成大量尾蚴。尾蚴体部较大，尾部呈小球形。成熟的尾蚴逸出螺体，可主动侵入或被第二中间宿主淡水蟹或蝲蛄吞入体内发育为囊蚴。囊蚴呈球形或近球形，乳白色，直径为 300～400μm；有外薄内厚的 2 层囊壁，内含后尾蚴；光学显微镜下可见黑色排泄囊和 2 支弯曲肠支。终宿主因生食或半生食含有活囊蚴的淡水蟹或蝲蛄而感染。

囊蚴在终宿主小肠上段经消化液作用而脱囊，并发育为童虫。童虫依靠虫体强力伸缩活动和前端腺体分泌物作用，穿过肠壁进入腹腔，并徘徊于腹腔内器官之间，或侵入邻近组织或腹壁，1～3 周后穿过膈肌，经胸腔入肺，最后定居于肺内形成虫囊，经 60～80 天发育为成虫并产卵（图 7-15）。一个虫囊内常见 2 条成虫寄生。

童虫在宿主体内移行的过程中，可侵入肺以外的组织器官，如皮下、肝、脑、脊髓等处引起异位寄生。成虫也可从虫囊穿出，在宿主体内窜扰。从囊蚴感染至成虫产卵，需 2 个多月。成虫寿命一般为 5～6 年，个别可达 20 年。

The adult worms most commonly live in the lungs of humans and other predatory mammals. Eggs are passed in the sputum or swallowed and passed in the host's feces. One to two weeks later, miracidia develop in the egg and hatches in fresh water. The miracidia invade into the first intermediate host, *Melania* snails, and undergo several developmental

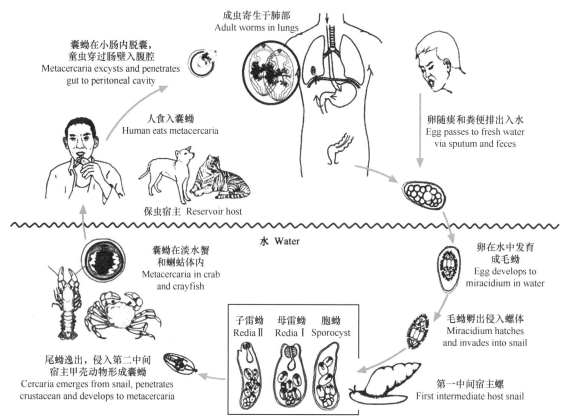

成虫寄生于肺部
Adult worms in lungs

囊蚴在小肠内脱囊，
童虫穿过肠壁入腹腔
Metacercaria excysts and penetrates
gut to peritoneal cavity

人食入囊蚴
Human eats metacercaria

保虫宿主 Reservoir host

卵随痰和粪便排出入水
Egg passes to fresh water
via sputum and feces

水 Water

囊蚴在淡水蟹
和蝲蛄体内
Metacercaria in crab
and crayfish

卵在水中发育
成毛蚴
Egg develops to
miracidium in water

子雷蚴 母雷蚴 胞蚴
Redia II Redia I Sporocyst

毛蚴孵出侵入螺体
Miracidium hatches
and invades into snail

尾蚴逸出，侵入第二中间
宿主甲壳动物形成囊蚴
Cercaria emerges from snail, penetrates
crustacean and develops to metacercaria

第一中间宿主螺
First intermediate host snail

图 7-15 卫氏并殖吸虫生活史 Life cycle of *Paragonimus westermani*

stages (sporocysts, mother rediae, daughter rediae and cercariae). The mature cercariae are released and infect the second intermediate host, a crab or crayfish, and develop into metacercariae. The definitive host is infected by the consumption of raw or undercooked crab or crayfish that harbor metacercariae. The metacercariae excyst in the host's small intestine and the juvenile worms penetrate through the intestinal wall into the peritoneal cavity, then through the diaphragm into the lungs, where they become encapsulated and develop into adults. The worms can also reach other tissues, such as striated muscles, brain, liver, capsula cordis and spinal cord. Further ectopic parasitism may occur. The adults usually have a life span of 5 to 6 years in humans, even up to 20 years.

【致病】

卫氏并殖吸虫的致病主要由童虫或成虫在组织器官内移行及寄居引起，其病变发展过程分急性期和慢性期。

1. 急性期 感染早期，童虫在组织器官中窜扰引起机械性损伤和超敏反应。脱囊后的童虫穿过肠壁引起局部出血性、纤维蛋白性炎症或形成脓性窦道；童虫在腹腔内徘徊时可致浑浊或血性腹水，内含大量嗜酸性粒细胞；侵入腹壁可引起出血性或化脓性肌炎；童虫在肝表面窜扰，穿过肝组织、脾或横膈，均可引起局部炎症、出血；虫体进入胸腔可致胸膜炎及胸腔积液。

2. 慢性期 大多数患者的早期症状不明显，发现时已进入慢性期。此期由虫体侵入肺组织以后所致，其病变过程大致可分为 3 期。

（1）脓肿期：虫体在肺组织内移行，造成组织损伤、点状或片状出血及继发感染。肉眼可见病变处呈隧道状或窟穴状，病灶出现以中性粒细胞和嗜酸性粒细胞为主的炎性渗出，继之在病变周围产生肉芽组织而形成薄膜状脓肿壁。X 线检查肺部可见边缘模糊、边界不清的浸润性阴影。

（2）囊肿期：脓肿内有大量炎症细胞浸润，组织坏死、液化后形成赤褐色黏稠性液体，内含夏科-莱登结晶和大量虫卵。病灶四周肉芽组织增生使囊壁变厚，形成结节状虫囊，X 线检查显示边缘清楚的结节状阴影；若囊肿之间相互沟通，可形成多房性囊肿，X 线检查则显示多房性囊肿样阴影。

（3）纤维瘢痕期：虫体死亡或转移，囊肿内容物逐渐被吸收或通过支气管排出，继而肉芽组织填充囊腔，最后纤维化形成瘢痕。X线检查显示硬结性或索条状阴影。

以上3期病变常可同时见于同一肺叶中。

【临床表现】

卫氏并殖吸虫病的临床表现与感染的时间、程度、损伤部位以及宿主的免疫力有关。由于虫体的移行、窜扰和定居，可造成人体多种组织、器官的损伤，新旧病变可同时存在，故临床表现复杂多样。

1. 急性卫氏并殖吸虫病　患者在感染后数天至1个月可出现急性期症状。重度感染者在第2天，甚至2～4小时即可发病，发病急，可有高热、腹痛、胸痛、咳嗽、肝大及全身过敏性荨麻疹等。轻度感染者仅表现为食欲缺乏、乏力、腹痛、腹泻、低热等。血细胞检查：白细胞增多，嗜酸性粒细胞明显升高，一般为20%～40%，少数可达80%以上。

有些患者无明显症状和体征，但多种免疫检测阳性，称亚临床型。

2. 慢性卫氏并殖吸虫病　因虫体移行和窜扰，可致多器官损伤，故临床表现复杂，按被侵害的组织、器官不同，临床分型主要有胸肺型、腹肝型、皮下型及脑脊髓型等。

（1）胸肺型：最常见。以咳嗽、胸痛、烂桃样或铁锈色血痰为典型临床表现；痰中含有虫卵和夏科-莱登结晶；肺部X线检查有典型改变；虫体在胸腔窜扰时，可致渗出性胸膜炎、胸腔积液、胸膜粘连，还可引起心包炎和心包积液。

（2）腹肝型：约占1/3病例，常见于儿童患者。患者可有腹痛、腹泻、便血、肝大、肝区痛及肝功能受损，偶可引起腹膜炎和腹水。

（3）皮下型：约占10%病例，主要表现为游走性皮下包块，包块大小不一，直径为1～3cm，皮肤表面正常，多见于腹壁、胸背、头颈部，亦可见于体表其他部位。

（4）脑脊髓型：占10%～20%病例，多见于青少年。临床表现因虫体侵犯脑脊髓的部位、病理改变的程度不同而复杂多变，某些神经系统症状亦难用一个病灶解释。患者常出现阵发性头痛、癫痫发作、偏瘫和颅内压增高等，亦可有视力障碍、脑膜炎、蛛网膜下腔出血等。少数病例因虫体侵入脊椎管，压迫或损害脊髓，可引起下肢感觉和运动障碍，甚至截瘫。

由于虫体可侵犯人体各系统器官，临床表现多样化，有些患者可同时或先后存在以上多种类型的损害，应注意鉴别。

【诊断】

1. 病原学检查　从痰液或粪便中检出虫卵即可确诊。痰液经10%氢氧化钠溶液处理后，离心沉淀、镜检，检出率较高。粪便检查常采用沉淀集卵法提高检出率。此外，从皮下包块或结节中检获虫体或虫卵也可确诊。

2. 免疫学检查　皮内试验常用于普查筛选，阳性符合率高达95%以上，但假阳性和假阴性较高。检测血清特异性抗体或抗原有辅助诊断价值；ELISA法的敏感性高，阳性率符合率可达90%～100%，是目前较常用的方法；抗原斑点ELISA（AST-ELISA）检测血清循环抗原，有较高的敏感性和特异性，阳性率可达98%以上，可用于早期诊断、疗效考核及预后判定。

此外，间接血凝试验、间接免疫荧光抗体试验等均可用于本病的诊断。

3. 分子生物学检查　DNA探针、PCR和实时荧光PCR等技术已应用于卫氏并殖吸虫病的诊断，其特异性强、敏感性高。

胸肺型、脑脊髓型肺吸虫病还可用X线及CT检查以辅助诊断。

【流行】

卫氏并殖吸虫呈世界性分布，日本、朝鲜、韩国、泰国、中国、马来西亚、印度、菲律宾、俄罗斯、非洲、南美洲均有报道。迄今，我国除西藏、新疆、内蒙古、青海、宁夏、广西未见病例报道以外，其他26个省（自治区、直辖市）均存在此虫。

国内存在溪蟹型和蝲蛄型两类疫区。前者呈点状分布，易于控制；后者仅分布于东北三省，由于当地居民嗜好生食或半生食蝲蛄及其制品，该病已成为当地多发病与常见病。

卫氏并殖吸虫病的传染源为患者、带虫者和保虫宿主。许多肉食性动物，如犬、猫、虎、豹、狼、狐、果子狸、鼬獾、食蟹猕猴等均可感染此虫，是重要传染源。在该病的自然疫源地（natural epidemic focus），感染的野生动物是主要传染源。经证实，野猪、家猪、野鼠、兔、鸡、鸟等可作为转续宿主，在流行病学上也有重要意义。

第一中间宿主是黑螺科（Melaniidae）和蜷科淡水螺类，包括放逸短沟螺（Semisulcospira libertina）、黑龙江短沟螺（S. amurensis）、瘤拟黑螺（Melanoides ruberculata）、斜粒粒蜷（Tarebia granifera）等。第二中间宿主为淡水蟹类，如溪蟹（Potamon spp.）、华溪蟹（Sinopotamon spp.）、拟溪蟹（Parapotamon spp.）、石蟹（Isolapotamon spp.）和蝲蛄（Cambaroides spp.）等。第一和第二中间宿主常共同栖息于水流清澈、多卵石的山溪或小河，故本病多流行于山区和丘陵地带。

该病属于食源性寄生虫病（food-borne parasitic disease）。流行区的居民常有生食或半生食溪蟹或蝲蛄的习惯，如吃腌蟹、醉蟹、烤蝲蛄、蝲蛄酱、蝲蛄豆腐等，易于食入活囊蚴而感染；生吃或半生吃野猪、家猪、鸡、蛙等转续宿主的肉，也是本病的感染方式之一；此外，受感染的溪蟹或蝲蛄死亡后，囊蚴可脱落水中，故饮生水也可导致感染。

【防治】

健康教育是预防本病的最重要措施，不生食或半生食淡水蟹、蝲蛄及其制品，不饮生水；加强粪便管理，不随地吐痰，防止虫卵入水；治疗患者和带虫者，治疗或捕杀保虫宿主，以消除或控制传染源。目前缺乏有效的疫苗预防此病。

吡喹酮是目前治疗并殖吸虫病的首选药物，具有疗效高、毒性低、疗程短等优点，但对于脑型或较重型并殖吸虫病，需要2个或多个疗程。皮下包块或压迫脑脊髓的虫体结节可行手术切除。

二、斯氏并殖吸虫
Paragonimus skrjabini

斯氏并殖吸虫（Paragonimus skrjabini Chen, 1959）同种异名：斯氏狸殖吸虫［Pagumogonimus skrjabini (Chen, 1959) Chen, 1963］，由陈心陶（1959）首次报道，只发现于中国。成虫主要寄生于果子狸、猫、犬等动物肺部，一般不寄生于人。但童虫在人体内可引起幼虫移行症。

【形态】

成虫体窄长，梭形，大小为（11.0～18.5）mm×（3.5～6.0）mm，长宽比例为（2.4～3.2）：1，虫体最宽处在腹吸盘稍下水平。腹吸盘位于虫体前1/3处，略大于口吸盘。卵巢呈珊瑚状分支，子宫盘曲成团，与卵巢并列于腹吸盘后。睾丸2个，

可分多叶，左右并列于虫体中、后部（图7-16）。虫卵的形态特征与卫氏并殖吸虫卵相似，但稍小，大小为（71～81）μm×（45～48）μm。

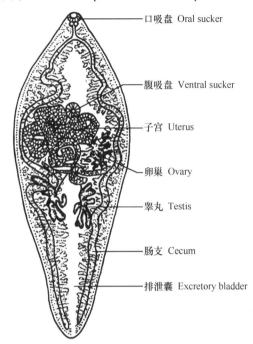

图 7-16　斯氏并殖吸虫成虫的形态
Morphology of *Paragonimus skrjabini* adult

【生活史】

生活史与卫氏并殖吸虫相似。终宿主为猫科、犬科、灵猫科多种家养与野生动物，如果子狸、猫、豹猫、犬、狐狸、貂等。人不是本虫的适宜宿主，绝大多数虫体在人体内时处于童虫阶段。第一中间宿主为圆口螺科的小型及微型螺类，如拟钉螺（Tricula spp.）、小豆螺（Bythinella spp.）等。第二中间宿主为多种华溪蟹（Sinopotamon spp.）和石蟹（Isolapotamon spp.）等。蛙、鼠、鸡、鸭、鸟等可作为该虫的转续宿主。人因生食或半生食含囊蚴的淡水蟹或食入未熟的转续宿主肉类而感染。

【致病与诊断】

该虫是人兽共患以兽为主的致病虫种，其致病主要是由童虫在组织、器官中移行所引起的机械性损伤和代谢产物等引起的免疫病理反应。在人体内，虫体多数停滞在童虫阶段，到处窜扰，引起幼虫移行症（larva migrans），可分为皮肤型和内脏型两种。

皮肤幼虫移行症（cutaneous larva migrans）：主要表现为游走性皮下包块或结节，大小一般为1～3cm，也有大如鸡蛋者，多为单个，偶为多个

或成串，多紧靠皮下，边界不清，皮肤表面无明显红肿。皮下包块或结节常见于胸背部、腹部，亦可见于头颈部、四肢、臀部、腹股沟、阴囊及腋窝等处。活检可见隧道样虫穴，有时可查见虫体。

内脏幼虫移行症（visceral larva migrans）：因童虫侵犯的器官不同而表现各异。侵犯肝时可有肝区痛、肝大及肝功能损害等表现。侵犯胸、肺时，可出现咳嗽、咳痰、胸痛、胸腔积液等。如侵犯其他器官，则有相应临床表现。除了出现局部症状外，内脏型患者常有低热、乏力、食欲缺乏等全身症状。因本病临床表现多样，误诊率高，需注意与肺结核、肺炎、结核性胸膜炎、肝炎等鉴别。近年来屡有报道本虫进入人肺并发育成熟产卵，引起的胸、肺损害与卫氏并殖吸虫病相似。

该病患者绝大多数查不到虫卵，皮下包块活检与免疫学检查是诊断本病的主要方法。皮下包块活检可见嗜酸性肉芽肿、坏死渗出物与夏科-莱登结晶，如查到童虫即可确诊。外周血检查嗜酸性粒细胞明显增高。免疫学检查有重要诊断价值，皮内试验具有较高的敏感性和特异性，常用于流行病学调查；ELISA 和 Dot-ELISA 是目前广泛用于诊断本病的血清学方法，敏感性高、特异性强。

【流行与防治】

国外尚无斯氏并殖吸虫的报道。我国分布于甘肃、陕西、山西、河南、湖北、湖南、四川、重庆、云南、浙江、江西、广西、贵州、广东、福建 15 个省（自治区、直辖市）。一般认为，该虫分布于由青海至山东连线的南部地区。

斯氏并殖吸虫病的传染源不是人，而是感染该虫的动物，其流行因素及防治原则与卫氏并殖吸虫病相似。

（杜娈英）

第 6 节　血吸虫（裂体吸虫）Schistosomes

学习与思考

（1）阐述日本血吸虫成虫、虫卵、毛蚴与尾蚴的形态结构。

（2）简述日本血吸虫的生活史，并比较 3 种重要血吸虫的生活史。

（3）为什么说日本血吸虫病是一种免疫性疾病？

（4）请列举诊断日本血吸虫病的主要方法，并比较其优缺点。

（5）简述我国血吸虫病防治经验对世界卫生事业的贡献。

血吸虫（schistosomes）亦称裂体吸虫，属鸮形目（Strigeida）裂体科（Schistosomatidae）裂体属（Schistosoma），寄生于人及哺乳动物的静脉中，引起血吸虫病（schistosomiasis）。寄生于人体的血吸虫有 6 种，即日本血吸虫（Schistosoma japonicum Katsurada，1904）、曼氏血吸虫（S. mansoni Sambon，1907）、埃及血吸虫［S. haematobium (Bilharz, 1852) Weinland，1858］、间插血吸虫（S. intercalatum Fisher，1939）、湄公血吸虫（S. mekongi Voge，Bruekner & Bruce，1978）和马来血吸虫（S. malayensis Greer et al.，1988），其中以埃及血吸虫、曼氏血吸虫和日本血吸虫所引起的疾病流行最广、危害最大。我国仅有日本血吸虫病流行。

一、日本血吸虫 *Schistosoma japonicum*

日本血吸虫（Schistosoma japonicum）又称日本裂体吸虫，1904 年由日本学者桂田富士郎（Katsurada）在粪便中发现虫卵，并在猫的门静脉及其分支血管中找到成虫而定名；1905 年，美国学者罗根（Logan）在我国湖南常德一名渔民的痢疾稀便中发现了日本血吸虫卵。1972 年与 1975 年，先后在湖南长沙马王堆和湖北江陵凤凰山的西汉古墓，分别从千年不腐古尸辛追和遂少言的肝与肠组织中查见典型的日本血吸虫卵，从而证明我国在 2200 余年前就有血吸虫病的流行，为世界医学提供了无双范本。

【形态】

1. 成虫　雌雄异体（dioecism），外观圆柱形，似线虫。雄虫粗短，长 10～20mm，宽 0.5～0.55mm，乳白色；虫体前端有发达的口吸盘和腹吸盘；自腹吸盘后，虫体两侧向腹面卷曲，形成抱雌沟（gynecophoric canal）；雄虫的睾丸呈圆形，一般为 7 个，串珠状排列于腹吸盘后方，生殖孔开口于腹吸盘下方（图 7-17）。雌虫较雄虫细长，长 12～28mm，宽 0.1～0.3mm；前部细于后部，口、腹吸盘不如雄虫发达；雌虫肠管内含有消化宿主

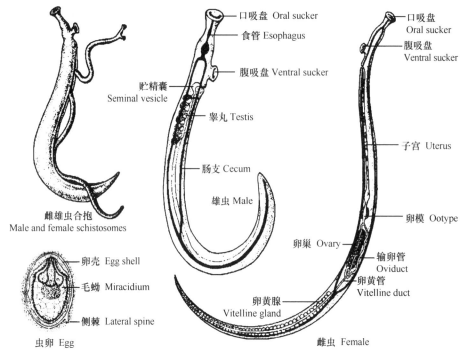

图 7-17　日本血吸虫成虫及虫卵 Adults and egg of *Schistosoma japonicum*

红细胞残留的色素，故呈黑褐色；长椭圆形的卵巢位于虫体中部，由卵巢后端发出的输卵管绕过卵巢向前；虫体后段几乎被卵黄腺所充满，卵黄管向前延长，与输卵管汇合成卵模，并被梅氏腺所围绕；卵模与子宫相接，子宫呈长管状，内含 50～300 个虫卵，开口于腹吸盘下方的生殖孔（图 7-17）。雌虫常居留于雄虫的抱雌沟内，呈雌雄合抱状态；雌虫发育成熟须有雄虫的存在和合抱，单性雌虫甚难发育成熟，单性雄虫虽可发育成熟，但所需时间延长，体形也较小。

消化系统有口、食道、肠管，缺咽。肠管在腹吸盘前分为 2 支，向后延伸到虫体后 1/3 处汇合成单一的盲管。成虫以宿主血液为食，其肠内容物可经口排至宿主血液内。

2. 虫卵　椭圆形，淡黄色，成熟虫卵平均大小为 89μm×67μm；无卵盖，卵壳薄，侧面有一侧棘（lateral spine），其位置不固定；患者粪便中查到的虫卵，其侧棘通常被附着在卵壳表面的宿主组织残留物所掩盖，卵壳内的成熟毛蚴被一薄层胚膜包裹，毛蚴与胚膜之间，常可见大小不等的油滴状头腺分泌物（图 7-17），这些分泌物含有中性黏多糖、蛋白质和酶等，可经卵壳的微管道释出。

3. 毛蚴（miracidium）　呈梨形，左右对称，平均大小为 99μm×35μm，周身被有纤毛；前端的锥形突起称顶突（rostellum）或钻器，体前部中央有 1 个袋状顶腺（apical gland），两侧为长梨形的头腺（cephalic gland）（图 7-18A、B），顶腺与头腺分泌的化学物质可通过顶突释放出来，在侵入钉螺时发挥重要作用。体后部分布有胚细胞与焰细胞。

4. 尾蚴（cercaria）　叉尾型，由体部和尾部组成，尾部又分尾干和尾叉；体长 280～360μm，体部长 100～150μm，尾干长 140～160μm。体部前端特化为头器（head organ），中央有一单细胞腺体，即头腺；体部后 1/3 处有一腹吸盘，其前后有 5 对单细胞穿刺腺，均由腺管（gland ducts）通向头器，开口于头器前缘。位于腹吸盘前的 2 对前穿刺腺（preacetabular gland），嗜酸性，内含粗颗粒，为钙及蛋白酶，可使角蛋白软化，并降解皮肤的表皮细胞间质、基膜和真皮的基质等，有利于尾蚴钻入皮肤；位于腹吸盘后的 3 对后穿刺腺（postacetabular gland），嗜碱性，内含细颗粒，富含糖蛋白，遇水膨胀成黏稠的胶状物黏着皮肤，有利于前穿刺腺分泌酶的定向流动并避免酶的流失（图 7-18C）。

【生活史】

日本血吸虫的生活史包括虫卵、毛蚴、母胞蚴（mother sporocyst）、子胞蚴（daughter sporocyst）、尾蚴、童虫（schistosomula）和成虫 7 个

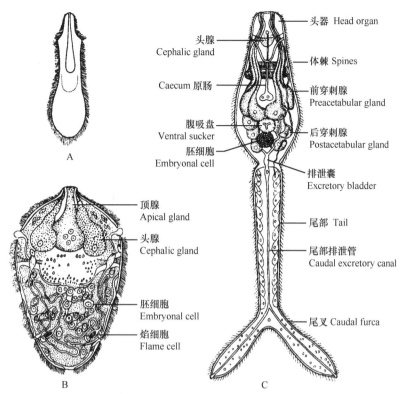

图 7-18 日本血吸虫毛蚴和尾蚴 Schistosoma japonicum miracidium and cercaria
A. 游动的毛蚴 Swimming miracidium；B. 毛蚴 Miracidium；C. 尾蚴 Cercaria

阶段。成虫寄生于人及多种哺乳动物的门静脉-肠系膜静脉系统，借吸盘吸附于血管壁，以血液为食。雌、雄虫交配后，合抱雌虫常逆血流移行至肠黏膜下层小静脉的末梢产卵，所产虫卵大部分沉积于肠壁的小血管壁，少量随血流进入肝，还可沉积于脾等其他组织、器官中。在宿主肝、肠组织中沉积的虫卵往往呈念珠状成簇排列。雌虫产卵时可部分离开或完全离开雄虫抱雌沟，间歇性地产出成串虫卵，每条雌虫每日可产卵 1000 个以上。初产卵内含 1 个受精卵细胞、约 20 个卵黄细胞，经 10～11 天，卵内的卵细胞发育为毛蚴。由于毛蚴分泌的物质透过卵壳释出，破坏血管壁，并使周围肠黏膜组织发生炎症、坏死，加之肠蠕动、腹内压和血管内压的作用，促使肠壁坏死组织向肠腔溃破，虫卵与溃破组织落入肠腔，随粪便排出体外（图 7-19）。未排出的含毛蚴虫卵沉积于局部组织中形成肉芽肿，存活约 11 天后死亡并逐渐钙化。

粪便内的虫卵必须入水，在低渗环境中才能进一步孵化。水温 5～35℃，毛蚴均能孵出，以 25～30℃最为适宜；光照可加速毛蚴的孵化；pH 也影响毛蚴的孵化，最适 pH 为 7.5～7.8。毛蚴孵出后多分布在水表层，做直线运动，遇障碍折转再做直线运动，并有向光性、向上性与穿过棉花纤维的特点。毛蚴在水中能存活 1～3 天，在这期间遇到中间宿主湖北钉螺（Oncomelania hupensis），并在钉螺释放的"毛蚴松"吸引下侵入钉螺，在钉螺头足部及内脏等处形成壁薄、内含胚细胞的母胞蚴，母胞蚴内的胚细胞经过分裂、增殖形成呈长袋状的子胞蚴，子胞蚴内的胚细胞进一步发育增殖，分批产生许多尾蚴。

1 个毛蚴钻入钉螺体内，经发育增殖，产生数以万计的尾蚴，最多达 10 万条。尾蚴分批成熟，成熟尾蚴从螺体内逸出的首要条件是水，钉螺即使在只有露水的草地或潮湿的泥土上也能逸出尾蚴。水温、光照和 pH 也影响尾蚴逸出。尾蚴在 15～35℃时均能逸出，但最适温度为 26℃。光线可促进尾蚴的逸出。尾蚴逸出后，常倒悬浮于水面，在温度刺激下，迅速向温度源方向运动，通过吸盘和后穿刺腺分泌的糖蛋白的作用黏附于宿主皮肤，并在前穿刺腺分泌的弹性蛋白酶、蛋白酶等的作用下，迅速钻入宿主皮肤，脱去尾部、排空穿刺腺内容物，转变为童虫。在 20～25℃温度下，尾蚴侵入小鼠和家兔皮肤仅需数秒。

童虫在终宿主皮下组织中停留 5～6 小时，随即侵入真皮小血管（感染后 2 小时即可发现）或

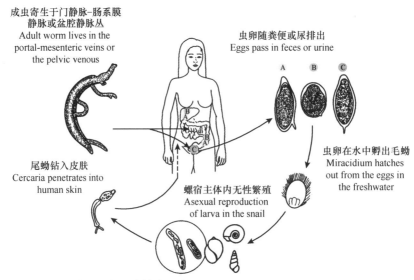

成虫寄生于门静脉-肠系膜
静脉或盆腔静脉丛
Adult worm lives in the
portal-mesenteric veins or
the pelvic venous

虫卵随粪便或尿排出
Eggs pass in feces or urine

尾蚴钻入皮肤
Cercaria penetrates into
human skin

螺宿主体内无性繁殖
Asexual reproduction
of larva in the snail

虫卵在水中孵出毛蚴
Miracidium hatches
out from the eggs in
the freshwater

图 7-19　3 种主要血吸虫的生活史 Life cycle of three major schistosoma species
A. 曼氏血吸虫卵；B. 日本血吸虫卵；C. 埃及血吸虫卵

淋巴管，随血液循环到达右心，感染第 3 天移行至肺的数量达到峰值，再由左心入体循环，到达肠系膜上、下动脉，经毛细血管到肝内门静脉分支内寄生。童虫在肝门静脉发育到性器官初步分化后，雌、雄合抱并移行到肠系膜静脉及直肠静脉寄居、交配、产卵。自尾蚴侵入到成虫成熟产卵约需 24 天，产出的虫卵发育成熟需 10～11 天，故成熟虫卵出现在终宿主粪便中至少需要 35 天。人体内成虫的平均寿命为 4.5 年，最长可活 46 年之久。

　　一般认为，雄虫可释放性信息素（sex pheromone），通过合抱由体壁传递给雌虫，同时，只有雄虫与雌虫的相互作用才能促进双方发育至性成熟。研究显示，雌、雄虫在合抱后的发育过程中功能分化明显，到性成熟阶段可达到完美的功能互补；TGF-β、FGF、EGF、Notch 等信号转导途径以及 T、B 细胞均可调节血吸虫的生长、发育与成熟，调节模式可能类似于昆虫的激素调节。最近在曼氏血吸虫的研究中发现，合抱雄虫可分泌非核糖体肽信息素 β-丙氨酰色胺，诱导雌虫启动生殖发育并产卵。

Adult worms of *Schistosoma japonicum* are dioecism with separate reproductive organs. The male embraces the female into its gynecophoral canal within the definitive host. Adults settle in the mesenteric veins via the hepatic portal system. After copulation in the portal vein, the paired worms use their suckers to ascend the superior mesenteric vessels against the flow of blood. After reaching the submucosal venules, the paired females initiate oviposition. Each pair deposits 300 to 3000 eggs daily for the remainder of its 4- to 35-year life span. Most eggs are deposited in the venules of intestinal wall, others are carried by the portal venous system to the liver, where they become trapped in the portal triad. Specific enzymes, which are secreted by the enclosed miracidium, diffuse through the shell and digest the surrounding tissue. Ova lying immediately adjacent to the mucosal surface rupture into the lumen of the bowel and are passed in the feces. Approximately half of all deposited eggs reach the intestinal lumen and are shed from the body.

If the expelled schistosomal eggs have the chance to enter fresh water, miracidia hatch quickly. Upon finding an appropriate snail host, *Oncomelania hupensis,* they invade and are transformed into mother sporocysts. After about two weeks, the mother sporocyst develops asexually to form daughter sporocysts for up to seven weeks. At the end of this seven week period, thousands of infective forked-tailed cercariae are generated asexually from the daughter sporocysts.

Mature cercariae escape from the snail, swim to the surface of the water and then slowly sink toward the bottom in the first one to three days. Water containing cercariae is called infested water.

When a definitive host contacts with infested water, cercariae attach to its skin, discard their tails, penetrate and transform into schistosomula. Schistosomula enter the peripheral circulation and migrate to the heart. After exiting the right heart, they wriggle through the pulmonary capillaries to gain access to the left heart and systemic circulation. Only those schistosomula that enter the mesenteric arteries, traverse the intestinal capillary bed, and reach the liver by the hepatoportal system can start to ingest erythrocytes and keep growing for three weeks in the liver venules, then migrate to the walls of the gut to copulate and begin laying eggs. It takes approximately 24 days from initial infection by cercariae until oviposition, and approximately 35 days until eggs begin to be shed in the feces.

【致病】

日本血吸虫的尾蚴、童虫、成虫、虫卵以及它们的分泌物、代谢产物和死后分解产物均能诱导宿主产生一系列免疫应答及复杂的病理变化。虫卵是血吸虫病最主要的致病阶段，其释放的抗原等物质所导致的肉芽肿及其随后发生的纤维化是血吸虫病的最基本病变。因此，从免疫病理的角度来讲，血吸虫病是一种免疫性疾病。

1. 尾蚴性皮炎（cercarial dermatitis） 是血吸虫尾蚴侵入宿主皮肤后由活尾蚴的分泌物、排泄物引起的免疫应答或毒性反应，以及尾蚴在皮肤内移行、死亡后引起的吞噬细胞反应性病变。临床表现为粟粒至黄豆大小的小丘疹，局部瘙痒。初次感染者，这种反应不明显，反复多次感染者反应逐渐加重，严重者可伴有全身性水肿和多形红斑。病理变化为局部毛细血管扩张、充血，伴有出血、水肿和中性粒细胞及单核细胞浸润。尾蚴性皮炎的发病机制既有速发型超敏反应，也有细胞介导的迟发型超敏反应。

2. 童虫致肺炎 童虫在宿主体内移行可引起所经脏器的病变，以肺部病变最为明显，可使肺部发生炎症和点状出血。患者常出现咳嗽、咯血、发热、嗜酸性粒细胞增多、肺部一过性及全身不适等临床表现。这与童虫的机械性损害及其代谢产物或崩解产物引起的超敏反应有关。

3. 成虫致静脉内膜炎 静脉内寄生的成虫，借助吸盘吸附于血管壁而移动，可引起静脉内膜炎和静脉周围炎，但临床表现不明显。

4. 免疫复合物型超敏反应（immune complex type hypersensitivity） 日本血吸虫寄生于人体的门静脉-肠系膜静脉系统，童虫和成虫的分泌物、排泄物、代谢产物与虫卵内毛蚴的分泌物以及虫体表皮更新的脱落物均排至血液中，并随血液循环至各组织，称循环抗原（circulating antigen，CAg），包括在感染后第2周虫体的代谢产物、分泌物和排泄物构成的肠相关抗原（gut-associated antigens，GAA）；感染后第5周成虫不断更新的表膜形成的膜相关抗原（membrane-associated antigens，MAA）；第6周虫卵内毛蚴分泌的虫卵抗原。当成虫大量产卵时，循环抗原量及刺激人体产生抗体的水平急剧上升，产生大量的免疫复合物，超过了机体免疫系统的清除能力，从而沉积在肾小球等处的血管壁基膜上，免疫复合物激活补体，使中性粒细胞集聚于复合物处，中性粒细胞吞噬免疫复合物，并释放蛋白溶解酶，造成血管及周围组织的损伤，即免疫复合物型超敏反应（Ⅲ型超敏反应）。主要病变为肾小球间质增宽、间质细胞增生，以及毛细血管壁及基膜增厚等，可引起肾小球肾炎。主要表现为蛋白尿、水肿、肾功能减退等。

5. 虫卵肉芽肿（egg granuloma） 当沉积于肝和肠壁等组织的虫卵发育成熟后，卵内毛蚴不断分泌并释放抗原物质，透过卵壳微管道缓慢释放至周围组织中，24小时后即被周围的巨噬细胞（Mφ）吞噬、处理，并提呈给辅助性T细胞（helper T cell，Th），同时分泌IL-1，激活Th产生多种淋巴因子，如可促进T细胞各亚群增生的IL-2，能增进Mφ吞噬功能的IFN-γ以及中性粒细胞趋化因子（NCF）、Mφ移动抑制因子（MIF）、嗜酸性粒细胞刺激素（ESP）、成纤维细胞刺激因子（FSF）等。这些淋巴因子使中性粒细胞、Mφ、嗜酸性粒细胞及成纤维细胞等趋向、聚集于虫卵周围，与淋巴细胞形成以虫卵为中心的虫卵肉芽肿（图7-20），系T淋巴细胞介导的Ⅳ型超敏反应，是血吸虫病的主要病变。肉芽肿的形成和发展与虫卵的发育有密切关系，虫卵尚未成熟时，其周围的宿主组织无反应或反应轻微。

日本血吸虫的产卵量大，虫卵常成簇沉积于组织内，所以虫卵肉芽肿的体积大。肉芽肿的细胞成分中，含有嗜酸性粒细胞，虫卵死亡后常出现中心坏死，状似脓肿，称嗜酸性脓肿

（eosinophilic abscess）。此外，还存在浆细胞及其分泌的抗体与虫卵抗原结合，在虫卵周围出现放射状排列的嗜伊红物质，称何博礼现象（Hoeppli phenomenon）。

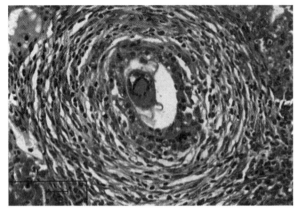

图 7-20 人肝内血吸虫虫卵肉芽肿
Schistosome egg granuloma in human liver

随着病程进一步发展，新生肉芽组织向虫卵肉芽肿内部生长，并出现类上皮细胞层，逐渐由急性期向慢性期转化。当虫卵内毛蚴死亡后，其毒素作用逐渐消失，坏死物质被吸收，虫卵被破坏、变性、钙化，其周围由组织细胞转化来的类上皮细胞与异物巨细胞、淋巴细胞围绕，最后类上皮细胞变为成纤维细胞，并产生胶原纤维，肉芽肿即发生纤维化，逐渐形成瘢痕组织，从而发展为晚期。

虫卵肉芽肿及其纤维化常见于沉积虫卵较多的结肠和肝组织，堵塞血管，破坏血管结构，损害血管周围组织。在结肠，纤维化的发生可导致肠壁增厚，致使虫卵不易落入肠腔，这正是慢性、晚期血吸虫病患者粪检难以查到虫卵的缘由。在肝脏，虫卵肉芽肿及其纤维化发生于肝门静脉分支终端、窦前静脉，重度感染的患者，肝门静脉周围出现广泛纤维组织增生，切面上可见线状白色纤维束呈树枝状分布，称干线型纤维化（pipestem fibrosis），是晚期血吸虫病的特征性病变。由于窦前静脉广泛阻塞，导致门静脉高压，患者出现肝脾肿大，以及侧支循环所致的腹壁、食管及胃底静脉曲张、上消化道出血与腹水等，称为肝脾型血吸虫病。

虫卵肉芽肿及其纤维化的形成，是宿主对致病因子的一种免疫应答，一方面有利于破坏、清除虫卵，同时隔离和清除虫卵释出的抗原，减少血液循环中抗原抗体复合物的形成及对机体的损害；另一方面，会导致结肠、肝等组织的一系列病变。

【临床表现】

日本血吸虫病的临床表现主要取决于患者的感染度、免疫状态、虫卵沉积部位与治疗是否及时，根据病理及虫卵沉积部位，可将其分为急性、慢性、晚期及异位血吸虫病。

1. 急性血吸虫病 主要见于初次重度感染的青壮年和儿童，有时也发生于大量感染尾蚴的慢性，甚至疾病晚期的患者。发病多在夏秋季，6～10 月为高峰，常在接触疫水后 1～2 个月出现。常见症状为发热、肝脾肿大、腹痛、腹泻、黏液血便、咳嗽（多为干咳）等。发热多在午后出现，最高体温多为 39～40℃，夜间无盗汗，晨起可自行退热；血常规常见嗜酸性粒细胞增多；胸部 CT 可有间质性肺炎表现；粪便可查见血吸虫卵。

2. 慢性血吸虫病 急性血吸虫病患者未经治疗或治疗不彻底以及未表现出急性临床症状的少量、多次感染者，均可演变为慢性血吸虫病。在流行区，曾经有 90% 的血吸虫病患者为慢性血吸虫病，多无急性发作史，常因多次少量感染而引起。大多数患者无明显临床症状和不适，部分患者有慢性腹泻、腹痛、黏液及脓血性痢疾（常在劳累或受凉后较为明显），以及肝脾肿大、贫血及消瘦等。90% 的患者直肠黏膜可检获到虫卵。

3. 晚期血吸虫病 指出现肝纤维化门静脉高压症、生长发育严重障碍或结肠出现显著肉芽肿增生等症状的血吸虫病患者，多因反复或大量感染血吸虫尾蚴，未经及时治疗或治疗不彻底，且病程较长，而演变为晚期血吸虫病。

根据其临床表现可分为巨脾型、腹水型、侏儒型及结肠增生型等 4 种类型，患者可同时兼有 2 型或 2 型以上的表现。临床常见肝脾肿大、腹水以及因侧支循环所致的腹壁、食管、胃底静脉曲张为主的门静脉高压症（图 7-21）。严重者可因并发上消化道出血、肝性脑病及结肠息肉癌变等而致死。脾大至肋下 5～6cm，可超过脐平线或横径超过腹中线，并伴有脾功能亢进。反复感染又未经及时治疗的儿童和青少年，使垂体前叶功能减退，以及因其他因素影响生长发育而致侏儒症。结肠增殖型是以结肠病变为突出表现的临床类型，患者常表现为腹痛、腹泻、便秘或腹泻与便秘交替进行，少数有发作性肠梗阻，左下腹可触及肿块或痉挛性索状物，轻度压痛，有并发结肠癌的可能。

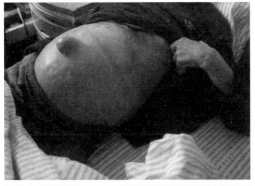

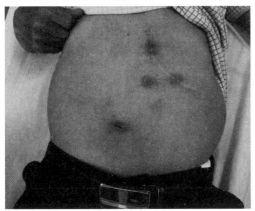

图 7-21　晚期日本血吸虫病患者
Patients of advanced schistosomiasis japonica

4. 异位血吸虫病　虫卵在门静脉系统以外的器官或组织内沉积所引起的虫卵肉芽肿及其纤维化称异位血吸虫病（ectopic schistosomiasis）或异位损害（ectopic lesion）。人体异位血吸虫病常见的病变部位在肺和脑，也有皮肤、甲状腺、心包、肾、肾上腺、腰肌、生殖器等几乎全身异位损害的报道。肺型血吸虫病较普遍，占异位血吸虫病的 60% 左右，多见于急性患者，因虫卵随血流通过肝窦、下腔静脉、右心到达肺部，也可因成虫在肺部寄生（异位寄生）引起。临床多表现为干咳、痰少，痰呈白色泡沫状、偶可带血；X 线检查显示肺部呈片状型、绒毛斑点及粟粒型病变等。脑型血吸虫病亦在急性期多见，虫卵可随动脉血流或通过椎静脉途径到达脑膜及大脑皮质。临床症状酷似脑膜脑炎，患者常出现头痛、嗜睡、昏迷、意识障碍、痉挛、偏瘫、视力模糊等，还伴有高热、肝区痛及外周血嗜酸性粒细胞增高等表现；检查发现膝反射亢进、锥体束征及脑膜刺激征阳性；脑脊液的细胞数可增加。慢性期脑型血吸虫病的表现常有癫痫发作，尤以局限性癫痫发作最为多见，可伴有头痛、暂时性意识丧失、语言障碍、呕吐、偏瘫等脑瘤样症状。当肝纤维化发生后引起门-腔静脉吻合支扩大时，肠系膜静脉内的虫卵可经血流被带至门静脉系统以外的器官或组织内沉积，也可导致异位血吸虫病。

【免疫】

血吸虫感染的免疫学过程甚为复杂，其部分原因是血吸虫在终宿主体内的不同发育时期所产生的抗原性不同，即尾蚴、童虫、成虫和虫卵抗原极其复杂又存在差异。

人类对寄生人体的 6 种血吸虫均表现为非消除免疫。非流行区居民进入流行区，由于缺乏对血吸虫的免疫力，感染后可出现急性血吸虫病，免疫应答表现为优势 Th1 应答；而流行区居民则有一定的免疫力，一般不发生急性血吸虫病，免疫应答以 Th2 应答为主。动物实验证明，许多易感动物感染血吸虫后，体内的活成虫使宿主产生适应性免疫力，这种免疫力不能杀死体内已存在的成虫，也不能阻止其产卵，但对再次侵入的童虫有一定的杀伤作用，称为伴随免疫（concomitant immunity）。不同种株的血吸虫可以作为异源免疫原，使宿主产生一定的交叉免疫力。

抗体依赖细胞介导的细胞毒作用（antibody dependent cell-mediated cytotoxicity，ADCC）是人体杀伤血吸虫童虫的主要免疫效应机制。参与免疫效应的成分包括抗体（IgG 和 IgE）、补体、细胞（嗜酸性粒细胞、Mφ、中性粒细胞、肥大细胞）及血小板。杀伤童虫是通过抗体桥联将效应细胞黏附于童虫表面，抗体以 Fab 片段与童虫表面的抗原结合，以 Fc 端与补体的受体或细胞膜上的 Fc 受体结合，使效应细胞脱颗粒，释放主要碱性蛋白、过氧化物酶、磷酸酯酶 B 等细胞毒性物质作用于童虫表面，导致童虫表膜裂损，效应细胞得以侵入，使童虫表皮与肌层分离，表膜通透性改变，表膜泡化，最后死亡。IgE 与嗜酸性粒细胞组成的 ADCC 在抗再感染过程中起主要作用，清除的部位主要在皮肤与肺。

【诊断】

病原学诊断是确诊血吸虫病的依据，免疫学诊断是当前临床诊断血吸虫病的常用手段，B 超可作为辅助诊断方法。分子生物学方法的引入，推动了血吸虫病诊断学的发展。临床症状、体征及疫水接触史等均有参考价值。

1. 病原学检查　急性血吸虫患者的黏液血

便中检出虫卵（多采用生理盐水直接涂片法或改良加藤厚涂片法），或粪沉渣孵化毛蚴为阳性，即可确诊。对轻度感染者、慢性或晚期患者及经治疗的感染人群，常因虫卵少而漏检，可采用尼龙绢袋集卵法、尼龙绢袋集卵孵化法、塑料杯顶管孵化法与集卵透明法等进行检查。对临床疑似病例，且多次粪检阴性、免疫诊断也无法确定的未经治疗的患者可采用直肠活检，该法不宜用于有出血倾向或严重痔疮、肛裂及极度虚弱的患者。临床采用的直肠显微镜，可直视肠组织病变，不必钳取组织，可避免出血，也提高了虫卵检出率。

2. 免疫学检测　既可检测抗血吸虫的抗体，也可检测血吸虫的循环抗原或免疫复合物。抗体检测是诊断血吸虫病重要的辅助诊断手段，目前现场与临床应用较广的方法有 IHA、ELISA、胶体染料试纸条试验（dipstick dye immune-assay，DDIA）、斑点免疫金渗滤试验（dot immunogold filtration assay，DIGFA）等，曾在现场使用过的环卵沉淀试验（circumoval precipitin test，COPT）是血吸虫病特有的免疫诊断方法。上述各种免疫学诊断方法，不能区分现症感染和既往感染，循环抗原或免疫复合物检测可反映现症感染，但检测技术尚未达到应用要求。

3. 分子生物学检测　PCR、RT-PCR 与 DNA 探针（probe）等技术已被大量用于日本血吸虫病的快速诊断，也有环介导同温扩增（LAMP）技术、指数富集的配基系统进化技术（systematic evolution of ligands by exponential enrichment，SELEX）、重组酶聚合酶扩增技术（recombinase polymerase amplification，RPA）等应用于早期或快速诊断的研究报道，为建立敏感、快速的诊断方法打下了良好基础。

【流行】

1. 流行概况　日本血吸虫病流行于亚洲的中国、日本、菲律宾、印度尼西亚等国。20 世纪 50 年代初，我国长江流域及其以南的湖南、湖北、江西、安徽、江苏、云南、四川、浙江、广东、广西、上海、福建 12 个省（自治区、直辖市）流行血吸虫病，感染者达 1160 万，钉螺面积 148 亿 m^2，受威胁人口在 1 亿以上。经过 70 多年的防治，截至 2021 年底，全国 12 个省（自治区、直辖市）中的福建、浙江、广东、广西和上海继续巩固血吸虫病消除成果，四川、江苏维持传播阻断标准，云南、湖北、湖南、江西和安徽 5 省维持传播控制标准；全国 451 个流行县（市、区）中有 339 个（占 75.17%）达消除标准，100 个（22.17%）达传播阻断标准，12 个（占 2.66%）达传播控制标准。全国尚存晚期血吸虫病患者 29 037 例，主要分布于湖北、湖南、江西、安徽、江苏、云南、四川 7 省；新发现晚期患者 680 例，主要分布于湖北（258 例，占 37.94%）、湖南（247 例，占 36.32%）与江西（122，占 17.94%）3 省。2021 年，全国累计查出有螺面积 191 159.91hm²，未发现血吸虫感染性钉螺。我国血吸虫病疫情已降至历史最低水平。

2. 流行环节

（1）传染源：包括感染日本血吸虫并从粪便排出虫卵的患者、带虫者、家畜及野生动物。在我国，自然感染的家畜有黄牛、水牛、山羊、绵羊、马、骡、驴、猪、犬、猫、家兔等 10 余种，野生动物有褐家鼠、野兔、野猪等 30 余种。当前，野生动物作为传染源的重要性越来越凸显。

（2）传播途径：含日本血吸虫卵的粪便污染水源，水中有钉螺孳生以及人接触疫水是传播的 3 个重要环节。中间宿主钉螺的存在是本病流行的先决条件，人们在生产或生活中接触含尾蚴的疫水是感染的重要因素。湖北钉螺为淡水两栖螺类，系日本血吸虫的唯一中间宿主。平原地区的螺壳表面具纵肋（肋壳钉螺）；山丘地区的表面光滑（光壳钉螺）。肋壳钉螺孳生于水流缓慢、杂草丛生的洲滩、湖滩、河畔、水田、沟渠边等湖沼型及水网型地区；光壳钉螺孳生在小溪、山涧、水田、河道及草滩等山丘型疫区。目前我国钉螺主要分布于湖沼地区，达 349 737.78hm²，占全国实有钉螺面积的 94.71%，其中垸外环境有螺面积占湖沼型流行区总面积的 93.53%，该区钉螺受长江水位影响，控制甚为困难。

（3）易感人群：任何年龄、性别和种族的人，对日本血吸虫皆易感。

3. 流行因素　包括自然因素和社会因素。自然因素包括气温、雨量、水质、地理环境、植被、土壤等；社会因素包括社会制度、经济文化、生产活动、生活习惯、水利工程、人口流动等，尤其是社会制度，对防治血吸虫病十分重要。我国血吸虫病防治取得如此巨大成绩，与我国实行的社会主义制度以及党和政府的高度重视密切相关。1953 年，毛泽东主席专门批示"血吸虫病危害甚大，必须着重防治"，1955 年，他亲自视察血吸虫病疫区，共商防治大计，发出"一定要消灭血吸虫病"的伟大号召，召开了全国第一次血吸虫病防治工作会议，成立了中央防治血吸虫病九人小组，领导全国血吸虫病的防治工作。1956 年，毛泽东再次号召："全党动员，全民动员，消灭血吸虫病"，中央将消灭血吸虫病纳入《全国农业发展纲要（草案）》。1958 年，江西余江县率先在全国消除了血吸虫病的危害，为此毛泽东主席创作《七律二首·送瘟神》加以歌颂。改革开放后，邓小平等历届党和国家领导人对血吸虫病防治工作均做过批示与指示；2006 年，国务院专门颁布了《血吸虫病防治条例》；2016 年，习近平总书记提出"对艾滋病、结核病、乙肝、血吸虫病等传统流行重大疾病，要坚持因病施策，各个击破，巩固当前防控成果，不断降低疫情流行水平"。血吸虫病防治工作中已形成了"党委领导、政府多部门配合、全民动员参与"的工作机制，以及具有中国特色的血吸虫病防治方案与经验。

4. 流行区类型　我国血吸虫病流行区，按地理环境、钉螺分布以及流行病学特点可分为 3 种类型。

（1）湖沼型（marshland and lake regions）：主要分布在长江中下游的湖南、湖北、安徽、江西、江苏等地的长江沿岸和湖泊周围，这里有适合钉螺孳生的大片冬陆夏水洲滩，钉螺在其中呈片状分布，面积大，占目前全国钉螺面积的 94.71%，疫情最为严重。

（2）山区丘陵型（hilly and mountainous regions）：主要在我国西南部，如四川、云南等地。安徽、湖北、湖南、江西、浙江、江苏、福建、广西的丘陵山区也有该型。钉螺沿水系分布，水系多起于山谷，地形复杂，疫区有明显局限性，钉螺面积占当前全国钉螺总面积 5.19%。

（3）平原水网型（plain regions with waterway networks）：主要分布在长江与钱塘江间的平原地区，河道纵横，密如蛛网，水流缓慢，土壤肥沃，河岸杂草丛生，钉螺沿河岸呈线状分布，占全国钉螺总面积 0.10%。

【防治】

日本血吸虫病是一种严重危害我国人民身心健康、阻碍社会经济发展的重要寄生虫病。1949年以来，我国根据国情，从实际出发、实事求是、因地制宜采取了相应的科学防治策略。20 世纪50 年代生产力水平低下时，采取"以消灭钉螺为主"的综合性防治策略；改革开放后，随着新的治疗药物吡喹酮的出现，20 世纪 80 年代中期采取"人、畜同步化疗，结合易感地带灭螺"的综合性防治策略；随着社会经济发展与保护自然生态环境意识的增强，2006 年以来转变为"以传染源控制为主"的综合性防治策略，使全国的血吸虫防治工作取得了举世瞩目的成就，《"健康中国2030"规划纲要》明确指出：2030 年将达到消除血吸虫病的目标。我国血吸虫病防治工作的"中国方案"与"中国经验"，已经贡献于《WHO 控制和消除人体血吸虫病指南》的制定与实施，援助非洲桑给巴尔创立的综合性防控新模式，将成为"一带一路"其他非洲国家学习的典范。综合防治策略包括以下 6 个方面。

1. 健康教育　健康教育是一项重要的干预措施，也是教育居民尤其是少年儿童与渔船民防止感染的有效手段。通过开展防病知识宣传，教育居民加强个人防护，养成良好的生活习惯；提倡安全用水，禁止未处理粪便入水以及在有螺水体进行游泳、戏水、捕鱼、捞虾等活动，以防止血吸虫感染。

2. 控制传染源　吡喹酮是治疗的首选药物，急性、慢性和晚期血吸虫病的治疗剂量与用法不同，具体参见附录抗寄生虫药物部分。除人外，家畜要圈养，禁止在有螺地方放牧，实行以机代牛、无牛耕区，今后还应加强非牛家畜以及野生动物传染源的控制。

3. 加强水、粪管理　结合美丽乡村建设，改水改厕，收集水上作业者的粪便进行无害化处理；封洲禁牧、圈养牲畜，加强粪便管理，防止虫卵入水；提倡安全用水。

4. 控制与消灭钉螺　灭螺是控制血吸虫病传播的重要手段。1971～1972 年，曾经借助飞机喷撒五氯酚钠对鄱阳湖地区 40 余万亩草洲进行灭螺，结果因破坏了水产资源与生态平衡、影响了生物多样性而付出了沉重代价。目前我国仍然以药物灭螺为主、工程灭螺为辅，2021 年药物灭螺占灭螺总面积的 98.14%。氯硝柳胺是 WHO 推荐的唯一灭螺药物，但其对鱼类有较大毒性。当前，在长江大保护、"生态优先，绿色发展"、保护生物多样性、共建地球生命共同体理念等背景下，研制环境友好的灭螺药或生物灭螺将是趋势。此外，也可采取以环境改造为主的灭螺方式。

5. 做好个人防护　必须接触疫水时，可穿戴防护衣裤和长筒胶鞋、涂擦邻苯二甲酸二丁酯软膏及防蚴灵等皮肤防护药物，以防尾蚴侵入。实验室和现场研究显示，蒿甲醚和青蒿琥酯可杀死血吸虫童虫，防止急性感染；在接触疫水后第7天和10天，服用青蒿琥酯可达早期治疗目的。

6. 疫苗预防　抗血吸虫病疫苗经历了从死疫苗、致弱活疫苗、亚单位疫苗、分子/基因工程疫苗至核酸（DNA）疫苗等研发过程。活疫苗的减虫率达70%甚至90%以上，但因抗原来源困难、制备周期长、不易保存及存在潜在致病危险等问题被限制应用。多肽亚单位疫苗有较好的保护性，无潜在致病危险，但制备复杂、成本较高，也受到一定限制。近年来，被公认有前途的10余个曼氏血吸虫候选抗原已全部在日本血吸虫（大陆株）中获得克隆和表达，有些在大动物中试验，得到了一定的保护性效果；还鉴定了一批较有希望的候选抗原分子，利用基因重组技术重组了抗原，其减虫率为20%～40%、减卵率30%～70%。DNA疫苗的研制工艺简单，可规模化生产，成本低，便于运输，既可诱导产生较为持久的体液免疫应答，也可诱导较强而持久的细胞免疫应答，

激活CTL反应，减虫率与减卵率分别为0～65%与0～72%，备受人们关注。

鉴于单一抗原分子诱导产生的抗血吸虫的保护力偏低，人们趋于选择不同抗原或不同表位制备的多价疫苗与复合疫苗，即鸡尾酒疫苗（cocktail vaccine），协同诱导不同免疫效应机制以杀伤多个发育期的血吸虫，从而获得较高的保护力。日本血吸虫大陆株疫苗的研制，尽管已取得显著进展，但保护力不尽如人意，欲达到人用疫苗目标尚存在距离。随着血吸虫各种组学研究的深入，相信将来一定能实现人类的愿望。

二、其他血吸虫
Other schistosomes

近年来，随着国际交往的增多，输入性血吸虫病病例呈增多趋势，因此有必要将寄生人体的其他5种血吸虫的成虫和虫卵形态及生活史与日本血吸虫的进行比较，并将其分别列于表7-2与表7-3。虽然我国不是埃及血吸虫病和曼氏血吸虫病的流行区，但就全球而言，这两种血吸虫病危害严重，其成虫与虫卵的形态特征（图7-22）、生活史（图7-19）、致病及诊断与日本血吸虫基本相

表7-2　6种人体血吸虫成虫和虫卵形态的比较
Morphologic comparison of adults and eggs of human schistosomes

		日本血吸虫	曼氏血吸虫	埃及血吸虫	间插血吸虫	湄公血吸虫	马来血吸虫
大小	♂	（10～20）mm×（0.5～0.55）mm	（6～14）mm×（0.8～1.1）mm	（10～15）mm×（0.75～1.0）mm	（11～14）mm×（0.3～0.5）mm	（15～17.8）mm×（0.2～0.41）mm	（4.3～9.2）mm×（0.24～0.43）mm
	♀	（12～28）mm×0.3mm	（7～17）mm×0.25mm	（20～26）mm×0.25mm	（11～26）mm×0.25mm	（6.48～11.3）mm×0.28mm	（6.5～11.3）mm×0.21mm
表皮	♂	无结节，有细尖体棘	结节明显，上有束状细毛	结节细小	有结节和细体棘	有细体棘	无结节，有细体棘
	♀	小体棘	小结节	末端有小结节	光滑	小体棘	小体棘
肠支		体后半部汇合，盲管短	体前部汇合，盲管长	体中部汇合，盲管短	体后半部汇合，盲管短	体后半部汇合，盲管短	体中部汇合，盲管短
睾丸（个）		6～8	2～14	4～5	4～6	3～6	6～8
卵巢位置		体中部	体中线之前	体中线之后	体中线之后	体中部	体中线
虫卵		卵圆形或卵圆，侧棘短小	长卵圆形，侧棘长、大	纺锤形，一端有小棘	纺锤形，端棘长、细尖	卵圆形，侧棘短小	卵圆形，侧棘短小

表7-3　6种人体血吸虫生活史的比较
Comparison of life cycle of human schistosomes

	日本血吸虫	曼氏血吸虫	埃及血吸虫	间插血吸虫	湄公血吸虫	马来血吸虫
成虫寄生部位	门静脉-肠系膜静脉系统	肠系膜小静脉、痔静脉丛，偶为门静脉系统、肠系膜上静脉、膀胱静脉丛及肝内门静脉	膀胱静脉丛、骨盆静脉丛、直肠小静脉，偶为门静脉系统	肠系膜静脉及门静脉系统	肠系膜上静脉及门静脉系统	肠系膜静脉及门静脉系统

续表

	日本血吸虫	曼氏血吸虫	埃及血吸虫	间插血吸虫	湄公血吸虫	马来血吸虫
虫卵在人体的分布	肠壁、肝	肠壁、肝	膀胱及生殖系统	肝、肠壁	肝、肠壁	肝、肠壁
虫卵排出途径	粪便	粪便，偶尔尿	尿，偶尔粪便	粪便，偶尔尿	粪便	粪便
保虫宿主	牛、猪、犬、羊、马、猫及啮齿动物等7个目40余种动物	猴、狒狒及啮齿动物等7个目40余种动物	猴、狒狒、猩猩、猪、羊及啮齿动物等3个目9种动物	羊、灵长类、啮齿类	牛、猪、羊、犬、田鼠	啮齿类
中间宿主	湖北钉螺	双脐螺	水泡螺	水泡螺	开放拟钉螺	小罗伯特螺
地理分布	中国、日本、菲律宾、印度尼西亚	中东、非洲、南美洲、加勒比海地区	非洲、中东	喀麦隆、刚果（金）、加蓬、乍得	柬埔寨、老挝	马来西亚

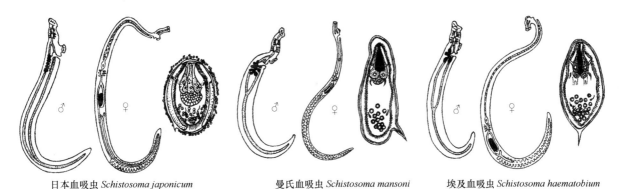

日本血吸虫 Schistosoma japonicum　　曼氏血吸虫 Schistosoma mansoni　　埃及血吸虫 Schistosoma haematobium

图 7-22　3 种血吸虫成虫和卵形态比较 Morphology of three species of *Schistosoma*

同，主要区别概述如下。

埃及血吸虫尾蚴感染终宿主后，在表皮层停留 72～96 小时，随后开始移行，需 60～63 天才能发育为成虫，定居于膀胱与盆腔静脉丛，平均寿命约为 3.8 年，最长约 30 年。感染后 70～84 天，成虫开始产卵，每条雌虫每天产卵 20～290 个，虫卵主要沉积于泌尿生殖道内，其中膀胱、下输尿管、尿道、精囊、子宫、阴道、子宫颈最常受累，典型症状是血尿。晚期有时可发现膀胱和输尿管纤维化以及肾损伤，还可能并发膀胱癌。生殖系统病变时，女性可能出现生殖器损伤、阴道出血、性交疼痛和外阴结节等症状；男性则可能出现精囊、前列腺等病变；还可造成其他长期不可逆的后果，包括不育症。病原诊断主要是尿液中查虫卵。

曼氏血吸虫尾蚴感染终宿主后，90% 的童虫在感染后 72 小时到达皮肤血管开始移行，移行至肺部的童虫其数量在感染后 5～7 天达到峰值，感染后 25～28 天移行至门静脉-肠系膜静脉发育为成虫，平均寿命约 3.3 年，最长 26～30 年；虫卵从形成至排出，至少需要 6 天，感染后 30～35 天产卵，每条雌虫每天产卵 66～495 个，常以单个虫卵排出并沉积于肠壁与肝组织，形成的虫卵肉

芽肿面积比日本血吸虫的大，但造成的炎症反应与损伤程度更轻；肉芽肿的细胞种类与日本血吸虫的虫卵肉芽肿基本相同，但以嗜酸性粒细胞为主，高达 50%～70%，其具体作用尚不完全清楚。

三、毛毕吸虫和东毕吸虫 *Trichobilharzia* and *Orientobilharzia*

毛毕属（*Trichobilharzia*）和东毕属（*Orientobilharzia*）血吸虫的成虫寄生于禽类或兽类，其尾蚴可侵入人体，侵入皮肤的活尾蚴其分泌物和排泄产物引起的免疫应答或毒性反应，以及尾蚴在皮肤期移行死亡后所引起的吞噬细胞反应性病变，称尾蚴性皮炎（cercarial dermatitis）。在我国主要流行于水稻种植区，故又称稻田皮炎（paddy-field dermatitis）。美国、加拿大等某些地区称其为游泳者痒症（swimmer's itch），日本称"湖岸病"。世界各地均有报告，为一些地区常见多发病。

尾蚴性皮炎的病原体种类很多，国外有数十种，我国常见的有毛毕属和东毕属吸虫，如包氏毛毕吸虫（*Trichobilharzia paoi*），终宿主是鸭，虫卵随鸭粪排出，中间宿主是椎实螺（*Lymnaea*）；土耳其斯坦东毕吸虫（*Orientobilharzia turken-*

stanica），成虫寄生在牛、羊等家畜体内，中间宿主也是椎实螺，尾蚴形态、大小与日本血吸虫尾蚴相似。当人的皮肤在生活、生产活动中接触到稻田、池塘内的上述尾蚴时，尾蚴即可侵入皮肤，引起尾蚴性皮炎。由于人不是这些血吸虫的适宜宿主，尾蚴侵入机体后不能进入血液循环并发育成熟，人体的免疫反应可杀死钻入皮肤的尾蚴，死亡和即将死亡的尾蚴释放致敏物质引发了局部超敏反应性病变，即尾蚴性皮炎。

尾蚴性皮炎的主要临床表现是皮肤局部有热、痒和刺痛感，数小时后尾蚴侵入处可见小米粒大小红色丘疹，患者有刺痒感，尤以晚上奇痒难眠，1～2天丘疹可发展至绿豆粒大小，周围有红晕及水肿，也可形成风疹团。若搔破皮肤，可继发感染，甚至发生所属淋巴管和淋巴结炎症，还可形成脓疮。病变多见于手、足及上下肢等经常接触疫水的部位。动物实验发现，初次感染者局部皮肤有组织溶解现象，重复感染则出现巨噬细胞和多形核粒细胞浸润。尾蚴腺体分泌物是诱发病变的原因，局部的炎症反应属Ⅰ型和Ⅳ型超敏反应。

我国尾蚴性皮炎的流行地区广泛，有黑龙江、吉林、辽宁、江苏、上海、福建、广东、湖南、四川等省（自治区、直辖市）。传染源主要是牛和家鸭。人体感染主要是由于在稻田劳动、种植水生植物、捕鱼、捞虾、养殖蛙，或放养牛、鸭及游泳、洗衣、洗菜等接触疫水所致。各地的气候条件、淡水螺的生态、尾蚴发育时间及劳动方式不同，故皮炎流行季节有所差异。在辽宁，感染季节较短，自5月下旬至6月上旬为高峰；感染季节最长的是珠江三角洲，全年均可感染。

防治尾蚴性皮炎可根据各地实际情况采取有效措施：①局部止痒用5%～10%甲酚皂溶液、1%～5%樟脑乙醇、鱼黄软膏等涂擦；症状重者可服用阿司咪唑等抗过敏药物；伴有继发感染时可搽碘酊或甲紫等。②加强牛粪、羊粪、禽粪的管理，禁止家鸭入水田，防止污染水体。③结合农田管理灭螺。④流行季节下田劳动时可穿高筒靴、戴橡胶手套或涂擦防护剂等，常用防护剂有邻苯二甲酸二丁酯软膏、防蚴灵、松香软膏或松香乙醇等。

（董惠芬）

第7节　其他吸虫
Other trematodes

一、异形吸虫
Heterophyid

异形吸虫（heterophyid）属于斜睾目（Plagiorchiida）异形科（Heterophyidae）异形属（Heterophyes），为一类小型吸虫，多数寄生于鸟类和哺乳动物体内。寄生人体的异形吸虫主要是异形异形吸虫 [Heterophyes heterophyes (Von Siebold, 1852) Stiles & Hassall，1900]。此外，已报道感染人体的还有横川后殖吸虫（Metagonimus yokogawai）、微小后殖吸虫（Metagonimus minutus）、扇棘单睾吸虫（Haplorchis taichui）、钩棘单睾吸虫（Haplorchis pumilio）、多棘单睾吸虫（Haplorchis yokogawai）、犬棘带吸虫（Centrocestus caninus）、台湾棘带吸虫（Centrocestus formosanus）、长棘带吸虫（Centrocestus longus）、尖端棘带吸虫（Centrocestus cuspidatus）和镰刀星隙吸虫（Stellantchasmus falcatus）。

成虫微小，长度一般为0.3～0.5mm，最大者2～3mm。虫体椭圆形，前部略扁，后部肥大，体表具鳞棘。除口、腹吸盘外，很多种类具生殖吸盘（genital sucker），生殖吸盘可独立存在，也可与腹吸盘相连构成腹殖吸盘复合器（ventro-genital sucker complex）。消化系统的前咽明显，食道细长，肠支长短不一。睾丸1～2个，1个卵巢位于睾丸之前，贮精囊和受精囊明显（图7-23）。各种

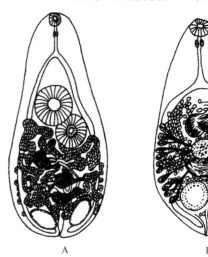

图7-23　异形异形吸虫成虫（A）和横川后殖吸虫成虫（B）
Heterophyes heterophyes adult（A）and Metagonimus yokogawai adult（B）

异形吸虫卵的形态相似，大小为（23～30）μm×（12～17）μm，排出宿主体外时已含有毛蚴。除台湾棘带吸虫的卵壳表面有格子式的花纹外，其他各种异形吸虫的虫卵形态与华支睾吸虫卵形态近似，难以鉴别。

各种异形吸虫的生活史基本相同，成虫寄生于鸟类、哺乳动物及人的肠道。第一中间宿主为种类繁多的淡水螺；第二中间宿主为淡水鱼，包括鲤科与非鲤科鱼类，蛙类偶然也可作为第二中间宿主。虫卵入水被淡水螺吞食孵出毛蚴，在螺体内的发育历经胞蚴、雷蚴（1～2代）及尾蚴阶段。尾蚴从螺体逸出后侵入鱼类体内转变为囊蚴，终宿主生食或半生食含囊蚴的淡水鱼被感染，童虫在小肠内脱囊并发育为成虫。

人体感染是由于生食或半生食含囊蚴的鱼类（第二中间宿主）所致。成虫在小肠内一般只引起轻度炎症反应，重度感染可出现消瘦和肠功能紊乱等症状。异形吸虫虫体很小，在肠管寄生时可钻入肠壁组织或血管内。虫体深入组织可引起炎症反应，肉眼可见微小的充血及黏膜下层瘀点。虫体和虫卵还有可能通过血流到达其他组织器官，引起异位损害，尤其是虫卵可沉积在脑、脊髓、肝、脾、肺与心肌等重要组织器官中，造成严重损害，甚至致人死亡。

常规的病原学检查方法是粪便生理盐水直接涂片法和沉淀法镜检虫卵，但各种异形吸虫卵之间及与华支睾吸虫卵之间甚难鉴别，因而，流行病学调查在本病的诊断中具有一定价值。若能查获成虫，可根据成虫形态判断。

注意饮食卫生，避免生食或半生食鱼肉和蛙肉是预防本病的重要措施。治疗时首选药物为吡喹酮。

二、棘口吸虫
Echinostoma

棘口吸虫（*Echinostoma*）是棘口目（Echinostomatida）棘口科（Echinostomatidae）的一类中、小型吸虫，呈世界性分布，已发现有 12 个亚科，50 余个属，共 600 多种。成虫主要寄生于鸟类，其次是哺乳类与爬行类，少数寄生于鱼类。寄生人体的棘口吸虫已知有 30 多种，多见于亚洲，尤其是东南亚地区。我国报道的有藐小棘隙吸虫（*Echinostoma liliputanus*）、日本棘隙吸虫（*E. japonicus*）、抱茎棘隙吸虫（*E. perfoliatus*）、福建

棘隙吸虫（*E. fujianensis*）、马来棘口吸虫（*E. malayanum*）、卷棘口吸虫（*E. revolutum*）、狭睾棘隙吸虫（*Echinochasmus augustitestis*）、接睾棘口吸虫（*E. paraulum*）、雅西真缘吸虫（*Euparyphium jassyense*）、九佛棘隙吸虫（*E. jiufoensis*）等。其中，藐小棘隙吸虫在安徽的局部地区人体感染率达 13.71%；日本棘隙吸虫在广东和福建有局部分布；抱茎棘隙吸虫除福建外，安徽也有人体感染的报道；福建棘隙吸虫在福建有人体感染报道；卷棘口吸虫在云南、广东和台湾均有分布。

成虫长形，体表具体棘，雌雄同体，大小为（1.16～1.76）mm×（0.33～0.50）mm。口吸盘位于体前端亚腹面，周围膨大突出呈肾形，称为头冠，绝大多数虫种的头冠上围有单列或双列的头棘。头冠和头棘是棘口吸虫的主要鉴别特征（图 7-24）。腹吸盘发达，较口吸盘大，位于体前部或中部腹面。雄性生殖器官的 2 个睾丸前后排列于虫体的后半部；雌性生殖器官的 1 个卵巢位于睾丸前。虫卵较大，椭圆形，卵壳薄，有卵盖。

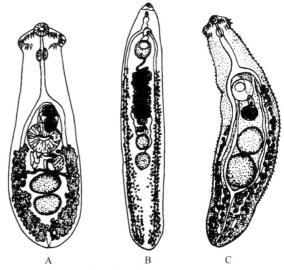

图 7-24　棘口吸虫成虫 *Echinostoma* adults
A. 日本棘隙吸虫 *Echinochasmus japonicus*；B. 卷棘口吸虫 *Echinostoma revolutum*；C. 藐小棘隙吸虫 *Echinostoma liliputanus*

生活史过程中一般需要 2 个中间宿主和 1 个终宿主。成虫寄生于肠道，偶可侵入胆管。成虫所产的虫卵随粪便排出体外，在水中孵出毛蚴，毛蚴遇到第一中间宿主淡水螺类，侵入其体内，经胞蚴、母雷蚴、子雷蚴的发育与增殖，形成大量尾蚴逸出螺体。尾蚴在水中遇到第二中间宿主鱼类、青蛙、蝌蚪或软体动物等，侵入其体内转变为囊蚴。尾蚴也可在子雷蚴体内成囊，或逸出后在其寄生的螺体内成囊，或侵入其他螺或双壳

贝类体内成囊，有的还可在植物表面成囊。人或动物食入含囊蚴的第二中间宿主鱼类或蛙肉等而感染。童虫在小肠脱囊而出，7～9天即可发育为成虫。

成虫主要寄生于小肠上段，以头部插入肠黏膜内，引起局部炎症。轻度感染者常无明显症状，偶有上腹部不适、食欲缺乏、腹痛、肠鸣或腹泻等一般胃肠症状。重度感染者可有厌食、下肢水肿、贫血、消瘦和发育不良，甚至合并其他疾病而死亡。

实验诊断可采用粪便生理盐水直接涂片法、沉淀法等，查获棘口吸虫卵即可确诊。但多种棘口吸虫卵在形态上甚为相似，不易区分，从而造成诊断的困难。若能查获成虫，则有助于鉴别虫种。

注意饮食卫生、改变不良的饮食习惯是预防本病的重要措施。治疗时可首选吡喹酮，硫氯酚亦有良好驱虫效果。

三、后睾吸虫
Opisthorchis

后睾吸虫（*Opisthorchis*）属于后睾科（Opisthorchiidae Braun，1901）后睾亚科（Opisthorchinae Looss，1899）后睾属（*Opisthorchis* Blanchard，1895）。与支睾吸虫的睾丸呈分支状不同，后睾吸虫的睾丸呈裂瓣状，斜列于虫体的后端。后睾吸虫主要寄生于鸟类，也可寄生于哺乳动物的胆管和胆囊内，其中猫后睾吸虫和麝猫后睾吸虫可寄生于人体。

1. 猫后睾吸虫 猫后睾吸虫［*Opisthorchis felineus* (Rivolta, 1884) Branchard，1895］最早由Curlt 于 1831 年在猫体内发现，1892 年由俄罗斯学者 Winogradoff 首次在人体内发现该虫，1895年由 Branchard 最后定名为猫后睾吸虫。人体感染猫后睾吸虫可引起猫后睾吸虫病（opisthorchiasis felinea）。

成虫外形与华支睾吸虫相似，体型略小，大小为（8～12）mm×（1.2～2.0）mm，雌雄同体。活体呈淡红色，体表光滑；前端较细，后端钝圆。口吸盘和腹吸盘大小相近，直径约 0.25mm，口吸盘后接咽，食管短，两肠支沿虫体两侧向后延伸，末端为盲端。2 个睾丸较小，呈浅裂状分叶，前后排列于虫体的后 1/4 处。卵巢较小，卵圆形或略有分叶，位于虫体后 1/3 处的中线上；受精囊较大，位于卵巢和睾丸之间；卵黄腺在虫体中部两侧，由许多横列腺泡组成；子宫位于卵巢前，从中线盘曲向前。生殖孔开口于腹吸盘的前缘。虫卵大小为（26～32）μm×（11～15）μm，黄褐色，长椭圆形，卵壳较厚，有卵盖，肩峰不明显，卵内为一成熟的毛蚴（图 7-25）。

人和哺乳动物（如猫、犬、狐及野猪等）都是该虫的终宿主，成虫寄生于终宿主的肝胆管和胆囊内，虫卵随宿主粪便排出体外。虫卵入水后的发育过程与华支睾吸虫相似。第一中间宿主为李氏豆螺，第二中间宿主为淡水鱼类（主要是鲤科）。感染阶段的囊蚴寄生于淡水鱼类的肌肉内，

口吸盘 Oral sucker

咽 Pharynx

食管 Esophagus

生殖孔 Genital pore

腹吸盘 Ventral sucker

子宫 Uterus

卵黄腺 Vitelline gland

肠支 Intestinal branch

卵巢 Ovary

受精囊 Spermatheca

睾丸 Testis

排泄囊 Excretory bladder

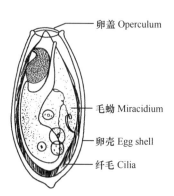

卵盖 Operculum

毛蚴 Miracidium

卵壳 Egg shell

纤毛 Cilia

图 7-25 猫后睾吸虫成虫和虫卵 Adult and egg of *Opisthorchis felineus*

人因食入含有活囊蚴的鱼肉而感染。

成虫主要寄生于人体的胆管内，可引起胆管上皮细胞的炎症、坏死、增生，导致纤维化的形成，以及胆管肿胀和胆汁淤积，严重者可波及胆囊。长期慢性感染可导致肝硬化，甚至发展为肝癌。轻度感染者无明显临床表现，感染较重者可出现腹痛、腹胀、腹泻或便秘、恶心、呕吐、食欲缺乏和消瘦等，但缺乏特异性症状。

诊断该病应询问有无生食或半生食鱼肉。病原学诊断主要是检查患者粪便的虫卵，但与麝猫后睾吸虫的虫卵难以区分。血清中特异性的抗体也有辅助诊断价值。

本病主要流行于南欧、中欧、东欧和西伯利亚及东南亚的一些国家或地区。一般以13～15岁儿童感染率最高。流行因素与防治原则同华支睾吸虫病，吡喹酮可治疗该病。

2. 麝猫后睾吸虫 麝猫后睾吸虫（*Opisthorchis viverrini* Poirier，1886），又名小麝猫后睾吸虫，引起麝猫后睾吸虫病（opisthorchiasis viverrini）。1911年，Leiper在泰国清迈尸检时发现了人体感染该虫。1965年，Wyko证实了此虫的生活史。

成虫形态与猫后睾吸虫相似，大小为（5.4～10.2）mm×（0.8～1.9）mm，雌雄同体。与猫后睾吸虫的区别在于此虫卵巢的位置与睾丸更接近。卵巢小，但分叶较多，呈卵圆形。卵黄腺常聚集成若干个颗粒样腺群。睾丸2个，呈深裂状，多分为4叶，前后斜裂于虫体后1/4。食管较长，为咽的3倍。虫卵与华支睾吸虫的虫卵相似，卵圆形或灯泡状，黄褐色，大小为（19～29）μm×（12～17）μm（图7-26）。

成虫寄生虫于人和哺乳动物等终宿主的肝胆管和胆囊内。第一中间宿主是豆螺，第二中间宿

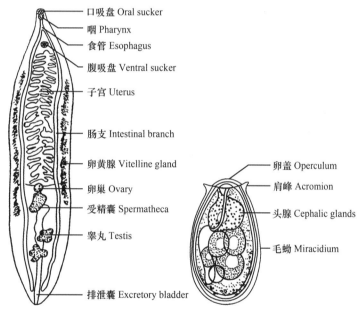

口吸盘 Oral sucker
咽 Pharynx
食管 Esophagus
腹吸盘 Ventral sucker
子宫 Uterus
肠支 Intestinal branch
卵黄腺 Vitelline gland
卵巢 Ovary
受精囊 Spermatheca
睾丸 Testis
排泄囊 Excretory bladder

卵盖 Operculum
肩峰 Acromion
头腺 Cephalic glands
毛蚴 Miracidium

图 7-26 麝猫后睾吸虫成虫和虫卵 Adult and egg of *Opisthorchis viverrini*

主是淡水鱼，主要是鲤科鱼。第二中间宿主体内的囊蚴是感染阶段，人主要因食入含有活囊蚴的鱼肉而感染。猫和犬等是本虫的主要保虫宿主。

该虫的致病机制与猫后睾吸虫基本相同。临床表现为腹泻、腹胀、肝大和肝区疼痛等。实验室检查方法也与猫后睾吸虫相同。

该病主要流行于泰国、老挝、越南和马来西亚等东南亚国家，与当地居民吃生鱼的饮食习惯有关。流行因素与防治原则同华支睾吸虫病，吡喹酮可治疗该病。

（战廷正）

第 8 章 绦 虫
Cestode

第 1 节 绦虫概述
Introduction to cestode

学习与思考

（1）绦虫成虫的形态特征与线虫、吸虫有何不同？

（2）何谓中绦期（续绦期）？不同绦虫的中绦期形态各有何特点？

（3）如何区分圆叶目和双叶槽目绦虫？

绦虫（cestode）或称带虫（tapeworm），属于扁形动物门（Platyhelminthes）绦虫纲（Cestoda），均营寄生生活。寄生人体的绦虫有 30 余种，我国已知人体寄生绦虫 10 余种，分属于多节绦虫亚纲（subclass Eucestoda）的圆叶目（Cyclophyllidea）和双叶槽目（Diphyllobothriidea）（注：原假叶目绦虫已由 Kuchta, Scholz, Brabec & Bray, 2008 年拆分为双叶槽目和槽首目）。此外，锥吻目（Trypanorhyncha）触鸥科（Tentaculariidae）的四吻绦虫（*Nybelinia surmenicola*）偶可寄生人体。

绦虫成虫寄生在脊椎动物小肠内，虫体背腹扁平，无口腔和消化道，缺体腔，雌雄同体，即每个节片均有雌性和雄性生殖器官各 1 套。我国常见的人体寄生绦虫主要有链状带绦虫、肥胖带绦虫、棘球绦虫、微小膜壳绦虫、曼氏迭宫绦虫等。

【形态与结构】

1. 成虫　白色或乳白色，带状，背腹扁平，两侧对称，虫体分节。虫体长度因虫种而异，从数毫米至数米不等。虫体由许多节片（proglottid）组成，少者 3～4 节，多者数百至数千节，由前至后依次为头节（scolex）、颈部（neck）和链体（strobila）（图 8-1）。

（1）外部结构

1）头节：细小，位于虫体的前端，其上有附着器官（holdfast）。圆叶目绦虫的头节呈球形或方形，附着器官为 4 个圆形的吸盘（sucker），某些虫种的头节在吸盘中央有可伸缩的圆形突

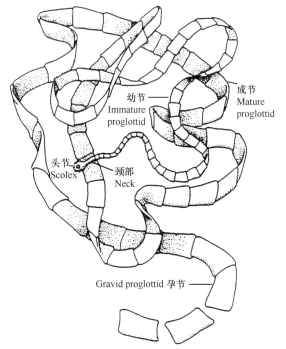

图 8-1　圆叶目绦虫成虫模式图
Pattern of Cyclophyllidea cestode adult

起，称顶突（rostellum），顶突周围有 1 圈或数圈棘状或矛状小钩。双叶槽绦虫的头节呈梭形或指状，背腹面向内凹陷形成纵行的沟槽，称吸槽（bothrium）。吸盘或吸槽除有固着吸附作用外，也有使虫体移动的功能（图 8-2）。

2）颈部：短而纤细，不分节，具有生发细胞（germinal cell），由此生发出链体的节片。

3）链体：是虫体最显著部分，由数目不等的节片相连形成。依据生殖器官的发育程度，链体的节片分为 3 种：靠近颈部的节片内生殖器官尚未发育成熟，称未成熟节片（immature proglottid）或幼节；幼节逐渐长大，其内的生殖器官亦逐渐发育成熟，称为成熟节片（mature proglottid）或成节；链体后部的节片生殖器官逐渐萎缩退化，节片内被储满虫卵的子宫占据，称孕卵节片（gravid proglottid）或妊娠节片，简称孕节。链体末端的孕节不断脱落，新的节片又不断从颈部长出，故虫体始终保持一定长度。

（2）神经系统：头节中有一神经节，由此发出 6 支纵行的神经干，贯穿整个链体。在头节和

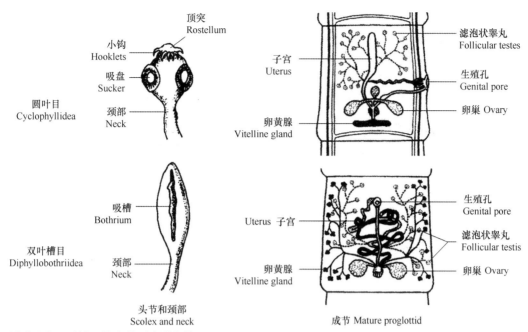

图 8-2 圆叶目和双叶槽目绦虫的形态学比较 Morphological comparison of Cyclophyllidea and Diphyllobothriidea cestodes

每个节片中均有横向的连接支，感觉末梢分布于皮层，与触觉和化学感受器相连。

（3）排泄系统：由若干焰细胞（flame cell）、毛细管、集合管及 4 根纵行的排泄管（excretory canal）组成，在每个节片后部有横支相通。焰细胞通过半透膜完成物质交换和滤过功能。头节内排泄管最为发达，形成排泄管丛。排泄系统不仅可排泄代谢产物，而且可调节体液平衡。

（4）生殖系统：每个成熟节片内均有雌、雄生殖器官各 1 套。雄性生殖器官一般较雌性先成熟，具有数十个至数百个呈圆形滤泡状睾丸（follicular testis），散布于节片靠近背面的实质中。睾丸发出输出管，汇合成输精管，延伸入阴茎囊（cirrus pouch）。在阴茎囊内或囊外，输精管膨大形成贮精囊（seminal vesicle）。前列腺位于贮精囊内或囊外，输精管与前列腺在阴茎囊内汇合后延伸为射精管，其末端为阴茎，上有小刺或小钩并能从阴茎囊伸出，为交合器官。

雌性生殖系统有 1 个卵巢（ovary），多分为左、右两叶，位于节片中轴腹面、睾丸之后。卵黄腺（vitellarium，vitelline gland）数量众多、呈滤泡状，均匀分散在节片实质的表层中，围绕着其他器官，有些绦虫的卵黄腺聚集成单一致密实体，位于卵巢后方，由卵黄腺发出的卵黄小管汇集成卵黄总管。卵巢发出的输卵管与卵黄总管相接后膨大形成卵模（ootype），再与子宫相通。子宫呈管状或囊状，位于节片中部。圆叶目绦虫的囊状子宫无子宫孔（uterine pore），随着其内虫卵的增多和发育而膨大，并向两侧扩展形成侧枝。阴道呈略弯曲的小管，多数与输精管平行，其远端开口于虫体一侧的生殖孔（genital pore），近端常膨大成受精囊（spermatheca）。双叶槽目绦虫的卵黄腺呈滤泡状散布在节片的表层中，雌、雄生殖孔和子宫孔均位于节片中部（图 8-2）。

（5）体壁结构：绦虫的体壁由皮层（tegument）和皮下层（hypodermis）组成。皮层是具有高度代谢活性的组织，其最外层表面密布无数微小指状的胞质突起，称微毛（microthrix）。微毛遍及整个虫体（包括吸盘）表面，其末端呈棘状，可伸入宿主肠绒毛之间，起到固着作用，可擦伤宿主肠上皮细胞，亦增加了虫体的吸收功能。微毛下是较厚的具有大量空泡的基质区，基质区下线粒体密集。皮层的内层有基膜（basement membrane）与皮下层分开。基膜的皮下层由表层肌（superficial muscle）组成，包括环肌（circular muscle）、纵肌（longitudinal muscle）和少量斜肌（oblique muscle），均为平滑肌（smooth muscle）。表层肌中的纵肌较发达，它作为体壁内层包绕着虫体的实质和各器官，并贯穿整个链体，节片成熟后，节片间的肌纤维逐渐退化，因而孕节能自链体脱落。肌层下的实质结构中有大量电子致密细胞称为核周体（perikaryon）。核周体通过若干连接小管（connective tubule）穿过表层肌和基膜与皮层相连（图 8-3）。

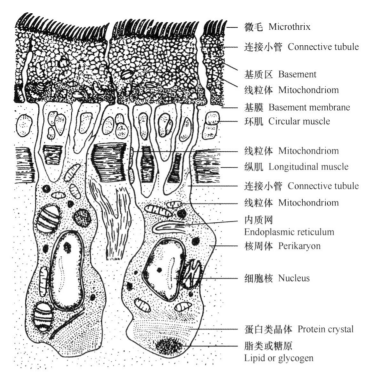

微毛 Microthrix
连接小管 Connective tubule
基质区 Basement
线粒体 Mitochondriom
基膜 Basement membrane
环肌 Circular muscle
线粒体 Mitochondriom
纵肌 Longitudinal muscle
连接小管 Connective tubule
线粒体 Mitochondriom
内质网 Endoplasmic reticulum
核周体 Perikaryon
细胞核 Nucleus
蛋白类晶体 Protein crystal
脂类或糖原 Lipid or glycogen

图 8-3 绦虫的体壁超微结构示意图 Body wall ultrastructure of Cestode

虫体内部为实质组织，生殖、排泄和神经系统包埋在实质组织中。绦虫实质组织中散布着许多钙、镁的碳酸盐微粒，外面被以胞膜而呈椭圆形的小体，称石灰小体（calcareous body）或钙颗粒（calcareous corpuscle），可能有缓冲平衡酸碱度、调节渗透压的作用，也可作为离子和 CO_2 的补给库。

2. 中绦期（续绦期） 绦虫幼虫在中间宿主体内的发育阶段称为中绦期（metacestode）或续绦期，各种绦虫的中绦期形态结构各异（图 8-4）。

（1）囊尾蚴（cysticercus）：链状带绦虫或肥胖带绦虫的幼虫，俗称囊虫，为充满囊液的半透

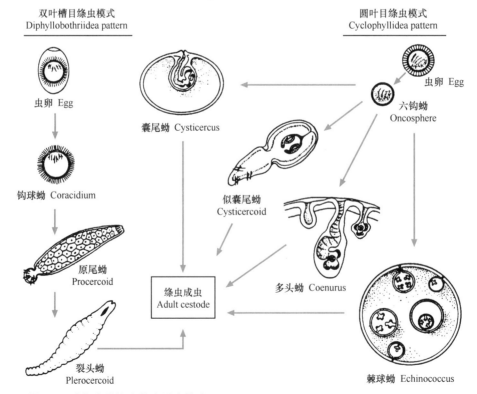

双叶槽目绦虫模式 Diphyllobothriidea pattern

虫卵 Egg
钩球蚴 Coracidium
原尾蚴 Procercoid
裂头蚴 Plerocercoid

囊尾蚴 Cysticercus
似囊尾蚴 Cysticercoid
绦虫成虫 Adult cestode
多头蚴 Coenurus

圆叶目绦虫模式 Cyclophyllidea pattern

虫卵 Egg
六钩蚴 Oncosphere
棘球蚴 Echinococcus

图 8-4 感染人类绦虫的生活史模式 Life cycle patterns of tapeworms that infect humans

明椭圆形囊状体，囊壁上有一个向内翻转卷曲的头节悬于囊液中。

（2）棘球蚴（echinococcus）：细粒棘球绦虫的幼虫，又称包虫（hydatid），为球形囊状体，囊内充满囊液，内含大量原头蚴（protoscolex）和许多附着在囊壁上或脱落悬浮于囊液中的生发囊（brood capsule）。

（3）泡球蚴（alveolar hydatid cyst）：多房棘球绦虫的幼虫，又称多房棘球蚴（multilocular hydatid cyst），由许多小囊泡（子囊 daughter cyst）组成，囊内充满胶状物，原头蚴较少。

（4）似囊尾蚴（cysticercoid）：膜壳绦虫的幼虫，虫体较小，前端有很小的囊腔和较大的内缩头节，后部则是实心的带小钩的尾状结构。

（5）多头蚴（coenurus）：多头绦虫的幼虫，椭圆形囊状体，囊壁为略透明的膜，膜内生发层（germinal layer）长出许多头节，囊内充满液体。

（6）原尾蚴（procercoid）：双叶槽目绦虫在第一中间宿主体内发育的幼虫，为一实体，无头节分化，其一端有一小突（小尾），上有 6 个小钩。

（7）裂头蚴（plerocercoid）：双叶槽目绦虫原尾蚴被第二中间宿主吞食后发育而成。裂头蚴已失去小尾及小钩，并开始形成附着器官，分化出头节。

3. 虫卵　双叶槽目绦虫卵呈椭圆形，卵壳较薄，一端有卵盖（operculum），卵内含 1 个卵细胞（ootid）和若干个卵黄细胞（yolk cell）。圆叶目绦虫卵多呈圆球形，卵壳很薄，有一层较厚的胚膜（embryophore），卵内有 1 个具 3 对小钩的幼虫，称六钩蚴（oncosphere）（图 8-4）。

【生活史】

成虫寄生于脊椎动物的小肠，虫卵自子宫孔产出或随孕节脱落而随粪便排出。双叶槽目绦虫需要 2 个中间宿主才能完成生活史，虫卵必须入水方可继续发育。孵出的幼虫称为钩球蚴（coracidium），在水中游动，当遇到第一中间宿主剑水蚤时，钻入其体内发育为原尾蚴（procercoid）。感染原尾蚴的剑水蚤被第二中间宿主鱼或蛙等脊椎动物食入，在其体内发育为裂头蚴（plerocercoid），裂头蚴已具类似成虫的外形，白色带状，但不分节，仅具有不规则的横皱褶，前端略凹入，伸缩活动能力强。裂头蚴若有机会进入终宿主肠道内可发育为成虫。圆叶目绦虫虫

卵随孕节自链体脱落或孕节破裂后虫卵散出，随粪便排出体外，被中间宿主吞食后在消化道内孵出六钩蚴，钻入肠壁随血流到达组织内，发育为幼虫，如囊尾蚴、似囊尾蚴、棘球蚴、泡球蚴等。幼虫被终宿主吞食后，在小肠内胆汁的作用下翻出头节，逐渐发育为成虫（图 8-4）。个别虫种不需要中间宿主可完成生活史，如微小膜壳绦虫。

【生理】

1. 营养吸收与能量代谢　绦虫无消化器官，寄生在宿主肠道内的成虫主要靠体壁吸收营养。虫体浸浴在宿主半消化的食物中，皮层表面的微毛极大地增加了吸收面积，其通过自由扩散、易化扩散和主动运输等方式吸收各种营养物质；皮层还具有分泌功能和抵抗宿主消化液对虫体的破坏作用。体表微毛的尖端在擦伤宿主肠壁上皮细胞时，能使高浓度的富有营养的细胞质渗出到虫体周围，提高营养吸收效能。皮层基质区的大量空泡具有对营养物质的胞饮作用和运输作用。某些绦虫头节上的顶突能穿入宿主的肠腺，摄取黏液和细胞碎片及其他营养微粒。

绦虫主要通过糖代谢获得能量，从宿主肠道吸收葡萄糖和半乳糖，少数种类可吸收麦芽糖。虫体内储存有大量糖原，主要通过糖酵解，少数可通过三羧酸循环和电子传递系统获得能量。

2. 生殖　圆叶目绦虫的成节内雌、雄生殖系统共同开口于节片侧缘的生殖孔，故绦虫受精可在同一节片或同一虫体的不同节片间完成，也可在两条虫体间进行。中绦期的幼虫可进行无性生殖（asexual reproduction）和芽生生殖（budding reproduction），如棘球蚴可从囊壁生发层长出许多原头蚴（protoscolex）和生发囊（brood capsule）；裂头蚴在宿主免疫功能受到抑制或受到病毒感染时，也可能发生异常的芽生生殖，引起严重的增殖型裂头蚴病。

【致病】

成虫寄生于宿主小肠，可掠夺宿主的大量营养，虫体的固着器官（吸盘和小钩）以及体表微毛对肠道的机械性刺激和损伤、虫体代谢产物的刺激，可引起腹部不适、腹痛、腹泻或便秘等。个别虫种，如阔节双叶槽绦虫因大量吸收维生素 B_{12} 可致宿主贫血。

幼虫寄生于人体组织器官内，其造成的危害远大于成虫，如裂头蚴和囊尾蚴可在皮下和肌肉

内形成结节或游走性包块，若侵入眼、脑等重要器官则可引起严重后果。棘球蚴在肝、肺等器官寄生可引起占位性损伤，棘球蚴破裂后囊液进入宿主组织可诱发超敏反应而致休克，甚至死亡。

【分类】

人体寄生的绦虫隶属于多节绦虫亚纲的双叶槽目和圆叶目，见表 8-1。

表 8-1　常见人体寄生绦虫的分类
Classification of parasitic tapeworms in human

目 Order	科 Family	种 Species
双叶槽目 Diphyllobothriidea	双叶槽科 Diphyllobothriidae	曼氏迭宫绦虫 *Spirometra mansoni*
		阔节双叶槽绦虫 *Diphyllobothrium latum*
圆叶目 Cyclophyllidea	带科 Taeniidae	链状带绦虫 *Taenia solium*
		肥胖带绦虫 *Taenia saginata*
		亚洲带绦虫 *Taenia asiatica*
		细粒棘球绦虫 *Echinococcus granulosus*
		多房棘球绦虫 *E. multilocularis*
	膜壳科 Hymenolepididae	微小膜壳绦虫 *Hymenolepis nana*
		缩小膜壳绦虫 *Hymenolepis diminuta*
		克氏假裸头绦虫 *Pseudanoplocephala crawfordi*
	复孔科 Dipylidiidae	犬复孔绦虫 *Dipylidium caninum*
	代凡科 Davaineidae	西里伯瑞列绦虫 *Raillietina celebensis*
	中殖孔科 Mesocestoididae	线中殖孔绦虫 *Mesocestoides lineatus*
	裸头科 Anoplocephalidae	司氏伯特绦虫 *Bertiella studeri*
锥吻目 Trypanorhyncha	触鸥科 Tentaculariidae	四吻绦虫 *Nybelinia surmenicola*

（殷国荣）

第 2 节　链状带绦虫
Taenia solium

学习与思考

（1）阐述猪带绦虫成虫、囊尾蚴的形态特征。

（2）猪带绦虫卵感染人的方式有哪些？其对临床诊治有何启示？

（3）阐述猪带绦虫病和囊尾蚴病的病原学诊断。

（4）猪带绦虫病和囊虫病哪种对人体危害更为严重？为什么？

链状带绦虫（*Taenia solium* Linnaeus，1758）又称猪带绦虫、猪肉绦虫或有钩绦虫，隶属于动物界扁形动物门绦虫纲圆叶目带科（Taeniidae）带属（*Taenia*）。早在公元 217 年，《金匮要略》中即有白虫的记载。公元 610 年，《诸病源候论》中将其描述为"长一寸而色白，形小扁"，人体因炙食肉类而感染。《神农本草经》《本草纲目》中均有驱白虫的草药记载。猪带绦虫成虫寄生于人体小肠，可引起猪带绦虫病（taeniasis solium）；幼虫为猪囊尾蚴（cysticercus cellulosae），俗称猪囊虫或囊虫，主要寄生于猪的各种器官组织，也可寄生于人的皮下、肌肉、脑、眼等组织，引起囊尾蚴病（cysticercosis），也称囊虫病。囊尾蚴病比猪带绦虫病危害更严重。

【形态】

1. 成虫（adult） 乳白色，较薄，略透明；背腹扁平，呈带状，长 2～4m。虫体由头节、颈部及链体 3 部分组成。头节近似球形，直径为 0.6～1mm，具有 4 个吸盘（sucker）；顶端具有伸缩的顶突（rostellum），其上有小钩（hooklet）25～50 个，交错排列成两圈，内圈的钩较大，外圈的稍小。颈部纤细、不分节，直径约为头节的 1/2，由胚细胞组成，具有很强的生发功能，由此长出链体。

链体是虫体的主要部分，由 700～1000 个节片组成，根据节片内生殖器官的发育成熟程度不同，将链体由前向后依次分为幼节（immature proglottid）、成节（mature proglottid）和孕节（gravid proglottid）。近颈部的幼节短而宽，节片宽大于长，其内的生殖器官尚未发育成熟。中部的成节近方形，长宽相近，内有雌、雄生殖器官各 1 套。雄性生殖器官：睾丸 150～200 个，滤泡状，分布于节片背面两侧，输精管向一侧横行，经阴茎囊开口于虫体侧面的生殖腔。雌性生殖器官：卵巢位于节片后 1/3 的中央，分 3 叶，左、右侧叶较大，中央叶较小，位于子宫和阴道之间；阴道在输精管下方进入生殖腔；卵黄腺位于卵巢后；生殖孔略突出，不规则地分布于链体两侧；子宫长袋状，纵行于节片中央。末端的孕节长大于宽，仅见充满虫卵的子宫，其他生殖器官均已退化，子宫主干向两侧分支，每侧7～13支，每支末端再分支呈树枝状，每个孕节含3万～5万个虫卵（图8-5）。

2. 虫卵（egg）　虫卵由外向内为卵壳（egg

shell）、胚膜（embryophore）、六钩蚴（oncosphere）。卵壳薄而脆，易破碎。虫卵自孕节散出后，多为卵壳破裂的不完整虫卵，光镜下呈球形或近似球形，直径为31～43μm，棕黄色，胚膜较厚，其上具有放射状条纹，胚膜内为球形的六钩蚴，直径为14～20μm，具有3对小钩（图8-6）。

3. 猪囊尾蚴（cysticercus cellulosae）　俗称囊

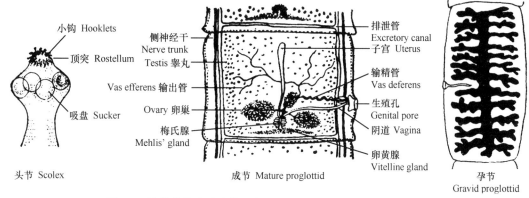

图8-5　链状带绦虫成虫的形态 Morphology of *Taenia solium* adult

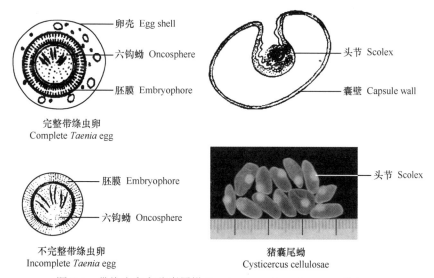

图8-6　带绦虫卵和猪囊尾蚴 *Taenia* egg and cysticercus cellulosae

虫（bladder worm），为白色半透明、椭圆形的囊状体，似黄豆粒，大小为（8～10）mm×5mm，囊内充满透明的囊液。囊壁薄，分两层，外为皮层，内为间质层，间质层向囊内增厚形成向内翻卷收缩的头节（图8-6），可见米粒大小的白点，其形态结构与成虫头节相同，受胆汁刺激后头节可翻出。

【生活史】

　　人是猪带绦虫的唯一终宿主，同时也可作为中间宿主；猪和野猪是主要的中间宿主。Cadigan等（1967）曾以猪囊尾蚴感染长臂猿与大狒狒获

得成功。

　　成虫寄生于人的小肠上段，以头节上的吸盘和小钩固着于肠壁。虫体末端的孕节以单节或5～6节自链体脱落，脱离虫体的孕节仍有一定活动力，节片因受挤压破裂，释放出虫卵。随粪便排出体外的虫卵或孕节被中间宿主猪吞食后，虫卵在其小肠内消化液的作用下，经24～72小时胚膜破裂，六钩蚴逸出，借其小钩和分泌物的作用，在1～2天钻入小肠壁，随血液循环或淋巴循环，到达猪的全身组织器官。六钩蚴逐渐长大，六钩蚴中间的细胞溶解形成空腔，充满液体，约经10

周发育为成熟的囊尾蚴。囊尾蚴在猪体内的主要寄生部位为运动频繁的肌肉，以股内侧肌多见，其次为深腰肌、肩胛肌、咬肌、腹内斜肌、膈肌、心肌、舌肌等，还可寄生于脑、眼等处。猪囊尾蚴在猪体内可存活数年，甚至十余年。

囊尾蚴寄生的猪肉俗称"米猪肉"或"豆猪肉"。人因生食或半生食含囊尾蚴的猪肉而感染，囊尾蚴在人的小肠上段受胆汁刺激而翻出头节，附着在肠壁，由颈部不断地长出链体，经 2～3 个月发育为成虫，并排出孕节或虫卵。成虫在人体内寿命可达 25 年以上。

虫卵也可感染人，在小肠内孵出六钩蚴，钻入小肠壁，随血液循环至全身各处发育成囊尾蚴，引起囊尾蚴病，但寄生人体的囊尾蚴不能继续发育为成虫。人体感染囊尾蚴病的方式有 3 种：①自体内感染（internal autoinfection），即患者体内有成虫寄生，当反胃、呕吐时，肠道的逆蠕动将脱落的孕节、虫卵送入十二指肠或胃，在消化液作用下，六钩蚴孵出，并钻入肠壁，进入血流，至各组织而发育为囊尾蚴；②自体外感染（external autoinfection），猪带绦虫病患者误食自己排出的虫卵或孕节而引起囊尾蚴病；③异体感染（heteroinfection），误食外界环境中（饮水、蔬菜、食物等）的虫卵或孕节引起的感染（图 8-7）。

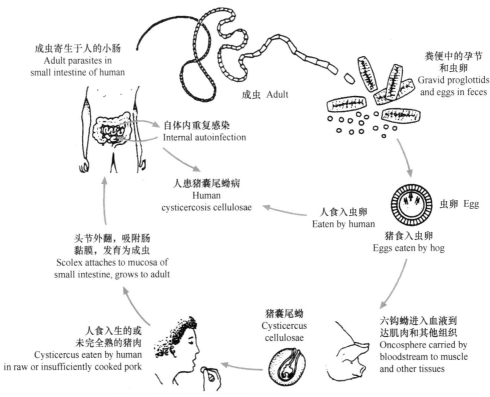

成虫寄生于人的小肠
Adult parasites in
small intestine of human

成虫 Adult

粪便中的孕节
和虫卵
Gravid proglottids
and eggs in feces

自体内重复感染
Internal autoinfection

人患猪囊尾蚴病
Human
cysticercosis cellulosae

人食入虫卵
Eaten by human

虫卵 Egg

猪食入虫卵
Eggs eaten by hog

头节外翻，吸附肠黏膜，发育为成虫
Scolex attaches to mucosa of
small intestine, grows to adult

猪囊尾蚴
Cysticercus
cellulosae

六钩蚴进入血液到
达肌肉和其他组织
Oncosphere carried by
bloodstream to muscle
and other tissues

人食入生的或
未完全熟的猪肉
Cysticercus eaten by human
in raw or insufficiently cooked pork

图 8-7　链状带绦虫生活史 Life cycle of *Taenia solium*

猪带绦虫病和囊尾蚴病，可单独发生，也可同时存在。据报道，16%～25% 的猪带绦虫病患者伴有囊尾蚴病，囊尾蚴病患者中约有 55.6% 伴有猪带绦虫成虫寄生。

Adults *Teania solium* inhabit the human jejunum, where they may survive for decades. The strings of 5 to 6 terminal gravid proglottids or single gravid proglottid break free from the remainder of the strobila. These muscular segments may crawl unassisted through the anal canal or be passed intact with the stool. Proglottids reaching the soil eventually disintegrate, releasing their distinctive eggs. In appropriate environments, the embryo (oncosphere) may survive for months. Either pigs or people become intermediate hosts when they ingest food contaminated with viable eggs. In addition, humans may be autoinfected from the transport of the eggs from the perianal area to the mouth on contaminated fingers. Less likely, autoinfection occurs when gravid proglottids are carried backward into the stomach during the act of vomiting, initiating the release of the contained eggs.

Regardless of the route, an egg reaching the stomach of an appropriate intermediate host (e.g. pig) hatches, and releases the oncosphere, which penetrates into the intestinal wall and may be carried by the lymphohematogenous system to any tissues of the body. Here it develops into a 1.0cm opalescent cysticercus over 3 to 4 months. The cysticercus may remain viable for up to 5 years, eventually infect humans when they ingest inadequately cooked pork containing cysticercus. The scolex everts, attaches itself to the mucosa, and develops into a new adult worm in 2-3 months, thereby completing the cycle (Fig. 8-7).

【致病】

1. 成虫致病　猪带绦虫的成虫寄生于人体小肠，可引起猪带绦虫病。人体感染猪带绦虫多为1条，但流行区患者寄生成虫平均达2.3～3.8条，国内有感染19条成虫的病例报道。成虫致病主要是由于头节上的吸盘、顶突、小钩和虫体体壁微毛的机械性刺激和虫体代谢产物等作用于肠黏膜，造成肠上皮细胞损伤所致。多数感染者无症状或症状较轻；少数有上腹或全腹隐痛、消化不良、腹泻、便秘、恶心、呕吐等胃肠道症状，也可出现体重减轻或儿童生长发育迟缓。因头节固着肠壁而致局部严重损伤时，可致肠穿孔，偶可引起肠梗阻。粪便中发现节片是患者求医的最常见原因。

2. 幼虫致病　猪囊尾蚴寄生人体引起囊尾蚴病，是主要的致病阶段，其危害远较成虫为大。囊尾蚴致病主要是由于虫体的机械性压迫、堵塞（占位性病变）及虫体毒素作用所致，其危害程度取决于囊尾蚴的寄生部位、数量、存活状态和人体局部组织反应。人体常见寄生部位有骨骼肌、皮下组织、脑和眼，其次为心、舌、肝、肺、腹膜、骨等。寄生数量由1个至上千个不等。不同部位的囊尾蚴，其大小和形态也不相同。疏松结缔组织中的囊尾蚴多呈圆形，大小为5～8mm；肌肉中寄生的囊尾蚴外形略长；脑底部和脑室的囊尾蚴长4～12mm，甚至可达20～50mm，且可分支或由大小不等的囊组成，呈葡萄样突起，称葡萄状囊尾蚴（cysticercus racemosus）。

依其寄生部位，囊尾蚴病主要分为以下3种类型。

（1）皮下组织及肌肉囊尾蚴病（subcutaneous and muscular cysticercosis）：囊尾蚴在皮下组织、黏膜下或肌肉内形成结节，以躯干和头部较多见，四肢较少，数目可从1～2个至数百、上千个不等。结节呈圆形或椭圆形，直径为0.5～1.5cm，硬度近似软骨，无压痛，无炎症反应及色素沉着，与皮下组织无粘连，可在皮下移动，常分批出现，并可逐渐自行消失。轻度感染可无症状，寄生数量多时，可发生肌炎、肌肉营养不良，患者自觉肌肉酸痛、无力、发胀、麻木，或因肌肉间质组织增生、炎症细胞浸润而造成假性肌肥大症等。

（2）脑囊尾蚴病（cerebral cysticercosis）：又称脑囊虫病，因囊尾蚴在脑内寄生部位与感染程度不同，临床表现复杂多样。根据临床症状，可将脑囊尾蚴病分为癫痫型、高颅压型、精神障碍型、脑膜脑炎型和脑室型。轻者无症状，重者可出现颅内压增高，甚至猝死。以感染后1个月至1年发病为多，最长者可达30年。癫痫发作、颅内压增高和精神症状是脑囊尾蚴病的三大主要症状，以癫痫发作最多见。

囊尾蚴如寄生在大脑皮质运动区，常在一过性意识丧失后，癫痫发作。发作频率较低，多在3个月左右，甚至1年发作1次。可为大发作、小发作或精神运动性发作，但以大发作为首发症状者多见。发作强度和持续时间不定，严重者可致瘫痪和失语。

囊尾蚴如寄生在脑实质、蛛网膜下腔和脑室（图8-8），均可引起颅内压增高。患者表现为头痛、呕吐、视力下降、视神经乳头水肿等。引起颅内压增高的原因有：①脑实质内囊尾蚴使脑容积增加；②脑室内囊尾蚴使脑脊液循环梗阻；③颅底

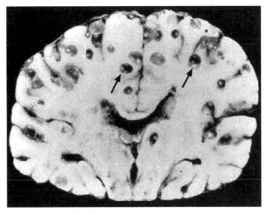

图 8-8　人脑囊尾蚴病 Cerebral cysticercosis in human

囊尾蚴引起的蛛网膜粘连,妨碍脑脊液循环;④脑膜脑炎致脑脊液分泌量增加;⑤脑内超敏反应引起脑水肿。

囊尾蚴在中枢神经系统寄生还可导致精神障碍,表现为神经衰弱、精神分裂、忧郁、语言不清、失语、类狂躁或痴呆等。此外,约10%患者的临床表现类似急性或亚急性脑膜炎。脑囊虫病的病程多缓慢,为3~6年甚至数十年,症状复杂,常易误诊。

(3)眼囊尾蚴病(ocular cysticercosis):囊尾蚴可寄生在眼的任何部位,主要在眼球深部,以玻璃体及视网膜下多见(图8-9)。通常累及单眼,双眼同时寄生者少见。轻者表现为视力障碍,自觉有黑影在视野内飘动,眼底镜检查可见虫体蠕动。眼内囊尾蚴存活时,患者一般尚能忍受。囊尾蚴一旦死亡,虫体的分解产物可产生强烈刺激,由炎症演变为退行性变,导致玻璃体混浊、视网膜炎、脉络膜炎,甚至视网膜脱落、视神经萎缩,并发白内障、青光眼等,最终导致眼球萎缩而失明。

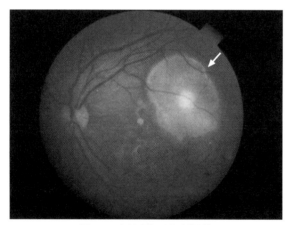

图 8-9　视网膜下猪囊尾蚴
Cysticercus cellulosae under the amphiblestrodes

【诊断】

1. 猪带绦虫病　询问有无生食或半生食猪肉的习惯和粪便排节片史对诊断具有重要价值。粪便检查可查获虫卵或孕节,粪便中检出虫卵有助诊断,但不可确定虫种,常用生理盐水直接涂片法,也可用沉淀法、饱和盐水浮聚法、改良加藤厚涂片法。必要时可采用槟榔、南瓜子试验性驱虫,驱虫后淘洗检查头节和孕节,以头节上的吸盘和顶突小钩或孕节子宫侧支数可确定虫种。

2. 囊尾蚴病　视寄生部位而异,询问病史对诊断有一定价值。皮下组织或浅表部位的囊尾蚴结节可采用手术摘除活检。眼部囊尾蚴用眼底镜检查。脑和深部组织的囊尾蚴可用 CT、MRI 等检查,并结合癫痫、颅内压增高和精神症状等作出判断。

免疫学试验具有辅助诊断价值,尤其对无明显临床症状的脑囊尾蚴病患者更具有参考意义。免疫学检测方法有 IHA、ELISA、Dot-ELISA 等,主要是检测血清和脑脊液中的抗体(IgG、IgG4、IgM 等)或循环抗原(CAg)。目前,ELISA 是脑囊尾蚴病的主要辅助诊断方法。

【流行】

1. 分布　猪带绦虫病分布广泛,除因为宗教原因而禁食猪肉的国家和民族没有或少有本病外,世界各地均有发生,以中非、南非、拉丁美洲、东亚及南亚的发展中国家为甚。在我国分布也很普遍,散发于云南、黑龙江、吉林、山东、河北、河南、陕西、山西、湖北、福建、海南、青海、江苏、宁夏等 27 个省(自治区、直辖市)。2015年全国人体重点寄生虫病现状调查显示,全国带绦虫感染率为 0.06%,感染人数约 37 万。患者以青壮年为主,男性多于女性,农村高于城市。

2. 流行因素　主要是由于养猪方法不当,仔猪放养或厕所简陋,猪自由出入人厕。有些流行区居民不习惯使用厕所,或有随地排便的不良行为,或人厕直接建在猪圈之上或与猪圈相通(连茅圈),猪容易吃到患者粪便中的虫卵或孕节,增加了猪的感染机会。猪的囊尾蚴感染与人群患猪带绦虫病密切相关。

猪带绦虫病重度流行地区的居民有喜食生的或半生不熟猪肉的习惯,如云南少数民族地区节庆日菜肴:白族的"生皮"、傣族的"剁生"、哈尼族的"噢嚼",均系生猪肉制作。西南地区的"生片火锅"、云南的"过桥米线"、福建的"沙茶面"等,都是将生肉片在热汤中稍烫后,蘸佐料、拌米粉或面条食用,还有食熏肉或食用不经蒸煮的腌肉。这些肉类制作方法并不能完全杀死肉中的囊尾蚴,使人容易遭受感染。此外,在肉类制作过程中,生熟砧板不分也可造成感染。

人体猪囊尾蚴病流行主要是因为误食猪带绦虫卵所致。虫卵在外界存活时间较长,在 4℃和 -30℃ 环境中能分别存活 1 年和 3~4 个月,37℃时能存活 7 天左右。虫卵对化学试剂的抵抗力也较强,70% 乙醇、3% 甲酚皂、酱油和食醋对其几乎无作用，只有 2% 碘酊可将其杀死。用新鲜人粪施肥或随地排便，节片或虫卵污染环境，是造成猪囊尾蚴病流行的重要原因。此外，自体内和自体外重复感染也可导致人体猪囊尾蚴病。

【防治】

目前对猪带绦虫病/囊虫病的防治依然是抓好"驱、管、检、改"的综合防治措施。

1. 驱绦灭囊　肠道有成虫寄生时常因自体内感染而致囊尾蚴病，故必须尽早驱虫治疗。槟榔、南瓜子合剂驱虫效果良好，槟榔对绦虫头部及前段链体有麻痹作用，南瓜子主要麻痹虫体中后段，两药合用疗效更好。多数患者服药后 5～6 小时即可排出完整虫体，温水坐浴也可促进虫体排出，注意切勿用力拉扯，以防头节断留肠内。使用过的水和用具应进行适当的处理以免虫卵污染、扩散。服药后应留取 24 小时粪便，虫体排出后，用水淘洗，查找头节。若未查获头节，应加强随访，3～4 个月未发现排出节片或虫卵则可视为治愈。吡喹酮、阿苯达唑也可驱出虫体，但常致节片破碎，且查找不到头节，有引起自体内感染的风险和再次长出链体的可能。

囊尾蚴病患者，可能是自体内感染所致，应先驱绦后灭囊。皮下组织及肌肉囊尾蚴病，虫数少时可手术摘除囊尾蚴；眼囊尾蚴病唯一有效的方法是手术摘取虫体，因为若虫体死亡，可引起剧烈的炎症反应，最后不得不摘除整个眼球；脑囊尾蚴病应住院治疗，因虫体死亡可导致脑水肿、颅内压增高等症状，严重者可危及生命。吡喹酮、阿苯达唑可使囊尾蚴变性和坏死，是目前治疗囊尾蚴病的有效药物，具疗效高、药量小、给药方便等优点，但也有不同程度的头痛、呕吐、发热、头晕、皮疹等不良反应，尤其是使用吡喹酮治疗脑型囊尾蚴病时，部分患者可出现急性颅内压增高或严重的超敏反应等危急症状，故应住院治疗。

2. 管理好厕所与猪圈　发动群众管好厕所、管好粪便；改进猪的饲养方法，建圈养猪，防止人畜相互感染。

3. 加强肉类检疫　加强生猪的"定点屠宰、集中检疫"；加强对农贸市场个体商贩出售肉类的检验，"米猪肉"必须严格处理或销毁，严禁出售。

4. 改变不良卫生和饮食习惯　大力宣传本病的危害性，注意个人卫生和饮食卫生，饭前便后要洗手，以防误食虫卵。改变不良饮食习惯，不食生的或未熟的猪肉，烹调时务必将肉煮熟，肉中囊尾蚴在 54℃经 5 分钟即可被杀死。切生、熟肉的刀、砧板要分开，防止误食囊尾蚴。

囊尾蚴病是危害严重的人畜共患寄生虫病，疫苗接种是预防家猪感染囊尾蚴的重要措施。抗囊尾蚴疫苗包括天然蛋白疫苗、重组蛋白疫苗、合成肽疫苗、核酸疫苗等，特别是以双歧杆菌、卡介苗、乳球菌等为载体的基因工程重组活疫苗，是目前抗囊尾蚴疫苗研究的热点，但仍处于动物实验研究阶段。

第 3 节　肥胖带绦虫
Taenia saginata

学习与思考

（1）牛带绦虫与猪带绦虫的成虫如何鉴别？

（2）比较牛带绦虫与猪带绦虫生活史的异同点。

（3）牛带绦虫与猪带绦虫哪种对人体造成的危害更大？为什么？

肥胖带绦虫（*Taenia saginata* Goeze，1782）属于圆叶目（Cyclophyllidea）带科（Taeniidae）带属（*Taenia*），曾被称为肥胖带吻绦虫，又称牛带绦虫、牛肉绦虫或无钩绦虫，在我国古籍中被称作"白虫"或"寸白虫"，与猪带绦虫同属于带科带属。其形态与生活史均与猪带绦虫相似，但其幼虫牛囊尾蚴（cysticercus bovis）不寄生于人体，仅成虫寄生于人体的小肠，引起牛带绦虫病（taeniasis saginata）。

【形态】

成虫外形与猪带绦虫相似（图 8-10），但虫体大小和结构有差异，主要区别见表 8-2。两种带绦虫卵的形态在光镜下难以区别。

【生活史】

人是牛带绦虫唯一的终宿主，不能作为中间宿主。成虫寄生于人体小肠上段，头节通常固着在十二指肠或空肠上段。孕节可单节或数节一起脱落，随粪便排出，通常每天排出 6～12 节，最多 40 节。每个孕节含 8 万～10 万个虫卵，约有半数已发育成熟，40% 的虫卵需在外界发育 2 周才成熟，约 10% 为未受精卵。脱落的孕节活动力较强，常可从肛门主动逸出，被挤压出的虫卵可黏附于肛门周围的皮肤。孕节在地面蠕动时，虫

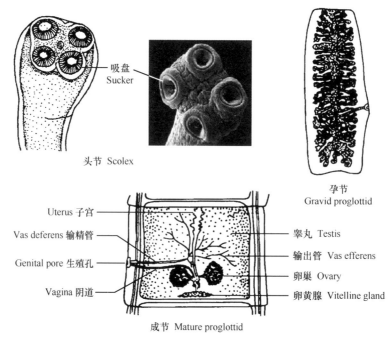

头节 Scolex

孕节
Gravid proglottid

Uterus 子宫
Vas deferens 输精管
Genital pore 生殖孔
Vagina 阴道

睾丸 Testis
输出管 Vas efferens
卵巢 Ovary
卵黄腺 Vitelline gland

成节 Mature proglottid

图 8-10 肥胖带绦虫的形态 Morphology of *Taenia saginata*

表 8-2 链状带绦虫与肥胖带绦虫的形态区别
Morphologic differentiation between *Taenia solium* and *Taenia saginata*

区别点	链状带绦虫	肥胖带绦虫
虫体长	2～4m	4～8m
节片数	700～1000 节	1000～2000 节
体壁	较薄，略透明	较厚，不透明，乳白色
头节	球形，直径约 1mm，具有顶突和 2 圈小钩，25～50 个	略呈方形，直径 1.5～2.0mm，无顶突及小钩
成节	卵巢 3 叶，即左、右两叶和中央小叶，睾丸 150～200 个	卵巢 2 叶，睾丸 300～400 个
孕节	子宫分支呈树枝状，每侧 7～13 支	每侧 15～30 支，支端多有分叉
囊尾蚴	头节具顶突和小钩，可寄生人体，引起囊尾蚴病	头节无顶突和小钩，不寄生人体
虫卵	两种绦虫的虫卵在形态和结构上不易区别	

卵从子宫前端排出或孕节破裂虫卵散出污染环境。牛为该虫的主要中间宿主，成熟虫卵如被中间宿主牛吞食，卵内六钩蚴在其小肠内孵出，钻入肠壁，随血液循环至周身各处，在运动频繁的股、肩、心、舌和颈部等肌肉内，经 60～75 天发育为牛囊尾蚴（cysticercus bovis）。羊、长颈鹿、羚羊、野猪等也可作为中间宿主。牛体内囊尾蚴寿命可达 3 年。人若食入生的或未煮熟的含囊尾蚴的牛肉，囊尾蚴在小肠内受胆汁的刺激，头节翻出并吸附于肠黏膜上，长出节片，经 8～12 周发育为成虫（图 8-11）。成虫寿命 20～30 年，甚至长达 60 年以上。

Like *T. solium*, *T. saginata* also inhabits the human jejunum, where it may live for up to 25 years and grow to a maximum length of 8 meters.

When a single gravid, or strings of 6 to 9 terminal proglottids, each containing approximately 100 000 eggs, break free from the remainder of the strobila, these muscular segments may crawl unassisted through the anal canal or be passed intact with the stool. Proglottids reaching the soil eventually disintegrate, releasing their distinctive eggs. In appropriate environments, the oncosphere (hexacanth embryo) may survive for months. If ingested by cattle or certain other herbivores, the embryo (oncosphere) is released, penetrates into the intestinal wall, and is carried by the vascular system to the striated muscles of the tongue, diaphragm, and hindquarters. Here it is transformed into a white, ovoid (5 by 10mm) cysticercus (cysticercus bovis). When

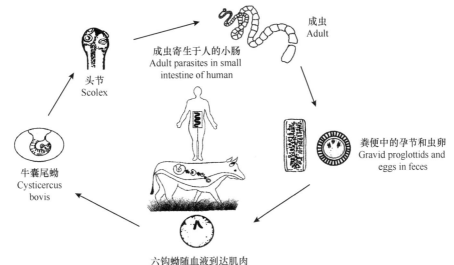

图 8-11　肥胖带绦虫生活史 Life cycle of *Taenia saginata*

present in large numbers, cysticerci impart a spotted appearance to the muscles. Humans are infected when they ingest inadequately cooked meat containing these larval forms.

【致病】

寄生人体的牛带绦虫成虫一般为 1 条。据报道，贵州从江县患者平均感染成虫 2.7～8 条，最多的 1 例达 31 条；苏联曾报道 1 例多达 150 条。

牛带绦虫仅成虫致病，致病作用相对较弱，其临床危害较猪带绦虫小。患者一般无明显症状，或仅有腹部不适、消化不良、腹泻或体重减轻等症状。由于牛带绦虫孕节活动力较强，常自动从肛门逸出，引起肛门瘙痒的症状，并可从会阴及大腿部滑落，多数患者都能自己发现排出的节片。从链体脱落的孕节沿肠壁下移时，当遇到回盲瓣阻挡时，孕节活动加剧可引起回盲部剧痛，偶可致阑尾炎或肠梗阻。曾有孕节异位寄生于子宫腔、胆总管、耳咽管等部位的报道。

牛囊尾蚴几乎不寄生于人体，至今全世界较可靠的人体感染记录仅数例，显示人对牛带绦虫六钩蚴具有固有免疫力。

【诊断】

由于牛带绦虫孕节活动力强，常自动从肛门逸出，故询问有无排节片史和食生牛肉史具有重要诊断价值，患者常自带排出的孕节前来就诊。观察孕节子宫的侧支数即可确诊。若节片已干硬，可用生理盐水浸软或用乳酸酚浸泡透明后再观察。也可粪检查虫卵或孕节，采用肛门拭子法（anal swab）查虫卵效果较好。还可进行试验性驱虫，驱虫后淘洗粪便，寻找孕节和头节，以判定虫种和观察疗效。

【流行】

1. 分布　牛带绦虫呈世界性分布，主要在有生食或半生食牛肉的地区流行。我国新疆、内蒙古、西藏、云南、宁夏、四川、广西、贵州、台湾等 20 个省（自治区、直辖市）呈地方性流行。据 2004 年全国人体重要寄生虫病现状调查显示，牛带绦虫感染率在四川雅安、内蒙古锡林郭勒盟、西藏昌都、新疆喀什、广西大苗山、贵州从江县等地高达 16.8%～70.7%，其中四川和西藏的感染率上升幅度最为明显。患者多为青壮年，男性稍多于女性。由于人员的流动增多，牛肉交易频繁，或个人饮食不当，我国其他地区也有散在的牛带绦虫感染病例。

2. 流行因素　牛带绦虫病地方性流行的主要因素是患者和带虫者粪便污染牧草和水源，以及居民食用牛肉的方法不当，尤其在有吃生的或不熟牛肉习惯的地区和居民中容易流行。

【防治】

防治原则同猪带绦虫，主要采取以下措施。

1. 治疗患者和带虫者　流行区应普查普治，以消除传染源。驱虫常用槟榔、南瓜子合剂，治疗和处理方法同猪带绦虫。吡喹酮、阿苯达唑也有很好的疗效。

2. 加强肉类检疫　规范市场检疫制度，严禁出售含囊尾蚴的牛肉。

3. 加强人粪管理 杜绝随地排便，防止虫卵或孕节污染牧场和水源，保持牧场清洁，避免牛受感染。

4. 改变不良饮食习惯 加强健康教育，注意饮食卫生，改进烹调方法，生、熟肉刀、砧板分开使用，改变不良饮食习惯，不吃生的或不熟的牛肉或其他动物的肉类。

第 4 节　亚洲带绦虫
Taenia asiatica

学习与思考

（1）阐述亚洲带绦虫的形态特征。

（2）阐述亚洲带绦虫的生活史特点。

亚洲带绦虫（*Taenia asiatica*）是 20 世纪 80 年代发现的带绦虫新种。我国台湾学者 Huang 及范秉真等对此进行了大量研究，因首先在台湾土著居民中发现，故曾称为台湾带绦虫（*Taenia taiwanensis*），随后发现其分布区域主要为东亚的韩国、日本和东南亚的菲律宾、印度尼西亚、泰国、缅甸等，故也曾称为亚洲牛带绦虫（*Taenia saginata asiatica*），其成虫和牛带绦虫相似，幼虫却与猪囊尾蚴相似。成虫寄生于人体小肠，引起亚洲带绦虫病（Taeniasis asiatica），主要与生食动物内脏（如猪肝、猪肠等）的习俗有关。

【形态】

1. 成虫 亚洲带绦虫的成虫与牛带绦虫成虫的形态非常相似，为大型绦虫，长带状，乳白色，体长 4～8m，最宽处 9.5mm，由 100～2500 个节片组成。头节球形或近方形，直径 1.4～1.7mm，有 4 个吸盘和一尖的顶突，无小钩。颈部明显膨大。成节睾丸 630～1190 个，呈滤泡状，散布于节片背面；卵巢分两叶，大小不一，卵黄腺位于节片近后缘；生殖孔不规则地交替排列于节片侧缘。孕节长 1.0～2.0cm，宽 0.5～1.0cm；子宫主干有侧支，每侧支 16～21 支，侧支上的分支较多（57～99 支），孕节后缘常有突出物。

2. 虫卵 虫卵与其他带绦虫卵相似，椭圆形，棕黄色，直径 33.8～40.0μm，卵壳薄，易碎，内含 1 个六钩蚴。

3. 囊尾蚴 具有嗜内脏性，亦称嗜内脏囊尾蚴（cysticercus viscerotropica）。椭圆形或近似圆形，乳白色、半透明，明显小于牛带绦虫囊尾蚴，可见凹入的头节。头节直径约 1mm，有两圈小钩，内圈的小钩较少，12～17 个，外圈的稍多，20 个左右，小钩呈逗点状，发育不良，呈退化状态，尤以外圈更显著，不易计数。囊壁外表面有小的疣状物（wart like formation）。

亚洲带绦虫虽与牛带绦虫相似，但亚洲带绦虫有 4 个特征：①成虫头节有顶突；②孕节后缘有突出物；③子宫侧支较多，并再分小支；④囊尾蚴的囊壁表面可见小的疣状物（图 8-12）。

【生活史】

成虫寄生于人的小肠，人是其终宿主。中间宿主包括猪、牛、羊等。中间宿主吞食人粪便中的孕节或虫卵，在其小肠上段，六钩蚴孵出，钻入肠壁小血管，随血流到全身，在内脏发育为囊尾蚴。囊尾蚴具有嗜内脏性，主要寄生在中间宿主的肝，其次是网膜、浆膜及肺等。人因食入含活囊尾蚴的动物内脏而感染。囊尾蚴在人体小肠内约需 4 个月发育为成虫，孕节或虫卵随粪便排出（图 8-13）。

Life cycle of *Taenia asiatica* is different from that of *Taenia saginata*. *Taenia asiatica* adults live in the small intestine of humans, and human is the definitive host. Intermediate hosts include pig, cow, sheep, wild boar and so on. The intermediate host swallows the gravid proglottids or eggs in human feces. In the upper part of its small intestine, the oncospheres are hatched, drill into the small blood vessels in the intestinal wall, flow to the whole body along with the blood vessel, and develop into cysticercus in the viscera. Cysticercus is viscerophilic, also known as cysticercus viscerotropica, which mainly parasitizes in internal organs such as liver, omentum, serosa and lung of intermediate hosts. People are infected by eating the internal organs of animals containing living cysticercus. It takes about 4 months for cysticercus to develop into adults in the human small intestine, and gravid proglottids or eggs are excreted in feces.

【致病】

亚洲带绦虫的致病作用与牛带绦虫和猪带绦虫相似。寄生人体的亚洲带绦虫多为 1～2 条，杨

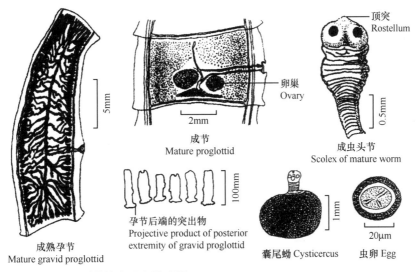

顶突
Rostellum

卵巢
Ovary

成节
Mature proglottid

成虫头节
Scolex of mature worm

孕节后端的突出物
Projective product of posterior
extremity of gravid proglottid

囊尾蚴 Cysticercus

虫卵 Egg

成熟孕节
Mature gravid proglottid

图 8-12 亚洲带绦虫形态模式图 Morphologic pattern view of *Taenia asiatica*

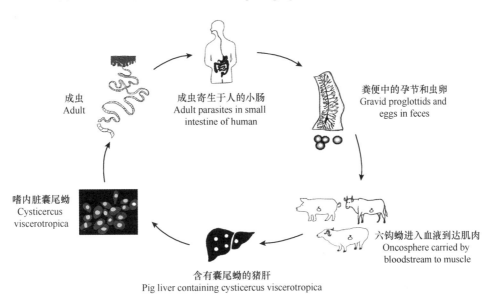

成虫
Adult

成虫寄生于人的小肠
Adult parasites in small
intestine of human

粪便中的孕节和虫卵
Gravid proglottids and
eggs in feces

嗜内脏囊尾蚴
Cysticercus
viscerotropica

六钩蚴进入血液到达肌肉
Oncosphere carried by
bloodstream to muscle

含有囊尾蚴的猪肝
Pig liver containing cysticercus viscerotropica

图 8-13 亚洲带绦虫生活史 Life cycle of *Taenia asiatica*

毅梅等（2007）在云南香格里拉发现一例患者驱虫达 14 条。部分患者可无症状，多数患者表现为消化道及轻度神经症状。最明显的症状是孕节自动从肛门逸出，其次是肛门瘙痒、恶心、腹痛，腹痛通常位于上腹中部或脐部，可为钝痛、隐痛或绞痛，有的可有头晕、食欲亢进或食欲缺乏。目前未见亚洲带绦虫的囊尾蚴寄生于人体的报道。

【诊断】

仅查获虫卵无法确定带绦虫的虫种，需通过患者排出的孕节或试验性驱虫获得的虫体来确定虫种。根据患者是否来自流行区、有无食生猪肝或野生动物内脏的习惯和排节片史，有助于初步判断；其他检查包括外周血中嗜酸性粒细胞增多，可达 10%～25%。亚洲带绦虫孕节子宫分支较多

（每侧 57～99 支），可与牛带绦虫孕节鉴别，还可借助分子生物学方法鉴定亚洲带绦虫与牛带绦虫的成虫。

【流行】

亚洲带绦虫主要在有生食或半生食猪与其他野生动物内脏习惯的地区流行。自从亚洲带绦虫在我国台湾首先发现以来，随后发现其广泛分布于东亚的韩国、日本及东南亚的菲律宾、印度尼西亚、泰国、缅甸、越南等国。我国大陆自 1999 年首次报道在云南发现亚洲带绦虫以来，近年调查证实贵州都匀市、云南大理市和兰坪县、广西融水县和宾阳县、四川雅江县等少数民族聚居地区也存在亚洲带绦虫的地方性流行。主要与当地生猪的饲养、屠宰管理、厕所普及情况及其修建

方式、随地便溺等有关，特别是与居民有生食猪肝等动物内脏的习惯有关。

【防治】

驱虫药物以吡喹酮的疗效最好，硫氯酚亦有疗效，阿苯达唑的疗效不佳。槟榔、南瓜子混合煎剂也有较好疗效。

预防需彻底治疗患者，减少传染源。加强卫生宣传教育，使居民了解生食猪肝的危害，不要生食猪肝及随地便溺。不生食或半生食猪及野猪等野生动物的内脏是最有效的预防措施。加强生猪饲养、屠宰管理，提倡生猪圈养；加强粪便管理，防止人粪污染。发现亚洲带绦虫存在的地区或探明各地存在的动物中间宿主具有重要的流行病学意义。

（周必英）

第 5 节　细粒棘球绦虫
Echinococcus granulosus

学习与思考

（1）阐述细粒棘球绦虫成虫和棘球蚴的形态特征。

（2）细粒棘球绦虫如何感染人？有何危害？

（3）棘球蚴病流行的主要原因有哪些？如何防治棘球蚴病？

细粒棘球绦虫［*Echinococcus granulosus* (Batsch, 1786) Rudolphi，1805］又称包生绦虫，属于圆叶目（Cyclophyllidea）带科（Taeniidae）棘球属（*Echinococcus*）。成虫寄生于犬科食肉动物，幼虫寄生于人或其他动物体内引起细粒棘球蚴病（echinococcosis granulosus），亦称为囊型棘球蚴病（cystic echinococcosis）或包虫病（hydatid disease or hydatidosis）。Pallas（1716）首先注意到人和动物体内的包虫囊相似；Goeze（1782）研究了包虫囊内的原头蚴，Hartman（1695），Rudalphi（1808）研究了犬小肠内的细粒棘球绦虫成虫，认为它是带科的寄生虫；Von Siebold（1852）用患病家畜内脏、Naunhyu 等（1863）用人的棘球蚴囊喂饲家犬并在肠内发现了成虫，逐渐阐明了该虫的生活史。1905 年 Uthemann 在青岛首次发现我国人体囊型棘球蚴病例。现已知犬及多种野生

食肉动物作为终宿主，人和食草动物羊、牛、马、骆驼等为其中间宿主。棘球蚴病是一种严重危害人类健康和畜牧业发展的人兽共患病，已成为全球性的公共卫生问题。该病已被列为我国重点防治的寄生虫病之一。

【形态】

1. 成虫　虫体长 2～7mm，平均 3.6mm，是绦虫中最小的虫种之一。由头节、颈部和链体组成，头节略呈梨形，具有顶突和 4 个吸盘。顶突上有两圈呈放射状排列的小钩，共 28～48 个（通常 30～36 个）。顶突顶端有一群梭形细胞组成的顶突腺（rostellar gland），其分泌物具有抗原性。整个链体仅具幼节、成节和孕节各 1 节，偶或多 1 节。成节内含雌、雄生殖器官各 1 套；生殖孔位于节片一侧的中部偏后；子宫呈袋状位于节片中央；睾丸 45～65 个，分布于生殖孔水平线的前后方。孕节内子宫向两则突出形成不规则的侧囊，含虫卵 100～1500 个（图 8-14）。

2. 虫卵　与猪带绦虫、牛带绦虫卵和亚洲带绦虫卵相似，光镜下难以区别。

3. 幼虫　即棘球蚴（echinococcus），又称包

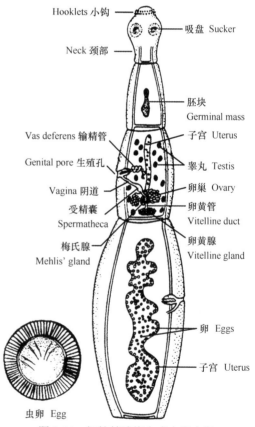

图 8-14　细粒棘球绦虫成虫和虫卵
Echinococcus granulosus adult and egg

虫（hydatid），为圆形或近似圆形或不规则的囊状体，大小因寄生的宿主、时间及部位而异，小者直径不足1cm，大者可达40cm。棘球蚴由囊壁和囊内容物（生发囊、原头蚴、子囊、孙囊和囊液等）组成，囊壁外有宿主的纤维组织包绕（图8-15）。囊壁分两层，外层为角皮层（cuticle），厚1～4mm，乳白色、半透明、似粉皮状，较脆弱，易破裂；光镜下观察角皮层呈多层纹理状，无细胞结构；角皮层具有渗透作用，主要参与虫体与宿主之间的物质交换。内层为生发层（germinal layer），又称胚层，厚22～25μm，具有许多细胞核；生发层紧贴于角皮层内；电镜下可见从生发层上有无数微毛延伸至角皮层内。生发层向囊内长出许多椭圆或圆形原头蚴（protoscolex），亦称原头节，为向内翻卷收缩的头节，大小为170μm×122μm，其顶突和吸盘内陷，内包数十个小钩；此外，还可见石灰小体或钙颗粒等物质；原头蚴的头节与成虫头节的区别在于其体积小和缺顶突腺。

生发囊（brood capsule），亦称育囊，直径约1mm，是仅有一层生发层的小囊，由生发层的有核细胞发育而来。最初由生发层向囊腔内芽生出成群的细胞，这些细胞空腔化后，形成小囊并长出小蒂与生发层连接，小蒂也可断裂，使生发囊

游离于囊液中。在小囊内壁上长出数量不等的原头蚴，原头蚴除向生发囊内生长外，也可向囊外生长为外生性原头蚴，由于可不断扩展，其危害较内生的棘球蚴更大。

子囊（daughter cyst），可由母囊（棘球蚴囊）的生发层直接长出，也可由原头蚴或生发囊进一步发育而成。子囊结构与母囊相似，其生发层也可向囊内生长原头蚴、生发囊及与子囊结构相似的小囊，称为孙囊（grand daughter cyst）（图8-15、图8-16）。

囊腔内充满的液体称棘球蚴液（hydatid fluid）。囊液无色透明或淡黄色，比重为1.01～1.02，pH 6.7～7.8，内含多种蛋白质、少量糖、肌醇、卵磷脂、尿素、无机盐和酶等，具有抗原性。从壁上脱落的原头蚴、生发囊和生发囊破裂后形成的生发层碎片及悬浮在囊液中的子囊，称为棘球蚴砂（hydatid sand）或称囊砂。1个棘球蚴中含有无数的原头蚴，一旦破裂即可在中间宿主体内形成许多新生的棘球蚴。有的棘球蚴囊内无原头蚴和生发囊等，称不育囊（infertile cyst）。

【生活史】

细粒棘球绦虫的终宿主是犬、豺、狼等犬科食肉动物，中间宿主是羊、牛、马、骆驼等多种偶蹄类食草动物，人是其中间宿主。

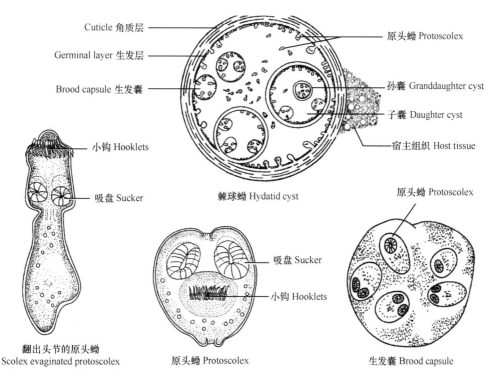

图 8-15 细粒棘球蚴的形态结构 Morphological structure of *Echinococcus granulosus* hydatid cyst

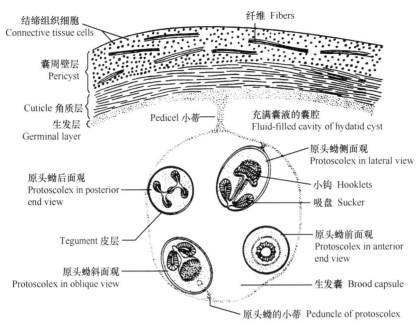

图 8-16 棘球蚴囊切片的局部结构 A section through part of a hydatid cyst

成虫寄生在终宿主小肠上段，以吸盘和顶突上的小钩固着在肠绒毛基部隐窝内，脱落的孕节和孕节破裂后虫卵随粪便排出。犬的活动范围广，随犬粪排出的孕节有较强的活动力，可沿草地或植物蠕动爬行至裂解，虫卵散出，广泛污染牧场、畜舍、土壤、蔬菜及水源等。当中间宿主羊、牛、马、骆驼等食草动物或人，吞食了虫卵或孕节后，卵内六钩蚴在小肠内孵出，钻入肠壁小血管，经血液循环至肝、肺等器官内滞留，经 3～5 个月，可发育成直径为 1～3cm 的棘球蚴，并逐渐增大，平均每年增大 1～5cm，棘球蚴囊内原头蚴有数千至数万个，甚至达数百万个。棘球蚴在人体内可存活 40 年，甚至更久。羊、牛体内的棘球蚴若被犬、狼等终宿主吞食，囊内原头蚴在胆汁刺激下，顶突翻出，其小钩附着小肠壁，经 8 周左右逐渐发育为成虫。由于棘球蚴中含有大量的原头蚴，故犬、狼小肠内寄生的成虫可达数千至上万条，曾发现在 1 只家犬小肠内寄生 15 万条成虫。从犬食入棘球蚴至发育为成虫并排出虫卵和孕节约需 8 周。成虫寿命为 5～6 个月（图 8-17）。

人误食细粒棘球绦虫卵，六钩蚴可钻入肠壁血管随血液流经门静脉到达肝、肺等脏器，侵入组织逐渐发育为棘球蚴。一般感染后 6 个月其直径为 0.5～1.0cm，逐年增大，数年后可达 30～40cm。

The definitive hosts include dogs, wolves, jackals, and coyotes. Adults inhabit the jejunum of the definitive host, and eggs are discharged from the ruptured proglottid to pass with feces. Released eggs contain a fully developed oncosphere, when the intermediate host such as sheep, cattle and other herbivores ingest water or forage contaminated with egg-containing feces. Once swallowed, eggs pass through the stomach and hatch in the small intestine. The freed oncospheres penetrate into the intestinal wall, enter the mesenteric venule, and become lodged in capillary beds of various viscera. Most frequently it enters the portal vein and lodges in liver, and develops into a hydatid cyst. When the hydatid is eaten by definitive host, such as a dog, the protoscoleces in it will develop into sexually mature worms in about eight weeks.

Human infection occurs when eggs are ingested as a result of intimate contact with dogs. In humans, the developing hydatid cysts favor the liver, but may also invade other tissues, such as the lungs, kidneys, spleen, brain and bone marrow etc. The hydatid cyst grows slowly, reaching a diameter of 5-10mm in 5 months (Fig. 8-17).

【致病】

棘球蚴病对人体的危害以机械性损害和囊液

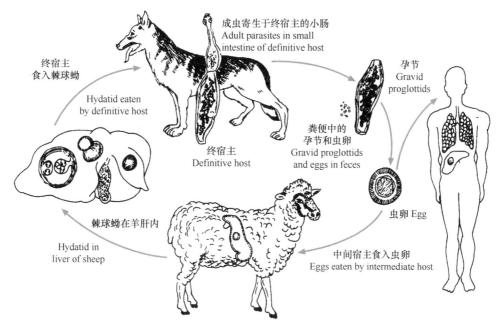

成虫寄生于终宿主的小肠
Adult parasites in small intestine of definitive host

终宿主食入棘球蚴
Hydatid eaten by definitive host

终宿主
Definitive host

孕节
Gravid proglottids

粪便中的孕节和虫卵
Gravid proglottids and eggs in feces

虫卵 Egg

棘球蚴在羊肝内
Hydatid in liver of sheep

中间宿主食入虫卵
Eggs eaten by intermediate host

图 8-17　细粒棘球绦虫生活史 Life cycle of *Echinococcus granulosus*

的超敏反应及毒素刺激为主，严重程度取决于棘球蚴的体积、数量、寄生时间与部位，以及宿主的免疫力。六钩蚴侵入宿主组织后，其周围出现炎症反应和细胞浸润，在虫体外逐渐形成 1 个纤维性外囊。虫体在囊内发育缓慢，往往在感染后 5～20 年才出现症状。寄生在肺和腹腔内的棘球蚴生长较快，巨大的棘球蚴囊可占满整个腹腔，推压膈肌，甚至使一侧肺叶萎缩；在骨组织内则生长极慢。原发的棘球蚴感染多为单个，约占患者的 80% 以上。棘球蚴破裂后引起的扩散性继发感染常为多发，可同时累及多个器官，棘球蚴可寄生于人体各个器官（图 8-18）。棘球蚴寄生部位与六钩蚴随血流经过的器官有一定关系，多数经肠壁组织侵入肠系膜血管，经门静脉到达肝；少

数可通过中央静脉经下腔静脉、右心到达肺；偶尔可再经肺、左心经体循环到达其他器官，因此棘球蚴在人体最多见的寄生部位是肝（多发生于肝右叶），其次为肺、腹腔、脾、盆腔、脑、肾、胸腔、骨骼，其他部位（如子宫、膀胱等）较少见。儿童和青年是高发人群，40 岁以下者约占 80%。

由于棘球蚴可寄生于各个组织、器官内不断生长，压迫周围组织、器官，引起组织细胞萎缩、坏死，因此临床表现极为复杂多样，常见的表现主要有以下 3 种。

1. 局部压迫和刺激症状　肝棘球蚴病由于虫体逐渐长大，可使肝大，患者可表现为肝区隐痛、坠胀不适、上腹饱满、食欲缺乏。若囊肿巨大可

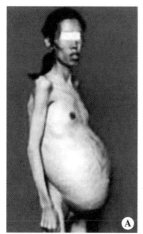
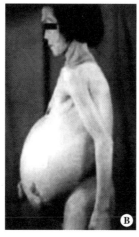
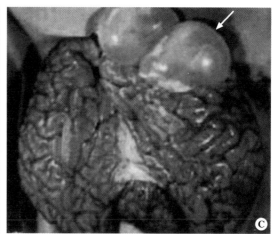

图 8-18　腹腔棘球蚴病（A，B）和脑棘球蚴病（C）照片
Photographs of abdominal cavity（A，B）and cerebral echinococcosis（C）

使膈肌抬高，导致呼吸困难；若囊肿压迫肝门静脉可致腹水，压迫胆管可致阻塞性黄疸、胆囊炎等。肺棘球蚴病可引起胸痛、干咳或咳血痰、呼吸急促等呼吸道症状。脑棘球蚴病若发生于脑顶叶及额叶可出现癫痫、颅内压增高症状，如头痛、恶心、呕吐、视神经乳头水肿，甚至偏瘫等。骨棘球蚴病常发生于骨盆和长骨的干骺端，破坏骨质，易造成骨折或骨碎裂；若寄生在脊椎、骶骨等处，可引起神经压迫症状。位置表浅的棘球蚴病可在体表形成包块，压之有弹性，叩诊有震颤感，称为棘球蚴震颤。

2. 超敏反应和毒性症状　超敏反应主要有荨麻疹、哮喘、血管神经性水肿和嗜酸性粒细胞增多等症状，若棘球蚴液溢出可引起严重的超敏反应而致休克，甚至死亡。毒性症状和胃肠道功能紊乱主要表现为食欲缺乏、体重减轻、消瘦、贫血及发育障碍等症状。

3. 继发性感染　棘球蚴囊一旦破裂，囊内容物可进入体腔或其他组织引起继发性棘球蚴病或急性炎症反应。如肝棘球蚴囊破裂，棘球蚴砂进入胆道，引起胆道阻塞，出现胆绞痛、寒战、高热、黄疸等症状；或破入腹腔可致急性弥漫性腹膜炎或继发性棘球蚴病。在肝膈面的棘球蚴，可长期压迫膈肌，偶尔可穿破膈肌进入胸腔，患者骤起右下胸持续性剧痛，可放射至右上腹部。肺棘球蚴囊破裂至支气管，出现剧烈咳嗽，可咳出小的生发囊、子囊及粉皮状角皮层碎片。

【诊断】

详细询问病史，了解患者是否来自流行区或有无流行区居住史或旅行史，以及与犬、羊等动物或皮毛有无接触史，这些对诊断具有重要的参考价值。对疑似患者禁止做诊断性穿刺以免引发并发症。

1. 病原学检查　本病诊断困难，尤其在无明显症状的感染早期，更不易被发现。确诊应以病原学检查为依据，如手术取出物或从痰、胸腔积液、腹水等检获棘球蚴碎片或原头蚴等。

2. 免疫学检测　免疫学检测是棘球蚴病重要的辅助诊断方法，广泛用于流行病学调查。ELISA 检测血清抗体，敏感性高，特异性强，有商品化试剂盒，是目前最常用的方法之一。IHA 的阳性率达 80%，但敏感性低于 ELISA；ABC-ELISA 法敏感性最高，比 ELISA 高 4～6 倍，且

假阳性较低；Dot-ELISA 简便、易观察，适于基层医疗单位使用。为提高棘球蚴病诊断的准确性，采用 2～3 项血清学试验，可相互弥补不足。

3. 影像学检查　应用 X 线、B 超、CT、磁共振（MRI）及同位素扫描等检查对棘球蚴病的诊断和定位具有重要价值，特别是 B 超、CT 和 MRI 可早期诊断棘球蚴病，亦能准确获得病理形态影像，结合免疫学检查结果，对早期诊断具有重要价值。根据世界卫生组织包虫病非正式工作组（the World Health Organization Informal Working Group on Echinococcosis，WHO-IWGE）的 B 超影像学诊断标准，将肝细粒棘球蚴病的影像学分为 5 种类型，即 CE1～CE5，可对包虫的生长状态进行判断。

4. 蛋白质生物标志物　通过对细粒棘球蚴病囊肿/囊泡液成分的蛋白质组学分析，从棘球绦虫和宿主中鉴定出的数百种蛋白质可能有助于区分患者亚群。细粒棘球绦虫成虫和原头节的排泄分泌（ES）蛋白的表征也显示了潜在诊断标记物鉴定的应用前景。

【流行】

1. 地理分布　棘球蚴病呈世界性分布，流行区多为畜牧业发达的国家和地区，如中国西部、中亚、南美、地中海国家和东非国家。在流行区，每年细粒棘球蚴病的发病率在 1/100 万～200/100 万，病死率为 2%～4%。WHO 已将棘球蚴病列为到 2050 年控制或消除的 17 种被忽视的疾病之一。我国 25 个省（自治区、直辖市）都有棘球蚴病流行或散发病例报道。2012～2016 年，在内蒙古、四川、西藏、甘肃、青海、宁夏、云南、陕西、新疆（包括新疆生产建设兵团）9 个省（自治区）有疑似棘球蚴病本地感染者和可能存在棘球蚴病传播条件的县（市、师）共调查 413 个县，其中 368 个县被确定为棘球蚴病流行县，其中 115 个县为细粒棘球蚴病和多房棘球蚴病混合流行，无单纯多房棘球蚴病的流行县（市、师）。在 364 个流行县（市、师）共调查 1 001 173 人，检出棘球蚴病 5133 例，总检出率为 0.51%，其中细粒棘球蚴病 4018 例（占 78.28%）、多房棘球蚴病 1008 例（占 19.64%）、细粒和多房混合感染病例 47 例（占 0.92%）和未分型 60 例（占 1.17%）。推算流行区人群患病率为 0.28%，患病人数为 166 098 例。

根据国家传染病报告信息管理系统中全国棘

球蚴病报告病例的最新数据，2004～2020 年全国 31 个省（自治区、直辖市）共报告棘球蚴病病例 66 040 例，其中上述 9 个流行省份报告 65 340 例，占全国总报告病例数的 98.9%，22 个非流行省份报告 700 例，占全国报告病例的 1.1%；全国报告棘球蚴病例数从 2004 年的 991 例上升至 2020 年的 3650 例，呈逐年增多的趋势。报告病例中年龄分布主要以≥20 岁年龄组为主，占 91.3%（60 271/66 040），年龄不足 1 岁 11 例，≥85 岁 200 例；职业分布中牧民和农民占全国报告病例数的 72.8%。表明我国西部 9 个省（自治区）的棘球蚴病流行仍然十分严重，报告病例数呈增多趋势；牧民和农民、青中年为高发人群。非流行省份报告棘球蚴病例数从 2004 年的 17 例上升至 2020 年的 56 例。

细粒棘球绦虫对宿主有较广泛的适应性，在地理环境及各种因素影响下，该绦虫形成了两大遗传株系：①森林型（北方株），分布于较寒冷的地带，主要在犬、狼与鹿之间形成野生动物循环；②畜牧型（欧洲株），分布广泛，遍及各大洲牧区，主要在犬与偶蹄类家畜之间循环，其中有犬/羊型、犬/牛型、犬/猪型等不同类型。在我国分布较广的是犬/绵羊型，青藏高原和甘肃高山草甸、山麓地带及四川西部藏区有犬/牦牛型。

2. 流行因素　在自然界，本病在野生食肉动物（狼、犬）与反刍动物间相互传播，具自然疫源性特征。在牧区，在犬与多种家畜间传播。人多因与犬、羊、牛等动物密切接触受到感染。引起本病流行的主要因素有以下 3 个方面。

（1）虫卵污染环境：牧场犬感染严重，犬粪中的虫卵广泛污染牧场、畜舍、土壤、蔬菜、水源等。犬、羊、牛等动物的皮毛常沾有大量虫卵。虫卵对外界的抵抗力较强，耐低温与干燥，干燥环境可存活 11～12 天，室温水中能活 7～16 天，0℃以下也能存活 4 个月，2℃环境中能存活 2.5 年，对化学药品也有很强抵抗力，一般化学消毒剂不能杀死虫卵，使人、畜增加了感染的机会。

（2）人与家畜及污染物的密切接触：流行区牧民养犬普遍，儿童与家犬亲昵、嬉戏，可因接触被虫卵污染的动物皮毛而感染；成人在剪羊毛、挤奶、屠宰、皮毛加工或用犬粪烧炕时极易沾染虫卵；进食前不洗手、人畜共饮同一水源、喝生水或生饮羊奶、牛奶等均可误食虫卵而感染。

（3）病畜内脏处理不当：将病畜内脏喂犬或抛于野外，脏器内的棘球蚴和原头蚴在低温（-2～2℃）时可活 10 天，10～15℃能活 4 天，20～22℃能活 2 天，病畜内脏被犬、狼、豺等动物吞食而受到感染。故该病可在动物间相互传播而流行，又增加了人和家畜的感染机会。

非流行区，人因偶尔接触来自流行区未经处理的动物皮毛而受感染。随着流行区畜产品输出量增多，非流行区也存在潜在的流行风险。

【防治】

在流行区应采取以预防为主的综合防治措施。

1. 加强健康教育　普及防治棘球蚴病的知识，养成良好的个人卫生、饮食卫生习惯；增强防病意识，加强个人防护和水源管理，杜绝虫卵污染。

2. 强化屠宰卫生管理　执行屠宰卫生管理法规，加强屠宰场和个体屠宰点的检疫，病畜及其内脏严禁抛弃，必须进行深埋或焚烧等无害化处理。

3. 加强犬的管理　捕杀牧场周围野生食肉动物（如野犬）、加强牧犬管理并尽量减少养犬数量、采取定期为牧犬驱虫的综合防治措施。

4. 治疗患者　棘球蚴病的治疗以外科手术为主，内囊摘除术和新的残腔处理法已使手术治愈率明显提高。对早期较小的棘球蚴或不能耐受手术的患者可用药物治疗，目前以阿苯达唑效果最好，亦可使用吡喹酮等药物，用药不少于 3 个月。阿苯达唑联合西咪替丁或联合吡喹酮效果优于单一药物。

目前采用的以 B 超为导向的穿刺术、腹腔镜下肝棘球蚴囊肿摘除术等方法在一定程度上可取代常规外科手术。无论采用哪种方法，都要务必将棘球蚴囊取尽，并避免囊液外溢而引发过敏性休克和继发感染。

5. 疫苗防治　棘球蚴病疫苗仍处在试验阶段。用原头蚴匀浆、冷冻干粉或射线照射的原头蚴免疫犬，可使犬产生较高的抗细粒棘球绦虫攻击感染的能力，并对体内虫体发育产生明显的抑制作用，孕节抑制率可达 70% 以上。用囊液或棘球蚴、棘球蚴分泌物抗原免疫犬或羊，也能产生一定的免疫力。将体外培养的虫卵内六钩蚴的排泄分泌物作抗原，接种绵羊可获得抗细粒棘球绦虫卵的高度免疫力，但该抗原来源极其有限，难以推广使用。国内外已克隆出六钩蚴 Eg95 等数十种细粒棘球蚴疫苗候选分子，应用 Eg95 重组蛋白疫苗预防细粒棘球蚴感染中间宿主（羊）已取得较理想的效果。重组抗原 Eg14-3-3 免疫鼠能获得 81% 的免疫保护。预计在不久的将来能实现用疫苗免疫预防，控制棘球蚴病流行。

（单骄宇）

第 6 节　多房棘球绦虫
Echinococcus multilocularis

学习与思考

（1）多房棘球绦虫与细粒棘球绦虫的形态特征有何不同？

（2）多房棘球绦虫的生活史特点是什么？

（3）防治多房棘球蚴病的主要措施有哪些？

多房棘球绦虫 [*Echinococcus multilocularis* (Leuckart, 1863) Vogel, 1955] 属于带科（Taeniidae）棘球属（*Echinococcus*），成虫主要寄生在狐、犬等小肠内，幼虫为多房棘球蚴（multilocular hydatid cyst），亦称泡状棘球蚴（alveolar hydatid cyst）简称泡球蚴，寄生在啮齿动物或食虫动物和人体，引起多房棘球蚴病（echinococcosis multilocularis），也称为泡型棘球蚴病（alveolar echinococcosis）或泡球蚴病（echinococcosis alveolaris）。Vogel 采用形态学和组织学方法比较了人体和田鼠体内发育的多房棘球蚴病变，并分别喂犬获得了同一结构的成虫，证实人和鼠体内的病变为同一虫体所致。泡球蚴病曾被认为是一种胶样癌，后虽然澄清为多房棘球蚴感染，但对中、晚期患者尚无有效疗法，有"第二癌症"之称。

【形态】

1. 成虫　成虫与细粒棘球绦虫很相似，但虫体较小，体长 1.2～3.7mm，平均为 2.13mm，常有 4～5 个节片，其头节、顶突、小钩和吸盘等都相应偏小，顶突上有 13～34 个小钩。成节生殖孔位于节片的中线偏前，睾丸数较少，为 26～36 个，分布在生殖孔后方。孕节内子宫为囊状，无侧囊，内含虫卵 187～404 个（图 8-19A）。

2. 泡球蚴　又称多房棘球蚴，为淡黄色或白色的囊泡状团块，常由无数个小囊泡（子囊）相互连接聚集而成，囊泡呈圆形或椭圆形，直径为 0.1～3mm，内含原头蚴和透明的囊液，或含胶状物而无原头蚴。囊泡外壁角质层很薄且不完整，囊壁生发层常以外出芽（exogenous budding）生殖，不断产生新囊泡，少数可内出芽（endogenous budding），向内形成隔膜而分离出新囊泡，呈葡萄状的囊泡群。泡球蚴与周围组织间没有纤维组织被膜分隔，可向器官表面蔓延至体腔内，形态极不规则，与正常组织无明显界线，酷似恶性肿瘤（图 8-19B）。

3. 虫卵　虫卵形态和大小均与细粒棘球绦虫卵相似，光镜下难以区别。

【生活史】

犬科动物（狐、犬、狼等）和猫科动物为终宿主。中间宿主以野生啮齿动物为主，如田鼠、麝鼠、鼠兔、仓鼠、大沙鼠、棉鼠、黄鼠、鼢鼠、

Hooklets 小钩
顶突 Rostellum
Neck 颈部
吸盘 Sucker
幼节 Immature proglottid
Uterus 子宫
成节 Mature proglottid
Testis 睾丸
Ovary 卵巢
生殖孔 Genital pore
生殖孔 Genital pore
孕节 Gravid proglottid
Uterus 子宫

A

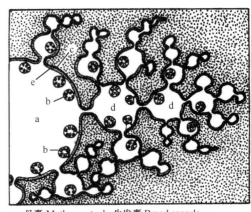

a. 母囊 Mother cyst；b. 生发囊 Brood capsule；
c. 角质层 Cuticle；d. 子囊 Daughter cyst；
e. 生发层 Germinal layer

B

图 8-19　多房棘球绦虫成虫（A）和泡球蚴（B）形态
Morphology of *Echinococcus multilocularis* adult（A）and alveolar echinococcus（B）

小家鼠等，以及牦牛、绵羊等动物。

当终宿主吞食体内带有泡球蚴的鼠类或动物脏器后，囊内原头蚴逸出，约经 45 天，原头蚴便可在小肠内发育为成虫并排出孕节和虫卵。虫卵对外界因素的抵抗力很强，在 2℃水中可存活 2 年之久，在冻土、冰雪中仍具有感染性。中间宿主常因食入终宿主排出的虫卵或孕节而感染。由于步甲虫喜食狐粪，因此在其消化道和体表携带有虫卵，麝鼠又喜捕食地甲虫而受感染，所以地甲虫起到转运虫卵的作用。

人因误食虫卵而感染（图 8-20），由于人不是多房棘球绦虫的适宜中间宿主，故人体感染后，多数囊泡内只含胶状物，很少发现原头蚴。

【致病】

人体泡球蚴病的原发部位几乎都在肝，对人体的危害比细粒棘球蚴病严重，病死率较高，致病机制主要是泡球蚴直接侵蚀、机械压迫和毒性损害。泡球蚴在肝实质内呈弥漫性芽生，向周围组织蔓延，逐渐波及整个肝，直接破坏和取代肝组织，可形成巨块状泡球蚴病灶，其中心部位常发生缺血性坏死、液化，从而形成蜂窝状空腔（小

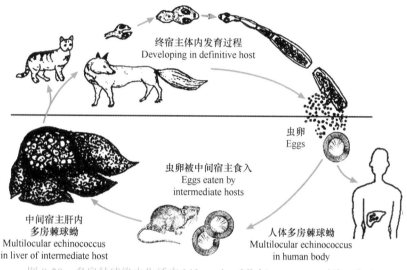

图 8-20　多房棘球绦虫生活史 Life cycle of *Echinococcus multilocularis*

囊绕大囊），囊泡内含胶状物或豆渣样物质，无原头蚴或仅见少量原头蚴。囊泡周围组织则因受到压迫而萎缩、变性，甚至坏死。

囊泡生发层产生的毒素可损害肝实质，引起肝功能严重受损而致肝性脑病，或诱发肝硬化而致门静脉高压，并发消化道大出血而死亡。胆管由于受压迫和侵蚀，可引起黄疸。泡球蚴若侵入肝门静脉分支，可沿血流在肝内广泛播散，形成多发性囊性病变；泡球蚴的生发层若侵入肝静脉则可随血液循环转移到全身各部位，若泡球蚴转移到肺、脑等器官，可引起呼吸道和神经系统的症状和体征，如咯血、胸痛或气胸，以及癫痫、偏瘫等。

泡球蚴生长缓慢，潜伏期一般较长。患者早期因病变范围小，肝无明显肿大，多无明显的临床症状，随着蜂窝状小囊不断向外呈浸润性生长，肝渐肿大，质地变硬呈结节状。依据临床病理学将泡球蚴病分为巨块型、弥漫结节型和混合型 3

种类型。临床表现主要为食欲缺乏、消化不良、肝区疼痛、有坠胀感；右上腹可触及肿块或肝大，肿块坚硬，触诊有结节感。有的病情可持续数年，出现黄疸及门静脉高压的表现。晚期患者甚至有恶病质现象，患者症状和体征类似肝癌，故又称为"恶性包虫病"。

【诊断】

病原学诊断困难。询问病史、患者是否来自流行区、有无流行区旅居史及与狐、犬或皮毛接触史等，有助于诊断。体格检查时发现肝肿块，质地坚硬且有结节感者，应高度警惕。

影像学检查（如 X 线、B 超、CT、MRI）和免疫学方法（如 ELISA、IHA、ABC-ELISA、Dot-ELISA、IFA、WB 等）都适用于泡球蚴病患者的诊断。由于泡球蚴周围缺少纤维组织被膜，虫体抗原很容易进入血液，因此检测血清抗原有重要的辅助诊断价值。

诊断时应注意与肝癌、肝硬化、肝脓肿、黄疸型肝炎、肝海绵状血管瘤及肺癌、脑瘤等疾病鉴别。

【流行】

1. 地理分布　多房棘球绦虫的分布较细粒棘球绦虫局限，主要流行于北半球高纬度地区，从加拿大北部、美国阿拉斯加州至俄罗斯西伯利亚和日本北海道，以及德国、法国、瑞士和意大利等北美、欧洲和亚洲国家。我国西部 7 省、自治区（西藏、新疆、青海、四川、甘肃、宁夏、内蒙古）为泡球蚴病流行区。我国有 368 个棘球蚴病流行县，其中 115 个县是泡型和囊型棘球蚴病混合流行县，流行区鼠等啮齿动物棘球蚴感染率为 1.56%，西藏鼠类检出率高（10.34%）。有些病例往往被误诊为肝癌。

2. 流行因素　我国多房棘球绦虫的终宿主主要是红狐和沙狐，红狐的感染率在四川为 59.3%、在新疆为 30.6%、在宁夏为 15%；沙狐在内蒙古的感染率为 3.3%。在新疆的一只狼的体内曾查见这种成虫。极为重要的是，在我国部分地区证实了家犬亦可为多房棘球绦虫的终宿主，家犬的感染率在甘肃为 10.3%、在四川为 14.4%。中间宿主广泛，内蒙古的布氏田鼠感染率为 2.4%，四川的鼠兔感染率为 4.3%，宁夏的黄鼠、新华殿鼠、长爪沙鼠和新疆的小家鼠均被证实为中间宿主。

多房棘球绦虫在野生动物之间传播的区域形成自然疫源地，人进入该地区误食虫卵污染的食物和水源可受到感染；流行区居民因在猎狐、养狐，以及收购、加工、贩运毛皮制品活动中误食虫卵感染。虫卵抗寒能力极强，在冻土和冰雪中仍保持活力，故冬季牧民以融化的冰雪作为唯一饮用水也是感染的原因之一。

【防治】

1. 加强健康教育　使群众认识和了解泡球蚴病的传播和预防的基本知识，加强水源管理，注意个人卫生、饮食卫生，养成良好的饮食习惯。

2. 控制传染源　消灭野鼠和带虫的狐及野犬是根除传染源的重要措施。对家犬应定期检查，阳性犬应及时驱虫治疗。

3. 卫生检疫　病死的动物尸体，应彻底焚烧或深埋，严禁将内脏丢弃和喂犬。

4. 人群普查，早发现早治疗　可采用问卷调查和血清学试验与 B 超相结合的方法普查。对早期患者以手术治疗为主，可行病变组织和少量正常组织一并切除的根治性手术，同时配合使用阿苯达唑、甲苯咪唑和吡喹酮等药物治疗，疗效较好。中、晚期患者由于泡球蚴与正常组织无明确界线，手术不易切除干净，可能造成扩散，药物治疗已成为唯一选择。阿苯达唑因吸收好、见效快，且消退黄疸效果显著、副作用较小，已广泛应用于临床治疗。

2005 年以来，中央和地方各级政府加大了对棘球蚴病防治工作专项资金的支持，西藏、新疆、青海等省（自治区）均被纳入中央补助地方包虫病防治项目。

（热比亚·努力）

第 7 节　微小膜壳绦虫
Hymenolepis nana

学习与思考

（1）阐述微小膜壳绦虫成虫和虫卵的形态特征。
（2）阐述微小膜壳绦虫的生活史特点。
（3）如何防治微小膜壳绦虫病？

微小膜壳绦虫［*Hymenolepis nana* (V. Siebold, 1852) Blanchard, 1891］属于圆叶目（Cyclophyllidea）膜壳科（Hymenolepididae）膜壳属（*Hymenolepis*）。该虫又称短膜壳绦虫或小型绦虫（dwarf tapeworm），主要寄生在鼠和人的小肠，引起微小膜壳绦虫病（hymenolepiasis nana）。

【形态】

1. 成虫　体长 5～80mm，平均 20mm，宽 0.5～1mm，虫体大小与寄生的虫数成反比。头节呈球形，直径为 0.13～0.4mm，有 4 个吸盘和 1 个可伸缩的顶突，顶突上有 20～30 个小钩，单圈排列。颈部细长。链体由 100～200 个节片组成，最多可达 1000 节，节片从前向后逐渐增大，宽度均大于长度。成节结构类似带绦虫属，节片内有 1 套雌、雄生殖系统；椭圆形睾丸 3 个，横行排列，贮精囊发达；卵巢分叶状，位于节片中央，卵巢后方的腹面有球形卵黄腺。孕节被充满虫卵（100～200 个）的囊状子宫占据，无子宫孔，生殖系统的其余结构基本消失（图 8-21）。

2. 虫卵　呈圆形或椭圆形，大小为（48～60）μm×（36～48）μm，浅灰黄色。卵壳很薄，胚膜较厚，胚膜两端有稍隆起的极结节并各发出 4～8 根丝状物（filament），或称极丝（polar filaments），弯曲延伸于卵壳和胚膜之间，极丝的存在是鉴别该虫卵与缩小膜壳绦虫卵的重要依据之一。胚膜内有一六钩蚴（图 8-21）。

【生活史】

微小膜壳绦虫生活史既可经中间宿主体内发育，也可不经中间宿主，是唯一不需中间宿主的绦虫，在同一宿主体内就可完成发育。有 3 种

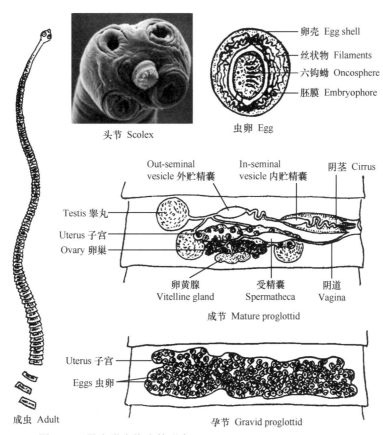

图 8-21　微小膜壳绦虫的形态 Morphology of *Hymenolepis nana*

感染途径：直接感染（direct infection）、自体内感染（endo-autoinfection）和间接感染（indirect infection）（图 8-22）。

1. 直接感染（不经中间宿主）　成虫寄生在鼠或人小肠内，脱落的孕节或虫卵随宿主粪便排出，被同一宿主或其他终宿主吞食，虫卵在十二指肠孵出六钩蚴，并钻入肠绒毛，约经 4 天发育为似囊尾蚴（cysticercoid），5～6 天后似囊尾蚴返回肠腔，并移行至小肠下段，以头节吸盘吸附于小肠黏膜，发育为成虫，成虫寿命 4～6 周。在人体，从食入虫卵至发育为成虫产卵需 2～4 周。虫卵直接污染可能是人感染的最常见途径。

2. 自体内感染　若孕节在肠腔内停留时间较长，在肠内消化液作用下释放出虫卵，卵内六钩蚴可在肠腔内孵出，然后钻入肠绒毛发育为似囊尾蚴，再回到肠腔发育为成虫。即在同一宿主肠腔内完成整个生活史，并且可在该宿主肠道内不断繁殖，造成自体内重复感染。自体内感染可致肠腔内虫数不断增多，我国曾报道 1 例患者，经驱虫共排出 37 982 条成虫，这极可能是自体内重复感染的结果。

3. 间接感染（经中间宿主）　中间宿主主要有印鼠客蚤（*Xenopsylla cheopis*）、犬栉首蚤（*Ctenocephalides canis*）、致痒蚤（*Pulex irritans*）和猫蚤等多种蚤类幼虫，以及面粉甲虫（*Tenebrio* sp.）和拟谷盗（*Tribolium* sp.）等。蚤幼虫或其他昆虫的幼虫吞食微小膜壳绦虫卵，六钩蚴在其消化道内孵出，穿过肠壁，进入血腔，发育为似囊尾蚴。昆虫幼虫经变态发育为成虫，似囊尾蚴仍存活。鼠和人因误食含有似囊尾蚴的中间宿主而感染，但此感染途径可能并不常见。

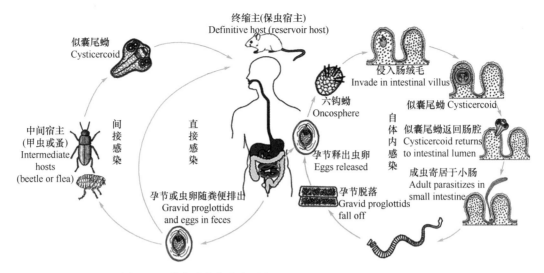

图 8-22 微小膜壳绦虫生活史 Life cycle of *Hymenolepis nana*

Natural definitive hosts, in addition to humans, are rodents, particularly mice and rats. There are three different pathways in their life cycle. The first is direct infection, in which intermediate hosts are not need. The eggs are released by the disintegration of the gravid proglottids, pass out in the stool, and are immediately infectious. A final host takes in the egg containing the oncosphere directly, which hatches in the upper small intestine to produce an oncosphere. It then enters the lacteal of a villus in the small intestine and progresses into the cysticercoid stage, before returning into the lumen of the small intestine, attaches to the mucosa and form an adult. This whole process takes approximately two weeks. Eggs passed in the stool can be taken in by the same host, resulting in autoreinfection. The second life cycle pathway is called autoinfection. In this case, eggs hatch in the small intestine of the host without being passed outside and grow into adults in the same way as described above. This developmental process is exceptional among helminthes, and likely to cause significant infection of the host. The final pathway is indirect infection, whereby the egg is eaten by insects and hatches in the digestive tract. The resulting oncosphere penetrates into the mucosal wall to settle mainly in the hemocoel as a cysticercoid. When an infected insect is eaten by a final host, the scolex of the cysticercoid attaches to the intestinal wall and develops into the adult. This mode of infection is likely uncommon.

【致病】

成虫头节上的小钩、吸盘和体表微毛对宿主肠壁的机械性损伤及虫体分泌物的毒性作用，可引起肠黏膜炎症。主要病理改变有肠黏膜充血、出血、水肿，甚至坏死、溃疡形成，病理学改变通常仅在严重感染时出现。

轻度感染一般无明显症状。严重感染时，可出现食欲缺乏、恶心、呕吐、腹痛、腹泻等消化系统症状，以及头晕、头痛、烦躁、失眠、惊厥、癫痫等神经系统症状。

宿主免疫反应与感染方式有关，吞食似囊尾蚴几乎不诱导宿主产生免疫反应，而吞食虫卵通常迅速发生免疫反应。虫体寄生可诱导机体产生特异性抗体 IgM 和 IgG，这些免疫球蛋白可破坏新入侵的六钩蚴。体内致敏的 T 淋巴细胞对虫体生长有明显的抑制作用，主要表现为成虫产卵量减少，产卵期缩短，并促使成虫排出，感染度降低。宿主的免疫状态对该虫的感染和发育影响很大，使用类固醇激素药物致免疫抑制的患者和免疫缺陷者均可引起自体内重复感染，导致似囊尾蚴数量异常增殖和播散，而引起并发症，因此，在应用免疫抑制治疗前应先驱除该虫。

【诊断】

粪便检出虫卵可确诊，用沉淀法、浮聚浓集法或改良加藤厚涂片法可提高检出率。粪便中虫卵即具感染性，检查时应避免感染。粪便中偶可见成虫和孕节，亦可确诊。

【流行】

微小膜壳绦虫呈世界性分布，热带和温带地区较多见，人群感染率在 0.3%～50%，美洲、大洋洲、非洲、欧洲、亚洲及太平洋各岛屿均有报道。人群对该虫普遍易感，以 10 岁以下儿童感染率较高。我国各地均有报道，全国平均感染率 0.045%，以新疆感染率最高（1.63%），其次为河南（0.012%）、海南（0.01%）和安徽（0.01%）。2015 年全国人体重点寄生虫病现状调查结果显示，农村感染率为 5.8/10 万。

此虫是唯一不需要中间宿主就可引起人际传播的绦虫。从孕节释出的虫卵即具有感染性，可直接感染人体，故其流行主要与个人卫生习惯有关。虫卵在粪、尿中能存活较长时间，在抽水马桶内存活 8.5 小时，但对热和干燥环境抵抗力低，在外界环境中很快就失去感染性。因此，接触粪便或虫卵污染的便器，经手-口方式是人的主要感染途径。儿童感染率高，儿童聚集场所更易互相传播。偶然误食含有似囊尾蚴的昆虫是感染的另一原因。自体内感染可造成虫体大量寄生，也具有一定的流行病学意义。鼠类在本病流行中具有重要保虫宿主的作用。

【防治】

主要驱虫药物为吡喹酮，也可用阿苯达唑治疗。本虫可顽固寄生，不易一次驱净，采用 7 日疗法较为理想，或间隔 1 个月重复 1 个疗程。

鼠类是该虫的主要保虫宿主，某些昆虫是其中间宿主，故应消灭鼠类及有关昆虫；及时诊治患者，可防止传播和自体内重复感染；加强粪便管理，防止污染食物和饮水；注意环境卫生、饮食卫生和个人卫生；加强营养，提高人体抵抗力都是预防本病的重要措施。

第 8 节　缩小膜壳绦虫
Hymenolepis diminuta

学习与思考

（1）比较缩小膜壳绦虫与微小膜壳绦虫成虫和虫卵的形态。

（2）两种膜壳绦虫生活史的异同点有哪些？

缩小膜壳绦虫〔*Hymenolepis diminuta* (Rudolphi, 1819) Blanchard，1891〕又称长膜壳绦虫，其分类地位同微小膜壳绦虫，主要寄生于鼠类，偶然寄生于人体，引起缩小膜壳绦虫病（hymenolepiasis diminuta）。

【形态】

缩小膜壳绦虫成虫结构与微小膜壳绦虫相似，但虫体较大。据报道，人体缩小膜壳绦虫成虫最长可达 1m，顶突上无小钩（图 8-23）。两种膜壳绦虫形态的主要区别见表 8-3。

【生活史】

缩小膜壳绦虫生活史与微小膜壳绦虫相似，其主要区别是必须经过中间宿主和无自体内感染。终宿主主要是鼠类，偶然感染人、犬等。已实验证实，20 多种节肢动物可作为适宜的中间宿主，主要为危害谷物和其他植物的节肢动物，包括拟谷盗（*Tribolium* sp.）、大黄粉虫（*Tenebrio molitor*）、谷蛾（*Tinia granella*）、蜚蠊（cockroaches）、蚤（fleas）、蜈蚣（centipedes）和马陆（millipedes）等，其中拟谷盗可能是最常见的中间宿主。

成虫寄生在鼠或人等终宿主的小肠内，虫卵和脱落的孕节随粪便排出体外，被中间宿主吞食，六钩蚴孵出，穿过肠壁进入血腔内，经 7～10 天发育为似囊尾蚴。终宿主吞食含似囊尾蚴的节肢动物而感染，似囊尾蚴在终宿主肠腔内经 12～13 天发育为成虫。人感染的主要方式为误食含似囊尾蚴昆虫的面粉、麦片粥、干果等。从食入似囊尾蚴至发育为成虫产卵约需 20 天。

【致病与诊断】

感染者一般无明显症状，有的可出现轻微神经和消化系统症状，如腹胀、腹痛、恶心、厌食、头痛、失眠、磨牙等，严重者可出现眩晕、表情呆滞、贫血和恶病质等症状。

孕节通常在肠内崩解，故主要以发现和鉴别具有特征的虫卵作为确诊的依据。改良加藤厚涂片法可提高检出率。

【流行与防治】

自 Rudolphi（1805）首次报道人体感染以来，至今国外已报道 300 多例，散布于美洲、欧洲、亚洲、大洋洲和非洲等地。国内自 1929 年 Faust 报道首例患者，各地陆续有本病报道，迄今已有

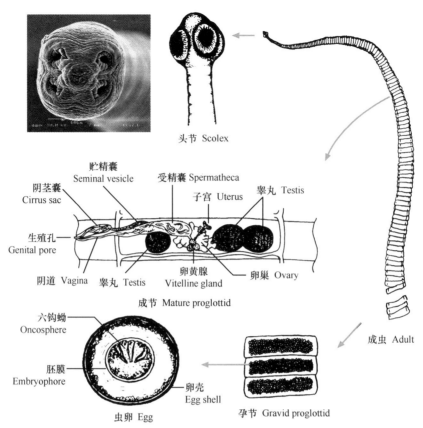

图 8-23　缩小膜壳绦虫形态 Morphology of *Hymenolepis diminuta*

表 8-3　两种膜壳绦虫的形态学区别
Morphological differences of two species of *Hymenolepis* sp.

	鉴别要点	微小膜壳绦虫	缩小膜壳绦虫
成虫	大小	（5～80）mm×（0.5～1）mm	（200～600）mm×（3.5～4.0）mm
	节片数	100～200 节	800～1000 节
	头节	顶突可伸缩，其上有 1 圈小钩	顶突不能伸缩，无小钩
	孕节	子宫袋状	子宫瓣状
虫卵	形状	圆形或椭圆形	长椭圆形
	大小	（48～60）μm×（36～48）μm	（60～79）μm×（72～86）μm
	颜色	浅灰黄色，略透明	棕黄色
	卵壳	很薄	较厚
	内含物	胚膜较厚，具极结节和 4～8 根极丝，六钩蚴 1 个	胚膜较薄，无极结节和极丝，六钩蚴 1 个

200 余例。根据 2001～2004 年全国人体重要寄生虫病现状调查显示，缩小膜壳绦虫在四川、海南、河南、安徽、福建、江苏、浙江和新疆有分布，人群感染率以四川最高（富顺县，0.07%），其次为海南（0.03%）及河南（0.015%）。2015 年全国人体重点寄生虫病现状调查显示，农村居民感染率为 3.5/10 万。

缩小膜壳绦虫是鼠类（各种家鼠和田鼠）的常见寄生虫，鼠类是重要的传染源。本虫的中间宿主种类较多、分布广泛。蚤类幼虫常居于鼠洞，

感染率很高，发育为成虫时，似囊尾蚴仍继续存活，终宿主吞食蚤而感染。该虫的生活史可在鼠活动场所完成，鼠粪便中虫卵的扩散，使中间宿主（节肢动物）的感染机会增多。

一般不在人-人间传播。人主要通过食入含有似囊尾蚴昆虫的食物感染，儿童因卫生习惯不良，误食感染昆虫的概率较高，故感染率高。另外，蚤作为人的体外寄生虫，可因手指压碎蚤污染似囊尾蚴，通过手指感染。

防治原则与微小膜壳绦虫基本相同。驱虫药

物同微小膜壳绦虫。注意个人卫生和饮食卫生，以及消灭鼠类和有关的节肢动物均为预防本病的有效措施。

（姜素华）

第 9 节 曼氏迭宫绦虫
Spirometra mansoni

学习与思考

（1）曼氏迭宫绦虫的生活史需要哪些宿主？人是其什么宿主？

（2）人感染裂头蚴的方式有哪些？如何防止感染？

（3）如何确诊裂头蚴病？

曼氏迭宫绦虫（*Spirometra mansoni* Joyeux & Houdemer，1928）属于双叶槽目（Diphyllobothriidea）双叶槽科（Diphyllobothriidae）迭宫属（*Spirometra*），其成虫主要寄生在猫科和犬科动物小肠内，偶可寄生于人体。中绦期裂头蚴（plerocercoid）可寄生于人体，引起曼氏裂头蚴病（sparganosis mansoni）。

【形态】

1. 成虫 长 60～100cm，宽 0.5～0.6cm。头节细小（长 1～1.5mm，宽 0.4～0.8mm），呈指状，背腹面各有一条纵行的吸槽（bothrium）。颈部细长且有生发功能。链体节片约 1000 个，节片一般宽大于长，但后段节片长宽相近；成节和孕节的形态结构基本相似，均有发育成熟的雌、雄生殖器官各 1 套，节片中部为凸起的子宫，在孕节中更为明显（图 8-24）。

雄性生殖系统：睾丸呈小泡状，320～540 个，散布在节片中部的实质中，由睾丸发出的输出管于节片中央汇合成输精管，然后弯曲向前，并膨大形成贮精囊和阴茎，再通入节片前部中央腹面的圆形雄性生殖孔。雌性生殖系统：卵巢分 2 叶，位于节片后部，自卵巢中央发出短的输卵管，其末端膨大为卵模，后与子宫相连，卵模外有梅氏腺包绕；阴道为纵行的小管，开口于月牙形雌性生殖孔（位于雄性生殖孔下方），阴道的另一端膨大为受精囊再连接输卵管；子宫位于节片中部，螺旋状盘曲，紧密重叠，呈发髻状，孕节子宫中充满虫卵，子宫孔开口于阴道口之后；小滤泡状卵黄腺散布在其他器官周围。

2. 虫卵 椭圆形，两端稍尖，浅灰褐色，大小为（52～76）μm×（31～44）μm；卵壳较薄，一端有卵盖，内有一个卵细胞和多个卵黄细胞（图 8-24）。

3. 裂头蚴 长带状，乳白色，大小约 300mm×0.7mm，但其大小在不同宿主与不同时期间差别较大。头端稍膨大，末端多呈钝圆形。体前端无吸槽，中央有一明显凹陷，与成虫的头节相似。虫体不分节，但有不规则横皱褶（图 8-24）。虫体活动时伸缩能力较强，其头颈部组织具再生能力，去除头节的体部虽可增长，但不能再生其头节。

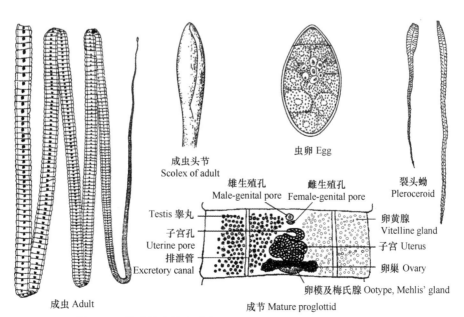

成虫头节
Scolex of adult

虫卵 Egg

裂头蚴
Ploceroid

雄生殖孔
Male-genital pore

雌生殖孔
Female-genital pore

Testis 睾丸

子宫孔
Uterine pore

排泄管
Excretory canal

卵黄腺
Vitelline gland

子宫 Uterus

卵巢 Ovary

卵模及梅氏腺 Ootype, Mehlis' gland

成虫 Adult

成节 Mature proglottid

图 8-24 曼氏迭宫绦虫形态 Morphology of *Spirometra mansoni*

【生活史】

曼氏迭宫绦虫的生活史需要3个宿主。终宿主主要是猫和犬，此外还有虎、豹、狐和豹猫等食肉动物，偶可寄生于人体，人是该虫的偶然宿主（accidental host）。第一中间宿主为剑水蚤（Cyclops），第二中间宿主主要是蛙。蛇、鸟类和猪等多种脊椎动物可作为其转续宿主（paratenic host）。

成虫主要寄生于犬科、猫科动物的小肠，偶可寄生于人体。虫卵自孕节子宫孔产出，随宿主粪便排出体外，在水中适宜温度下，经2～5周发育（25～28℃约需15天），孵出椭圆形或圆形周身被有纤毛的钩球蚴（coracidium）。钩球蚴常在水中做无定向螺旋式游动，被第一中间宿主剑水蚤吞食，脱去纤毛，穿过肠壁入血腔，经3～11天发育成为长椭圆形、前端略凹、后端有小尾球、内有6个小钩的原尾蚴（procercoid）。含原尾蚴的剑水蚤被第二中间宿主蝌蚪吞食后，失去小尾球，随着蝌蚪逐渐发育成蛙，其内原尾蚴发育为裂头蚴。裂头蚴具有较强的收缩和移动能力，常迁移至蛙的肌肉、皮下、腹腔或其他组织，尤其在大腿或小腿的肌肉中多见。当受染的蛙被蛇、鸟类或猪等非正常宿主吞食后，裂头蚴不能在其肠道内发育为成虫，而是穿过肠壁，移居到腹腔、肌肉或皮下等处继续生存，因此，蛇、鸟、猪为转续宿主。猫、犬等终宿主吞食了含裂头蚴的第二中间宿主蛙或转续宿主后，裂头蚴在其小肠内发育为成虫（图8-25）。一般在感染后约3周，终宿主粪便中开始出现虫卵。成虫在猫体内可存活约3.5年。

人可因误食含原尾蚴第一中间宿主剑水蚤，或用含裂头蚴的蛙肉、蛇皮贴敷伤口，或生食、半生食第二中间宿主或转续宿主的肉类而感染。因此，人可作为该虫的中间宿主或终宿主。裂头蚴在宿主免疫功能受抑或受到病毒感染时，也可能发生异常的芽生生殖，引起严重的增殖型裂头蚴病。

First intermediate host of *Spirometra mansoni*, e.g., *Mesocyclops leuckarti*, ingests embryos or coracidia that developed from *Spirometra* eggs. These eggs have been deposited in water sources from the feces of infected definitive hosts. In the tissues of the *Cyclopoida*, the embryos become procercoid (first stage larva). In second intermediate hosts such as tadpoles or frogs, the procercoid migrates through the intestinal wall to the tissues, and develops into the plerocercoid larva. The plerocercoid develops into the adult in the intestines of definitive hosts, such as dogs, cats or humans.

Plerocercoid larva can remain in the human body for years or even decades before symptoms present. Plerocercoid infection occurs by three

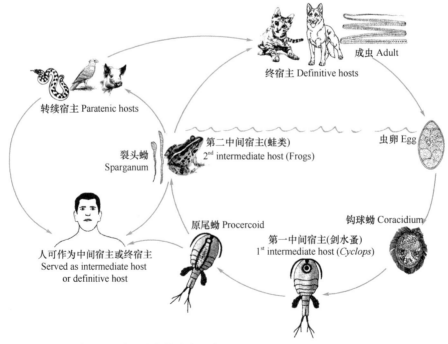

图 8-25　曼氏迭宫绦虫生活史 Life cycle of *Spirometra mansoni*

major routes. Firstly, by drinking water containing *Cyclopoida* infected with procercoid larva. Secondly, by ingesting undercooked meat, such as frog or snake flesh which have been infected with plerocercoids. Thirdly, human infection may also be caused by applying poultices of frog or snake flesh on open wounds, or eyes, which is a common practice in Asian countries.

【致病】

1. 成虫致病　成虫偶可寄生于人体小肠，因虫体机械和化学性刺激对小肠损伤，可引起上腹不适、恶心、呕吐等消化道症状，驱虫后症状可消失。

2. 幼虫致病　裂头蚴侵入人体后，其损伤程度因裂头蚴移行和寄居部位不同而异，常见部位依次为：眼睑、四肢、躯体、皮下、口腔、颌面部和内脏。裂头蚴多在皮下、黏膜或浅表肌肉内形成嗜酸性肉芽肿囊包，直径为 1～6cm，囊腔内盘曲的裂头蚴可为 1 条至数十条不等，因此裂头蚴危害远较成虫严重。根据国内外所报道的病例，可将裂头蚴病归纳为 5 种临床类型。

（1）皮下裂头蚴病：最常见，发病部位可涉及体表各处，按发生率依次为四肢、腹壁、外生殖器、胸壁、乳房、头颈、腰背、腹股沟或全身各处，表现为游走性皮下结节，呈圆形、柱形或不规则的条索状，大小不一，局部可有瘙痒、虫爬感等，若合并有炎症，可出现间歇或持续性疼痛或触痛，有时可出现荨麻疹。

（2）眼裂头蚴病：较常见，多累及单侧眼睑或眼球，以眼睑最常见，也可见于双眼。表现为眼睑红肿、眼睑下垂、结膜充血、畏光、流泪、微痛、奇痒或有虫爬感，有时可有恶心、呕吐及发热等症状。若裂头蚴侵入眼球内，可并发眼球凸出、眼球运动障碍，严重者出现角膜溃疡、虹膜睫状体炎、玻璃体混浊等，最终导致视力严重减退，乃至失明。

（3）口腔、颌面部裂头蚴病：以颊部及口腔（包括齿龈）为多见，患者黏膜或颊部皮下有硬结或条索状肿物，直径为 0.5～3cm，患处红肿、发痒或有虫爬感，并多有"小白虫"（裂头蚴）逸出史。病变也可见于颌下、唇、舌等部位。

（4）脑脊髓裂头蚴病：脑裂头蚴病较少见，临床表现酷似脑瘤，常有阵发性头痛、癫痫，严重时昏迷，或伴喷射状呕吐、视力模糊、间歇性口角抽搐，以及肢体麻木、抽搐，甚至瘫痪等。脊髓及椎管内裂头蚴病更少见，可表现为肢体进行性麻木、感觉异常、轻瘫等症状，MRI 检查可见椎管内占位性病灶，与肿瘤不易鉴别。

（5）内脏裂头蚴病：罕见，临床表现视裂头蚴移行和定居部位而定。裂头蚴可经消化道侵入腹膜，侵犯腹腔内脏、肠系膜、肠壁、阑尾，进而可穿过膈肌侵入胸腔并累及胸膜，出现胸腔积液，甚至还可侵入脊髓、椎管、尿道、膀胱和肾周等组织，常引起较严重的后果。

此外，国内外文献还报道了数例人体"增殖型"裂头蚴病（"proliferative type" sparganosis），可能是由于患者免疫功能低下或并发病毒感染后，裂头蚴分化不全所引起。虫体较小而不规则，可广泛侵入各种组织进行芽生增殖，预后很差。有关这种裂头蚴病的发病机制仍不清楚，有待进一步研究。

【诊断】

成虫偶可寄生于人小肠，引起曼氏迭宫绦虫病，可粪检虫卵确诊。

曼氏裂头蚴病主要表现为幼虫移行症，缺乏特异的症状和体征，诊断较困难，可根据流行病学史、临床表现、实验室检查结果进行诊断。有局部敷贴生蛙（蛇）肉（皮）、生（半生）食动物肉类、生饮湖塘水等流行病学史；在患者敷贴的蛙（蛇）皮下或吃剩的动物肉类中发现裂头蚴；CT 或 MRI 检查发现不规则、结节状或特征性的"绳结状"强化，且复查时有位置或形状改变；外周血嗜酸性粒细胞增多；ELISA、斑点免疫金渗滤试验（DIGFA）或 Western blot 等显示抗裂头蚴抗体阳性均具有较大的辅助诊断价值。近年来应用裂头蚴排泄分泌抗原或重组的裂头蚴半胱氨酸蛋白酶作为抗原，通过 ELISA 检测裂头蚴患者血清抗裂头蚴抗体 IgG 具有良好的敏感性与特异性。局部活检或手术中发现裂头蚴，以及在痰、尿等排泄物或胸腔积液等体液中发现裂头蚴，即可确诊。对活检或手术检获的裂头蚴，提取 DNA 并进行 PCR 扩增，可对裂头蚴进行虫种鉴定。此外，应注意与颅内肿瘤、眼眶肿瘤、并殖吸虫病、猪囊尾蚴病、棘球蚴病、颚口线虫病、日本血吸虫病、睑腺炎（麦粒肿）及眼眶蜂窝织炎等疾病相鉴别。

【流行】

成虫寄生人体较少见，国外仅见于日本、俄罗斯等少数国家。我国上海、广东、台湾、四川和福建等地共报道 20 余例。患者年龄最小 3 岁，最大 58 岁。

人体裂头蚴病呈世界性分布，目前，全世界已有 2000 多例报道，主要见于东亚的中国、韩国、日本及东南亚的泰国、印度尼西亚、马来西亚、菲律宾及越南等国，在欧洲、非洲、大洋洲和美洲也有报道。我国自 1882 年由"热带医学之父"Patrick Manson 在厦门报道首例人体裂头蚴病以来，目前已报道 1600 多例，分布于 26 个省（自治区、直辖市），病例数较多的有湖南、广东、河南、江西等地，感染者各民族均有，年龄为 0～80 岁，以 10～30 岁多见，男女比例约为 2∶1。

人体裂头蚴病有 2 种感染途径：裂头蚴或原尾蚴经皮肤或黏膜侵入；误食裂头蚴或原尾蚴。具体感染方式归纳为以下 3 种。

（1）局部敷贴生蛙肉或鲜蛇皮：为主要感染方式。在我国部分地区，民间偏方中蛙、蛇有清凉解毒作用，故用蛙肉、蛇皮敷贴伤口或脓肿，蛙肉中或蛇皮下的裂头蚴即可经伤口或正常皮肤、黏膜侵入人体。

（2）生食或半生食蛙、蛇、鸡或猪肉：我国部分地区民间有吞食活蝌蚪或活蛙治疗疖疮和疼痛的习惯或喜食未煮熟的肉类，食入的裂头蚴穿过肠壁入腹腔，然后移行至全身其他部位。

（3）误食感染的剑水蚤：饮用生水或游泳时误吞湖水、塘水，使含原尾蚴的剑水蚤有机会进入人体。另据报道，原尾蚴有可能直接经皮肤或经眼结膜侵入人体。

【防治】

开展健康教育，改变不良的饮食习惯和生活方式：不用蛙或蛇的皮、肉敷贴伤口或脓肿；不食生的或未熟的肉类；不饮生水；不生食蝌蚪；不生饮蛇血、蛇胆等以防感染。此外，对猫、犬等终宿主进行定期驱虫治疗、加强水源保护，预防中间宿主的感染，亦可间接控制裂头蚴病的流行。

成虫感染可用吡喹酮、阿苯达唑等药物治疗。裂头蚴主要靠手术摘除，手术时应将虫体（尤其是虫体头部）完整取出，避免虫体断裂，防止虫体头部遗留在体内继续生长而造成复发。对不能手术去除的虫体，可用 40% 乙醇和 2% 普鲁卡因局部封闭杀虫。对手术后考虑其他部位可能仍有裂头蚴寄生的患者，或不宜用手术治疗者（如多部位寄生或内脏裂头蚴病患者）可应用吡喹酮进行治疗。

（张　玺）

第 10 节　其他绦虫
Other cestodes

一、阔节双叶槽绦虫
Diphyllobothrium latum

阔节双叶槽绦虫［Diphyllobothrium latum (Linnaeus, 1758) Lühe, 1910］，以前称为阔节裂头绦虫，属于双叶槽目（Diphyllobothriidea）双叶槽科（Diphyllobothriidae）双叶槽属（Diphyllobothrium），又称阔节绦虫（broad tapeworm）或鱼阔节绦虫（broad fish tapeworm）。成虫主要寄生于犬科动物，也可寄生于人的小肠，其幼虫（裂头蚴）寄生于多种鱼体。我国仅报道数例人体双叶槽绦虫病（以前称为裂头绦虫病，diphyllobothriasis）。

【形态】

1. 成虫　虫体扁平，白色或淡黄色，外形和结构与曼氏迭宫绦虫相似，但虫体较长，长 3～10m，最宽处 20mm，有 3000～4000 个节片。头节细小，呈匙形，其背、腹侧各有一条深凹的窄吸槽。颈部细长。成节宽大于长；睾丸 750～800 个，雄性生殖孔和阴道共同开口于节片前部腹面的生殖孔；子宫蟠曲成玫瑰花状，开口于生殖孔之后。孕节的结构与成节基本相同（图 8-26）。

2. 虫卵　近卵圆形，两端较钝圆，呈浅灰褐色，（55～76）μm×（41～56）μm。卵壳较厚，一端有明显的卵盖，另一端有一小棘，内含有 1 个卵细胞和若干卵黄细胞。虫卵排出体外时，卵内胚胎已开始发育（图 8-26）。

【生活史】

生活史与曼氏迭宫绦虫大致相同，但其第二中间宿主是鱼类，人是终宿主。

成虫寄生于人及犬、猫、熊、狐、猪等动物的小肠内。虫卵随宿主粪便排出后，在 15～25℃ 水中，经 7～15 天发育，孵出钩球蚴（coracidium）。钩球蚴在水中可生存数日，当被第一中间宿主剑水蚤（Cyclops）吞食，在其血

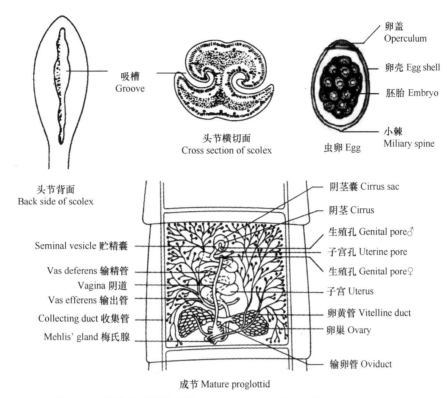

图 8-26　阔节双叶槽绦虫形态 Morphology of *Diphyllobothrium latum*

腔内经 2～3 周即发育成为原尾蚴（procercoid）。当受感染的剑水蚤被第二中间宿主鱼吞食后，原尾蚴可在鱼的肌肉、肝等处发育为裂头蚴（plerocercoid）。终宿主食入感染裂头蚴的鱼，裂头蚴在其肠内经 5～6 周发育为成虫。成虫在终宿主体内可存活 10～15 年，甚至 25 年或更长。

【致病与诊断】

成虫在人体肠道内寄生，多数无明显临床症状，少数有疲倦、乏力、四肢麻木、腹泻或便秘，以及饥饿感、嗜食盐等轻微症状。成虫偶可扭结成团，导致肠道、胆道阻塞，甚至肠穿孔等。亦有阔节裂头蚴在人肺部和腹膜外寄生各 1 例的报道。

约 2% 的双叶槽绦虫患者可并发恶性贫血，这可能与虫体大量摄取维生素 B$_{12}$ 有关，或因虫体代谢产物损害宿主的造血功能所致。患者除有恶性贫血的一般表现外，常出现感觉异常、运动失调、深部感觉缺失等神经紊乱现象，甚至丧失工作能力，一旦驱虫后贫血很快好转。

实验室诊断主要依据在患者粪便中检获节片或虫卵。

【流行与防治】

阔节双叶槽绦虫病主要分布在欧洲、美洲和亚洲的亚寒带和温带地区，俄罗斯患病人数最多，占全世界该病人数的 50% 以上。感染率最高的是加拿大因纽特人（83%），其次为俄罗斯（27%）和芬兰（20%～25%）。我国仅在黑龙江、吉林、广东和台湾有 10 余例报道。

人体感染是由于误食生的或未熟的含裂头蚴的鱼肉或鱼卵所致。流行地区人粪污染河、湖等水源而使剑水蚤受染也是重要原因。

防治本病的关键在于健康教育，不生食或半生食鱼及其制品；加强对犬、猫等保虫宿主的管理，避免粪便污染河、湖水。

驱虫方法同其他绦虫，对伴有贫血的患者应补充维生素 B$_{12}$。

二、克氏假裸头绦虫
Pseudanoplocephala crawfordi

克氏假裸头绦虫（*Pseudanoplocephala crawfordi* Baylis，1927）属于圆叶目（Cyclophyllidea）膜壳科（Hymenolepididae）假裸头属（*Pseudanoplocephala*）。最早在斯里兰卡的野猪小肠内发现此虫，后来在印度、中国和日本的猪体内也有发现。该虫的终宿主为猪和褐家鼠，中间宿主是赤拟谷盗、大黄粉虫等昆虫。人因偶然误食含有似囊尾蚴（cysticercoid）的昆虫而感染。

【形态与生活史】

1. 成虫 外形与缩小膜壳绦虫极其相似。乳白色，链状，约有 2000 个节片。寄生于猪或人体的虫体较大，为（97～167）cm×（0.31～1.01）cm；寄生于褐家鼠的虫体较小，为（19～33）cm×（0.2～0.4）cm。头节近圆形，有 4 个吸盘，顶突不发达，无小钩。全部节片均呈宽扁形，生殖孔开口在虫体的同一侧，偶尔开口于对侧。成节可见发育成熟的睾丸、卵巢等生殖器官，菜花状卵巢位于节片中部，卵黄腺位于卵巢后下方，形状不规则；睾丸 24～43 个，呈圆形，不规则地分布在卵巢和卵黄腺的两侧，靠近生殖孔一侧数目较少。孕节中囊袋状子宫内充满近圆形虫卵（2000～5000个）（图 8-27）。

2. 虫卵 近圆形，棕黄色，与缩小膜壳绦虫卵相似，但较大，直径为 84～108μm。卵壳厚而脆弱，表面有颗粒状突起，内层为胚膜，胚膜与卵壳间充满胶质物，胚膜内含六钩蚴，胚膜与六钩蚴之间有明显空隙（图 8-27）。

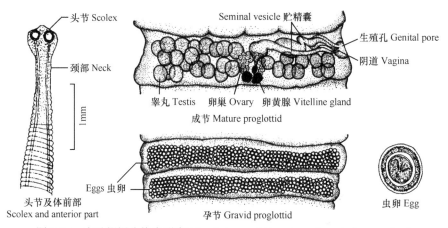

图 8-27　克氏假裸头绦虫形态 Morphology of *Pseudanoplocephala crawfordi*

成虫主要寄生在猪和褐家鼠的小肠内，随粪便排出的虫卵或孕节被中间宿主赤拟谷盗、大黄粉虫、黑粉虫、褐蜉金龟等昆虫吞食，经 27～31 天发育为似囊尾蚴。猪食入带有似囊尾蚴的中间宿主，在小肠内经 10 天发育为成虫，30 天后子宫内虫卵即发育成熟。人主要因误食含似囊尾蚴的赤拟谷盗等昆虫而被感染，成为该虫的终宿主。

【致病与诊断】

轻度感染者无明显症状，感染虫数较多的患者可有恶心、呕吐、腹痛、腹泻、厌食、消瘦和失眠等胃肠道和神经系统症状。腹痛多为阵发性隐痛，以脐周围较明显。腹泻一般每日 3～4 次，粪便中可见黏液。

诊断主要依据从粪便中检获虫卵或孕节，应注意与缩小膜壳绦虫卵相鉴别。

【流行与防治】

主要分布于亚洲（印度、斯里兰卡、日本和中国）。我国主要在猪和褐家鼠中流行，分布于上海、陕西、辽宁、甘肃、福建、广东等 10 多个省（自治区、直辖市），我国已报道人体感染 20 余例。

防治原则包括加强卫生宣传教育，注意个人卫生和饮食卫生；消灭鼠类和粮仓及厨房害虫；有效治疗药物有巴龙霉素、氯硝柳胺（灭绦灵）、甲苯咪唑等。

三、犬复孔绦虫
Dipylidium caninum

犬复孔绦虫 [*Dipylidium caninum* (Linnaeus, 1758) Railliet，1892] 属于圆叶目（Cyclophyllidea）复孔科（Dipylidiidae）复孔属（*Dipylidium*），是犬和猫的常见肠道寄生虫，偶可感染人体，引起犬复孔绦虫病（dipylidiasis caninum）。实验证明蚤类为其中间宿主。

【形态与生活史】

成虫长 10～15cm，宽 0.3～0.4cm，节片约 200 个。头节近菱形，有 4 个吸盘和 1 个可伸缩的顶突，其上有 30～150 个刺状小钩，排 1～7 圈，小钩的圈数取决于成虫的虫龄及顶突受损伤程度。颈部细而短，幼节短而宽，成节和孕节均长大于宽。成节有雌、雄生殖器官各 2 套，2 个生殖孔对称分布于节片中部的两侧缘；睾丸 100～200个，分别发出输出管，经输精管通入左、右 2 个贮精囊，开口于生殖腔；卵巢 2 个，位于两侧生殖腔后内侧，无受精囊，卵黄腺呈分叶状，位于卵巢后方。孕节内子宫呈网状，内含若干贮卵囊（egg reservoir），每个贮卵囊内含虫卵 2～40 个（图 8-28）。虫卵圆球形，直径为 35～50μm，有 2 层较薄的卵壳，内含 1 个六钩蚴。

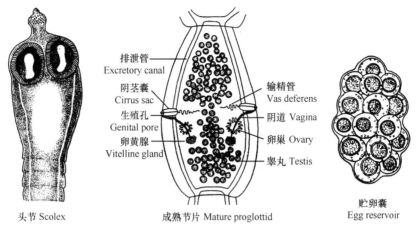

图 8-28　犬复孔绦虫形态 Morphology of *Dipylidium caninum*

头节 Scolex　　成熟节片 Mature proglottid　　贮卵囊 Egg reservoir

排泄管 Excretory canal
阴茎囊 Cirrus sac
生殖孔 Genital pore
卵黄腺 Vitelline gland
输精管 Vas deferens
阴道 Vagina
卵巢 Ovary
睾丸 Testis

成虫寄生于犬、猫的小肠内，孕节自链体脱落后，从宿主肛门主动逸出或随粪便排出体外。孕节破裂散出的虫卵被蚤类幼虫食入，在其肠内孵出六钩蚴，穿过肠壁，进入血腔内，当蚤幼虫经蛹发育为成虫时（约 30 天），六钩蚴发育为似囊尾蚴（cysticercoid）。终宿主犬、猫舔毛时可食入病蚤，似囊尾蚴在小肠内释出，以头节附着于肠黏膜上，经 3 周发育为成虫。人因与犬、猫接触时误食病蚤而感染。犬栉首蚤、猫栉首蚤和致痒蚤是最重要的中间宿主。

【致病与诊断】

轻度感染者无明显症状，严重感染者可有食欲缺乏、消化不良、腹痛、腹泻、肛门周围瘙痒、烦躁不安等症状。

询问患者与犬、猫的接触史有助于犬复孔绦虫病的诊断。在粪便中检获虫卵或孕节即可确诊，也可用肛门拭子法检查虫卵。

【流行与防治】

犬复孔绦虫呈世界性分布，欧洲、亚洲、美洲、非洲和大洋洲均有报告。犬和猫的感染率高，狼、狐等也有感染。人体感染病例少见，全世界至今报告约 200 例，多为婴幼儿，可能与儿童同犬、猫接触机会较多有关。我国共报告数十例，分布在北京、辽宁、广东、四川、山西、河南、河北、湖南、广西、山东、福建、台湾等地，婴幼儿病例居多。

防治原则同膜壳绦虫病，注意个人卫生、饮食卫生和家庭环境卫生，特别注意保护儿童和促其养成良好的卫生习惯。对家养犬、猫等动物应定期灭蚤和驱虫，尽量避免与这些宠物密切接触，以减少人受感染的机会。

四、西里伯瑞列绦虫 *Raillietina celebensis*

西里伯瑞列绦虫［*Raillietina celebensis* (Janicki, 1902) Fuhrmann，1924］属于圆叶目（Cyclophyllidea）代凡科（Davaineidae）瑞列属（*Raillietina*），主要终宿主为鼠类，蚂蚁为其中间宿主和传播媒介，人可偶然感染，引起西里伯瑞列绦虫病。

【形态与生活史】

成虫长约 32cm，宽 2mm，有 185 个节片。头节钝圆，横径为 0.46mm；顶突缩于四周微突的浅窝内，其上有两排斧形小钩，长短相间，约 72 个；头节具杯状吸盘 4 个，其上缀有小刺。成节略呈方形，有睾丸 48～67 个，略呈椭圆形，位于两侧排泄管之间的中央区，分散在卵巢的两旁，在生殖孔的一侧数目较少；输精管长而弯曲，接于阴茎囊。卵巢分两叶，呈蝶翅状，位于节片中央；卵黄腺在卵巢后方，略呈三角形；每节生殖孔均位于节片的同侧。孕节略近椭圆，各节连接呈念珠状，两侧纵排泄管明显，每个孕节内含 300～400 个圆形或椭圆形贮卵囊，每个贮卵囊含 1～4 个虫卵。虫卵呈橄榄形，大小约 45μm×27μm，具有内膜和外膜，内含 1 个圆形的六钩蚴，大小为 20μm 左右（图 8-29）。

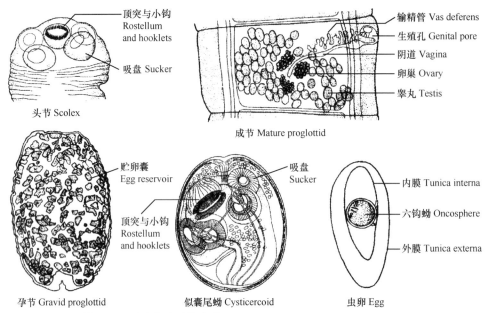

图 8-29　西里伯瑞列绦虫形态 Morphology of *Raillietina celebensis*

成虫寄生于鼠肠内，主要是黑家鼠、褐家鼠和小板齿鼠。孕节脱落后随粪便排出体外。虫卵被脑踝蚁属（*Cardiocondyla*）蚂蚁食入，在其体内发育为似囊尾蚴，该属蚂蚁被认为是本虫的中间宿主和传播媒介，从感染到似囊尾蚴成熟一般需22～38天。鼠因吞食含似囊尾蚴的蚂蚁而感染。人体感染也可能是误食感染的蚂蚁所致。

【致病与诊断】

该虫致病力轻微。感染者一般无明显临床症状，有的可表现腹痛、腹泻、胀气、流涎、夜间磨牙或啼哭（幼儿）、食欲缺乏、消瘦、肛门瘙痒和荨麻疹等。有的可出现贫血、白细胞和嗜酸性粒细胞增多（可达10%～18%）。每日排稀便2～3次，大便常排出白色、能伸缩活动的米粒大小的孕节。个别患者出现心动过速、持久性头痛、精神涣散、晕厥、神志不清、癫痫样惊厥等症状。

粪便中检出节片或虫卵即可确诊。孕节白色呈米粒状，能伸缩活动，常随粪便排出，故询问病史也可辅助诊断。

【流行与防治】

西里伯瑞列绦虫广泛分布于热带和亚热带，国外分布于泰国、越南、缅甸、菲律宾、日本、澳大利亚和马达加斯加等地，国内见于台湾、福建、广东、江苏、浙江、广西等地。台湾的褐家鼠和黑家鼠的感染率分别为54.26%和8.62%。我国至今已发现人体感染70余例，患者多为1～7岁幼儿。脑踝蚁属蚂蚁在热带地区很普遍，在我国南方沿海各省也常见，它们常在厨房或居室内营巢，与家鼠接触的机会较多。幼儿因常在地上玩耍、爬走或吃东西，易误食蚂蚁而导致感染。

治疗可用吡喹酮或南瓜子、槟榔煎剂驱虫，辅以硫酸镁导泻，均有较好疗效。预防需注重灭鼠、灭蚁，防止蚂蚁污染餐具和食物，避免婴幼儿接触蚂蚁。

五、线中殖孔绦虫
Mesocestoides lineatus

线中殖孔绦虫 [*Mesocestoides lineatus* (Goeze, 1782) Railliet, 1893] 隶属于圆叶目（Cyclophyllidea）中殖孔科（Mesocestoididae）中殖孔属（*Mesocestoides*），生殖孔位于腹面正中是其主要特征，主要寄生于食肉动物，偶尔可寄生于人体，引起线中殖孔绦虫病（mesocestoidiasis lineatus）。

【形态与生活史】

成虫体长30～250cm。头节较大，顶端平而略凹陷，无顶突和小钩，有4个长椭圆形吸盘。颈部细而短。成节近方形，子宫位于节片中央的中后部，卵巢和卵黄腺均分为两叶，位于节片后部；睾丸39～58个，呈卵圆形，较粗大，排列于排泄管两侧，生殖孔位于腹面正中。孕节长大于宽，略呈桶状，其内可见子宫残端和副子宫器，副子宫器椭圆形，位于节片后部，其内充满虫卵。

虫卵呈椭圆形，浅黄色，大小为（40~60）μm×（35~43）μm，卵壳较薄，无卵盖，内含六钩蚴（图8-30）。

生活史迄今尚不清楚，一般认为其整个发育过程需3个宿主才能完成。成虫寄生于犬、狐、猫及其他野生动物的小肠内，孕节随粪便排出体外。该虫的第一中间宿主可能是节肢动物。第二中间宿主为爬行类、鸟类或小型哺乳动物，在这些动物体内发育为四盘蚴（tetrathyridium），即感染期幼虫。人或其他终宿主由于食入含有四盘蚴的动物肌肉或脏器而感染。成虫在犬体内可生存10年之久。

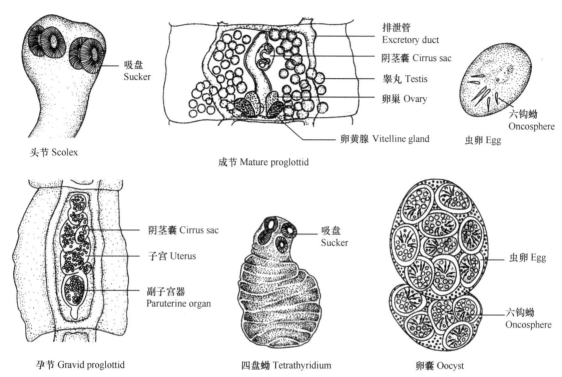

吸盘 Sucker
头节 Scolex

排泄管 Excretory duct
阴茎囊 Cirrus sac
睾丸 Testis
卵巢 Ovary
卵黄腺 Vitelline gland
成节 Mature proglottid

六钩蚴 Oncosphere
虫卵 Egg

阴茎囊 Cirrus sac
子宫 Uterus
副子宫器 Paruterine organ
孕节 Gravid proglottid

吸盘 Sucker
四盘蚴 Tetrathyridium

虫卵 Egg
六钩蚴 Oncosphere
卵囊 Oocyst

图 8-30　线中殖孔绦虫形态 Morphology of *Mesocestoides lineatus*

【致病与诊断】

本病症状轻微，多为胃肠症状，患者表现为腹痛、腹泻、轻微腹胀和脾大，也可有厌食、体重减轻和贫血等症状。粪便中发现虫卵和节片可确诊，有无误食中间宿主，有助于诊断。

【流行与防治】

线中殖孔绦虫分布于世界各地。人体感染的报道很少，主要在丹麦、非洲、美国、日本、韩国、俄罗斯、印度、巴基斯坦等地。全世界报告20多例，我国有4例。我国除人体感染外，还曾在北京、长春的犬和四川的大熊猫体内发现过。

预防本病的关键是不食生的或未熟的蛙、蛇、鸟禽及各种小型野生动物肌肉和内脏。治疗可用吡喹酮或甲苯达唑，亦可用南瓜子、槟榔煎剂等。

（郭英慧）

第9章 棘 头 虫
Acanthocephalan

棘头虫（acanthocephalan, spiny-headed worm）是一种具有假体腔的高度特异化的蠕虫。最早由意大利学者 Francesco Redi 于 1684 发现并描述。棘头虫属于扁虫下界（Platyzoa）棘颚门（Acanthognatha），因虫体前端有一明显且具有数列小钩的吻突而得名。棘头虫全部营寄生生活，广泛寄生于鱼类、两栖类、鸟类及哺乳动物的小肠内，生活史中需要甲壳纲、昆虫纲或多足刚等节肢动物作为中间宿主兼传播媒介。棘头虫种类繁多，迄今世界上已知约有 1150 多种，国内发现 40 余种。迄今已在人体发现的棘头虫有：原棘纲（Archiacanthocephala）的猪巨吻棘头虫（Macracanthorhynchus hirudinaceus）、念珠棘头虫（Moniliformis moniliformis）、大巨吻棘头虫（Macracanthorhynchus ingens）；古棘纲（Palaeacanthocephala）的蟾蜍棘头虫（Acanthocephalus bufonis）、饶氏棘头虫（A. rauschi）、蟾蜍伪棘头虫（Pseudoacanthocephalus bufonis）、球茎体虫（钩头虫类）（Bolbosoma spp.）、瘤棒体棘头虫（Corynosoma strumosum）；始新棘纲（Eoacanthocephala）的隐棘新棘体虫六安亚种（Neosentis celatus liuanensis）。其中，大巨吻棘头虫寄生于食肉动物，如浣熊（Procyon lotor）和臭鼬（skunks）。各种节肢动物、蛙类和蛇类为其中间宿主。饶氏棘头虫是鱼类寄生虫，生活史尚不清楚。蟾蜍棘头虫是两栖类寄生虫。我国已报道有猪巨吻棘头虫、念珠猪巨吻棘头虫和隐棘新棘体虫六安亚种 3 种。

第1节 猪巨吻棘头虫
Macracanthorhynchus hirudinaceus

学习与思考

（1）阐述猪巨吻棘头虫成虫的形态特征。

（2）阐述猪巨吻棘头虫对人的主要危害。

（3）怎样预防人感染猪巨吻棘头虫？

猪巨吻棘头虫［*Macracanthorhynchus hirudinaceus* (Pallas, 1781) Travassos，1916］属原棘纲（Archiacanthocephala）寡棘吻目（Oligacanthorhynchida）寡棘吻科（Oligacanthorhynchidae）巨吻棘头虫属（*Macracanthorhynchus*），是猪肠道较常见的大型寄生蠕虫，偶尔寄生于人体，引起巨吻棘头虫病（macracanthorhynchosis）。

【形态】

1. 成虫 呈乳白色或淡红色。活体时背腹略扁平，固定后为圆柱形，体表有明显的横纹。虫体分吻突（proboscis）、颈部和躯干 3 部分。吻突呈类球形，可伸缩，其周围有 5～6 排尖锐透明的吻钩（rostellar hook），每排 5～6 个，呈螺旋间错排列。颈部短，与吻鞘（sheath）相连，吻突可伸缩入鞘内（图 9-1）。无口腔及消化系统，由体表吸收营养。棘头虫为雌雄异体，雌虫较大，大小为（20～65）cm×（0.4～1.0）cm；随虫体的发育，卵巢逐渐分解为卵巢球（ovarian balls），卵细胞逐渐发育成熟，卵细胞与精子融合而受精，成熟受精卵经虫体后部子宫钟（uterine bell）进入子宫、阴道，从生殖孔排出体外；其尾端为圆锥状，末端有裂隙状生殖孔。雄虫较小，大小为（5～10）cm×（0.3～0.5）cm；睾丸 2 个，

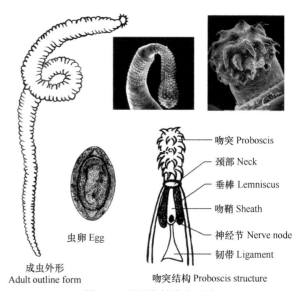

虫卵 Egg

成虫外形
Adult outline form

吻突 Proboscis
颈部 Neck
垂棒 Lemniscus
吻鞘 Sheath
神经节 Nerve node
韧带 Ligament

吻突结构 Proboscis structure

图 9-1 猪巨吻棘头虫形态
Morphology of *Macracanthorhynchus hirudinaceus*

长圆柱状，位于虫体中部；输精管近末端周围有8个小椭圆形的黏液腺围绕，其分泌的黏液有封闭雌虫阴道、生殖孔的作用，以防精子外溢；雄虫尾端有钟形交合伞，可伸缩。

2. 虫卵　椭圆形，呈棕褐色，大小为（67～110）μm×（40～65）μm（图9-1）。卵壳厚，由3层组成：外层薄而色浅；中层厚，一端闭合不全、略透明、易破裂，卵内幼虫由此逸出；内层光滑而薄。成熟虫卵内含1个具有小钩的幼虫，称棘头蚴（acanthor）。

3. 感染性棘头体（cystacanth）　呈乳白色；前端较宽平，后端较窄，外观似芝麻粒状；大小为（2.4～3.9）mm×（1.6～2.0）mm；体内可见雏形吻突、吻钩及6～7个胞核；体壁较厚，虫体外有1层很薄的被膜；虫体后1/5的体表有7～8条明显的横纹。

【生活史】

主要终宿主是猪，偶尔在人、犬、猫体内寄生；中间宿主为鞘翅目（Coleoptera）昆虫，如金龟子、天牛、水甲等甲虫。生活史包括虫卵、棘头蚴、棘头体（acanthella）、感染性棘头体和成虫。成虫寄生在终宿主小肠，虫卵随粪便排出。虫卵抵抗力强，耐干燥及低温，在条件适宜的土壤中可存活数月至数年。虫卵被天牛、金龟子等甲虫类幼虫摄食，棘头蚴从卵逸出，借小钩突破肠壁进入甲虫的血腔或体腔，经棘头体阶段发育为感染性棘头体，历时约3个月。感染性棘头体在甲虫体内的发育可持续2～3年，并保持对宿主的侵袭力。含有感染性棘头体的甲虫（幼虫、蛹、成虫）被猪等动物吞食后，在小肠内伸出吻突，钩附于肠壁，经1～3个月发育为成虫（图9-2）。

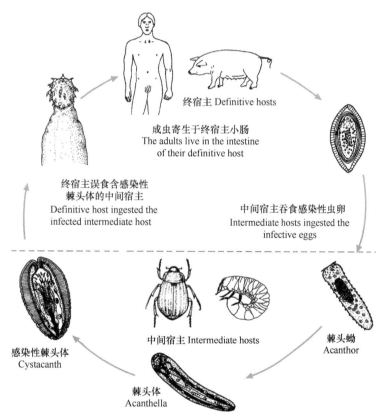

图9-2　猪巨吻棘头虫生活史 Life cycle of *Macracanthorhynchus hirudinaceus*

人因误食含感染性棘头体的甲虫而感染，在体内极少能发育成熟和产卵，人是该虫的非适宜宿主（non-permissive host）。

The adult worms of *Macracanthorhynchus hirudinaceus* live in the intestines of their definitive hosts, attached by their hooked proboscis. After copulation, the adult females lay eggs for several months, which are passed in the feces of the host. Beetles act as intermediate hosts after ingesting infective eggs, which allows infection of the definitive host by the same mechanism. Inside the intestine, the mature embryo (acanthor) hatches from the egg, enters the body cavity, and progress to become a larva (acanthella). The acanthella matures within 60-95 days into an infective larva (cystacanth).

【致病】

猪巨吻棘头虫寄生于人体所致的人体巨吻棘头虫病（macracanthorhynchosis）是一种人兽共患寄生虫病。成虫主要寄生在人的回肠中、下段，一般为1～3条（图9-3），最多的1例患者为21条。虫体以吻钩固着于肠黏膜，造成黏膜机械性损伤，其吻腺分泌的毒素可致局部组织充血、水肿，中性粒细胞和嗜酸性粒细胞浸润，肌层出血，并形成坏死和溃疡。继而出现结缔组织增生，局部可形成直径为0.7～1.0cm的棘头虫结节，其质硬并突出于浆膜面，与大网膜、邻近的肠管、肠系膜等粘连形成包块。若虫体损伤达肠壁深层，也可造成肠穿孔，引起局限性腹膜炎、腹腔脓肿。少数患者可因肠粘连出现肠梗阻。此外，虫体常更换固着部位，使肠壁组织发生多处病变。患者在感染早期症状不明显，多在感染后1～3个月发病，出现食欲缺乏、消化不良、乏力，右下腹或脐周常出现阵发性或持续性疼痛等症状，在腹部明显压痛处常可触及单个或多个大小不一的圆形或卵圆形包块。如虫体的代谢产物及毒素被吸收，患者可出现恶心、呕吐、失眠、夜惊等症状和嗜酸性粒细胞增多。

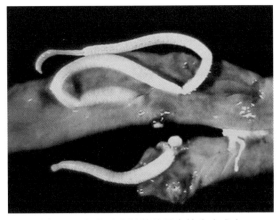

图9-3　寄生于小肠的猪巨吻棘头虫成虫

The adult of *Macracanthorhynchus hirudinaceus* live in the intestine of human

【诊断】

人是该虫的非适宜宿主，在人体内通常不能发育至性成熟，故粪便中很少能查到虫卵。诊断本病主要依据患者有无吃甲虫史及临床表现。若患者自然排出虫体，或经诊断性驱虫、手术取出虫体，可据形态鉴别、确诊。采用虫卵抗原做皮试，有一定的诊断价值。

【流行与防治】

人体猪巨吻棘头虫病流行具有明显的地域性。冯兰滨等于1964年在辽宁报告2例，此后相继在山东、河北、河南、安徽、广东、四川、内蒙古、西藏、云南、海南、吉林、北京和天津等20多个省（自治区、直辖市）报道360多例，其中辽宁和山东部分地区曾呈地方性流行。国外的人体病例报告较少，主要是发现动物感染，如西班牙东部的巴伦西亚社区89.6%的野猪有感染，伊朗西南部的野猪感染率为52%，意大利自然动物园的野猪体内也发现大量感染。

猪是本病的主要传染源。在我国有9科35种鞘翅目昆虫可作为中间宿主和传播媒介，其中以大牙锯天牛（*Dorysthenes paradoxus*）、曲牙锯天牛（*D. hydropicus*）和棕色金龟子（*Holotrichia titanus*）等甲虫的感染率最高。人感染该虫主要与生食或半生食甲虫的习惯有关。儿童常喜捕捉天牛和金龟子生吃或烤吃，故患者以学龄儿童和青少年为多。棘头虫病的流行有明显的季节性，在辽宁，大牙锯天牛于每年7～8月羽化为成虫，病例多发生于9～11月，而山东则在6～8月患病者较多。

加强宣传教育，特别要教育儿童不要捕食甲虫；加强猪的饲养管理，提倡圈养，无害化处理猪粪等是防止感染的重要措施。早期感染者服用阿苯达唑、甲苯咪唑或噻嘧啶有驱虫作用，出现并发症时，应及时手术取出虫体。

第2节　念珠棘头虫
Moniliformis moniliformis

学习与思考

（1）念珠棘头虫生活史需要哪些宿主？人是该虫的什么宿主？

（2）阐述人感染念珠棘头虫的途径及预防方法。

念珠棘头虫 [*Moniliformis moniliformis* (Bremser, 1811) Travassos，1915] 属于原棘纲（Archiacanthocephala）念珠目（Moniliformida）念珠科（Moniliformidae），最早由Bremser在白俄罗斯的条纹田鼠中检获并进行了简短描述。该虫是鼠类、犬、猫等动物的肠道寄生虫，偶尔寄生于人体。

【形态】

1. **成虫** 呈乳白色，圆柱状。除虫体前部（4.0～5.0mm）和后端（15mm）外，体表环状增厚的皱褶形成明显的串珠状假体节。体前端的吻突呈长圆柱形，有12～16排吻钩或吻棘，前端钩较大，后部钩渐小。雌虫长10～27cm；雄虫较小，长4～8cm。内部结构同猪巨吻棘头虫。

2. **虫卵** 呈椭圆形，大小为（85～118）μm×（40～52）μm。卵壳薄，由3层卵膜组成，外膜较薄，中膜最厚，内膜呈膜状且裹着棘头蚴。光学显微镜下可见卵内幼虫有3～4对小钩。人体寄生的念珠棘头虫卵比猪巨吻棘头虫卵小，卵壳也不像猪巨吻棘头虫卵有闭合不全的透明空隙。

【生活史】

念珠棘头虫的生活史与猪巨吻棘头虫十分相似，其最适宜的终宿主是大鼠，其次是小鼠、仓鼠、犬、猫等。食粪类甲虫或蜚蠊为其中间宿主及传播媒介。蛙、蟾蜍、蜥蜴可作为该虫的转续宿主。人为其非适宜宿主（non-permissive host），偶可感染。

念珠棘头虫成虫寄生于终宿主小肠内，以吻突固着在肠壁上。成熟虫卵随粪便排出，在外界可存活较长时间。虫卵被中间宿主摄食，受肠液作用，卵壳破裂，棘头蚴逸出，借小钩穿破肠壁进入中间宿主血腔，逐渐发育为棘头体。经4～6周，发育为感染性棘头体。当鼠吞食含有感染性棘头体的甲虫或蜚蠊后，在小肠内伸出吻突，固着在肠壁上，约经6周发育为成虫，本虫寿命约1年（图9-4）。

Eggs are passed in the feces of the definitive hosts, which are usually rats, although humans may serve as accidental hosts. The eggs contain a fully-developed acanthor when passed in feces. The eggs are ingested by an intermediate host, which is usually a cockroach or beetle. Within the hemocoelom of the intermediate host, the acanthor molts into a second larval stage (acanthella). After 6-12 weeks, the worm reaches the infective stage, called a cystacanth. The definitive host becomes infected upon ingestion of intermediate hosts containing infective cystacanthes. In the definitive host, liberated juveniles attach to the wall of the small intestine, where they mature and mate in about 8-12 weeks. In humans the worms seldom mature, or will mature but rarely produce eggs (Fig. 9-4).

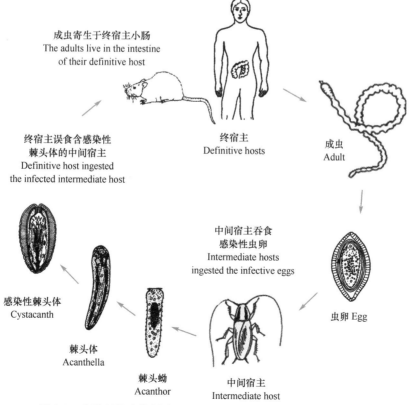

成虫寄生于终宿主小肠
The adults live in the intestine of their definitive host

终宿主误食含感染性棘头体的中间宿主
Definitive host ingested the infected intermediate host

终宿主
Definitive hosts

成虫
Adult

中间宿主吞食感染性虫卵
Intermediate hosts ingested the infective eggs

虫卵 Egg

感染性棘头体
Cystacanth

棘头体
Acanthella

棘头蚴
Acanthor

中间宿主
Intermediate host

图9-4 念珠棘头虫生活史 Life cycle of *Moniliformis moniliformis*

【致病与诊断】

念珠棘头虫寄生于人的小肠，虫体以吻钩附于肠黏膜上，吻钩不断向肠壁深层侵犯，直至累及浆膜下层，引起肠黏膜的机械性损伤，造成黏膜组织充血、出血、坏死并形成溃疡，甚至导致肠穿孔、腹膜炎等。虫体的代谢产物和毒素等物质可致局部肠黏膜发生坏死、炎性渗出、溃疡等病理变化，引起腹痛、腹泻、乏力及神经症状和血中嗜酸性粒细胞增多等症状。

诊断方法同猪巨吻棘头虫。

【流行与防治】

念珠棘头虫是一种动物源性寄生虫。在自然界中，鼠是重要的传染源。食粪类甲虫或蜣螂为传播媒介。人体感染常因偶然生吃含有活感染性棘头体的食粪甲虫或蜣螂所致，常见于儿童。丁兆勋等（1983）首次在新疆发现2例不满2岁的婴幼儿病例。1997年在广东省人体寄生虫分布调查中发现1例人体念珠棘头虫感染。国外有人体感染病例报告的国家和地区有澳大利亚；亚洲的巴基斯坦、印度尼西亚、孟加拉国、日本、沙特阿拉伯和伊朗；欧洲的俄罗斯和意大利；美洲的美国（得克萨斯、佛罗里达、阿拉斯加）和洪都拉斯；非洲的苏丹、尼日利亚、埃及和马达加斯加。

防治策略是应加强灭鼠，对儿童及流行区居民加强卫生健康教育，不食用甲虫或蜣螂。

（安春丽）

第3篇 医学原虫
Medical Protozoa

第10章 医学原虫概论
Introduction to Medical Protozoa

学习与思考

（1）原虫的运动细胞器和运动方式各有哪些？

（2）原虫有哪些生殖和分裂方式？

（3）原虫有哪几种生活史类型？举例说明。

（4）阐述原虫的致病特点，并举例。

原虫（protozoa）是原生动物的简称，是能够独立完成生命活动（如摄食、代谢、呼吸、排泄、运动和生殖等）的单细胞真核生物，整个虫体由1个细胞组成。原虫种类繁多，迄今已发现65 000余种，多数营自生或腐生生活，广泛分布于各类生态环境中，如海洋、土壤、水体和腐败物等；少数营共生或寄生生活，寄生性原虫近万种，生活在各类动物的体内或体表。寄生于人体管腔、体液、组织或细胞内的致病性或非致病性原虫称医学原虫（medical protozoa），有40余种。某些致病性原虫严重危害着人类健康，如疟原虫、锥虫、利什曼原虫、刚地弓形虫、溶组织内阿米巴等；有些原虫还可引起人兽共患病，给畜牧业造成重大损失；有些机会致病原虫感染是免疫缺陷或免疫低下患者的重要致死因素。

Protozoa are primitive, single-celled, microscopic animals which are able to move by amoeboid action or by means of cilia or whip-like appendages (flagella). All protozoa are bigger than bacteria but are still microscopic. Most of them are freeliving, saprophytes that live on dead matter in water and soil. About 40 species of protozoa are parasitic on humans and are of medical importance, including those that are responsible for malaria, amoebiasis, giardiasis, toxoplasmosis, and leishmaniasis.

第1节 形态与生理特点
Characteristics of morphology and physiology

【形态】

原虫外形多样，呈圆形、卵圆形、梨形、新月形或不规则形，因虫种而异。虫体由细胞膜、细胞质和细胞核3部分构成，体积微小，但不同虫种的大小差异较大，为2～200μm。

1. 细胞膜 细胞膜又称表膜（pellicle）或质膜（plasmalemma），由1层或1层以上的单位膜（unit membrane）构成，为嵌有蛋白质的脂质双分子层结构，具有可塑性、流动性和不对称性。蛋白质、脂质双分子层与多糖分子结合形成细胞被（cell coat）或糖萼（glycocalyx）。细胞膜上的蛋白质分子具有配体（ligand）、受体（receptor）、酶类和其他抗原成分，是寄生性原虫与宿主细胞或寄生环境直接接触的部位，有重要医学意义。细胞膜可使原虫保持一定形状，维持自身稳定，参与原虫的营养、排泄、感觉、运动、侵袭及逃避宿主免疫效应等多种生理功能。

2. 细胞质 细胞质呈半透明、均质的低黏滞状态，由基质、细胞器和内含物组成，是原虫代谢和储存营养的主要场所。

（1）基质（base）：主要成分是蛋白质，其中肌动蛋白和微管蛋白分别组成微丝和微管，维持细胞的形状和运动。大多数原虫的细胞质可分外质（ectoplasm）和内质（endoplasm）。外质较透明，呈凝胶状（gel-like），具有运动、摄食、排泄、呼吸、感觉及保护等生理功能；内质呈溶胶状（sol-like），内含各种细胞器、内含物和细胞核等。少数原虫的细胞质结构均匀，无内质、外质之分。

（2）细胞器（organelle）：细胞器有多种，其具有极其复杂的生理功能，主要包括：①膜质细胞器，主要由细胞膜分化而成，包括线粒体（mitochondrion）、动基体（kinetoplast）、高尔基体（Golgi body）、内质网（endoplasmic reticulum）、溶酶体（lysosomes）和核蛋白体（nucleocapsid）等。②运动细胞器，包括鞭毛（flagellum）、纤毛（cilia）、伪足（pseudopodium）和波动膜（undulating membrane）等，运动细胞器是原虫分类的重要依据。鞭毛是原虫伸出虫体外的细长状结构，如阴道毛滴虫等；纤毛较短而细，常均匀布满虫体表面，如结肠小袋纤毛虫；伪足呈叶状、舌状或丝状，是细胞外质随虫体运动而突出的部分，如溶组织内阿米巴。有些原虫缺乏明显的运动细胞器，如疟原虫、刚地弓形虫。③营养细胞器，包括胞口、胞咽、胞肛等，其主要功能是摄食、排泄废物。

（3）内含物（contents）：包括食物泡（food vacuole）、糖原泡（glycogen vacuole）、拟染色体（chromatoid body）等营养小体，以及代谢产物（如疟原虫内的疟色素）。

3. 细胞核 简称核。原虫属真核生物，其细胞核由核膜、核质、核仁和染色质组成，是原虫生存和生殖的重要结构。核膜为两层单位膜，具有微孔，是核内、外物质交换的通道；核仁内含核糖核酸（RNA）；染色质含脱氧核糖核酸（DNA）、蛋白质和少量RNA。多数寄生性原虫的细胞核为泡状核（vesicular nucleus），核内染色质稀少，呈颗粒状，分布于核质或核膜内缘，有1个居中或偏位的核仁；少数原虫为实质核（compact nucleus），核大而不规则，核内染色质丰富，具有1个以上核仁，如纤毛虫的细胞核。

【生理特点】

原虫有独立完成生命活动的能力，具有运动、摄食、代谢和繁殖等全部生理过程。

1. 运动 原虫的运动主要由运动细胞器完成。不同的运动细胞器决定了原虫有不同的运动方式。

（1）鞭毛运动：蓝氏贾第鞭毛虫以其鞭毛的摆动做翻滚运动；阴道毛滴虫借助鞭毛的摆动前进，以波动膜的波动做螺旋式运动。

（2）纤毛运动：纤毛虫体表大量的纤毛协调摆动。

（3）伪足运动：溶组织内阿米巴滋养体借助伪足进行运动。

（4）其他运动方式：有的原虫体表没有可辨识的运动细胞器，却能以特殊的运动方式到达适合的寄生部位，如疟原虫在蚊体内形成的动合子，可以螺旋式运动，穿过蚊胃上皮。还有的原虫（如刚地弓形虫）没有运动细胞器，但可以扭动、滑行或弯曲的方式运动。

2. 摄食 原虫主要以渗透、胞饮、吞噬等方式摄取营养。

（1）渗透（osmosis）：是指可溶性小分子营养物质和离子通过被动扩散或主动运输的形式穿透细胞膜，进入细胞。

（2）胞饮（pinocytosis）：是原虫对液体食物的摄入方式。如某些阿米巴原虫先在伪足表膜形成管状凹陷，然后断裂成许多小泡，将食物带入细胞内。

（3）吞噬（phagocytosis）：是原虫对固体食物的摄入方式。具有胞口的原虫可通过胞口将固体食物摄入，如疟原虫的滋养体经胞口摄食红细胞内的血红蛋白；不具有胞口的原虫，则可通过表膜内陷将固体食物摄入胞内，如阿米巴以表膜内陷吞噬细菌。吞噬摄入的食物在细胞质内先形成食物泡，然后与溶酶体结合，再经各种水解酶的作用将食物消化、分解和吸收，残余物质和代谢产物从胞肛（如纤毛虫）、体表（如阿米巴）或在母体的裂体生殖过程中释放（如疟原虫）。

3. 代谢 大多数寄生性原虫营兼性厌氧代谢，肠腔内寄生的原虫在无氧环境下才能正常生长、发育，如溶组织内阿米巴；而寄生在血液或组织内的原虫则进行有氧代谢，如疟原虫和锥虫。寄生性原虫的能量主要来源于糖类，糖的无氧酵解是原虫的主要代谢途径，有些虫种还具有三羧酸循环的酶系统。此外，有些寄生性原虫在生长、发育和生殖过程中需要较多的蛋白质和氨基酸，如疟原虫在红细胞内寄生时能将血红蛋白分解成氨基酸，合成虫体自身的蛋白质。

4. 生殖 原虫的生殖方式包括无性生殖和有性生殖。

（1）无性生殖（asexual reproduction）：包括二分裂（binary fission）、多分裂（multiple fission）和出芽生殖（budding reproduction）等生殖方式。

1）二分裂：是原虫最常见的生殖方式，细胞核先一分为二，然后细胞质分裂，最后形成2个子代虫体。鞭毛虫是纵二分裂，纤毛虫则是横二分裂，阿米巴分裂面是随机的。

2）多分裂：是指原虫细胞核先分裂为多个，达到一定数目后，细胞质再分裂并分别包裹每个细胞核，形成多个子代虫体，如红细胞内期疟原虫的裂体生殖（schizogony）。

3）出芽生殖（简称芽殖）：是指虫体细胞先通过不均等细胞分裂产生 1 个或多个芽体，每个芽体再发育成新个体，是体积大小不等的分裂。出芽生殖可分为外出芽（exogenous budding）和内出芽（endogenous budding），如疟原虫在蚊体内的孢子生殖（sporogony），其成孢子母细胞以外出芽方式产生子孢子；刚地弓形虫的滋养体以内二芽殖（endodyogeny）方式进行内出芽生殖，形成 2 个滋养体。

（2）有性生殖（sexual reproduction）：是原虫的重要生殖方式，包括较高级的配子生殖（gametogony）和较低级的接合生殖（conjugation）两种方式。

1）配子生殖：是由原虫的雌、雄配子（gamete）融合（受精）和形成合子的过程。如疟原虫在蚊体内的生殖。

2）接合生殖：见于纤毛门原虫。2 个纤毛虫相互接合，先进行遗传物质交换，再融合，然后 2 个虫体分开，各自进行二分裂生殖。如结肠小袋纤毛虫。

有些原虫在正常发育过程中具有无性生殖和有性生殖两种方式交替进行的现象，称为世代交替（alternation of generations）。如疟原虫在人体内进行无性生殖，而在蚊体内进行有性生殖。

5. 成囊（encystation, encystment）　有的原虫在其整个生活史中只有滋养体（trophozoite）阶段，有些原虫则有滋养体和包囊（cyst）两个阶段。滋养体是指原虫具有运动、摄食和生殖能力的阶段。成囊是指某些原虫生活史的滋养体阶段后期，由于生活环境理化条件的改变，滋养体停止活动，排出未消化的食物并储存营养，分泌囊壁物质并包裹团缩的虫体，形成包囊。包囊囊壁多为双层，可以抵御不良环境，保证囊内虫体继续进行发育或核分裂，完成宿主转换。如溶组织内阿米巴和蓝氏贾第鞭毛虫滋养体在经过肠道下段时，在营养和水分缺乏的环境下，则形成包囊，包囊随粪便排出后继续进行细胞核分裂，形成 4 个核的感染期包囊。

第 2 节　生活史类型与致病的特点 Types of life cycle and pathogenic characteristics

【生活史类型】

原虫的生活史是指原虫生长、发育、繁殖及转换宿主的过程，在流行病学上具有重要意义。根据传播途径与方式，医学原虫的生活史分为 3 种类型。

1. 人际传播型（person to person transfer）该类原虫生活史简单，完成生活史只需 1 种宿主。此类传播型又分为：①整个生活史只有滋养体阶段，一般以直接接触的方式传播，如阴道毛滴虫；②生活史有滋养体和包囊 2 个阶段，包囊为感染期，通过污染饮水或食物传播，如溶组织内阿米巴和蓝氏贾第鞭毛虫。

2. 循环传播型（circulation transfer）　这类原虫生活史需要 1 种以上的脊椎动物宿主，原虫可在人与脊椎动物之间传播，在不同宿主体内分别进行有性生殖、无性生殖。如刚地弓形虫可在终宿主（猫科动物）和中间宿主（人及多种动物）之间传播。

3. 虫媒传播型（vector transfer）　这类原虫只有在媒介昆虫体内才能发育至感染阶段或大量增殖，媒介昆虫通过叮吸血液或组织液，将其体内感染阶段的原虫传播给人体，如由蚊传播的疟原虫和由白蛉传播的利什曼原虫。

【致病特点】

对人体致病的原虫绝大多数为寄生性原虫，少数为自生生活原虫。原虫的致病和危害程度与虫种、株系、毒力、寄生部位、宿主的免疫状态及有无其他病原生物的协同作用有关。

1. 增殖致病　侵入宿主的致病性原虫可逃避宿主的免疫应答，大量增殖，达到一定数量时，即出现明显的病理损伤和临床症状，此为原虫致病的生物学条件之一。如疟原虫在红细胞内裂体生殖，当虫体增殖到一定数量时，造成大量红细胞周期性地破裂，引起疟疾发作；蓝氏贾第鞭毛虫增殖到足以遮盖宿主小肠黏膜的数量时，方可明显影响小肠的吸收功能，导致腹泻。

2. 播散致病 原虫的播散能力在致病和传播上具有十分重要的作用。多数致病性原虫在建立原发病灶后，具有向邻近或远处组织、器官播散和侵袭的倾向。如寄生于结肠溃疡病灶内的溶组织内阿米巴滋养体可由病灶侵入血管，随血液到达肝、肺等器官，引起阿米巴肝脓肿、肺脓肿。原虫寄生的宿主细胞不仅成为原虫逃避免疫攻击的有效屏障，也成为原虫播散至全身的运载工具，如疟原虫、利什曼原虫、刚地弓形虫寄生的细胞。

3. 毒素致病 原虫的代谢产物、分泌物（含多种酶类）和死亡虫体的崩解物均具毒性作用，这些物质可经不同途径损伤宿主细胞、组织和器官。如在结肠寄生的溶组织内阿米巴滋养体分泌的半乳糖/乙酰氨基半乳糖凝集素、穿孔素等，有强烈的溶解细胞作用，阿米巴滋养体借助这些毒素，可侵入肠壁，进而对其他组织产生溶解破坏作用。某些原虫还可产生外毒素，如肉孢子虫产生的肉孢子毒素（sarcocystin），可致家兔死亡。

4. 机会致病 有些原虫在免疫功能正常的宿主体内不引起临床症状，处于隐性感染状态。当宿主免疫力低下或免疫功能不全时，如严重营养不良儿童、艾滋病患者、长期接受免疫抑制药治疗者或晚期肿瘤患者，这些原虫的增殖力和致病力显著增强，使感染者出现明显的临床症状，甚至危及生命，此类原虫称为机会致病原虫（opportunistic protozoa）。常见的机会致病原虫有刚地弓形虫、隐孢子虫、蓝氏贾第鞭毛虫等，如刚地弓形虫可导致艾滋病患者出现致命的弓形虫脑炎；艾滋病患者感染隐孢子虫可致严重腹泻。

第3节 医学原虫的分类 Classification of medical protozoa

形态学分类与分子生物学（染色体核型、核酸序列组成或同工酶谱型等）分类相结合是原虫种类鉴定的主要方法。医学原虫分属于原生动物界（Protozoa）和色混界（Chromista），原生动物界分13个门，其中7个门与医学有关，即阿米巴门（Amoebozoa）、眼虫门（Euglenozoa）、后滴门（Metamonada）、副基体门（Parabasalia）、透色动物门（Percolozoa）、孢子虫门（Sporozoa）和纤毛门（Ciliophora）；此外，色混界色物亚界（Subkingdom Chromobiota）的双环门（Bigyra）中个别原虫可感染人体。

常见医学原虫的生物学分类见表10-1。

表 10-1　常见医学原虫的生物学分类
Biological classification of common medical protozoa

门 Phylum	纲 Class	目 Order	科 Family	种 Species
阿米巴门 Amoebozoa	内阿米巴纲 Entamoebidea	内阿米巴目 Entamoebida	内阿米巴科 Entamoebidae	溶组织内阿米巴 *Entamoeba histolytica*，哈门内阿米巴 *Entamoeba hartmanni*，结肠内阿米巴 *Entamoeba coli*，迪斯帕内阿米巴 *Entamoeba dispar*，微小内蜒阿米巴 *Endolimax nana*，莫西科夫斯基内阿米巴 *Entamoeba moshkovskii*，波列基内阿米巴 *Entamoeba polecki*，齿龈内阿米巴 *Entamoeba gingivalis*，布氏嗜碘阿米巴 *Iodamoeba buetschlii*
	阿米巴纲 Amoebaea	棘足目 Acanthopodida	棘阿米巴科 Acanthamoebidae	棘阿米巴 *Acanthamoeba* spp.
眼虫门 Euglenozoa	动基体纲 Kinetoplastea	锥体目 Trypanosomatida	锥体科 Trypanosomatidae	杜氏利什曼原虫 *Leishmania donovani*，热带利什曼原虫 *Leishmania tropica*，巴西利什曼原虫 *Leishmania braziliensis*，硕大利什曼原虫 *Leishmania major*，布氏冈比亚锥虫 *Trypanosoma brucei gambiense*，布氏罗得西亚锥虫 *Trypanosoma brucei rhodesiense*，克氏锥虫 *Trypanosoma cruzi*
后滴门 Metamonada	双滴纲 Trepomonadea	双滴目 Diplomonadida	六鞭毛科 Hexamitidae	蓝氏贾第鞭毛虫 *Giardia lamblia*
副基体门 Parabasalia	毛滴纲 Trichomonadea	毛滴目 Trichomonadida	毛滴虫科 Trichomonadidae	阴道毛滴虫 *Trichomonas vaginalis*，口腔毛滴虫 *Trichomonas tenax*，人毛滴虫 *Trichomonas hominis*，脆弱双核阿米巴 *Dientamoeba fragilis*
	动鞭毛纲 Zoomastigophorea	超鞭毛目 Hypermastigida	缨滴虫科 Lophomonadae	蠊缨滴虫 *Lophomomas blattarum*

续表

门 Phylum	纲 Class	目 Order	科 Family	种 Species
透色动物门 Percolozoa	异叶足纲 Heterolobosea	裂核目 Schizopyrenida	瓦氏科 Vahlkamphidae	福氏耐格里阿米巴 *Naegleria fowleri*
孢子虫门 Sporozoa	球虫纲 Coccidea	血孢目 Haemosporida	疟原虫科 Plasmodiidae	间日疟原虫 *Plasmodium vivax*，三日疟原虫 *Plasmodium malariae*，恶性疟原虫 *Plasmodium falciparum*，卵形疟原虫 *Plasmodium ovale*
		艾美目 Eimeriida	艾美科 Eimeriidae	刚地弓形虫 *Toxoplasma gondii*，肉孢子虫 *Sarcocystis* sp.，等孢球虫 *Isospora* sp.，隐孢子虫 *Cryptosporidium* spp.，圆孢子虫 *Cyclospora* spp.
		梨形目 Piroplasmida	巴贝科 Babesiidae	巴贝虫 *Babesia* spp.
纤毛门 Ciliophora	直口纲 Litostomatea	胞口目 Vestibulifera	肠袋科 Balantidiidae	结肠小袋纤毛虫 *Balantidium coli*
双环门 Bigyra	芽囊纲 Blastocystea	芽囊目 Blastocystida	芽囊科 Blastocystidae	人芽囊原虫 *Blastocystis hominis*

（王海龙）

第 11 章 阿 米 巴
Amoeba

学习与思考

（1）阐述溶组织内阿米巴滋养体和包囊的形态特征。

（2）溶组织内阿米巴的传播期和致病期各是什么？阐述其致病机制。

（3）阐述阿米巴病的病原学诊断及防治原则。

（4）阐述棘阿米巴的致病特点和感染的预防。

阿米巴（amoeba）隶属于原生动物界（Protozoa）肉鞭毛下界（Sarcomastigota）阿米巴门（Amoebozoa）。该门动物包括锥足亚门（Conosa）和叶足亚门（Lobosa），在自然界中，大多数营自生生活，少数营寄生生活，其中锥足亚门的内阿米巴纲（Entamoebidea）中的多种阿米巴和叶足亚门的阿米巴纲（Amoebaea）中的棘阿米巴可以寄生于人体。

人体常见的阿米巴有溶组织内阿米巴（*Entamoeba histolytica*）、迪斯帕内阿米巴（*E. dispar*）、结肠内阿米巴（*E. coli*）、哈门内阿米巴（*E. hartmanni*）、齿龈内阿米巴（*E. gingivalis*）、微小内蜒阿米巴（*Endolimax nana*）、布氏嗜碘阿米巴（*Iodamoeba butschlii*）等。溶组织内阿米巴的致病性最强，有些阿米巴只在重度感染时才致病，如哈门内阿米巴和微小内蜒阿米巴。少数营自生生活的阿米巴，如棘阿米巴（*Acanthamoeba* spp.）等偶尔可侵入人体，引起严重的疾病。此外，莫西科夫斯基内阿米巴（*E. moshkovskii*）、波列基内阿米巴（*E. polecki*）为非致病性阿米巴，但其形态与溶组织内阿米巴相似，临床检验中应注意区别。

第 1 节　溶组织内阿米巴
Entamoeba histolytica

溶组织内阿米巴（*Entamoeba histolytica* Schaudinn，1903）又称痢疾阿米巴，属于内阿米巴纲（Entamoebidea）内阿米巴目（Entamoebida）内阿米巴科（Entamoebidae）内阿米巴属（*Entamoeba*）。

【形态】

溶组织内阿米巴生活史中包括滋养体（trophozoite）和包囊（cyst）两个发育阶段。

1. 滋养体　滋养体为虫体运动、摄食、增殖阶段，直径为 20～40μm，形态多变，其形态与虫体多形性和寄生部位有关。胞质分为外质和内质，外质（ectoplasm）色浅、较透明，内质（endoplasm）呈颗粒状，内外质分界清楚，内质中常含有被吞噬的红细胞，有时也可见白细胞和细菌。虫体运动时，透明凝胶状的外质向某一方伸出，形成叶状或指状伪足（pseudopodium），然后内质渐次流入，使虫体作定向运动。虫体内含 1 个大的圆形泡状核（vesicular nucleus），直径为 4～7μm；核膜（nuclear membrane）内缘有一单层、大小均匀、排列整齐的核周染色质粒（chromatin granules）；核仁（nucleolus）小，直径为 0.5μm，位于中央，通过网状核纤丝（nuclear fibers）与核膜相连（图 11-1）。

2. 包囊　包囊是阿米巴原虫的静止期，由肠腔内的滋养体随肠内容物下移过程中形成，此过程称为成囊。滋养体在肠腔以外的脏器或外界不能成囊。包囊呈圆球形，直径为 10～15μm，囊壁较薄、光滑、较透明。碘液染色可见包囊呈棕色，未成熟包囊（immature cyst）内可见浅棕色细胞核 1 个或 2 个、棕红色糖原泡（glycogen vacuole）和透明的棒状拟染色体（chromatoid body）；成熟包囊（mature cyst）有 4 个核，糖原泡和拟染色体一般消失。经铁苏木精染色，核与滋养体的核相似，拟染色体为蓝黑色棒状、两头钝圆，糖原泡大而圆，呈空泡状（图 11-1）。

【生活史】

人是溶组织内阿米巴的适宜宿主，猴、猫、犬和猪等动物偶可感染。溶组织内阿米巴生活史的基本过程为包囊→滋养体→包囊，在人的肠道内完成。人因误摄入四核包囊而感染。在胃、肠消化液的作用下，囊壁逐渐变薄，在结肠内脱囊后分裂形成 4 个滋养体，经再次分裂成为 8 个子

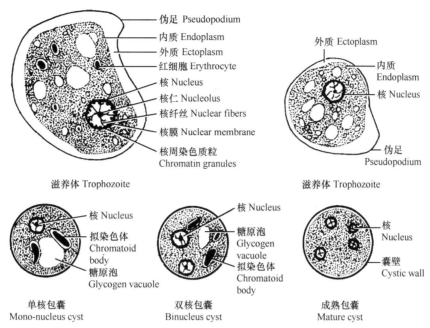

图 11-1　溶组织内阿米巴形态 Morphology of *Entamoeba histolytica*

代滋养体。滋养体在肠腔内以肠内黏液、细菌及消化的食糜为营养，不断进行二分裂生殖（binary fission reproduction）。在虫体随肠内容物下移过程中，虫体变圆，形成包囊前期（precyst），分泌成囊物质，形成带有囊壁的单核包囊。细胞核继续分裂，可形成双核或四核包囊，随粪便排出，四核包囊具有感染性。包囊在外界潮湿环境中可存活并保持感染性数日至1个月，但在干燥环境中易死亡。随粪便排出的滋养体不具感染性，很快死亡。

溶组织内阿米巴滋养体大多寄生于结肠，有时可侵入肠黏膜，继而发展为溃疡，引起肠阿米

巴病。溃疡灶中的滋养体也可侵入其他组织器官，引起肠外阿米巴病（图11-2）。

Several successive stages occur in the life cycle of *E. histolytica*: trophozoite, precyst, cyst, metacyst, and metacystic trophozoite. When swallowed, cysts pass through the stomach unharmed and display no activity while in an acidic environment. After excysting in the alkaline medium of the small intestine, both the cytoplasm and nuclei of the organism divide to form eight small amoebulas, or metacystic trophozoites. As fecal matter passes through the gastrointestinal tract and water is absorbed, the parasites are stimulated to encyst. Cysts are neither found in the

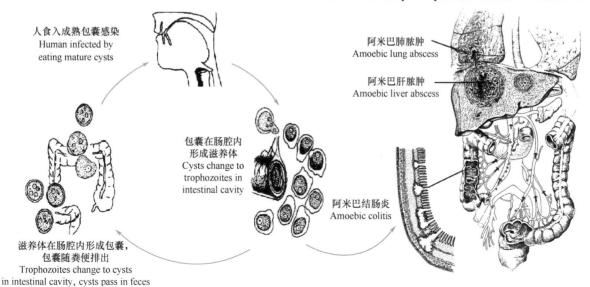

图 11-2　溶组织内阿米巴生活史 Life cycle of *Entamoeba histolytica*

stools of patients with dysentery nor formed by the amoeba when they have invaded host tissues. At the onset of encystment, trophozoites disgorge any undigested food they may contain and condense into spheres called precysts which contain large glycogen vacuoles and chromatoidal bars. Precysts rapidly secrete a thin, tough hyaline cyst wall to form cysts. Young cysts have only a single nucleus, but this rapidly divides twice to form two- and four-nuclei stages. As nuclear division proceeds and cysts mature, the glycogen vacuole and chromatoidal bodies disappear. In semiformed stools one can find precysts and cysts with one to four nuclei, but quadrinucleate cysts (metacysts) are most common in formed stools. Metacysts can survive outside the host and proceed to infect a new one.

Trophozoites may live and multiply indefinitely within the crypts of the large intestinal mucosa, commonly initiating tissue invasion when they hydrolyze mucosal cells and absorb the predigested products. The amoebae possess several hydrolytic enzymes, including phosphatases, glycosidases, proteinases, and an RNase. Invasive amoebae cause ulcer erosion in the intestinal wall, eventually reaching the submucosa and underlying blood vessels. From there they may travel via the bloodstream to other sites such as the liver, lungs, or skin.

【致病】

滋养体为致病阶段，致病与虫株的侵袭力、寄生环境和宿主免疫状态等多种因素有关。

1. 致病机制 滋养体对组织的侵袭力主要表现为对宿主细胞的接触性溶解（contact lysis）作用。近年来分子学研究表明，滋养体产生的致病因子主要有 3 种：260kDa 半乳糖/乙酰氨基半乳糖凝集素（Gal/GalNAc lectin）、阿米巴穿孔素（amoeba perforin）和半胱氨酸蛋白酶（cysteine protease）。当滋养体接触宿主结肠黏膜上皮细胞、中性粒细胞和红细胞等时，滋养体借助其表面的凝集素附着在细胞表面，并分泌阿米巴穿孔素。阿米巴穿孔素是一种离子穿孔蛋白，能在靶细胞膜上形成离子通道，导致细胞损害、红细胞和细菌溶解。半胱氨酸蛋白酶能降解宿主组织细胞蛋白质，促进虫体的黏附和侵入，该酶还具有降解

补体成分和 IgA 等作用。此外，滋养体接触宿主细胞可激活其凋亡途径，使靶细胞凋亡并易被滋养体吞噬。

2. 影响致病的因素 肠道内的溶组织内阿米巴滋养体能否侵入宿主组织，与虫株毒力、细菌的协同作用和宿主免疫力密切相关。

（1）虫株毒力：研究发现，溶组织内阿米巴不同虫株的毒力强弱有明显差异，热带地区虫株的毒力明显大于温带地区，阿米巴病患者体内的虫株毒力明显强于带虫者的虫株，致病型和非致病型阿米巴的同工酶等存在明显差异。值得注意的是，有些虫株的毒力是可以转变的。此外，一些虫株的毒力具有一定的遗传特性。

（2）细菌的协同作用：在某些细菌的协同作用下，溶组织内阿米巴会产生更强的致病作用，如将某些革兰氏阴性菌与阿米巴混合培养后，可以明显增强实验动物的感染率和病变程度。此外，细菌感染还可直接损坏宿主的肠黏膜，为虫体侵入肠道组织提供有利条件。

（3）宿主免疫力：阿米巴必须突破宿主的防御体系，才能侵入组织。细胞免疫在抗阿米巴病中起重要作用，接受抗淋巴细胞血清注射的实验动物，感染阿米巴后病变程度较重。阿米巴病患者的细胞免疫指标测定显示，其细胞免疫功能低下。当宿主营养不良、肠功能紊乱、肠黏膜受损、免疫功能减退时，易继发肠道细菌感染，有利于溶组织内阿米巴滋养体的增殖和侵入宿主组织，从而导致疾病。

3. 病理变化

（1）肠阿米巴病（intestinal amoebiasis）：多发于盲肠或阑尾，也可累及乙状结肠和升结肠，偶尔累及回肠。滋养体破坏肠黏膜上皮屏障，损伤宿主组织细胞，导致肠黏膜发生溃疡，引起肠阿米巴病，典型的病理损害是口小底大的烧瓶状溃疡（图 11-3）。镜下可见滋养体和坏死组织，并有少量炎症细胞，以淋巴细胞和浆细胞浸润为主，因滋养体可溶解中性粒细胞，故中性粒细胞极少见。溃疡严重时可达肌层，并可与邻近的溃疡融合，引起大片黏膜脱落。如果溃疡穿破肌层直至浆膜，甚至引起肠穿孔，可造成局限性腹腔脓肿或弥漫性腹膜炎。结肠黏膜对阿米巴刺激的增生反应，可引起局部组织肉芽肿伴慢性炎症和纤维化，称为阿米巴肿（amoeboma）。

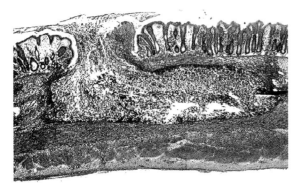

图 11-3　人结肠阿米巴溃疡组织切片
Section of human colon amoebic ulcer

（2）肠外阿米巴病（extraintestinal amoebiasis）：肠黏膜下层或肌层的滋养体可进入血流后进入肝，引起继发性阿米巴肝脓肿，为最常见的肠外阿米巴病。滋养体也可侵入肺、腹腔、纵隔、心包，甚至侵入脑、脾、生殖器官、皮肤等引起相应部位的肠外阿米巴脓肿。肠外脓肿的脓肿内容物为液化性坏死无结构物质，周围以淋巴细胞浸润为主，滋养体多在脓肿的边缘。

4. 临床表现　阿米巴病的潜伏期为 2～26 天，2 周多见。起病突然或隐匿，呈暴发性或迁延性，可分为肠阿米巴病和肠外阿米巴病。

（1）肠阿米巴病（intestinal amoebiasis）：多数感染者为无症状的带虫者。轻度感染者可表现为腹部不适、慢性或间歇性水样泻。重度感染者表现为腹痛、腹泻、黏液血便等症状，排泄物呈果酱状，腥臭明显，并伴有里急后重，称阿米巴痢疾（amebic dysentery）。急性暴发型患者有大量的黏液血便、发热、低血压、广泛性腹痛、强烈而持续的里急后重、恶心、呕吐和出现腹水，60% 的患者可发展成肠穿孔。急性暴发性痢疾则是严重和致命性的肠阿米巴病，常为儿科疾病。慢性阿米巴病则表现为长期间歇性腹泻、腹痛、胃肠胀气和体重下降，可持续 1 年以上，甚至 5 年之久。1%～5% 的患者伴有阿米巴肿，亦称阿米巴性肉芽肿（amebic granuloma），在肠钡餐透视时酷似肿瘤，病理活检或血清阿米巴抗体阳性可鉴别诊断。

（2）肠外阿米巴病（extraintestinal amoebiasis）：①以阿米巴肝脓肿（amoebic liver abscess）最为多见，约 10% 的肠阿米巴病患者并发肝脓肿，多累及肝右叶（约占 80%），且以右叶顶部为主。急性期起病急剧，右上腹或肝区疼痛明显，有时向右肩放射，发热和肝大，伴触痛，也可表现为寒战、盗汗、厌食和体重下降，少数患者甚至可以出现黄疸。肝脓肿穿刺可见"巧克力酱"样脓液，且可检出滋养体。肝脓肿可破入胸腔或腹腔，少数情况可破入心包，破入心包往往是致死性的。慢性期起病多隐匿，可有低热、腹泻、食欲缺乏、体重下降、营养不良性水肿、贫血及肝区钝痛等。②阿米巴肺脓肿常与化脓性肺脓肿的临床表现相似，但多发于右肺下叶，常由肝脓肿直接播散而来，临床表现为畏寒、发热、胸痛、咳嗽、咳咖啡色脓痰或血性脓痰。③阿米巴脑脓肿常为大脑皮质单一脓肿，部分患者可发展为脑膜脑炎，临床表现有头痛、头昏、恶心、呕吐、精神异常等。④皮肤阿米巴病比较少见，常由直肠病灶播散到会阴，引起阴茎、阴道，甚至子宫的病变。

【诊断】

1. 病原学检查　根据溶组织内阿米巴的致病特点，结合临床表现，从不同病变部位取材，查到滋养体或包囊即可确诊。

（1）滋养体检查：①典型的阿米巴痢疾患者，挑取少许黏液脓血便，生理盐水直接涂片，镜检可见活动的内含红细胞的滋养体、黏聚成团的红细胞和少量白细胞，有时可见到棱形的夏科-莱登结晶（Charcot-Leyden crystal），这些特点可与细菌性痢疾区别。②粪便检查阴性的慢性患者，可从病变处刮取或吸取分泌物直接涂片，检出率可达 85%。③肠外阿米巴病检查：肝脓肿穿刺时应取材于脓肿壁部，可查见滋养体，有助于阿米巴肝脓肿的诊断。虫体多在脓肿壁上，穿刺和检查时应予以注意。

（2）包囊检查：适用于慢性患者和带虫者的成形粪便检查，常用碘液涂片法，同时进行鉴别诊断。包囊的排出具有间歇性，每份标本应做 3 张涂片，可提高检出率。也可采用 33% 硫酸锌浮聚法或汞碘醛离心沉淀法以提高包囊检出率，另外，慢性患者粪便应多次检查，以防漏诊。

2. 血清学检测　无症状带包囊者，采用血清抗体检测，可区别溶组织内阿米巴和迪斯帕内阿米巴。制备溶组织内阿米巴滋养体自然抗原或者重组溶组织内阿米巴标志性靶抗原作为检测抗原。最常用的是 ELISA 法检测溶组织内阿米巴特异性抗体。

3. 核酸检测　核酸检测是十分敏感和特异的诊断方法。以特异性引物进行 PCR，扩增其特异性 DNA 片段，电泳分离扩增产物，以区别溶组织内阿米巴和其他阿米巴。

4. 影像学检查 对肠外阿米巴病，可应用 B 超、CT、MRI 检查，肺部病变则以 X 线检查为主。影像学检查应结合临床症状、血清学试验、DNA 扩增分析等综合分析，以期准确诊断。

【流行】

1. 分布 本病呈世界性分布，常见于热带和亚热带地区，高发地区在墨西哥、南美洲东部、东南亚、非洲西部等。全球约有 5000 万人感染溶组织内阿米巴，每年 4 万～10 万人死于阿米巴病。本病的病死率在原虫病中仅次于疟疾，居第二。2016 年 5 月中国法定传染病疫情概况显示，全国阿米巴痢疾报告发病数占乙类传染病的第 5 位。2015 年全国人体重点寄生虫病现状调查结果表明，溶组织内阿米巴/迪斯帕内阿米巴（*Entamoeba dispar*）感染率为 0.06%，其中以西藏地区的感染率最高，为 0.50%。

阿米巴病在某些特殊人群中流行尤为严重。我国安徽和河南等地 HIV/AIDS 患者、北京和天津的同性恋者血清抗溶组织内阿米巴抗体阳性率分别达到 12.1% 和 41.1%，应引起高度重视。近年来，欧美、日本男性同性恋者感染率为 20%～30%，故被列为性传播疾病（sexually transmitted disease，STD）。高危人群还包括旅游者、流动人群、弱智低能人群、孕妇、哺乳期妇女、免疫力低下者等。

2. 流行因素 阿米巴病的流行受自然和社会因素的影响。

传染源主要为粪便中持续排出包囊的带囊者。包囊在外界抵抗力较强，在低温潮湿环境中可存活 12 天以上，水中可活 9～30 天，但对高温干燥较敏感。滋养体无传播作用。

主要传播方式是经口感染，食用成熟包囊污染的食品、饮水或使用污染的餐具均可导致感染。蝇及蜚蠊等昆虫可携带包囊起传播作用。另外，口-肛性行为的人群，使粪便中包囊直接入口。

人对阿米巴病普遍易感，本病的流行与人群的健康状况、免疫力和卫生习惯等密切相关。

【防治】

溶组织内阿米巴病的防治原则应侧重以下 3 个方面。

1. 普查普治 普查普治患者和带囊者可有效控制传染源。肠阿米巴病首选甲硝唑（metronidazole），急性或慢性肠阿米巴病患者均适用，口服几乎 100% 吸收，也可用替硝唑（tinidazole）、奥硝唑（ornidazole）等。HIV 感染者若合并感染阿米巴应给予及时治疗。肠外阿米巴病首选甲硝唑，次选氯喹啉和依米丁。包囊携带者，应选用巴龙霉素（paromomycin）、二氯尼特（diloxanide furoate）和喹碘仿（chiniofon）等。

2. 防止环境污染 因地制宜进行粪便无害化处理杀灭包囊，严格防止粪便污染水源。

3. 预防感染 加强健康教育，养成良好卫生习惯；清洁环境卫生，消灭蝇、蜚蠊等传播媒介。

（吕　刚）

第 2 节　棘阿米巴
Acanthamoeba

棘阿米巴（*Acanthamoeba* spp.）属于阿米巴纲（Amoebaea）棘足目（Acanthopodida）棘阿米巴科（Acanthamoebidae），多自生生活于土壤和水体中。可侵犯人体的棘阿米巴有数种，主要有卡氏棘阿米巴（*Acanthamoeba castellanii*）、多噬棘阿米巴（*A. polyphaga*）、柯氏棘阿米巴（*A. culbertsoni*）、巴勒斯坦棘阿米巴（*A. palestinensis*）、星刺棘阿米巴（*A. astronyxis*）、哈氏棘阿米巴（*A. hatchetti*）、皱棘阿米巴（*A. rhysodes*）。

【形态与生活史】

棘阿米巴生活史中有滋养体和包囊期。滋养体为多变的长椭圆形，直径 20～40μm，活体形态不规则，虫体不仅有叶状伪足，体表还有许多不断形成和消失的棘刺状伪足（acanthopodia），可做无定向的缓慢运动，二分裂生殖；细胞质内含小颗粒及食物泡，细胞核呈泡状（直径约 6μm），核仁大而致密，位于核中央，核仁与核膜之间有明显的晕圈。包囊圆球形，直径为 9～27μm，不同虫种的包囊形态、大小各异，两层囊壁，外壁有特殊皱纹，内壁光滑形状多变，如球形、星状形、六角形、多角形等多面体；细胞质内布满细小颗粒；单核常位于包囊中央。

棘阿米巴为自生生活原虫，多见于被粪便污染的土壤和水体中，在不利条件下形成包囊。当人接触污染的土壤和水体时，滋养体可经破损的皮肤、黏膜、眼角膜、呼吸道或生殖道侵入，引起皮肤溃疡、角膜炎和脑损伤等（图11-4）。

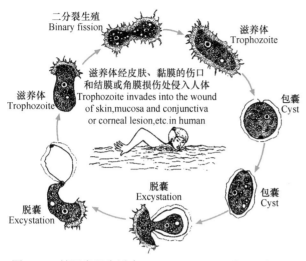

图11-4 棘阿米巴生活史 Life cycle of *Acanthamoeba* spp.

【致病】

已知的棘阿米巴有17种，其中7种与人类感染有关，有5种可引起棘阿米巴角膜炎。主要致病虫种为卡氏棘阿米巴（*Acanthamoeba castellanii*），引起肉芽肿性阿米巴脑炎（granulomatous amoebic encephalitis，GAE）、棘阿米巴角膜炎（acanthamoeba keratitis，AK）和阿米巴皮肤损害。抵抗力低下的人群，如虚弱、营养不良、应用免疫抑制剂或AIDS的人群易感。

肉芽肿性阿米巴脑炎呈亚急性或慢性病程，潜伏期较长。脑脊液中以淋巴细胞为主，受累器官的病理表现以肉芽肿性改变多见，有时出现坏死或出血，病灶中滋养体和包囊可同时存在，病死率很高。由于棘阿米巴包囊耐干燥，可随尘埃飘起，通过污染角膜而致慢性或亚急性角膜炎和溃疡，患者眼部有异物感、疼痛、畏光、流泪、视物模糊，反复发作可致角膜溃疡，甚至可出现角膜穿孔等。20世纪80年代以来，随着角膜接触镜使用者和免疫力低下者的增多，棘阿米巴角膜炎的发病率也大幅增加，国内已有多例报道。阿米巴皮肤损害主要是慢性溃疡，75%的AIDS患者有此并发症。

【诊断】

询问病史，结合病原学检查。采集脑脊液、病变组织涂片可见中性粒细胞增多，生理盐水直接涂片中可见活动的滋养体。也可将脑脊液、眼分泌物、角膜刮取物或活检组织接种到琼脂培养基中培养。也可利用化学荧光染料（如calcofluor white），或免疫荧光染色在荧光显微镜下观察。利用PCR和限制性内切酶法不仅有利于临床诊断，也可对阿米巴虫种和虫株分型。

【流行】

棘阿米巴呈世界性分布。可在土壤、尘埃及新鲜水源（如湖水、河水和温泉、矿物盐水和海水）中找到棘阿米巴。棘阿米巴也可以存在于泳池、热盆浴、直饮水（如管壁的淤积层中和水龙头中），甚至加热、通风、空调和加湿等设备中。在发达国家，多数角膜炎患者与配戴角膜接触镜有关。据统计，我国棘阿米巴角膜炎28.2%左右与角膜接触镜配戴有关。

【防治】

对肉芽肿性阿米巴脑炎的治疗主要使用两性霉素B静脉给药，可缓解症状，也有报道利福平可以治疗患者。喷他脒（pentamidine）联合磺胺药口服有望治愈肉芽肿性阿米巴脑炎患者。阿米巴性角膜炎的治疗主要是局部应用抗真菌和抗阿米巴药物，药物治疗失败者可行角膜成形术或角膜移植等。皮肤阿米巴病患者应保持皮肤清洁，同时用喷他脒治疗。

预防感染：应避免在不流动的水或温水中游泳；在温泉浸泡洗浴时应避免鼻腔接触水；启用长期未用的自来水时应首先放掉水管内的积水；及时治疗皮肤、眼等的棘阿米巴感染是预防肉芽肿性阿米巴脑炎的有效方法；佩戴角膜接触镜期间，应严格清洗、消毒镜片；尤应加强婴幼儿和免疫功能低下者或AIDS患者感染的预防并及时治疗。

第3节 其他消化道阿米巴
Other amoebae in digestive tract

寄生于人体消化道的阿米巴除溶组织内阿米巴具有侵袭性外，其他阿米巴一般不侵入组织，但在重度感染或宿主防御功能低下、伴有细菌感染时，可导致局部浅表性炎症，引起肠功能紊乱和腹泻。此外，有些阿米巴在形态上与溶组织内阿米巴相似，故在临床检验中应与溶组织内阿米巴鉴别。本节简要介绍8种其他消化道阿米巴。

一、结肠内阿米巴
Entamoeba coli

结肠内阿米巴（*Entamoeba coli* Grassi，1879）

的分类地位同溶组织内阿米巴，是人体肠道最常见的共栖原虫，常与溶组织内阿米巴共存。结肠内阿米巴滋养体略大于溶组织内阿米巴，直径为20～50μm，运动迟缓，经铁苏木精染色，内、外质分界不明显，内质中含有细菌及淀粉颗粒，不含红细胞，有泡状核1个，核仁大而偏位，且大小不一，核周染色粒大小不均，排列不整齐。包囊直径为10～35μm，明显大于溶组织内阿米巴，核1～8个，核的结构与滋养体相似，未成熟包囊内含有糖原泡和束状拟染色体，成熟包囊有8个核，偶可超过8个核，糖原泡和拟染色体均已消

失（图11-5、图11-6）。

结肠内阿米巴生活史与溶组织内阿米巴相似。成熟包囊经口感染宿主，在小肠内脱囊，经数次细胞质分裂，形成8个滋养体，移行到结肠发育为成熟滋养体。结肠内阿米巴在结肠内寄生，一般不侵入组织，亦无临床症状。除感染人以外，鼠、猪、犬及灵长类等多种动物也可感染。粪检时，应与其他阿米巴鉴别。该虫呈世界性分布，感染率高于溶组织内阿米巴，我国人群平均感染率为3.193%，各地的感染率差别较大，部分省（自治区）调查显示，人群感染率为

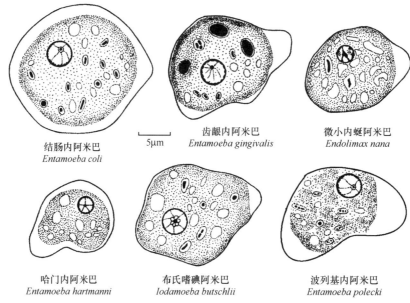

图 11-5　其他消化道阿米巴滋养体 Trophozoites of other digestive tract amoebae

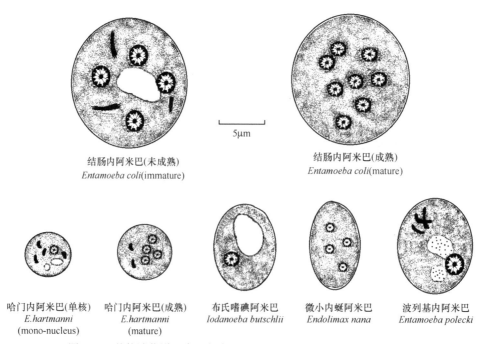

图 11-6　其他消化道阿米巴包囊 Cysts of other digestive tract amoebae

西藏（2015）3.59%、江西（2014）0.50%、新疆（2015）0.063%、福建（2018）0.41%，可见各地感染率差别较大。

二、迪斯帕内阿米巴
Entamoeba dispar

迪斯帕内阿米巴（*Entamoeba dispar* Brumpt，1925）是与溶组织内阿米巴形态相同、生活史相似的另一虫种。虽然 Brumpt 在 1925 年就提出存在一种无致病性的 *Entamoeba dispar*，但因其形态与溶组织内阿米巴难以区别，多年来一直被误认为是溶组织内阿米巴。全球约有 5 亿人感染溶组织内阿米巴，其中很大一部分为迪斯帕内阿米巴。后来，通过分子分类学的研究才将其与溶组织内阿米巴区分开来，并于 1993 年将迪斯帕内阿米巴定为 1 个独立的虫种。溶组织内阿米巴感染无论是否出现临床症状，都可诱导人体产生特异性抗体，而迪斯帕内阿米巴则无。在无症状的溶组织内阿米巴带囊者中，约 90% 是迪斯帕内阿米巴携带者。目前，已用 ELISA 法以单克隆抗体检测溶组织内阿米巴表面半乳糖/乙酰氨基半乳糖凝集素靶抗原与迪斯帕内阿米巴相鉴别，此法具有敏感性和特异性。此外，应用 PCR 法检测编码 29/30kDa 半胱氨酸抗原的基因可直接从 DNA 水平鉴定两种阿米巴。

三、哈门内阿米巴
Entamoeba hartmanni

哈门内阿米巴（*Entamoeba hartmanni* Von Prowazek，1912）的分类地位同溶组织内阿米巴，由于其形态特征类似溶组织内阿米巴，体积较小，曾被称为小型溶组织内阿米巴。根据形态上的区别及抗原和致病的差别，被命名为 1 个独立的种。

哈门内阿米巴的形态和生活史与溶组织内阿米巴相似。滋养体较小，直径为 4～12μm，但不吞噬红细胞；核膜较厚，核周染粒少、较粗、着色较深、排列不规则。包囊直径为 5～10μm，未成熟包囊有 1 或 2 个核，糖原泡不明显，拟染色体细小，数目不等，4 核包囊为成熟包囊。包囊常以小于 10μm 为界与溶组织内阿米巴区别（图 11-5、图 11-6）。该虫对人体不致病，仅在猫、犬体内引起阿米巴性结肠炎。哈门内阿米巴呈世界性分布，1992 年我国人群平均感染率为 1.48%，2014 年江西

的感染率为 0.1%，2018 年福建的感染率为 0.18%。

四、齿龈内阿米巴
Entamoeba gingivalis

齿龈内阿米巴（*Entamoeba gingivalis* Gros，1849）是第一个被描述的人体阿米巴原虫，分类地位同溶组织内阿米巴，为人及多种哺乳动物齿龈部的共栖型阿米巴。1849 年 Gros 从患者牙垢中首先发现，1904 年 Von Prowazek 对其进行了详细的描述。该虫生活史中仅有滋养体期，滋养体直径为 5～15μm，内外质分明，伪足明显，活动活泼；食物泡内含有细菌、白细胞，偶有红细胞；细胞核 1 个，核仁明显，位于中心或稍偏（图 11-5）。一般认为齿龈内阿米巴无致病性，口腔疾病患者的感染率较高，常与齿龈化脓性感染并存，但病理切片中不曾发现虫体侵入组织。在 HIV 感染者的齿龈内阿米巴感染率也较高，但与免疫缺陷程度无关。用齿龈刮拭物生理盐水涂片镜检可查出虫体，亦可染色检查。齿龈内阿米巴呈世界性分布，是人或哺乳动物口腔中的一种厌氧寄生虫。1992 年我国人群平均感染率为 47.24%，其中健康人群的感染率为 38.88%；2018 年韩尚廷等报道延边地区大学生的感染率为 73.94%。滋养体通过直接接触或飞沫传播，因此保持口腔清洁，避免与犬、猫等宠物亲昵是防止感染的有效措施。

五、波列基内阿米巴
Entamoeba polecki

波列基内阿米巴（*Entamoeba polecki* Von Prowazek，1912）又称夏氏内阿米巴（*Entamoeba chattoni* Swellengrebel，1914），分类地位同溶组织内阿米巴。多寄生于猪、猴、牛、山羊、绵羊及犬的结肠内，人因偶然食入包囊而感染，寄生于结肠内，但无明显致病性。国外报道人体感染 10 余例，2018 年中国福建人群感染率为 0.09%。

波列基内阿米巴的滋养体与结肠内阿米巴相似，直径为 10～30μm，活动迟缓，细胞核的特征介于结肠内阿米巴和溶组织内阿米巴两者之间。苏木素染色后，可见细小且居中偏位的核仁及多数排列整齐的核周染粒；细胞质颗粒较粗，空泡多，食物泡内含细菌、酵母菌等。包囊直径为 10～15μm，细胞核一般为 1 个，核仁较大；拟染色体数目常较多，形状类似溶组织内阿米巴；约

1/2 包囊可含 1～2 个圆形或卵圆形不很清晰的非糖原性包涵块（图 11-5、图 11-6）。

波列基内阿米巴一般对人体无致病性，偶可引起人体腹泻，但临床症状较轻，多不需要特殊治疗或可根据病情对症治疗。

六、微小内蜒阿米巴
Endolimax nana

微小内蜒阿米巴（*Endolimax nana* Wenyon & O'Connor，1917）的分类地位同溶组织内阿米巴，为寄生于人与其他动物（猿、猴、猪等）结肠内的小型阿米巴，主要在盲肠附近。滋养体直径为 5～14μm，核型特别，有一粗大明显的核仁，核膜纤细，无核周染色质粒；胞质量少，食物泡内含有细菌。滋养体伪足短小，钝性而透明的伪足作迟缓运动（图 11-5）。包囊多为卵圆形或圆形，直径为 5～10μm；无拟染色体，内含 1～2 或 4 个核，核仁清晰可见；四核包囊为成熟包囊（图 11-6）。一般认为是非致病性的，但也有该虫可能与腹泻有关的报道。微小内蜒阿米巴的诊断以粪检为主，但需与哈门内阿米巴和布氏嗜碘阿米巴相鉴别。该虫呈世界性分布，我国人群感染率为 1.60%。2014 年江西的感染率为 0.2%，2015 年四川的感染率为 0.6%，2018 年福建的感染率为 0.58%。2022 年巴西的感染率达 14.3%。由于虫体较小，故粪检不易检出。甲硝唑治疗有效。

七、布氏嗜碘阿米巴
Iodamoeba butschlii

布氏嗜碘阿米巴（*Iodamoeba butschlii* Von Prowazek，1919）的分类地位同溶组织内阿米巴，以包囊期具有特殊的糖原泡而得名。该虫滋养体长 8～20μm，外质与颗粒状内质不易区分，伪足运动缓慢；细胞核大，内有 1 个大而明显的核仁，周围环绕一层染色质颗粒，并通过放射状纤丝附着于核仁和核膜，这一结构是鉴别虫种的主要特征之一。包囊形状不规则，直径为 5～20μm；有核 1 个，常被挤于一侧；无拟染色体；糖原泡较大，在碘液涂片中呈深棕色，此特点是鉴定该虫的重要依据（图 11-5、图 11-6）。成熟包囊中糖原泡仍存在。

布氏嗜碘阿米巴对人体一般无致病性。成熟包囊经口感染，虫体寄生于宿主结肠，以肠道内细菌为食，包囊随宿主粪便排出体外。该虫流行范围广，呈世界性分布，我国平均感染率为 0.559%。该虫除感染人体外，还可寄生于猴和猪。

八、莫西科夫斯基内阿米巴
Entamoeba moshkovskii

莫西科夫斯基内阿米巴（*Entamoeba moshkovskii* Chalava，1941）又称溶组织内阿米巴样阿米巴（*Entamoeba histolytica*-like amoeba），分类地位同溶组织内阿米巴。最初是从莫斯科的活水中分离出来，随后在巴西、英国等多个国家相继被发现。该阿米巴的形态与溶组织内阿米巴很相似，二者很难区别。该虫活体活跃，较难准确测量其大小，为 9～29μm，一般为 11～13μm。在苏木素染色的滋养体中，细胞核呈球形结构，大小为 2.5～4μm，其形状可能因摄入淀粉颗粒的压力而变形。在中心部位，有一个或几个较小的颗粒组成的核小体，在核小体和核膜之间无其他染色质颗粒，有糖原泡。包囊为圆形，细胞核 1～4 个，糖原泡逐渐浓缩为拟染色体。DNA 碱基数和同工酶谱亦不相同。小亚基单位核糖核蛋白体 RNA 分析显示，莫西科夫斯基内阿米巴与溶组织内阿米巴并无亲缘关系，因此，PCR 可用于鉴定粪便中该虫和溶组织内阿米巴，且两者也无血清交叉反应。国际上有零星的人类感染莫西科夫斯基内阿米巴报告，但一般无致病性。据 2003 年一项研究发现，孟加拉国学龄前儿童感染率达 21.1%。

（柏雪莲）

第 12 章 鞭 毛 虫
Flagellates

鞭毛虫是一类以鞭毛为运动细胞器的原虫，隶属于原生动物界（Protozoa）的眼虫门（Euglenozoa）、后滴门（Metamonada）和副基体门（Parabasalia）。寄生人体的鞭毛虫主要包括眼虫门的有动基体的鞭毛虫（kinetoplastid flagellates），如利什曼原虫及锥虫等；后滴门的鞭毛虫可寄生人体肠道，又称肠鞭毛虫（intestinal flagellates），主要有蓝氏贾第鞭毛虫（*Giardia lamblia*）、人肠滴虫（*Enteromonas hominis*）等；副基体门中毛滴纲（Trichomonadea）的阴道毛滴虫（*Trichomonas vaginalis*）、人毛滴虫（*Trichomonas hominis*）、口腔毛滴虫（*Trichomonas tenax*）、脆弱双核阿米巴（*Dientamoeba fragilis*）等，以及动鞭毛纲（Zoomastigophorea）的蠊缨滴虫（*Lophomomas blattarum*）。

第 1 节　利什曼原虫
Leishmania

学习与思考

（1）利什曼原虫生活史需要哪些宿主？

（2）人是如何感染利什曼原虫的？如何防止感染？

（3）利什曼病有几种？黑热病的病原学诊断有哪些方法？

（4）阐述杜氏利什曼原虫的致病机制。

利什曼原虫（*Leishmania* spp.）属于动基体纲（Kinetoplastea）锥体目（Trypanosomatida）锥体科（Trypanosomatidae）的利什曼属（*Leishmania*）。利什曼原虫种类很多，可以寄生于人、哺乳动物（犬、沙鼠等）和爬行动物（蜥蜴）等，白蛉为传播媒介。利什曼病（leishmaniasis）是 WHO 列为重点防治的寄生虫病。根据临床表现，利什曼病可分为内脏利什曼病（visceral leishmaniasis）、皮肤利什曼病（cutaneous leishmaniasis）、皮肤黏膜利什曼病（mucocutaneous leishmaniasis）。

一、杜氏利什曼原虫
Leishmania donovani

杜氏利什曼原虫［*Leishmania donovani* (Laveran & Mesnil, 1903) Ross，1903］是人体内脏利什曼病的病原体，犬是主要保虫宿主。由于内脏利什曼病患者皮肤常有黑色素沉着及发热症状，印度称其为黑热病（kala-azar）。1900 年英国学者 Leishman、1903 年 Donovan 先后在黑热病患者体内查获利什曼原虫无鞭毛体，后来 Ross 将该虫归于利什曼属（*Leishmania*），命名为杜氏利什曼原虫（*L. donovani*）。1904 年在我国确诊首例黑热病。

黑热病的病原体实际包括杜氏利什曼原虫、婴儿利什曼原虫（*L. infantum*）和恰氏利什曼原虫（*L. chagasi*），三者组合称为杜氏利什曼复合体（*L. donovani* complexes）。

【形态】

杜氏利什曼原虫生活史包括无鞭毛体（amastigote）和前鞭毛体（promastigote）两种形态，在人或保虫宿主（犬）的巨噬细胞内为无鞭毛体，在白蛉体内为前鞭毛体。无鞭毛体和前鞭毛体的共同形态特征是有动基体（kinetoplast）。

1. 无鞭毛体　为了纪念发现者，利什曼原虫的无鞭毛体又称为利杜体（Leishman-Donovan body，LD body）。无鞭毛体呈卵圆形，大小为（2.9～5.7）μm×（1.8～4.0）μm。在骨髓穿刺物涂片或脾涂片中，可见巨噬细胞内有数个至数十个无鞭毛体，巨噬细胞外（血浆中）也可见无鞭毛体（图 12-1）。经吉姆萨或瑞氏染色，胞质呈淡蓝色，细胞核圆形、呈红色或淡紫色，胞核旁的动基体呈红色细杆状。虫体前端的颗粒状基体（basal body）发出毛基（base of flagellum）（图 12-2），但两者在普通光学显微镜下难以分辨。

透射电镜可见无鞭毛体表膜内层下有排列整齐的微管（图 12-2）。不同种、株利什曼原虫无鞭毛体的膜下微管数目、直径、间距存在差异，在分类鉴定上有一定意义。虫体前端表膜内陷形成

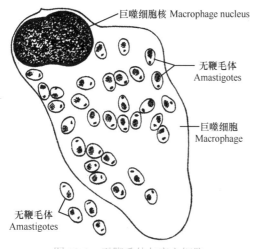

图 12-1　无鞭毛体与宿主细胞
Amastigotes and their host cell

的鞭毛袋内有 1 根短鞭毛（即光学显微镜下的基

体与毛基）。动基体呈腊肠状，动基体实质上是一个线粒体，其内有 DNA 细丝。动基体的 DNA 特征可区分利什曼原虫的种、株。

2. 前鞭毛体　呈梭形或长梭形（图 12-2），大小为（14.3～20）μm×（1.5～1.8）μm，前端有 1 根伸出体外的鞭毛。经吉姆萨或瑞氏染色，细胞质呈淡蓝色，细胞核和动基体呈红色。核位于虫体中部，动基体在核与基体之间，由基体发出鞭毛，活虫的鞭毛不停地摆动。前鞭毛体的形态与其发育程度有关。在培养基内常见到以虫体前端聚集，排列成菊花状，也可见到粗短形、梭形的前鞭毛体。

【生活史】

当雌性白蛉（sandfly）叮刺感染者或动物宿

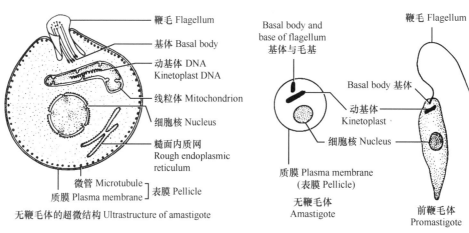

无鞭毛体的超微结构 Ultrastructure of amastigote

图 12-2　杜氏利什曼原虫的形态 Morphololgy of *Leishmania donovani*

主时，无鞭毛体随血液或皮肤的巨噬细胞进入白蛉胃内，经 24 小时发育为粗短或梭形的前鞭毛体。第 3～4 天，前鞭毛体成熟并增殖。成熟的前鞭毛体逐渐向白蛉咽部移动，1 周后聚集于白蛉口腔及喙。含前鞭毛体的雌性白蛉叮刺人或动物宿主时，前鞭毛体随白蛉唾液进入宿主皮下组织，一部分可被血清中的补体溶解或被多核白细胞吞噬消灭，一部分被毛细血管或淋巴管内的巨噬细胞吞噬。当虫体被吸附在巨噬细胞的表面后，可诱发巨噬细胞形成伪足，把前鞭毛体摄入细胞质内，之后鞭毛消失，变成无鞭毛体。巨噬细胞伪足的胞膜包裹原虫后形成纳虫空泡，与溶酶体融合并使虫体处在溶酶体的包围之中，但虫体上的脂磷酸聚糖能使其逃避细胞水解酶作用而在细胞内增殖。无鞭毛体在巨噬细胞内分裂生殖最终导致巨噬细胞破裂，释放出的无鞭毛体又可被其他巨噬

细胞吞噬，重复其生殖过程（图 12-3）。

Two forms of mastigotes are found in the life cycles of *Leishmania* parasites. Amastigotes inhabit only the macrophages of human and other vertebrate animal hosts, where they multiply by binary fission. The parasites are transmitted by the bites of female *Phlebotomus* sandflies. The sandflies ingest amastigote-infected macrophages when they take blood meals from hosts infected with *Leishmania*. In the vectors, the amastigotes differentiate into promastigotes, and multiply by longitudinal binary fission, then migrate to the insects' proboscises. This allows the promastigotes to be inoculated into a healthy vertebrate host during the next blood meal. Some promastigotes are destroyed by polymorphonuclear leukocytes,

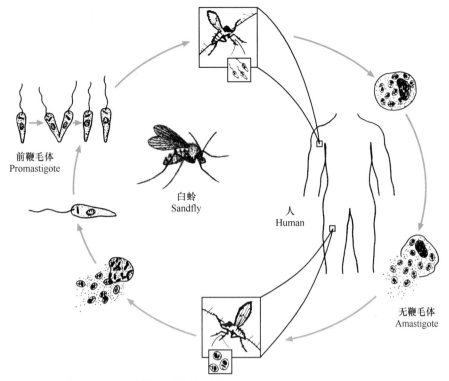

前鞭毛体
Promastigote

白蛉
Sandfly

人
Human

无鞭毛体
Amastigote

图 12-3　杜氏利什曼原虫生活史 Life cycle of *Leishmania donovani*

but others are phagocytized by macrophages, and transform into amastigotes. Amastigotes multiply in infected cells and affect different tissues, depending in part on the *Leishmania* species. Multiplication of amastigotes can cause the disruption of macrophages. The released amastigotes may enter macrophages again, and continue to multiply in the infected cells. The parasite's multiplication process in human macrophages is the basis of the clinical manifestations of leishmaniasis.

【致病】

1. 致病机制

（1）前鞭毛体进入巨噬细胞：前鞭毛体并非主动入侵巨噬细胞，体外实验证明，前鞭毛体首先黏附于巨噬细胞，再随巨噬细胞的吞噬活动而进入。前鞭毛体侵入巨噬细胞内变成无鞭毛体的过程是细胞水平和分子水平多种因素相互作用的结果。

（2）无鞭毛体的致病机制：含无鞭毛体的巨噬细胞可随淋巴或血流到达人体的任何部位，但在脾、肝、骨髓和淋巴结的巨噬细胞中最易繁殖，由于虫数大量增加导致巨噬细胞破裂，散出的无鞭毛体又被其他巨噬细胞吞噬并进行繁殖，如此反复不已。无鞭毛体在巨噬细胞内增殖致巨噬细胞大量破坏，所引起的巨噬细胞增生可能与原虫抑制巨噬细胞的凋亡有关。脾、肝、骨髓、淋巴结等富含单核巨噬细胞的器官组织受累较重，巨噬细胞增生是肝、脾、淋巴结肿大的根本原因。脾大后，其内血液流动受阻，脾充血显著，进一步发展为脾功能亢进，血细胞在脾内破坏加快，导致患者血液中红细胞、白细胞和血小板显著减少。随病程进展，脾因网状纤维结缔组织增生而变硬。肝、肾功能受损，肝合成的白蛋白减少，经尿排出白蛋白增加，造成血浆的白蛋白降低。浆细胞的大量增生使血中球蛋白升高，最终导致血清白蛋白与球蛋白比例倒置。

患者可出现以免疫性溶血为主的免疫病理反应。实验证明，患者红细胞表面附有与人红细胞抗原相同的虫源性抗原。机体产生的抗体可直接与红细胞结合，在补体参与下，导致红细胞破坏，肾小球发生淀粉样变性和免疫复合物沉积可引起蛋白尿和血尿。

在临床上，黑热病患者除了有肝脾肿大等症状外，还表现为免疫球蛋白的大量增加，但对机体无保护作用；患者的细胞介导免疫受到抑制，巨噬细胞移动抑制因子的作用降低，需待治愈后才能恢复。如果 AIDS 患者并发黑热病，利什曼原虫还可播散到胃肠道和皮肤组织，在胸腔积液与血液内极易查见原虫。

2. 临床表现　本病的潜伏期一般为4～7个月，最长可达10～11个月。根据临床症状可分为内脏利什曼病、淋巴结型利什曼病和黑热病后皮肤利什曼病。

（1）内脏利什曼病（visceral leishmaniasis）/黑热病（kala-azar）：多见于少年儿童。主要症状和体征是长期不规则发热，常为双峰热型（每天上、下午各有1次高热），伴脾、肝、淋巴结肿大，晚期患者面颊可出现色素沉着。多数患者会出现脾大、消瘦、贫血、白细胞和血小板减少，以及血清丙种球蛋白明显增高、白蛋白/球蛋白比例倒置、蛋白尿和血尿，常见鼻衄和齿龈出血。由于患者全血细胞减少、免疫功能受损，不仅特异性细胞免疫受到抑制，而且对其他病原体感染产生的细胞免疫和体液免疫反应亦降低。

黑热病患者治愈后，可获得终身免疫，能够抵抗同种利什曼原虫的再感染。

（2）淋巴结型利什曼病（lymph gland visceral leishmaniasis）：病变局限于淋巴结，主要临床表现是全身多处淋巴结肿大，常见腹股沟淋巴结肿大，其次是颈部、腋下、滑车上、耳后等处淋巴结。肿大淋巴结在皮下较浅表处，其肿大程度不一，局部无压痛或红肿。淋巴结切片常可见利什曼原虫。多数患者的一般情况较好，少数可有低热和乏力，常见嗜酸性粒细胞增多，肝、脾很少触及。多数淋巴结型利什曼病患者可以自愈。

（3）黑热病后皮肤利什曼病（post kalaazar dermal leishmaniasis）：部分黑热病患者在治疗过程中，或在治愈后数年，甚至十余年，可发生皮肤病变。患者面部、颈部、四肢或躯干等部位出现许多大小不等的皮肤结节，或呈暗色丘疹状，结节内含有利什曼原虫。

【诊断】

黑热病的诊断主要根据流行病学史、临床表现与实验室检查。黑热病的国家诊断标准包括：①黑热病流行区居民或在白蛉成虫活动季节内（5～9月）曾在流行区内居住；②有长期不规则发热、脾呈进行性肿大、肝有轻度或中度肿大、全血细胞计数降低、高球蛋白血症，或有鼻出血及齿龈出血等症状；③免疫学检测抗体呈阳性，或循环抗原呈阳性；④骨髓、脾或淋巴结等穿刺物涂片查见利什曼原虫无鞭毛体，或将穿刺物注入NNN培养基内培养出前鞭毛体。疑似病例需要符合上述①与②的两个条件，临床诊断病例需要符合①～③的条件，确诊病例需要符合上述4个条件。

1. 病原学检查　对有长期发热、肝脾肿大、血细胞减少等症状的患者，检出利什曼原虫即可确诊，但要注意与播散性组织胞浆菌病、马尔尼菲青霉菌病、恶性组织细胞病（恶性组织细胞增生症）相鉴别。组织胞浆菌与利什曼原虫的利杜体相似，其子孢子呈卵圆形，无动基体，直径为2～4 μm。

（1）穿刺涂片法：以病灶穿刺物直接涂片，瑞氏或吉姆萨染色镜检。骨髓穿刺是最常用的方法，首选髂骨穿刺，简便、安全，检出率为80%～90%；其次是淋巴结穿刺，检出率为46%～87%。淋巴结穿刺多选肿大的浅表淋巴结，如腹股沟淋巴结、肱骨滑车上淋巴结、颈淋巴结等。淋巴结内的原虫消失最慢，也是复发的早期病灶，淋巴结穿刺常用于评估疗效。脾穿刺检出率虽可达90.6%～99.3%，但不安全，很少使用。

（2）皮肤活检：用消毒针刺破患者的皮肤结节，吸取少许组织液，或用手术刀刮取组织做涂片，染色后镜检。

（3）穿刺物培养法：将病灶穿刺物接种于NNN培养基，于22～25℃培养1周，从培养物内查见前鞭毛体即可确诊，该法敏感性高于涂片法，但需时较长。

2. 免疫学检测

（1）检测血清抗体：按照我国的黑热病血清抗体检测标准，方法有直接凝集试验、间接免疫荧光抗体试验、rk39免疫层析诊断试纸条检测、酶联免疫吸附试验。可用于低发病率流行区的内脏利什曼病的诊断和筛查。

（2）检测血清循环抗原：循环抗原检测既可提示宿主的活动性感染，又可反映感染度及用作疗效考核。常用方法有酶标记单克隆抗体斑点-ELISA直接法、单克隆抗体-酶联免疫印迹技术、双抗体夹心斑点-酶联免疫吸附试验。

【流行】

黑热病的分布极广，包括亚洲、非洲及拉丁美洲。据WHO估计，全世界每年有5万～9万黑热病新发病例，其中只有25%～45%报告给

WHO。2020 年，向 WHO 报告的新病例中，90% 以上发生在 10 个国家，即巴西、中国、埃塞俄比亚、厄立特里亚、印度、肯尼亚、索马里、南苏丹、苏丹和也门。根据 2022 年 WHO 的资料显示，大多数病例发生在巴西、东非和印度。

黑热病的流行病学特征存在地域差异，根据传染源不同，黑热病在流行病学上可分为人源型、犬源型和自然疫源型。①人源型：又称为平原型，分布在平原地带，患者为主要传染源，病犬罕见，患者以较大的儿童和青壮年占多数，传播媒介为家栖的中华白蛉（Phlebotomus chinensis），在喀什则为近家栖的长管白蛉（P. longiductus）。目前在新疆喀什绿洲仍有人源型黑热病流行。②犬源型：又称为山丘型，主要分布在山区及黄土高原地带，犬是主要传染源，患者散发，5 岁以下儿童和婴儿的感染率较高，成年患者少见，传播媒介为野栖或近野栖型中华白蛉。目前在甘肃、陕北、川北及晋中南一带仍有新感染的病例不断出现，犬源性黑热病是目前我国黑热病防治的重点。③自然疫源型：又称为荒漠型，主要分布在新疆和内蒙古的某些荒漠地区，患者主要见于婴幼儿，进入这类地区工作、探险或旅游的外来人员也易感染。传染源可能是野生动物，传播媒介主要是野栖的吴氏白蛉（Ph. wui）及亚历山大白蛉（Ph. alexandri）。

20 世纪 50 年代初期，黑热病流行于我国长江以北的 16 个省（自治区、直辖市）的 600 多个县。通过积极的控制，到 1958 年大部分地区达到了基本消除的标准。20 世纪 80 年代初，东部平原地区已达到消除标准。但是，在新疆、甘肃、四川、陕西、山西和内蒙古等省（自治区）一直存在着黑热病散发病例。通过国家传染病报告信息系统统计，2019 年全国共报告黑热病病例 166 例，低于 2004～2018 年平均报告病例数（321 例），整体发病呈低流行状态，但流行区范围在逐渐扩大，流行区高危人群有所变化，以往犬源型黑热病患者以 5 岁以下学龄前儿童为主，2019 年统计显示患者年龄以 15 岁以上人群为主。2020 年 1～8 月我国黑热病发病数量为 173 例。

【防治】

1. 治疗患者 治疗黑热病的首选药物为葡萄糖酸锑钠（sodium stibogluconate），用葡萄糖酸锑钠反复治疗无效者，可用芳香双脒剂戊烷脒（pentamidine）、羟脒芪（hydroxystilbamidine）或两性霉素 B（amphotericin B）治疗。芳香双脒剂和葡萄糖酸锑钠合并使用的疗效更佳。治愈标准是在治疗 1 年后骨髓穿刺物培养阴性。对于脾大并伴有脾功能亢进，且化疗无效的患者可行脾切除。目前尚无商用疫苗可用于该病预防。

2. 杀灭病犬 在山丘疫区，犬为主要传染源，应定期查犬，及时捕杀病犬。健康犬可以用溴氰菊酯药浴或喷淋以防白蛉叮咬。

3. 防蛉灭蛉 采用适当方法消灭白蛉，杀虫剂滞留喷洒对白蛉的杀灭效果较好。注意加强个人防护，避免白蛉叮刺，夜间在荒漠地带野外工作人员，应在身体裸露部位涂擦驱避剂，提倡使用蚊帐，特别是溴氰菊酯浸泡过的蚊帐、细孔纱门纱窗。

因此，必须建立长期防控机制，加强群众健康教育，提高群众防护和及时就诊意识，管理病犬和流浪犬，控制犬只数量，维持稳定的防治团队，加强调查和现场试验，注意对成年人的筛查，应用尽可能多的防治方法来控制黑热病传播。随着与经济发展有关的国内和国际旅行的增加，输入性黑热病的病例越来越多，还必须加强黑热病疫情监测，因地制宜地制定有效的防治策略和措施。

二、热带利什曼原虫和墨西哥利什曼原虫
Leishmania tropica and *L. mexicana*

热带利什曼原虫［*Leishmania tropica* (Wright, 1903) Lühe，1906］和墨西哥利什曼原虫［*Leishmania mexicana* (Biagi, 1953) Garnham，1962］主要寄生在皮肤的巨噬细胞中，可引起皮肤利什曼病。

热带利什曼原虫所致的皮肤利什曼病潜伏期长，病情发展慢，皮肤丘疹小（1～3mm），呈疖肿样急性炎症，3～6 个月破溃，脓液少，边缘隆起、发硬，溃疡面有薄痂，常无淋巴管炎。溃疡多见于面部，整个病程多在 1 年以上。

墨西哥利什曼原虫致病情况类似热带利什曼原虫，但近 1/2 的患者发生耳轮溃疡。

对于皮肤和皮肤黏膜利什曼病，血清检测的价值不大，临床表现结合寄生虫检测即可确诊。皮肤利什曼病的病原学诊断是从溃疡边缘或基部刮取组织涂片，或用皮肤切片，或从病变结节处抽出组织液，染色镜检查找无鞭毛体，或人工培

养前鞭毛体。因患者血液、骨髓、淋巴结内无原虫，故不引起贫血、白细胞减少等，用于黑热病的其他诊断方法均不适用于皮肤利什曼病的诊断。

热带利什曼原虫所致皮肤利什曼病多流行于北非、东非、欧洲南部、中亚细亚、中东、印度西部等地，全年均有发病，偶见暴发流行。传染源多为患者，传播媒介在非洲为司氏白蛉（*P. sergenti*），欧洲主要是 *P. perfiliwi*，亚洲为巴氏白蛉（*P. papatasii*）。

墨西哥利什曼原虫所致皮肤利什曼病流行于中南美洲，传播媒介为奥尔麦克罗蛉（*Lutzomyia olmeca*）、黄盾罗蛉（*Lu. flaviscutellata*）等。保虫宿主为大耳攀鼠、刚毛棉鼠等森林树栖性啮齿动物，人进入深林可受感染。

此外，在非洲东部还有埃塞俄比亚利什曼原虫（*L. aethiopica*），南美洲还有秘鲁利什曼原虫（*L. peruviana*）及圭亚那利什曼原虫（*L. guyanensis*）等，也可以传播皮肤利什曼病。

皮肤利什曼病首选治疗药物仍是葡萄糖酸锑钠，并保持溃疡清洁，防止继发感染。

三、巴西利什曼原虫
Leishmania baraziliensis

巴西利什曼原虫（*Leishmania baraziliensis* Vianna，1911）寄生于人体可引起皮肤黏膜利什曼病。虫体寄生所致的皮肤溃疡多发生于面部、臂部和腿部，部分患者可见鼻中隔、口腔黏膜病变，严重者出现鼻中隔、喉和气管的软骨破坏。诊断与防治类似热带利什曼原虫。巴西利什曼原虫主要流行于巴西、秘鲁等拉丁美洲国家。保虫宿主多为森林中的啮齿动物。传播媒介主要是罗蛉属（*Lutzomyia*）白蛉。

四、硕大利什曼原虫
Leishmania major

硕大利什曼原虫（*Leishmania major* Yakimov & Schockev，1914）可引起急性皮肤利什曼病，且其潜伏期短（数天至数月），白蛉叮咬部位皮肤出现炎症、丘疹，1～3 个月破溃，有脓液流出，边缘隆起、发硬，溃疡面有薄痂，常伴有淋巴管炎。溃疡多见于下肢，愈合较快，整个病程为 3～6 个月。

感染硕大利什曼原虫后能抵御热带利什曼原虫的感染，但感染热带利什曼原虫后不能抵御硕大利什曼原虫的感染。

硕大利什曼原虫主要分布于北非、中亚及西亚。在亚洲主要是以色列、叙利亚、土库曼斯坦、乌兹别克斯坦、哈萨克斯坦等国的乡村、城镇郊区及荒漠地带，夏秋季节多，易暴发流行。传染源为鼠类，传播媒介主要为巴氏白蛉、迪博克白蛉（*P. duboscqi*）。动物间传播的媒介为高加索白蛉（*P. caucasicus*），保虫宿主是大沙鼠及红尾沙鼠。

目前国内只有零星的境外输入性硕大利什曼原虫感染，最近报道的是 2017 年河南洛阳市援建哈萨克斯坦的归国人员的群体性皮肤利什曼病，其中 1 例明确诊断为硕大利什曼原虫感染所致。因此，对利什曼病流行区归国人员出现皮肤损害者，应高度关注，尽早准确诊断、规范治疗，避免与国内当地的皮肤利什曼病混淆。随着我国在中亚地区的经贸活动增加，应该注意加强防疫及医院检验人员培训，提高对该虫感染检查的准确性；加强出国及归国人员对皮肤利什曼病的卫生知识教育。

硕大利什曼原虫引起的皮肤利什曼病的诊断及治疗与热带利什曼原虫相同。

（叶 彬）

第 2 节 锥 虫
Trypanosome

学习与思考

（1）阐述锥虫在人体的寄生部位及其传播媒介。

（2）阐述冈比亚锥虫、罗得西亚锥虫和克氏锥虫的致病机制。

（3）如何诊断非洲锥虫病和美洲锥虫病？

锥虫（trypanosome）属于动基体纲（Kinetoplastea）锥体目（Trypanosomatida）锥体科（Trypanosomatidae），是寄生于鱼类、两栖类、爬虫类、鸟类和哺乳动物及人体的血液或组织细胞内的鞭毛虫。寄生于人体的有布氏冈比亚锥虫（*T. brucei gambiense*）、布氏罗得西亚锥虫（*T. brucei rhodesiense*）、克氏锥虫（*Trypanosoma cruzi*）、蓝氏锥虫（*T. rangeli*）。布氏冈比亚锥虫和布氏罗得西亚锥虫引起的非洲锥虫病（African trypanosomiasis），又称睡眠病（sleeping sickness）。克氏锥虫引起的美洲锥虫病（American trypanosomiasis），又称恰加斯病（Chagas disease）。

蓝氏锥虫则无致病性。近年发现动物寄生虫伊氏锥虫（*Trypanosome evansi*）也可寄生于人体。

可寄生于人体、家畜或野生动物导致锥虫病，是严重的人兽共患病，主要流行于非洲。

一、布氏冈比亚锥虫与布氏罗得西亚锥虫
Trypanosoma brucei gambiense and *T. brucei rhodesiense*

布氏冈比亚锥虫（*Trypanosoma brucei gambiense* Dutton，1902）简称冈比亚锥虫，布氏罗得西亚锥虫（*Trypanosoma brucei rhodesiense* Stephens & Fantham，1910）简称罗得西亚锥虫。二者的形态、生活史、致病及临床特征相似，均

【形态与生活史】

两种锥虫在人体内的寄生阶段均为锥鞭毛体（trypomastigote），锥鞭毛体可分为细长型、中间型和粗短型。细长型大小为（20～40）μm×（1.5～3.5）μm，游离鞭毛长 6μm；粗短型大小为（15～25）μm×3.5μm，游离鞭毛不超过 1μm，或无游离鞭毛；中间型大小则介于细长型和粗短型之间。锥鞭毛体细胞核位于虫体中央，动基体位于虫体近后端，基体位于动基体之前，起自基体的鞭毛伸出虫体后与表膜形成波动膜（undulating

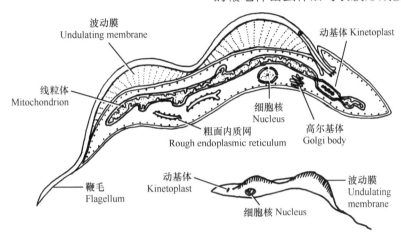

图 12-4　锥虫的锥鞭毛体 Trypomastigote of trypanosome

membrane）（图 12-4）。

在发病早期，锥鞭毛体存在于血液、淋巴液内，晚期则可入侵脑脊液。舌蝇（tsetse fly）为其传播媒介，只有粗短型锥鞭毛体对舌蝇有感染性。粗短型锥鞭毛体随血液被舌蝇吸入体内，在舌蝇中肠内，变为细长型锥鞭毛体，并以二分裂方式增殖。约 10 天后，锥鞭毛体从舌蝇中肠经前胃到达下咽，然后进入唾液腺，转变为上鞭毛体（epimastigote）。上鞭毛体经过增殖，最后转变为循环后期锥鞭毛体（metacyclic trypomastigote），其外形短粗，无游离鞭毛，大小为 15μm×2.5μm，对人具有感染性。当受锥虫感染的舌蝇刺吸人血时，循环后期锥鞭毛体随唾液进入皮下组织，并变为细长型锥鞭毛体，虫体增殖后进入血液（图 12-5）。

【致病】

锥虫先在侵入部位引起局部病变，然后在血液、淋巴液内散播，最后在中枢神经系统引起脑

膜炎等。两种锥虫所致疾病基本相同，但病程存在差异。冈比亚锥虫病为慢性过程，病程可持续数月至数年，症状较轻，其间有多次发热，有的无急性症状，但可见中枢神经系统异常。罗得西亚锥虫病呈急性过程，病程为 3～9 个月，常见显著消瘦、高热，有些患者在中枢神经系统未受侵犯前就已死亡。

1. 初发反应期 被舌蝇叮刺后约 1 周，在叮刺部位形成锥虫下疳（trypanosomal chancre），局部皮肤肿胀，中心出现一红点，皮下组织可见淋巴细胞、组织细胞及少量嗜酸性粒细胞和巨噬细胞浸润，有时可见锥虫。约持续 3 周后，局部皮肤病变即可消退。

2. 血淋巴期 锥虫进入血液和组织间淋巴液后引起广泛淋巴结肿大，尤以颈后、颌下、腹股沟等处的淋巴结肿大明显。颈后三角部淋巴结肿大（温特博特姆征，Winterbottom sign）为冈比亚锥虫病的特征。肿大淋巴结内的淋巴细胞、浆细胞和巨噬细胞增生。在感染 5～12 天出现锥虫血

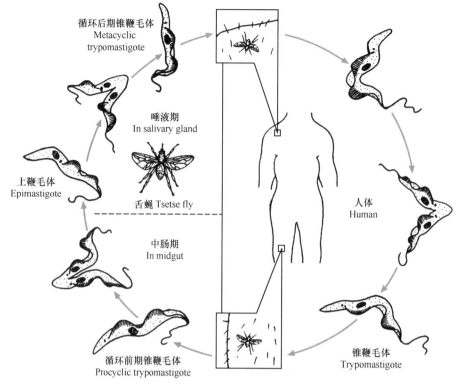

图 12-5 布氏锥虫生活史 Life cycle of *Trypanosoma brucei*

症，其高峰可持续 2～3 天，此时，患者有发热、头痛、关节痛、肢体痛等症状，有的患者还可发生心肌炎、心外膜炎及心包积液等。由于虫体表面抗原每隔一段时间会发生变异，宿主产生的特异性抗体失去作用，导致血内锥虫数量呈增加与减少的交替现象，其间隔为 2～10 天。因此，患者发热持续数日，便自行消退，数日后体温可再次升高。

3. 脑膜脑炎期　发病数月或数年后，锥虫可侵入中枢神经系统引起弥漫性软脑膜炎，病理特征为脑皮质充血和水肿、神经元变性、胶质细胞增生。患者的主要临床症状为个性改变，呈懒散、冷漠状态，后期则出现深部感觉过敏、共济失调、肌肉震颤、痉挛、嗜睡、昏睡等。

【诊断】

1. 病原学检查　取患者血液或淋巴液、脑脊液，以及骨髓、淋巴结穿刺物等涂片，染色后镜检锥鞭毛体，也可用动物接种方法检查。

2. 免疫学与分子生物学检测　检测血清特异性 IgM 具有诊断价值，常用方法有 ELISA、IFAT 和 IHA 等。应用 PCR 及 DNA 探针技术诊断锥虫病的特异性、敏感性较高。

【流行与防治】

两种非洲锥虫病的流行病学特征相似。冈比亚锥虫主要由分布于西非和中非河流沿岸或森林地带的须舌蝇（*Glossina palpalis*）等传播，而罗得西亚锥虫则主要由分布于东非热带草原和湖岸灌木丛地带的刺舌蝇（*G. morsitans*）、淡足舌蝇（*G. pallidipes*）等传播。前者的保虫宿主不明确，大鼠、小鼠及仓鼠的实验室感染偶见；后者以非洲羚羊、牛、狮、鬣狗等为保虫宿主。2014 年中国确诊首例输入性非洲冈比亚锥虫病患者发现于江苏。2017 年江苏江阴市又发现一例非洲输入性锥虫病例。2017 年 9 月，福建发现全国首例输入性罗得西亚锥虫病，2018 年 8 月福建又发现一例输入性罗得西亚锥虫病，患者皆系从非洲旅游回国后发病。

要早发现、早治疗，苏拉明（suramin）、喷他脒、硫胂密胺（melarsoprol）对本病疗效良好。对已累及中枢神经系统的患者，须采用有机砷剂治疗。可采取清除灌木林、喷洒杀虫剂等综合措施改变舌蝇孳生环境，控制媒介昆虫。目前尚无预防疫苗。

二、克氏锥虫
Trypanosoma cruzi

克氏锥虫（*Trypanosoma cruzi* Chagas，1909）寄生于人体引起克氏锥虫病，该病首先由巴西学者 Carlos Chagas 发现，故又称恰加斯病（Chagas disease），锥蝽（triatomine）为传播媒介，主要流行于南美洲和中美洲。

【形态】

在不同的寄生环境，克氏锥虫有无鞭毛体（amastigote）、上鞭毛体（epimastigote）和锥鞭毛体（trypomastigote）3 种形态。

1. 无鞭毛体 呈圆形或卵圆形，大小为 2.4～6.5μm，有细胞核和动基体，无鞭毛或鞭毛很短。存在于人类宿主的细胞或锥蝽的前肠内，以二分裂生殖。

2. 上鞭毛体 呈纺锤形，大小为 20～40μm，动基体在细胞核的前方，游离鞭毛从细胞核的前方发出。存在于锥蝽消化道内，以二分裂生殖。

3. 锥鞭毛体 在宿主血液内，外形弯曲如新月状，大小为 11.7～30.4μm，游离鞭毛自细胞核的后方发出。存在于宿主血液或锥蝽的后肠内，

本期虫体不增殖。

【生活史】

当锥蝽吸入含有锥鞭毛体的人体血液后，锥鞭毛体在锥蝽前肠经 14～20 小时转变为无鞭毛体。无鞭毛体以二分裂生殖，转变为球鞭毛体（sphaeromastigote）。球鞭毛体发育为大型上鞭毛体。约经 5 天，上鞭毛体发育为循环后期锥鞭毛体。当受感染的锥蝽再次吸食人血时，循环后期锥鞭毛体随锥蝽粪便排出，经叮刺的皮肤伤口或黏膜进入人体（图 12-6）。此外，宿主还可因误食被锥蝽粪便（含有循环后期锥鞭毛体）污染的食物感染，也可经输血、器官移植、母乳、胎盘传播。

在人体血液中的锥鞭毛体侵入组织细胞内转变为无鞭毛体，增殖后形成假包囊。假包囊破裂后，锥鞭毛体进入血液，再侵入新的组织细胞，易侵入的细胞包括单核吞噬细胞系统和心肌、骨骼肌、平滑肌细胞、神经细胞。

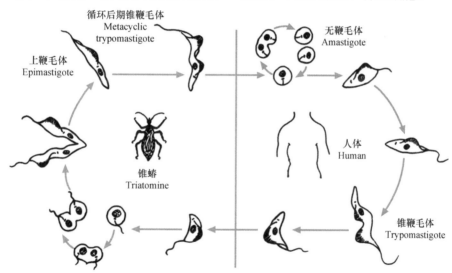

图 12-6 克氏锥虫生活史 Life cycle of *Trypanosoma cruzi*

【致病】

1. 急性期 侵入部位的皮下结缔组织出现炎症反应，呈一过性荨麻疹，经 1～2 周，叮咬局部出现结节，称为美洲锥虫肿（恰加斯肿，Chagoma）。若侵入眼结膜，可出现所谓罗曼尼亚征（Romaña sign），即单侧眼睑水肿、同侧结膜炎及耳前淋巴结炎。大多数患者上述临床表现不明显，只在感染后 2～3 周出现锥虫血症，并持续数月。在锥虫血症期间或以后，锥虫侵入组织，引起心肌炎、脑膜脑炎与肝脾肿大，婴幼儿脑膜脑炎与心肌炎危害严重。主要临床表现有头痛、

倦怠和发热、广泛的淋巴结肿大以及肝脾肿大，还可出现呕吐、腹泻或脑膜炎症状，以及心动过缓、心肌炎等心脏病症状。急性期持续 4～5 周，大多数患者自急性期恢复后便进入隐匿期，或转为慢性期。

2. 慢性期 常在感染后 10～20 年出现临床症状，但血液中及组织内很难找到锥虫。最常见的受累器官为心脏，主要表现为心肌炎、心律失常、充血性心力衰竭和血栓性栓塞症状，还可引起脑、肺、肾栓塞。食管、结肠肥大和扩张，形成锥虫性巨食管（cal megaesophagus）和锥虫性巨结肠（cal megacolon），导致患者进食、排便困难。免

疫力低下的慢性期患者可出现严重的脑膜脑炎或心脏病。

【诊断】

急性期患者可采用血涂片检查。隐匿期或慢性期患者可用血液接种鼠或用 NNN 培养基培养。此外，锥蝽接种法也可用于诊断。IFA、IHA、ELISA 等免疫学方法及 PCR 和 DNA 探针杂交等分子生物学方法也可用于实验室诊断。

【流行与防治】

克氏锥虫病流行于中美洲、南美洲居住条件差的农村。80% 患者的感染发生在幼儿时期。多种哺乳动物为该虫的保虫宿主，如狐、松鼠、食蚁兽、犰狳、犬、猫、家鼠等。主要传播媒介为骚扰锥蝽（*Triatoma infestans*）、长红锥蝽（*Rhodnius prolixus*）、大锥蝽（*Panstrongylus megistus*）、泥色锥蝽（*T. sordida*）等。克氏锥虫在野生动物之间传播，再从野生动物传到家养动物，经家养动物传播至人。

本病尚无有效的治疗药物。硝呋莫司（nifurtimox）能降低血液中克氏锥虫数量，减轻临床症状，对急性期患者有一定疗效，可减少死亡率。别嘌醇（allopurinol）也有一定的疗效。

改善居住条件和房屋结构，以防锥蝽在室内孳生与栖息，喷洒杀虫剂杀灭锥蝽；加强对孕妇与献血者的锥虫感染检查，防止通过输血、胎盘和母乳传播。随着拉美国家公共卫生条件的改善及杀虫剂的使用，该病通过锥蝽传播已逐渐减少，而输血传播等其他传播方式逐渐受到重视。目前尚无预防性疫苗。

（吕　刚）

第 3 节　蓝氏贾第鞭毛虫
Giardia lamblia

学习与思考

（1）阐述蓝氏贾第鞭毛虫的形态特征及生活史。

（2）人感染蓝氏贾第鞭毛虫方式有哪些？如何防止感染？

（3）阐述蓝氏贾第鞭毛虫的致病机制。

（4）阐述贾第虫病的病原学诊断方法。

蓝氏贾第鞭毛虫属于后滴门（Metamonada），

该门的双滴纲（Trepomonadea）和曲滴纲（Retortamonadea）的鞭毛虫可寄生于人体肠道，又称肠鞭毛虫（intestinal flagellates），主要有蓝氏贾第鞭毛虫（*Giardia lamblia*）、人肠滴虫（*Enteromonas hominis*）、迈氏唇鞭毛虫（*Chilomastix mesnili*）、中华内滴虫（*Chilomastix sinensis*）等。

蓝氏贾第鞭毛虫（*Giardia lamblia* Stile，1915）又称小肠贾第鞭毛虫（*G. intestinalis*）或十二指肠贾第鞭毛虫（*G. duodenalis*），简称贾第虫，属于双滴纲（Trepomonadea）双滴目（Diplomonadida）六鞭毛科（Hexamitidae）。目前蓝氏贾第鞭毛虫已分为 8 个基因型（或集聚体，A～H），其中 A 型和 B 型可感染人、家养动物（犬、猫、家畜）及野生动物。该虫寄生于人的小肠，可引起以腹泻及营养不良等症状为主的贾第虫病（giardiasis），是人体常见肠道寄生虫病，常见于旅游者，也称为"旅游者腹泻"（traveler's diarrhea，backpackers' disease）；其滋养体偶尔也可侵犯胆道系统造成炎性病变。贾第虫病呈全球性分布，其流行与饮水卫生和感染者的免疫功能有密切关系，是一种重要的水源性疾病（waterborne disease），也是一种机会性致病性寄生虫病。该病原体也可寄生于部分家畜和野生动物，因此被认为是一种重要的人兽共患寄生虫。

【形态】

蓝氏贾第鞭毛虫的生活史包括滋养体（trophozoite）和包囊（cyst）两个阶段。

1. 滋养体　滋养体呈倒梨形（图 12-7、图 12-8），两侧对称，前端宽钝，后端尖细，背部

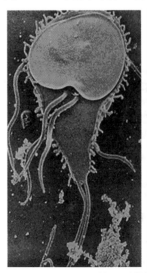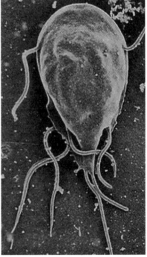

图 12-7　蓝氏贾第鞭毛虫扫描电镜照片
Photograph of scanning electron microscope of *Giardia lamblia*

隆起，腹面扁平或略内凹。滋养体长 9～21μm，宽 5～15μm，厚 2～4μm。腹面前半部有 1 个盘状吸器（adhesive disk），吸器中线两侧细胞质内各有 1 个泡状细胞核，有核仁，无核周染色质粒。有前鞭毛、腹鞭毛、后鞭毛和尾鞭毛各 1 对。一对弧形中体（median body）位于吸器之后，为贾第虫属所特有，是鉴别贾第虫的重要结构，中体的功能尚不清楚，可能具有支持虫体的作用，或参与能量代谢。滋养体没有真正的轴柱，是两根轴丝并行排列，也无线粒体、滑面内质网、高尔基体和溶酶体。贾第虫属厌氧寄生虫，但却没有氢化酶体。鞭毛的摆动可使虫体运动如落叶飘动，并有助于形成黏附肠上皮细胞的吸力。

2. 包囊　椭圆形，长 8～14μm，宽 7～10μm，囊壁较厚、光滑、无色，囊内有两套细胞器。在永久染色标本中由于细胞质收缩导致囊壁与细胞质之间常有空隙，细胞质内可见 2 个或 4 个细胞核（成熟包囊 4 个核）及鞭毛、中体和轴丝结构（图 12-8）。

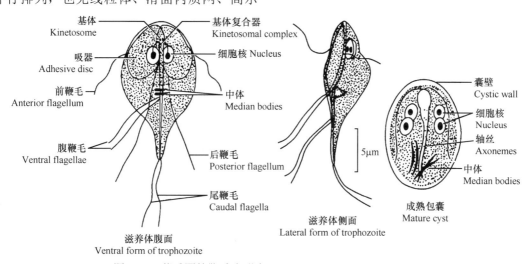

图 12-8　蓝氏贾第鞭毛虫形态 Morphology of *Giardia lamblia*

【生活史】

生活史包括滋养体和包囊两个阶段。滋养体为营养、增殖、致病阶段，主要在十二指肠或小肠上段寄生，吸附于小肠绒毛表面，以纵二分裂方式生殖。若滋养体从附着的肠壁落入肠腔，可随肠内容物到达回肠、结肠，在结肠下段滋养体团缩，形成包囊，并随成形或半成形的粪便排出体外。包囊为传播阶段，成熟的 4 核包囊为感染阶段。成熟包囊随饮水或食物被人或动物摄入后，在十二指肠脱囊形成 2 个滋养体。包囊的抵抗力强，在水中和凉爽环境中可存活数天至 1 个月，但随粪便排出的滋养体在外界不能形成包囊而很快死亡。

Giardia lamblia, an intestinal flagellate in human, is also known as *Giardia intestinalis*, or *Giardia duodenalis*. Some domestic or wild animals may serve as reservoir hosts. Trophozoites and cysts are found in the life cycle of *G. lamblia*. Cysts are resistant forms and are responsible for the transmission of giardiasis. The mature quadrinucleate cysts are infective to human. Giardiasis is a water-borne disease and infection occurs by ingestion of mature cysts in contaminated water, food, or by the fecal-oral route (hands or fomites). In the small intestine of the host, excystation of each mature cyst releases two trophozoites. Trophozoites multiply by longitudinal binary division，and remain in the lumen of the proximal small bowel where they can be free or attached to the mucosa by their ventral adhesive disks. Encystation of trophozoites may occur as trophozoites are transferred toward the large intestine. Both cysts and trophozoites can be found in human feces. Usually, cysts are found in non-diarrheal stools. As the cysts are infectious when passed in the stool or shortly afterward, person-to-person transmission is possible. The infection of *G. lamblia* can cause intestinal disorders, diarrhea and related malabsorptive diseases.

【致病】

1. 致病机制　大量虫体覆盖于小肠黏膜，对其表面造成机械性损伤；虫体的分泌物和代谢产物，如外源凝集素（lectin），可对肠细胞造成化学性损伤；虫体代谢过程中可消耗结合胆盐，影响脂肪酶活性，妨碍脂肪消化。上述多种原因可导致营养吸收障碍，使高渗透性分子堆积于肠腔，造成肠腔渗透压增高，从而引起脂性腹泻。虫体还与宿主竞争营养，使胡萝卜素、叶酸、维生素B_{12}等脂溶性营养物质的吸收减少。

小肠黏膜的病理变化：滋养体吸附、嵌入肠黏膜上皮细胞表面，大量虫体寄生时还可侵入肠黏膜。小肠黏膜呈现典型的卡他性炎症，黏膜固有层可见急性炎症细胞（多形核粒细胞和嗜酸性粒细胞）和慢性炎症细胞浸润，上皮细胞有丝分裂增加，绒毛变粗，上皮细胞坏死、脱落等。上述病理改变是可逆的，经治疗可恢复正常。

2. 致病因素　临床表现和病理变化与虫株毒力、宿主营养状况、机体免疫力及肠黏膜免疫有关。

（1）虫株致病力：不同虫株的致病力存在差异，如 GS 株比 ISR 株的致病力强。

（2）宿主免疫力：免疫缺陷者、丙种球蛋白缺乏者、分泌型 IgA 缺乏者、胃酸缺乏者不仅容易感染贾第虫，而且感染后可出现慢性腹泻和吸收不良等严重临床症状。胃肠道分泌的 IgA 有清除肠道原虫的作用，但贾第虫滋养体能够分泌降解 IgA 的蛋白酶，使得该虫可以在小肠内寄生、增殖，从而致病。肠道的沙门菌、痢疾志贺菌感染可加重贾第虫病，使病程延长。

（3）二糖酶缺乏：二糖酶减少可加重小肠黏膜病变，造成腹泻。动物实验表明，在二糖酶水平降低时，贾第虫滋养体可直接损伤小鼠的肠黏膜细胞，使小肠微绒毛变短，甚至扁平。有研究证明贾第虫病患者就存在二糖酶减少的现象。

3. 临床表现　免疫功能正常者感染贾第虫后多呈无症状带虫状态，仅少数感染者出现临床症状。潜伏期一般为 12～22 天，最长可达 45 天。临床表现可分为急性期和慢性期。

（1）急性期：患者有恶心、厌食、上腹及全身不适，或伴低热、寒战、突发性恶臭水泻等临床症状，此后，胃肠胀气、呃逆和上中腹疼挛性疼痛，粪便内少见黏液、血或脱落细胞。急性期

持续数天后，可自行消退，转为无症状带虫者。幼儿患者的病程可持续数月，表现为营养吸收不良、脂性腹泻、身体虚弱、体重减轻。

（2）慢性期：未经治疗的部分急性期患者可转为亚急性或慢性期。亚急性期表现为间歇性排恶臭软便（或呈粥样），伴腹胀、痉挛性腹痛，或有恶心、厌食、嗳气、胃烧灼感、便秘和体重减轻等。慢性期表现为周期性稀便，病程可达数年而不愈。严重感染且未经治疗的患儿病程可持续很长时间，并导致营养吸收不良、身体发育障碍。

寄生于胆管系统的滋养体可引起胆囊炎或胆管炎，少数患者出现胆绞痛和黄疸。

【诊断】

1. 病原学检查

（1）粪便检查：对急性期患者，取新鲜粪便做生理盐水直接涂片检查滋养体。对于亚急性期或慢性期患者，最好取成形粪便制成永久染色涂片检查包囊，也可用 2% 碘液涂片、硫酸锌浮聚法或醛-醚浓集法等检查包囊。慢性期患者的包囊排出具有间断性，应隔日查 1 次，并连续查 3 次，以提高检出率。

（2）小肠液检查：用十二指肠引流（duodenal aspiration）法或肠检胶囊法（enteric-test capsule method）检查小肠液中的滋养体。可用十二指肠引流液直接涂片检查，或引流液离心浓集检查。肠检胶囊法是在让患者吞下 1 个装有尼龙线的胶囊，系胶囊的游离端留在口外，胶囊在胃中溶解，尼龙线伸展到达十二指肠和空肠，约经 4 小时缓缓拉出尼龙线，取尼龙线上的黏附物镜检活滋养体，也可将黏附物涂片后染色镜检。

（3）小肠黏膜活检：借助内镜摘取小肠黏膜组织，先做压片检查，固定后用吉姆萨染色镜检，可见滋养体呈紫色，肠上皮细胞则呈粉红色。

2. 免疫学与分子生物学检查　免疫学检查粪便中的贾第虫包囊或滋养体抗原有较高的敏感性和特异性，可作为辅助诊断；分子生物学检查是采用 PCR 方法扩增贾第虫的某个基因片段进行诊断，并可用贾第虫不同基因型的检测。

【流行】

贾第虫病呈世界性分布，其流行与经济状况、季节及患者年龄密切相关。在中低收入国家人群中，贾第虫病的感染率为 8.0%～30.0%，而在高收入国家的感染率为 0.4%～7.5%。旅游者感染多

见，尤其夏秋季节发病率较高。此外，乡村人群的感染率高于城市人群，儿童感染率高于成人。

1. 传染源 粪便排出包囊的人和动物是该虫的传染源。动物宿主有家畜（牛、羊、猪等）、宠物（猫、犬）及野生动物河狸等。

2. 传播途径 贾第虫病是一种水源性寄生虫病（water-borne parasitic disease），其流行与饮水有密切关系，水源传播是重要途径。水源污染主要来自人和动物粪便中的贾第虫包囊。贾第虫包囊的抵抗力强，在水中可存活4天；自来水中的氯含量不能杀死包囊，在一般氯化消毒水（0.5%）中可存活2～3天。粪-口传播方式在贫穷、人口拥挤、用水不足及卫生条件差的地区是主要方式。同性恋者的肛交与口交也可造成粪-口传播。蝇和蜚蠊等媒介昆虫可携带包囊，传播该病。

3. 易感人群 一般人群都可感染该虫，健康成人食入感染性包囊超过100个即可获得感染。另外，幼儿、身体虚弱者和免疫功能缺陷者更加易感。目前，在艾滋病患者中，贾第虫病是最重要的机会性致病性寄生虫病之一。

【防治】

控制贾第虫病的流行主要在于加强公共卫生和个人防护；加强人畜粪便管理，防止水源污染；注意饮食卫生和个人卫生；儿童的共用玩具应定期消毒；艾滋病患者和其他免疫功能缺陷者需注意预防并及时治疗贾第虫感染。

积极治疗患者和无症状带虫者。常用治疗药物有甲硝唑（metronidazole）、呋喃唑酮、替硝唑（tinidazole）、巴龙霉素（paromomycin）。甲硝唑、呋喃唑酮可能致突变，孕妇贾第虫病应使用巴龙霉素治疗。

（叶建斌）

第4节 阴道毛滴虫
Trichomonas vaginalis

学习与思考

（1）描述阴道毛滴虫滋养体的形态特征。

（2）阴道毛滴虫的感染途径有哪些？如何防止感染？

（3）阐述滴虫性阴道炎的发病机制。

阴道毛滴虫（*Trichomonas vaginalis* Donné,

1837）属于毛滴纲（Trichomonadea）毛滴目（Trichomonadida）毛滴虫科（Trichomonadidae），主要寄生于女性阴道、男性尿道、附睾和前列腺，引起毛滴虫病（trichomoniasis）。阴道毛滴虫病主要经性接触传播，为性传播疾病（sexually transmitted disease）。

【形态】

阴道毛滴虫的生活史中仅有滋养体期。活体呈水滴状，透明度高，具折光性，体态多变，活动力强。涂片固定的滋养体呈椭圆形或梨形（图12-9），虫体长7～32μm，宽5～12μm。细胞核呈椭圆形，位于虫体前1/3处，基体位于细胞核前面，由此发出5根鞭毛，其中前鞭毛（anterior flagellum）4根，后鞭毛（recurrent flagellum）1根，后鞭毛向后延伸，呈波浪状，与波动膜的外缘相连。波动膜（undulating membrane）是细胞质延展形成的极薄的膜状物，位于虫体前1/2处，由前向后延伸至虫体中部，波动膜基部有一条肋（costa），与虫体相连。鞭毛和波动膜是该虫的运动细胞器。轴柱（axostyle）1根，源于虫体前端，向后延伸，纵贯虫体并从末端伸出。细胞质内有深染的颗粒，多数沿轴柱和肋平行排列，为氢化酶体（hydrogenosome），是该虫的特征性结构，其超微结构和功能类似线粒体。阴道毛滴虫是厌氧生物，体内缺线粒体。

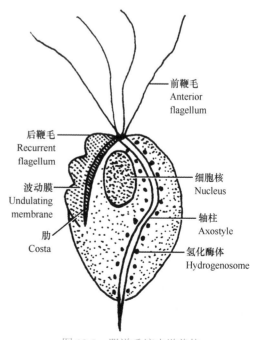

图 12-9 阴道毛滴虫滋养体
Trophozoite of *Trichomonas vaginalis*

【生活史】

阴道毛滴虫生活史简单,滋养体以渗透、吞噬和吞饮方式摄取营养,以纵二分裂（longitudinal binary fission）或多分裂方式生殖。滋养体寄生于人体泌尿生殖系统,主要寄生于女性阴道后穹隆和男性尿道或前列腺,也见于睾丸、附睾或包皮下组织。滋养体具有感染性,对外界抵抗力较强,通过直接或间接接触方式在人群中传播（图 12-10）。

Trichomonas vaginalis lives in the vagina and urethra of women and in the prostate, seminal vesicles, and urethra of men. It is transmitted primarily by sexual intercourse, although it has been found in newborn infants. Its presence occasionally in very young children suggests that infection can be contracted from contaminated washcloths, towels, and clothing. Viable cultures of *T. vaginalis* have been obtained from damp cloths as long as 24 hours after inoculation.

Acidity of the normal vagina (pH 3.8 to 4.4) discourages the infection of *T. vaginalis*, but once established the organisms may cause a shift of the local pH toward neutrality or alkaline, which further promotes their proliferation.

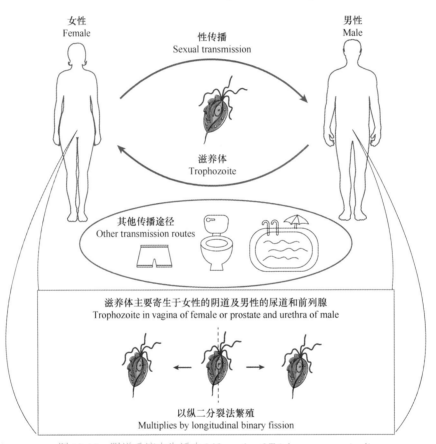

图 12-10 阴道毛滴虫生活史 Life cycle of *Trichomonas vaginalis*

【致病】

1. 致病机制 致病作用与虫体毒力及宿主的生理状态有关。健康女性的阴道内,因乳酸杆菌酵解糖原产生乳酸而呈酸性（pH 3.8~4.4）,可抑制细菌的生长繁殖,称为阴道自净作用。当滴虫寄生时,滴虫竞争性地消耗了阴道的糖原,妨碍乳酸杆菌酵解作用,乳酸浓度降低,使阴道的 pH 由原来的酸性转变为中性或碱性,有利于滴虫的大量繁殖,并会继发细菌或真菌感染,加重炎症反应。因此,在月经期、妊娠期感染更易发病。

该虫致病与女性生殖系统生理和妇科疾病有关。当 pH 小于 5 或大于 7.5 时,阴道毛滴虫的繁殖受抑,而在月经前、后,阴道 pH 接近中性,同时富于营养（血清）,有利于滴虫繁殖。在卵巢功能减退时,直接影响阴道黏膜的厚度和糖原代谢,有利于滴虫寄生和侵袭。

此外,虫体的分泌物可能与病变程度有关。研究显示,阴道毛滴虫对哺乳动物细胞有接触依赖性细胞病变效应（contact-dependent cytopathic effect），如虫体分泌的细胞离散因子（cell-detaching factor）能够促使体外培养的哺乳动物细胞离散，可能也会使阴道上皮细胞脱落。细胞离散因子可能是阴道毛滴虫毒力的标志，其生成量与病变的程度有关。

滴虫性阴道炎的临床症状还与阴道内雌激素浓度有关，雌激素浓度越低，临床症状越重，其原因可能是 β-雌二醇能降低细胞离散因子的活性。因此，在治疗滴虫性阴道炎时，若在阴道内置入雌激素丸剂，可提高局部雌激素浓度，减轻临床症状，达到协同治疗的效果。

2. 临床症状 阴道的病变程度与滴虫感染度及继发感染等因素有关，患者出现阴道壁黏膜充血、水肿，上皮细胞变性脱落，白细胞浸润等病变。轻度感染者的阴道黏膜可无异常。许多女性感染者的症状不明显或无临床症状。患者最常见的临床症状为白带增多，外阴瘙痒、烧灼感，性交疼痛等。阴道检查有触痛，可见分泌物增多，呈灰黄色、泡沫状，有异味。合并细菌感染时，白带呈脓液状或粉红状。阴道及子宫颈黏膜弥散性充血、红肿，严重者有出血，呈斑点状。若感染累及尿道，患者可出现尿频、尿急、尿痛等泌尿系统感染症状。男性患者当感染累及前列腺时，表现为尿道灼热、夜尿增多，可伴有尿频、尿急、尿痛、直肠坠胀等症状，排尿末尿道口可有白色混浊分泌物滴出。

在自然分娩过程中，滴虫可能经产道感染婴儿，引起呼吸道和眼结膜炎症。

男性感染者常无临床表现，但其尿道的稀薄分泌物内常含虫体，可使配偶重复感染。研究表明，阴道毛滴虫感染男性后会引起形态正常精子的比例下降、精子的运动能力和存活率降低、精子膜完整性发生改变。阴道毛滴虫也可以通过直接接触的方式，吞噬精子细胞、前列腺细胞，影响精液的成分与质量，进而影响受精作用，导致男性不育。

【诊断】

根据流行病学史、临床表现及实验室检查结果诊断。取阴道后穹隆分泌物，生理盐水直接涂片法或涂片染色法（瑞氏或吉姆萨液染色）检查，查见滋养体可确诊。尿液沉淀物或前列腺液也可作涂片染色，镜检。还可将待检标本用肝浸液培养基、蛋黄浸液培养基或 TYM 培养基在 37℃ 下培养 48 小时，检查滋养体。应与念珠菌性阴道炎、细菌性阴道炎、细菌性尿道炎、淋病性尿道炎等相鉴别。

PCR、巢式 PCR、荧光定量 PCR 和环介导等温扩增（loop-mediated isothermal amplification, LAMP）等分子生物学方法的特异性和灵敏度均较高，已用于阴道毛滴虫的实验室检查，将逐渐成为临床检测的常用方法。

【流行】

阴道毛滴虫呈全球性分布，据 WHO 统计，全球每年大约有 2.7 亿阴道毛滴虫感染病例。人群普遍易感，人感染后不能形成持久免疫力，治愈后仍可重复感染。以 20～40 岁女性感染率最高。由于男性感染者的确诊常需要检查前列腺分泌物，导致许多男性感染者被漏诊，因此在受调查的家庭中女性感染率大大高于男性。

传染源为滴虫性阴道炎患者和无症状女性或男性带虫者。传播方式包括直接接触和间接接触，前者以性传播为主，后者主要通过使用公共浴池、浴具、公用游泳衣裤、坐式马桶等传播。滋养体在外界环境中可较长时间保持活力和感染性，在湿润的毛巾、衣裤上能存活 23 小时，40℃ 浴池水中存活 102 小时，2℃ 水中可存活 65 小时，-10℃ 环境可存活 7 小时，普通肥皂水中存活 45～150 分钟。妇科器械的消毒不彻底，常造成医源性传播。高危性行为、HIV 感染等也是感染阴道毛滴虫的危险因素。

【防治】

应及时治疗患者和带虫者，减少和控制传染源。在治疗患者的同时，还应对其性伴侣进行治疗，才能根治。常用的口服药物为甲硝唑，局部治疗可用甲硝唑栓、甲硝唑阴道泡腾片或乙酰胂胺，局部用药前最好用 1：5000 高锰酸钾溶液或 0.5% 乳酸液冲洗阴道。预防感染应注意个人卫生与月经期卫生，提倡使用淋浴，不使用公共浴具和游泳衣裤，慎用公共马桶，严格妇科器械的消毒。

（王 帅）

第 5 节 寄生人体的其他毛滴虫 Other *Trichomonas*

一、人毛滴虫 *Trichomonas hominis*

人毛滴虫 [*Trichomonas hominis* (Davaine, 1860) Leuckart，1879]，同种异名：人五毛滴虫 [*Pentatrichomonas hominis* (Davaine, 1860) Wenrich, 1931]，分类地位同阴道毛滴虫。寄生于人体盲肠和结肠，在腹泻患者粪便中发现。

人毛滴虫生活史仅有滋养体阶段。滋养体呈梨形，外形似阴道毛滴虫，长 5～14μm，宽 7～10μm，具有 3～5 根（通常 4 根）游离的前鞭毛和 1 根后鞭毛，后鞭毛与波动膜外缘相连，游离于虫体后端。波动膜的内侧借助一弯曲、薄杆状的肋与虫体相连。肋与波动膜等长，是重要的虫种鉴定依据。细胞核 1 个位于虫体中线前 1/3 处。轴柱较粗，贯穿整个虫体，并从虫体末端伸出。胞质内含食物泡和细菌（图 12-11）。活的虫体可作急速而无方向的运动。人毛滴虫以纵二分裂方式生殖。

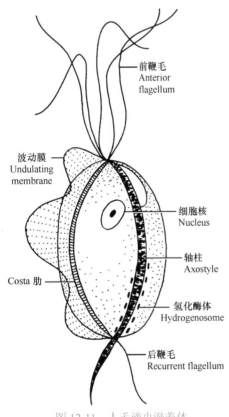

图 12-11 人毛滴虫滋养体
Trophozoite of *Trichomonas hominis*

前鞭毛
Anterior
flagellum

波动膜
Undulating
membrane

细胞核
Nucleus

轴柱
Axostyle

Costa 肋

氢化酶体
Hydrogenosome

后鞭毛
Recurrent flagellum

滋养体在外界有较强的抵抗力，在牛奶中可以存活 24 小时，并且能够耐受胃酸的作用。滋养体为感染阶段，以粪-口途径传播，误摄被滋养体污染的饮水和食物均可感染。

关于人毛滴虫对人体的致病作用尚存争议。有的认为该虫是机会致病原虫，宿主免疫功能降低是主要的致病条件，当寄生虫数量较大，并伴有其他致病菌时，可导致腹泻，但有的认为腹泻只是与该虫感染相伴，并非由其所致。

应用生理盐水直接涂片法或涂片染色法从粪便中检出滋养体可确诊。该虫呈世界性分布，各地感染率不等，我国的平均感染率为 0.033%，估计全国感染人数为 25 万～49 万。常用抗虫药物为甲硝唑。

二、口腔毛滴虫 *Trichomonas tenax*

口腔毛滴虫 [*Trichomonas tenax* (Muller, 1773) Dobell，1939]，同物异名：口腔毛滴虫 [*Trichomonas buccalis* (Goodey, 1917) Kofoid, 1920]，分类地位同阴道毛滴虫。寄生于人体口腔，定居于齿龈脓溢袋和扁桃体隐窝内，常与齿槽化脓同时存在。少见于下呼吸道中寄生。

口腔毛滴虫生活史只有滋养体期。滋养体呈梨形，体长 5～16μm，宽 2～15μm；有 4 根前鞭毛和 1 根无游离端的后鞭毛，波动膜长约为虫体的 2/3；细胞核 1 个，位于体前中部，核内染色质粒丰富；1 根纤细的轴柱向后伸出体外（图 12-12）。以口腔内的食物残渣、上皮细胞和细菌为食，以二分裂方式生殖。

滋养体在外界有较强的抵抗力，室温下可存活 3～6 天。接吻是口腔毛滴虫的主要传播方式，也可以通过餐具、饮水、飞沫等间接传播。

口腔毛滴虫致病问题尚无定论。有的认为该虫为口腔共栖原虫，但有的认为与牙周炎、牙龈炎、龋齿等口腔疾病有关。口腔毛滴虫的存在至少可以反映感染者的口腔卫生状况不良。

龋齿刮拭物生理盐水直接涂片，或培养后镜检，可见活跃的滋养体。

口腔毛滴虫感染普遍，国外报道口腔毛滴虫感染率为 10%～53.4%，我国人群感染率为 17.7%，其中口腔门诊患者的平均感染率为 26.33%。感染难以自行消除，保持口腔卫生是最有效的预防方法。

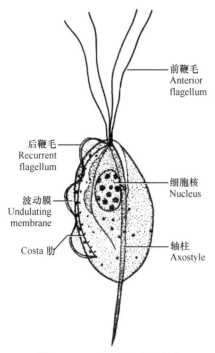

图 12-12 口腔毛滴虫滋养体
Trophozoite of *Trichomonas tenax*

前鞭毛
Anterior
flagellum

后鞭毛
Recurrent
flagellum

波动膜
Undulating
membrane

Costa 肋

细胞核
Nucleus

轴柱
Axostyle

三、脆弱双核阿米巴
Dientamoeba fragilis

脆弱双核阿米巴（*Dientamoeba fragilis* Jepps & Dobeel，1918）1909 年被发现，但直到 1918 年才被描述。最初认为是阿米巴原虫，20 年后经银染色、电子显微镜观察和蛋白质的血清学分析研究证实，此虫和阿米巴原虫不同，其特点与滴虫关系密切，很可能是失去鞭毛的滴虫，因此确定为毛滴虫，但按动物命名法规定则需要保留其原名。分类地位同阴道毛滴虫。

滋养体直径为 7～12μm，叶状伪足宽而透明，伪足边缘呈锯齿状。细胞质空泡内可见被吞噬的细菌，虫体常有 2 个核，核中央常有颗粒状染色质 4 个，核周无染色质颗粒，很薄的核膜经染色后才明显（图 12-13）。

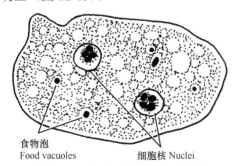

食物泡
Food vacuoles

细胞核 Nuclei

图 12-13 脆弱双核阿米巴滋养体
Trophozoite of *Dientamoeba fragilis*

该虫寄居于人体结肠内，因滋养体不能抵抗上消化道的消化液，故不能直接经口感染。流行病学和细胞学证据表明，此虫常与蛲虫合并感染，认为可能是经蛲虫卵或幼虫携带经口传播。

脆弱双核阿米巴的致病机制尚不完全清楚。病理切片显示，感染该虫的阑尾表现为肠壁纤维化。部分感染者有临床症状，主要为腹痛、腹泻、粪便带血或黏液、恶心、呕吐等。

粪便生理盐水直接涂片或经铁苏木精染色查到脆弱双核阿米巴可确诊，由于其滋养体在外界存活时间有限，粪便标本必须及时检查。PCR 法诊断的敏感性较高，特异性可达 100%。

脆弱双核阿米巴呈世界性分布，国外一般人群中的检出率为 1.5%～20%。本病可用双碘喹啉、巴龙霉素治疗。

四、蠊缨滴虫
Lophomomas blattarum

蠊缨滴虫（*Lophomomas blattarum* Stein，1860）属于动鞭毛纲（Zoomastigophorea）超鞭毛目（Hypermastigida）缨滴虫科（Lophomonadae）。该虫可寄生于人体肺部及上呼吸道，引起这些部位的感染。蠊缨滴虫病是一种新发现的寄生虫病，1993 以来，国内已报告 100 多例蠊缨滴虫病。

蠊缨滴虫滋养体呈梨形或椭圆形，体长 20～60μm，宽 12～20μm，细胞质中可见许多大小不等的吞噬的食物颗粒（food particles），细胞核位于虫体的前部。细胞核前方有 1 个环状的生毛体（blepharoplast），又称旁基体，由此发出一簇（30～40 条）不规则的鞭毛，虫体借助鞭毛的无定向不规则摆动而运动。虫体中部有一束纵行的轴丝（axoneme）伸出体外（图 12-14A）。滋养体主要以二分裂生殖。

该虫通常寄生于白蚁或东方蜚蠊肠内，生活史尚不清楚。人体感染蠊缨滴虫可能与接触白蚁或蜚蠊有关，患者表现为发热、胸闷、气短、咳嗽、有白色丝样黏液痰。

实验室检查：痰涂片及支气管肺泡灌洗液镜检可见活体蠊缨滴虫。目前国内还未建立抗原、抗体检测或分子生物学鉴定方法。

检查时应注意与支气管纤毛细胞（ciliated bronchial cells）鉴别。蠊缨滴虫滋养体的鞭毛长短不一，尤其是在运动时其鞭毛摆动的方向不定，非常凌乱。支气管纤毛细胞呈柱状，又称纤毛柱

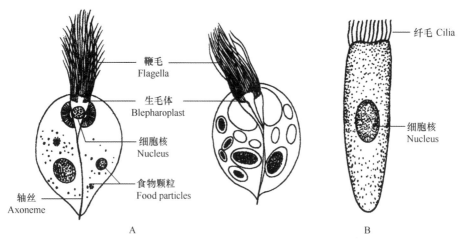

图 12-14 蠊缨滴虫滋养体（A）和支气管纤毛细胞（B）
Trophozoite of *Lophomomas blattarum*（A）and ciliated bronchial cell（B）

状上皮细胞，一端具有整齐而有定向的纤毛，即使在活动时纤毛摆动的方向也一致（图 12-14B）。

对于有类似症状、使用抗生素效果不佳的肺部感染患者，应考虑蠊缨滴虫感染的可能性，早期发现并给予甲硝唑或替硝唑治疗有效。

第 6 节　致病性自生生活鞭毛虫
Pathogenic Free-Living Flagellate

学习与思考

（1）阐述福氏耐格里阿米巴的形态和生活史特点。

（2）不与水接触会感染福氏耐格里阿米巴吗？

（3）阐述福氏耐格里阿米巴的致病特点。

原生动物界（Protozoa）新生动物亚界（Neozoa）盘脊下界（Discicristata）透色动物门（Percolozoa）的动物为虫体较透明的原虫，包括能够在阿米巴样体、鞭毛体和成囊期之间转变的许多虫种，绝大多数虫种为自生生活鞭毛虫。该动物门中的异叶足纲（Heterolobosea）裂核目（Schizopyrenida）瓦氏科（Vahlkamphidae）中的福氏耐格里阿米巴（*Naegleria fowleri*），是唯一致病虫种，通常称为致病性自生生活鞭毛虫，可引起人体感染，感染者病死率高。

福氏耐格里阿米巴
Naegleria fowleri

【形态与生活史】

福氏耐格里阿米巴（*Naegleria fowleri* Gater，1970）普遍存在于自然界的水体、淤泥、尘土和腐败植物中，多孳生于淡水中。生活史较简单，有滋养体和包囊两个阶段。滋养体有阿米巴型滋养体（amoeboid trophozoite）和鞭毛型滋养体（flagellted trophozoite）两种类型。阿米巴型滋养体细长，大小约为 7μm×22μm，常向一端伸出伪足，运动活泼，细胞质中含有伸缩泡和食物泡，侵入组织的滋养体可见吞噬的红细胞；滋养体以二分裂生殖。阿米巴型滋养体在不适宜环境或放入蒸馏水中，虫体转变为鞭毛型滋养体，呈长圆形或梨形，前端伸出 2～9 根鞭毛，细胞核位于前端狭窄部。染色后滋养体可见泡状核，核仁大而居中，核仁与核膜间有明显间隙。鞭毛型与阿米巴型滋养体可以互变（双态营养型，trophic dimorphism），但只有阿米巴型滋养体可直接形成包囊。包囊呈圆形，直径为 7～10μm，单核，囊壁光滑、双层，上有微孔，包囊多在宿主体外环境中形成，在宿主组织内不成囊（图 12-15）。

【致病】

当人接触含虫水体时（在河、塘、渠水中游泳、洗鼻孔等），水中滋养体或包囊可侵入人体鼻黏膜，在鼻内增殖后沿嗅神经上行，穿过筛状板进入颅内增殖，引起脑组织损伤，导致原发性阿米巴脑膜脑炎（primary amebic meningoencephalitis，PAM）。感染者多为儿童和青年，潜伏期 2～7 天，病程 1～6 天，发病急，迅速恶化。早期突发高热、持续性单颞或双颞疼痛，伴有恶心、呕吐等。1～2 天后出现脑水肿症状，迅速转入瘫痪、谵妄、昏迷。如误诊、未及时治疗，患者常在 2 周内死亡。病理组织学检查显示，病变

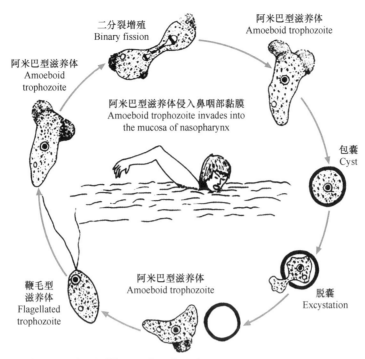

图 12-15　福氏耐格里阿米巴生活史 Life cycle of *Naegleria fowleri*

以急性脑膜炎和浅表层坏死性出血性脑炎为特点。滋养体周围常有大量炎症细胞浸润，以中性粒细胞为主，少数为嗜酸性粒细胞、单核细胞或淋巴细胞，甚至有小脓肿形成。病变组织内仅可见到滋养体。

【诊断】

1. 病原学检查　取脑脊液或病变组织直接涂片镜检；或接种于琼脂培养基中，在 45℃ 培养 3～5 天，检查阿米巴型滋养体。当阿米巴型滋养体增多时，加数滴蒸馏水，若见鞭毛即可确诊。也可取脑脊液接种于小鼠鼻腔，待小鼠发病后取脑组织检查。

2. 辅助诊断　可采用 IHA、IFAT，亦可用 PCR 诊断。耐格里属阿米巴性脑膜脑炎在发病前 1 周内有接触池水史，尤其在不流动的水池或温泉中游泳、戏水。询问病史对诊断有重要意义。

【流行】

耐格里属阿米巴呈世界性分布，从土壤、空气尘埃、淡水游泳池、温泉、热电厂的排放水中等可分离到。当人接触污染的水体时（如游泳、潜水等），虫体可从人的鼻腔进入大脑。人感染此虫的情况比较罕见，常为散发病例，福氏耐格里阿米巴脑膜脑炎至今仅 200 余例，美国、欧洲等地都有病例报告；至 2022 年我国已报道阿米巴性脑膜脑炎 8 例，其中 6 例为耐格里阿米巴所致。由于福氏耐格里阿米巴有嗜热性，所以大部分病例发生在夏季高温季节。患者多为儿童和青年，亦可见于长期卧床的老年患者，可能与日常洗漱和擦洗身体过程中在皮肤破损处接触被污染的水源有关。

【防治】

原发性阿米巴脑膜脑炎发病急，不易诊断，预后常不良。预防本病重在加强健康教育，避免接触不洁的水体是预防的关键。目前无理想治疗药物，两性霉素 B 静脉和鞘内给药可缓解临床症状，但病死率仍达 95%。一般建议两性霉素 B 与磺胺嘧啶同时使用，也可口服利福平治疗。

（张　军）

第13章 孢 子 虫
Sporozoan

孢子虫（sporozoan）隶属于原生动物界（Protozoa）新生动物亚界（Neozoa）囊泡下界（Alveolata）孢子虫门（Sporozoa）球虫纲（Coccidea），全部营寄生生活，生活史复杂，多数有世代交替现象，通常以裂体生殖、配子生殖和孢子生殖等方式进行增殖。球虫纲中多种孢子虫可寄生人体，重要的有疟原虫、刚地弓形虫和隐孢子虫等。

第1节 疟 原 虫
Plasmodium

学习与思考

（1）疟原虫完成生活史需要哪些宿主？人是如何感染疟原虫的？

（2）疟原虫在人体的发育依次经历哪些阶段？其中对人致病的是哪个阶段？

（3）疟疾发作最典型的临床表现是什么？为什么？

（4）疟疾实验室诊断的"金标准"是什么？

疟原虫（*Plasmodium*）属球虫纲（Coccidea）血孢目（Haemosporida）疟原虫科（Plasmodidae），是脊椎动物的细胞内寄生虫。已报告疟原虫至少有156种，多数虫种寄生于人和多种哺乳动物，少数寄生于鸟类和爬行动物。疟原虫有较强的宿主特异性，极少数种类可以同时寄生于近缘宿主。目前证实，寄生人体的疟原虫主要有5种：间日疟原虫 [*Plasmodium vivax* (Grassi & Feletti, 1890) Labbé，1899]、恶性疟原虫 [*P. falciparum* (Welch, 1897) Schaudinn，1902]、三日疟原虫 [*P. malariae* (Laveran, 1881) Grassi & Feletti，1890]、卵形疟原虫 [*P. ovale* (Graig, 1900) Stephens，1922] 和诺氏疟原虫（*P. knowlesi* Sinton & Mulligan，1932）。诺氏疟原虫曾被认为是主要寄生于猴，近年来在东南亚陆续出现诺氏疟原虫感染人的病例报道，现已被列为能够感染人的第5种疟原虫。我国曾经以间日疟原虫和恶性疟原虫流行为主，三日疟原虫少见，卵形疟原虫罕见。

疟疾是一种古老的疾病。早在我国殷墟甲骨文中就有"疟"的字样，《黄帝内经》中已有关于疟疾的描述，较古希腊希波克拉底的记载早3个世纪。古代中外的医家都曾认为疟疾与恶浊空气有关。Malaria 出自意大利语，即不良的空气，中医则称为"瘴气"。1880年，法国学者 Laveran 在疟疾患者血液中首先发现了疟原虫，这是医学史上重要的里程碑之一，获1907年诺贝尔生理学或医学奖。疟疾的传播途径困惑了人们许多年，直到1897年，英国军医 Ross 才发现疟原虫是通过媒介按蚊叮咬吸血在人群中传播，并获1902年诺贝尔生理学或医学奖。中国科学家屠呦呦在青蒿素的发现以及疟疾治疗方面作出了杰出贡献，在人类防疟史上具有里程碑意义，荣获2015年诺贝尔生理学或医学奖，实现了中国本土科学家在自然科学领域诺贝尔奖零的突破。在全球氯喹普遍抗药的今天，以青蒿素类药物为基础的联合疗法已经成为 WHO 推荐的疟疾标准治疗方案，挽救了数百万人的生命。

目前，疟疾仍然是全球危害最严重的传染病，根治疟疾仍然是相当长一段时期内全世界科学家共同面临的严峻挑战。

【形态】

疟原虫生活史中有多个发育阶段，其中红细胞内寄生阶段（红细胞内期）是主要致病虫期和确诊疟疾及鉴别虫种的依据。因此，了解红细胞内期疟原虫的形态特征非常重要。红细胞内期疟原虫的发育阶段包括环状体、滋养体、裂殖体和配子体。

经吉姆萨或瑞氏染色，红细胞内期疟原虫一般具有3个特征：①细胞核呈红色；②细胞质呈蓝色；③多个虫期的细胞质中有棕褐色的疟色素。此外，被寄生的红细胞也可发生一定的形态改变（图13-1、彩图Ⅲ）。

（1）环状体（ring form）：又称早期滋养体，细胞质呈纤细环状，中间为一空泡，细胞核较小，位于环的一侧，形似戒指，故而得名。

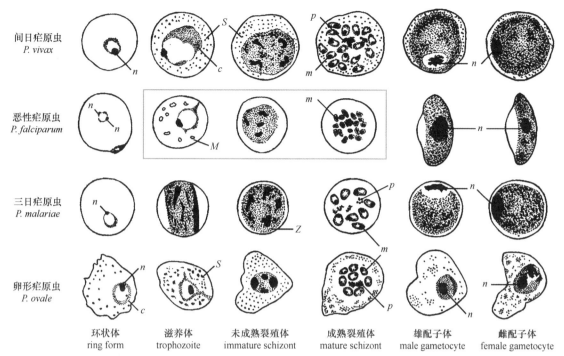

间日疟原虫
P. vivax

恶性疟原虫
P. falciparum

三日疟原虫
P. malariae

卵形疟原虫
P. ovale

环状体　　滋养体　　未成熟裂殖体　　成熟裂殖体　　雄配子体　　雌配子体
ring form　trophozoite　immature schizont　mature schizont　male gametocyte　female gametocyte

图 13-1　疟原虫的红细胞内期形态模式图 The pattern of erythrocytic stage of *Plasmodium*

c. 细胞质 Cytolasm；m. 裂殖子 Merozoites；n. 细胞核 Nucleus；p. 疟色素 Pigment；M. 茂氏点 Maurer's dots；

S. 薛氏点 Schüffner's dots；Z. 齐氏点 Ziemann's dots

（2）滋养体（trophozoite）：又称晚期滋养体，为疟原虫的摄食和生长阶段。虫体明显增大，有时伸出伪足；细胞核增大但尚未分裂；细胞质中开始出现疟原虫分解血红蛋白的代谢产物，即疟色素（malarial pigments），呈点状散在分布。被间日疟原虫感染的红细胞内常可见细小、红色的薛氏点（Schüffner's dots）。

（3）裂殖体（schizont）：滋养体继续发育，外形变圆，空泡消失，核开始分裂，称未成熟裂殖体（immature schizont）。核继续分裂，每 1 个分裂的核被部分细胞质包裹，形成许多小的个体，称为裂殖子（merozoite）；此时，细胞质内散在分布的疟色素也渐趋集中，呈不规则块状，疟原虫发育为成熟裂殖体（mature schizont）。

（4）配子体（gametocyte）：疟原虫经过数代红细胞内裂体生殖后，部分裂殖子侵入红细胞后不再进行裂体生殖，其核虽增大但不再分裂，细胞质也明显增多，几乎占满整个红细胞，分别发育为雌配子体（female gametocyte）或雄配子体（male gametocyte），启动了疟原虫的有性生殖阶段。

一般情况下，恶性疟原虫感染者外周血中仅可检出环状体和配子体，其他虫期均隐匿于肝、肺、脑等脏器的微血管中。寄生人体的 4 种疟原虫红内期形态特征详见表 13-1。

表 13-1　4 种疟原虫的形态鉴别

Morphological differences among the four species of *Plasmodium*

	间日疟原虫	恶性疟原虫	三日疟原虫	卵形疟原虫
环状体	环较大，约为红细胞直径的 1/3；核也较大，偶有 2 个核；红细胞内通常只有 1 个虫体	环小而纤细，约为红细胞直径的 1/5；有 1 或 2 个核；环常位于红细胞边缘；常有 2 个或以上虫体（多重感染）	环致密，约为红细胞直径的 1/3；偶有 2 个核；红细胞多重感染少见	环致密，约为红细胞直径的 1/3；核明显；红细胞多重感染少见
滋养体	明显增大，呈阿米巴样，充满红细胞的大部分，空泡大；核块状；疟色素显著、棒状	通常在外周血不可见。大小中等，很少见阿米巴样	细胞质致密，非阿米巴样，空泡不显著，常呈带状；疟色素粗糙	小，致密，非阿米巴样；疟色素粗糙，深褐色
未成熟裂殖体	大，阿米巴样；核 2 个或多个；疟色素细棒状	通常在外周血不可见。小，致密；多个核；疟色素趋向集中	小，致密；核 2 个或多个	致密；核分裂成多个；疟色素数量较少

续表

	间日疟原虫	恶性疟原虫	三日疟原虫	卵形疟原虫
成熟裂殖体	通常含12～24个裂殖子；疟色素集中，1～2小团	通常在外周血不可见。含12～28个裂殖子；疟色素集中成团	裂殖子通常8个，排列成环状；疟色素粗糙、集中，多居中分布	裂殖子通常8个，较间日疟原虫小；红细胞变形
雌配子体	圆形或卵圆形；细胞质深蓝色；核红色，较致密，常偏于虫体一侧；大量疟色素散在分布	新月形；核小而致密、居中、染色深；细胞质着色较雄配子体深；疟色素在核周围较多	与间日疟原虫相似，但较小；常与同种的滋养体混淆	与间日疟原虫相似，但较小
雄配子体	圆形或卵圆形；细胞质淡蓝色；核粉红色，大而疏松；大量疟色素散在分布	腊肠形；核大而疏松、染色淡；细胞质着色较浅；疟色素显著，散在分布于核周围	与间日疟原虫相似，但较小	与间日疟原虫相似，但较小，直径约为间日疟原虫的1/2
被感染红细胞的变化	除环状体期外，其余各期红细胞均明显胀大，可见细小、红色的薛氏点（Schüffner's dots）	红细胞一般不胀大；可见粗大、紫褐色茂氏点（Maurer's dots）	红细胞一般不胀大；可见细尘样、浅红色齐氏点（Ziemann's dots）	红细胞大小正常或稍胀大，卵圆形，边缘呈锯齿状；在环状体期即可出现薛氏点

【生活史】

寄生人体的4种疟原虫生活史基本相同，均需要人和雌性按蚊两种宿主（图13-2）。在人体内先后经历肝细胞和红细胞内裂体生殖，完成无性生殖，并开始有性生殖阶段，发育为配子体。在按蚊体内，依次完成有性的配子生殖和无性的孢子生殖两个发育阶段。

1. 在人体内的发育　疟原虫在人体的发育可分为两个时期，即红细胞外期和红细胞内期。

（1）红细胞外期（exo-erythrocytic stage）：简称红外期，亦称肝细胞期，疟原虫感染人体的阶段为子孢子（sporozoite），子孢子存在于感染雌性按蚊的唾液腺中。当按蚊叮咬人时，子孢子随其唾液注入人体，并进入血液循环。约30分钟后，

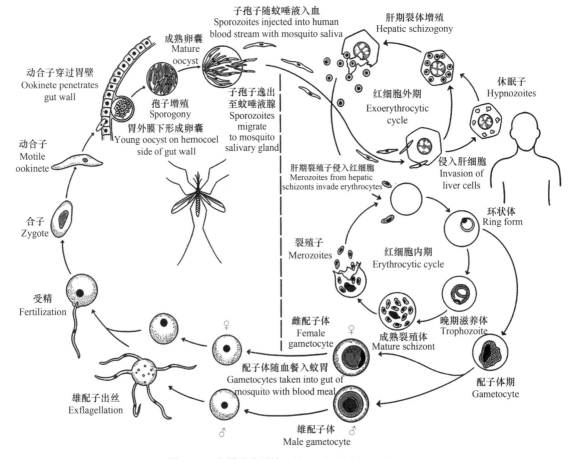

图 13-2　疟原虫生活史 Life cycle of *Plasmodium*

子孢子从血液循环中消失，其中部分被巨噬细胞吞噬清除，部分侵入肝实质细胞，开始红外期裂体生殖阶段。在肝细胞内，疟原虫核开始不断分裂，细胞质也随之分裂，并包绕每个核形成数千上万个裂殖子，此时的疟原虫称为裂殖体。成熟裂殖体胀破肝细胞，裂殖子释出，部分裂殖子被巨噬细胞吞噬清除，部分裂殖子侵入红细胞内开始红细胞内期发育。疟原虫完成红外期发育所需的时间因虫种而异（表13-2）。

表 13-2 4种疟原虫人体内发育过程比较
Comparison on developing process of the four malaria parasites in human

	间日疟原虫	恶性疟原虫	三日疟原虫	卵形疟原虫
红外期发育时间	7 天（速发型）；数月～1 年（迟发型）	6 天	12.5 天	与间日疟原虫相近
红外期裂殖体大小	42～60μm	60μm	48μm	70～80μm
红外期裂殖子数目	12 000 个	40 000 个	15 000 个	15 400 个
红内期发育周期	48 小时	36～48 小时	72 小时	48 小时
红内期发育场所	外周血液	环状体及配子体在外周血液，其余各期主要在内脏微血管中	外周血液	外周血液
无性体与配子体出现于外周血液中的相隔时间	2～3 天	7～11 天	10～14 天	5～6 天
寄生红细胞种类	网织红细胞	各时期的红细胞	较衰老的红细胞	网织红细胞

间日疟原虫和卵形疟原虫的子孢子在遗传性状上有两种类型：①速发型子孢子（tachysporozoite，TS），侵入肝细胞后很快发育为成熟裂殖体；②迟发型子孢子（bradysporozoite，BS），侵入肝细胞后暂时处于休眠状态，经过一定时间（数月至年余）的休眠期后，在某些因素的作用下被激活，开始裂体生殖阶段，裂殖体胀破肝细胞释出的裂殖子进入血液循环，引起疟疾复发。

Exo-erythrocytic cycle (hepatic cycle): Asexual reproduction within hepatocytes producing schizonts, which break out of the hepatocytes and invade red blood cells (RBCs).

（2）红细胞内期（erythrocytic stage）：简称红内期，红外期裂殖体胀破肝细胞释出的裂殖子很快侵入红细胞，开始红内期裂体生殖阶段（表13-2）。

1）滋养体发育：红外期裂殖子侵入红细胞后，首先完成环状体（早期滋养体）和滋养体发育。在滋养体期，疟原虫细胞质不断增多，并开始出现因消化血红蛋白而形成的代谢产物，即疟色素。在滋养体期，某些疟原虫感染的红细胞也可随之增大。

2）裂体生殖：经过滋养体发育阶段后，疟原虫的核开始分裂，首先形成未成熟裂殖体，再经过数次核分裂和充分的细胞质分裂，发育为成熟裂殖体，不同种疟原虫成熟裂殖体含有裂殖子的数目不同。成熟裂殖体胀破红细胞，裂殖子释放入血，并侵入新的红细胞，重新开始上述裂体生殖过程。从裂殖子侵入红细胞到成熟裂殖体破裂释出裂殖子的全过程称为裂体生殖周期（schizogonic cycle）。不同种疟原虫完成一代红内期裂体生殖所需的时间不同：间日疟原虫和卵形疟原虫均为48小时，恶性疟原虫为36～48小时，三日疟原虫为72小时。

（3）配子体形成：经过数代裂体生殖，侵入红细胞的部分裂殖子逐渐向配子体阶段发育，特别是在疟原虫感知到宿主体内的不利生存信号时，如抗疟药物、营养缺乏等，它们会加速进入配子体发育阶段。雌、雄配子体的形成是疟原虫有性生殖的开始。配子体若不能及时进入按蚊体内，经过一定时间后即衰老变性，被宿主吞噬细胞清除。

Erythrocytic cycle: Asexual reproduction within RBCs. This involves processes including development from trophozoite to schizont, rupture of schizont, release of merozoites and invasion of new RBCs. The whole process is called a schizogonic cycle.

2. 在蚊体内的发育 雌性按蚊刺吸疟疾患者或携带配子体带虫者的血液后，疟原虫开始在蚊体内的发育，包括有性的配子生殖和无性的孢子生殖两个阶段。

（1）配子生殖（gametogony）：雌性按蚊叮刺吸血时，配子体及红内期虫体随血液吸入蚊胃中，但只有配子体能继续发育，其余各期均被消化。雄配子体的细胞核分裂成8个核，每个核进入由细胞质外伸形成的细丝内，这种细丝长度为20～25μm，细丝脱离配子体，形成游动的雄配子（male gamete）。雌配子体脱离红细胞后发育为圆形不活动的雌配子（female gamete）。雌、雄配子受精，形成合子（zygote）。合子在数小时内变成香蕉状能活动的动合子（ookinete）。动合子穿过蚊胃壁上皮细胞间隙，停留在蚊胃的弹性纤维膜下，发育成球形卵囊（oocyst）（图13-3）。

Gametogony (sexual phase in the mosquito): When a mosquito consumes a blood meal from a malaria-infected individual, it may ingest different stages of malaria parasites. However, only mature male and female gametocytes are able to further develop in the mosquito. In the mosquito midgut, the gametocytes emerge from their host cells, after which both of them develop into gametes. For the male gametocyte, this maturation process involves three rounds of replication of its nuclear DNA within ten minutes. During this eight-fold replication, eight thread-like male gametes are formed in a process called exflagellation. Simultaneously, the female gametocyte develops into a female gamete. The fusion of male and female pronuclei produces a diploid zygote that, after 12 to 24 hours, elongates into a motile banana-like ookinete. This ookinete penetrates into the gut wall of the mosquito to the area between the epithelium and basal lamina, where it develops into a rounded oocyst.

（2）孢子生殖（sporogony）：卵囊逐渐发育长大，呈半透明圆球形，并向胃壁外突出。在卵囊内，核和细胞质不断分裂，发育成为孢子细胞，子孢子从成孢子细胞表面长出，并游离于卵囊内（图13-3）。卵囊破裂，子孢子进入蚊血腔，随血液、淋巴进入蚊唾液腺内，当受染雌性按蚊再次叮吸人血时即可注入人体。

蚊胃壁上有数个、数十个或上百个卵囊，一个卵囊内可有成千上万个子孢子。一只受染雌性按蚊唾液腺中的子孢子数可达20万个。

Sporogony: The oocyst divides asexually into numerous sporozoites which reach the salivary gland of the mosquito. On biting a human, these sporozoites are inoculated into the human blood stream. The sporogony process in the mosquito takes about 10-20 days and thereafter the mosquito remains infective for 1-2 months.

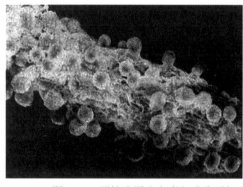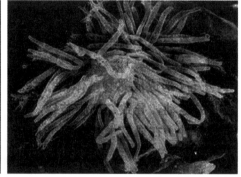

图13-3　恶性疟原虫卵囊与成孢子细胞 Oocyst and sporoblast of *P. falciparum*

【致病】

红内期疟原虫是主要的致病阶段，疟疾的症状和体征主要由红内期疟原虫引起。

1. 潜伏期　从疟原虫感染到首次出现临床症状，这段时间称为潜伏期。人体感染疟原虫有两种途径，即按蚊叮咬和输入含有红内期疟原虫的血液，感染途径不同则潜伏期长短也不相同。前者为子孢子感染型，其潜伏期包括子孢子侵入肝细胞、红外期发育成熟及数代红内期裂体生殖达到一定数量所需时间的总和；后者为滋养体感染型，其潜伏期是数代红内期裂体生殖达到一定数量所需时间。此外，影响潜伏期长短的因素还包括疟原虫的种、株、感染数量及机体免疫力，以及是否服用过抗疟药等。按蚊叮咬的子孢子感染型，其潜伏期为恶性疟11天（7～27天）、三日疟28天（18～35天）、卵形疟14天（11～16天），间日疟则由于其子孢子有 2 种遗传型,速发型子孢子为 14 天(8～31 天),迟发型子孢子为 6～12 个月,甚至可达 2 年。

2. 疟疾发作(malaria paroxysm) 一次典型的疟疾发作表现为寒战、高热和出汗退热 3 个连续阶段。发作之后体温可自行恢复正常,转为间歇期。整个发作过程持续 8～10 小时,发作初期患者畏寒、寒战、面色苍白、口唇与指甲发绀,即使盖数层棉被也不能御寒,此期为寒战期。经 1～2 小时,体温升至 39～40℃,进入发热期,患者外周血管扩张,颜面潮红、皮肤灼热,发热期患者可伴有剧烈头痛、全身酸痛;小儿或病重成人有时可发生惊厥、谵妄或昏迷。经 4～6 小时或更长时间,进入出汗退热期,患者体温快速下降,大汗淋漓,感觉全身乏力,最后体温恢复正常。

疟疾发作的主要原因是红内期疟原虫裂殖体胀破红细胞,大量裂殖子、疟原虫代谢产物、残余和变性的血红蛋白及红细胞碎片等一并进入血流,其中相当一部分被中性粒细胞或巨噬细胞吞噬,刺激这些细胞产生内源性致热原,与疟原虫代谢产物共同作用于宿主下丘脑体温调节中枢引起发热。引起疟疾发作的每立方毫米血液中最低疟原虫数称为发热阈值(threshold),只有血液内疟原虫密度达到发热阈值时,才开始发作。发热阈值因疟原虫种、株和宿主免疫状态不同而异,间日疟发热阈值为 10～500 个/mm³;恶性疟为 500～1300 个/mm³;三日疟为 140 个/mm³。

疟疾发作具有周期性,这与红内期疟原虫裂体生殖周期密切相关。每当成熟裂殖体胀破红细胞完成 1 次裂体生殖,疟疾就发作 1 次。典型的间日疟和卵形疟隔日(48 小时)发作 1 次;三日疟隔 2 天(72 小时)发作 1 次;恶性疟 36～48 小时发作 1 次,但其热型不规则,发热期长,间歇期短。此外,在流行区,儿童感染和首次进入疟疾流行区(疟区)的初患病例,以及可能因反复感染、不同虫种混合感染、宿主有一定免疫力、不正规使用抗疟药等原因,发作多不典型。

疟疾发作的次数主要取决于治疗是否恰当以及人体对疟原虫的免疫力。未经治疗的无免疫力的初发患者,可连续发作数次至十余次。若无重复感染,随发作次数增多,人体对疟原虫产生了免疫力,大部分疟原虫被消灭,发作可自行停止。

3. 再燃与复发(recrudescence and relapse) 疟疾经过治疗或多次发作后,临床症状消失,但经过一定时间后,在无新发感染的情况下可再次出现疟疾发作。这种情况主要由两种原因所致。

(1)再燃:因为机体产生免疫力,或经不正规抗疟治疗,大部分红内期疟原虫被消灭,血液内疟原虫密度低于发热阈值,发作停止。但在一定条件下,血液中残存的红内期疟原虫经过裂体生殖数量增加,再次达到发热阈值时又出现疟疾发作。

A recrudescence, no exoerythrocytic form remains in liver, is a recurrence of the clinical attack. It results from the continued existence of the original erythrocytic cycle in the blood. After a period of low density the erythrocytic parasites become numerous enough to cause renewed clinical symptoms and signs.

(2)复发:血液中的红内期疟原虫已被药物彻底消灭,但肝细胞内迟发型子孢子休眠结束,开始裂体生殖,胀破肝细胞,释出的裂殖子进入血流,开始红内期裂体生殖,当血液中疟原虫密度达到发热阈值时,可再次引起疟疾发作。间日疟原虫和卵形疟原虫有复发现象。

A relapse is a recurrence of the clinical signs and symptoms of malaria. True relapse arise in *P. vivax* or *P. ovale* infection as the result of fresh infection of erythrocytes by merozoites derived from hypnozoites of liver forms of the parasite.

4. 贫血(anemia) 疟疾发作数次后即出现贫血。发作次数越多,病程越长,贫血越严重。疟原虫直接破坏红细胞是疟疾贫血的主要原因之一。此外,贫血还与以下因素有关。

(1)脾功能亢进:健康人的脾仅吞噬衰老变性的红细胞。患疟疾时,脾的巨噬细胞大量增生,进而吞噬更多的疟原虫,但巨噬细胞大量增生也同时导致脾淤血、脾大和脾功能亢进,大量正常的红细胞也遭到破坏。由于红细胞被吞噬后,含铁血红素沉积于巨噬细胞中,铁不能被重复利用合成血红蛋白,更加重了贫血的程度。

(2)骨髓造血功能受抑制:红细胞生成减少。

(3)免疫性溶血:宿主产生的特异性抗体可与疟原虫抗原形成抗原抗体复合物,并附着在正常的红细胞上,抗原抗体复合物激活补体,引起红细胞破坏或被巨噬细胞吞噬。此外,由于红细胞被疟原虫寄生后,使某些隐蔽的红细胞抗原暴露,刺激机体产生自身抗体,也可导致红细胞的破坏。

5. 脾大（splenomegaly） 脾大是疟疾患者最常见的体征。疟疾发作3～4天后，脾即开始肿大，主要原因是巨噬细胞增生导致的脾淤血，后期还可出现纤维组织增生，导致脾包膜增厚，质地变硬。疟疾发作早期经积极抗疟治疗，肿大的脾可恢复正常。长期不愈或反复感染者，脾大明显，严重的可达脐平线以下。因脾内吞噬细胞吞噬了大量红细胞和疟色素，脾的切面颜色变深。在非洲和亚洲热带地区的某些疟疾流行区，有一种热带巨脾综合征（tropical splenomegaly syndrome），多见于由非疟区迁入的居民。疟疾反复发作后，除脾大外，还常伴有与脾大程度成正比的血小板减少。

6. 重症疟疾（severe malaria，SM） 亦称凶险型疟疾（pernicious malaria），主要由恶性疟原虫感染引起，一般发生在恶性疟暴发流行期，或无免疫力的人群中，如流行区5岁以下儿童或初次进入流行区的成人。重症疟疾临床表现复杂，可以表现为脑型疟（cerebral malaria）、恶性贫血、代谢性酸中毒、急性肾衰竭、急性呼吸窘迫和低血糖等，病情发展快，病死率高。以脑型疟较常见，其临床表现主要为剧烈头痛、谵妄、高热、昏睡或昏迷、惊厥等，流行区低龄儿童的病死率高达90%以上。部分脑型疟患者即使给予有效的抗疟治疗，也会遗留不同程度的神经系统后遗症，危害相当严重。脑型疟发生的机制目前尚不完全清楚，存在多种学说，但目前大多数研究认为，脑型疟是由于感染恶性疟原虫的红细胞与脑部微血管内皮细胞黏附所引发，是免疫细胞、细胞因子和血小板等多种因素共同作用的结果，脑水肿和血脑屏障损伤是脑型疟患者常见的重要病理变化。

7. 并发症

（1）黑尿热（blackwater fever）：是疟疾患者的一种急性血管内溶血。主要表现为急起寒战、高热、腰痛、酱油样尿（血红蛋白尿）、急性贫血与黄疸，严重者可发生急性肾衰竭。其发生原因可能与先天性红细胞葡萄糖-6-磷酸脱氢酶（G6PD）缺乏有关，而服用伯氨喹等抗疟药常为其诱因。

（2）疟性肾病（malaria nephritis）：多见于三日疟长期未愈者。主要表现为全身性水肿、腹水、蛋白尿和高血压，最后可导致肾衰竭。其发病机制属于Ⅲ型超敏反应，多见于血液中有高水平疟原虫抗体者。

【免疫】

1. 固有免疫（innate immunity） 固有免疫与遗传、种族等关系较为密切，某些遗传病，如镰状红细胞贫血患者对恶性疟原虫具有固有免疫力，从进化的角度思考，这些遗传病虽然给患者造成了一定的损害，但也正因为罹患了这些遗传病，患者（主要指嵌合型）才没有在幼年时就被疟疾这种更为严重的疾病夺去生命。

2. 适应性免疫（adaptive immunity） 人感染某种疟原虫后，即使不给予治疗，随着疟疾发作次数增多，患者的临床症状也会明显减轻甚至消失，这说明宿主已经产生了一定的免疫力，但如果血液中原虫被药物等彻底清除，机体的免疫力也就随之丧失，这种免疫现象称为带虫免疫（premunition），它属于寄生虫免疫中最常见的非消除性免疫（non-sterilizing immunity）类型。在疟疾流行区，随着人群感染疟原虫的机会不断增加，大龄儿童和成人虽然不能建立对疟原虫的消除性免疫（sterilizing immunity），但通常可以避免因罹患重症疟疾而死亡。

疟原虫感染免疫相当复杂，不但有种、株特异性，而且还有不同发育时期的特异性。与一般病原体感染类似，疟原虫感染免疫也是通过体液免疫和细胞免疫协同发挥效应。抗体不但可以阻断子孢子入侵肝细胞，还可以通过调理素依赖途径增强吞噬细胞对裂殖子或疟原虫感染红细胞的吞噬作用，从而阻断裂殖子入侵红细胞，抑制疟原虫感染的红细胞黏附内脏微血管内皮细胞，发挥其保护作用。疟原虫抗原还可以通过活化 $CD4^+$ T细胞（主要是Th1细胞），进而分泌更多的IFN-γ等细胞因子，增强巨噬细胞对细胞内寄生疟原虫的吞噬杀伤作用。但某些疟原虫感染诱发的过于强烈的免疫应答也会造成相应的免疫病理损伤，对疟疾的病程和转归具有重要影响。

3. 疟疾疫苗 人感染疟原虫后，虽可获得一定的免疫力，但疟原虫在有免疫力的宿主体内仍能继续生存和繁殖，这种现象称为免疫逃逸（immune evasion）。免疫逃逸机制目前仍不清楚，可能与疟原虫的抗原变异、诱发宿主免疫抑制及寄生红细胞的屏蔽作用等因素有关，从而给疟疾疫苗研发造成了很大困难。

疟疾疫苗可分为3类：①红外期疫苗，又称

抗感染疫苗，其主要靶点是疟原虫子孢子。20世纪60年代，人们就发现放射线致弱的子孢子可以诱导人体有效的免疫保护，以此原理的疫苗研发已经取得一定的突破。②红内期疫苗，又称抗病疫苗，研究的主要靶点是红内期裂殖子。③配子体疫苗，又称传播阻断疫苗，即通过阻断疟原虫在蚊体内的生殖过程，从而达到阻断疟疾传播的目的。

首个在非洲地区进入Ⅲ期临床试验的疟疾疫苗RTS、S/AS01的应用研究受到来自欧洲药品管理局以及WHO多个专家组的支持，该疫苗主要以恶性疟原虫子孢子表面的环子孢子蛋白（circumsporozoite protein，CSP）为靶点，属亚单位重组疫苗。现有数据表明，该疫苗可以使普通疟疾发病率降低39%，重症疟疾发病率降低31.5%，与预期尚有较大差距。迄今为止，尚无一种安全、高效的疟疾疫苗，疟疾疫苗研发仍面临着极大的困难和挑战。

【诊断】

通过询问病史，对来自疟疾流行区或在流行季节到过流行区的不明原因发热、脾大患者，应首先考虑或排除疟疾的可能，确诊必须根据病原学和/或PCR检查结果。

1. 病原学检查 血涂片镜检疟原虫是目前疟疾诊断和虫种鉴别的主要方法。取患者耳垂或指尖血液或静脉血，涂片，瑞氏或吉姆萨染色镜检，在红细胞内查找疟原虫。血涂片有厚、薄两种：薄血片中红细胞完整，疟原虫形态清晰，容易识别和鉴定虫种，但原虫密度低时易漏检；厚血片中疟原虫较集中，检出率较高，适用于流行病学调查，但染色过程中因红细胞溶血破坏，看不到红细胞的变化，不适用于虫种鉴定。恶性疟原虫在发作时采血，可查见环状体，10天后可查到配子体；间日疟原虫一般在发作后数小时至10小时内采血。

2. 免疫学检测 目前，疟疾流行区可采用快速诊断试剂盒（rapid diagnostic tests，RDTs）检测疟原虫循环抗原。检测方法一般是基于斑点免疫结合试验（dot immunobinding assay，DIA）技术的试纸条（dip-stick）法，检测抗原有富组蛋白Ⅱ（恶性疟原虫）、乳酸脱氢酶等。值得注意的是，根据WHO的报告，全球已有超过10个国家报道了因恶性疟原虫富组蛋白Ⅱ基因突变导致现有快速诊断试剂盒无法检出恶性疟原虫感染的病例，这也提示，现有RDTs应与传统镜检法相互配合使用，而不是简单的替代。

3. 分子生物学方法 PCR法检测疟原虫特异性DNA片段的敏感性和特异性均较高，并可用于疟原虫虫种鉴定。随着我国各省（自治区、直辖市）疾控中心疟疾诊断参比实验室的建立及PCR虫种鉴定技术的应用，以前在我国较少报道的三日疟、卵形疟及其混合感染病例有所增加。

【流行】

1. 流行概况 疟疾主要流行于热带和亚热带，全球有近40%的人口居住在疟疾流行区。全球变暖，疟原虫耐药株和蚊虫抗药性的不断扩散，是控制疟疾流行面临的严峻挑战。值得警惕的是，在柬埔寨、老挝、缅甸、泰国和越南已经检测到恶性疟原虫青蒿素耐药性，其中柬埔寨的青蒿素耐药情况最严重，需要高度警惕青蒿素耐药性进一步向非洲扩散的风险。

据WHO统计：2020年全球疟疾发病人数为2.41亿，死亡62.7万，约80%的死亡病例为5岁及以下低龄儿童。全球约95%的疟疾病例和96%的死亡病例分布在非洲，绝大部分死亡病例是恶性疟所致。东南亚地区主要为间日疟流行。虽然全球疟疾防控已经取得了明显的进展，但人类实现彻底根除疟疾的目标仍然任重而道远。2021年，WHO正式宣布中国为无疟国家，但随着全球化进程持续深化，以及我国"一带一路"倡议的实施，输入性疟疾已成为我国当前疟疾防治面临的新挑战。

2. 流行环节

（1）传染源：外周血中存在成熟配子体的患者和带虫者为传染源。间日疟原虫配子体在原虫血症的2～3天出现，恶性疟原虫配子体则在原虫血症的7～11天才出现。因此间日疟患者在发病早期即可使蚊媒感染，而恶性疟则在临床发作停止后的一段较长时间里才可使蚊感染。红内期疟原虫感染者也可通过输血传播。

（2）传播媒介：疟疾的传播媒介是雌性按蚊。我国中华按蚊广泛分布于平原地区，嗜人按蚊分布于丘陵地区，微小按蚊分布于南方的丘陵、山区；大劣按蚊、日月潭按蚊、米赛按蚊和萨氏按蚊有局限的地域分布，是某些地区的主要媒介。需要指出的是，媒介按蚊在我国分布相当广泛，输入性疟疾病例存在引发我国本土疟疾疫情的可能性，仍需加强媒介按蚊的动态监测。

（3）易感人群：西非黑种人对间日疟原虫具有抵抗力，高疟区婴儿可从母体获得一定的抵抗力，其他人群对疟原虫普遍易感。在流行区，成人由于反复感染，呈带虫免疫状态，而儿童是主要易感群体。孕妇生理功能特殊，免疫力降低，对疟疾易感。非疟区的人群首次进入疟区，可引起疟疾暴发流行。

【防治】

面对既有和新出现疟疾的挑战，2015 年 WHO 制定了 2016～2030 年全球疟疾技术战略，该战略提出到 2030 年：①全球疟疾发病率、病死率较 2015 年降低至少 90%；②较 2015 年再增加至少 35 个达到消除疟疾标准的国家；③防止已达到消除疟疾标准的国家再次发生疟疾传播。这是自全球疟疾消除计划实施以来最具雄心的疟疾防控目标，致力于实现一个没有疟疾的世界。

《中国消除疟疾行动计划（2010～2020 年）》提出的"2015 年除云南边境地区外达到消除疟疾，2020 年全国消除疟疾"目标已经实现。自 2017 年以来，我国已连续超过 4 年无本地疟疾感染病例报道，中国在疟疾防控方面所取得的成就为全球、特别是广大非洲国家早日消除疟疾树立了典范和榜样。

我国疟疾防治遵循因地制宜、分类指导、综合治理的原则，在不同类型疟区，采取不同防治策略和针对性的防治措施，严格执行流动人口疟疾管理制度和疟疾监测制度。疟疾防治具体措施主要包括以下 3 个方面。

（1）控制传染源：早期发现，及时治疗。根据流行区的疟原虫种及其对抗疟药物的敏感性和患者的临床表现，合理选择药物，严格掌握剂量、疗程和给药途径，以保证治疗效果和延缓抗药性的产生。杀红内期疟原虫的药物主要有氯喹、青蒿素及其衍生物等，用于控制疟疾症状发作。鉴于恶性疟原虫对氯喹耐药早已在全球扩散，目前 WHO 推荐以青蒿素类药物为基础的联合疗法（artemisinin-based combination therapy，ACT）。双氢青蒿素哌喹片是目前使用较广泛的复方口服抗疟药，但由于哌喹肝毒性较大，肝功能异常者可选用蒿甲醚肌内注射剂，而青蒿琥酯静脉注射剂多用于重症疟疾的紧急救治。乙胺嘧啶（pyrimethamine）可干扰疟原虫的叶酸代谢，对恶性疟与间日疟原虫红外期有抑制作用，也能抑制疟原虫在蚊体内的发育，适用于初次进入疟区人员的病因性预防，若与磺胺类药物如磺胺多辛（sulfadoxine）合用可起到协同效应，但使用前需注意流行区当地疟原虫种株对该药的耐药情况。此外，双氢青蒿素哌喹片中哌喹的半衰期较长，每月定期服用也可起到疟疾预防效果，但连续服用一般不超过 4 个月，用药期间应注意监测肝功能变化。伯氨喹可杀灭间日疟原虫的肝细胞内休眠体，可用作防止疟疾复发，为间日疟根治药物，该药还有杀配子体作用，可阻止疟疾传播。

（2）切断传播途径：主要是防蚊、灭蚊。流行区提倡使用杀虫剂长效处理蚊帐，辅以每年传播季节杀虫剂室内滞留喷洒，能明显减少传播。开展清理洼地积水、疏通沟渠等有针对性的环境治理措施，以减少幼虫孳生。

（3）保护易感者：在高传播地区野外作业或露宿的人员，应使用防蚊虫驱避剂喷洒或涂抹裸露皮肤，借其挥发的气味防止蚊虫叮咬，杀虫剂长效处理蚊帐，避免蚊虫叮咬。非流行区的人进入疟区，在传播季节应定期服用预防药物，并加强个人防护。

（赵　亚）

第 2 节　刚地弓形虫
Toxoplasma gondii

学习与思考

（1）刚地弓形虫的终宿主和中间宿主各有哪些？

（2）刚地弓形虫感染对人体的主要危害是什么？

（3）为什么刚地弓形虫多为隐性感染？转为急性弓形虫病的条件有哪些？

（4）刚地弓形虫的感染阶段和感染途径有哪些？如何预防感染？

刚地弓形虫（*Toxoplasma gondii* Nicolle & Manceaux，1908）属球虫纲（Coccidea）艾美球虫亚目（Eimeriida）艾美球虫科（Eimeriidae）。1908 年由法国学者 Nicolle 及 Manceaux 在刚地梳趾鼠（*Ctenodactylus gondii*）的肝、脾单核细胞内发现，因虫体呈弓形而得名，简称弓形虫。其终宿主为猫科动物，人和哺乳类、鸟类等温血动物为中间宿主。寄生于所有有核细胞内，人和动物感染率极高，引起人兽共患弓形虫病（toxoplasmosis）。

1923 年，捷克眼科医生 Janku 报告首例人体弓形虫感染，即在 1 名先天性脑积水、右眼盲、左眼畸形的 11 月龄婴儿视网膜中发现弓形虫。1964 年，谢天华在江西报告我国首例眼弓形虫病。宿主免疫功能低下或缺陷时，可造成严重后果，是重要的机会致病原虫（opportunistic protozoa）。

【形态】

弓形虫主要有 6 个发育阶段：滋养体、包囊、假包囊、裂殖体、配子体和卵囊（图 13-4）。其中滋养体、假包囊、包囊和卵囊与传播和/或致病有关。

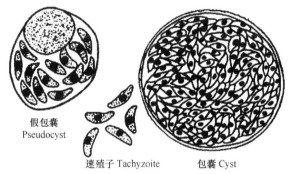

图 13-4　刚地弓形虫在人体内寄生的形态
Morphology of *Toxoplasma gondii* in human

假包囊 Pseudocyst
速殖子 Tachyzoite　包囊 Cyst

1. 滋养体（trophozoite）　滋养体为在中间宿主有核细胞内的分裂增殖阶段，分为速殖子（tachyzoite）和缓殖子（bradyzoite）。速殖子呈香蕉形或新月形，一端较尖，一端钝圆（图 13-5）；长 4～7μm，最宽处 2～4μm；游离的活虫体色浅、较透明，螺旋样运动；经吉姆萨或瑞氏染色，细胞质呈蓝色，细胞核呈紫红色，位于虫体中央。细胞内寄生的速殖子以内二芽殖、二分裂及裂体生殖 3 种方式繁殖，一般含数个至十多个虫体，这个被宿主细胞膜包绕的虫体集合体称假包囊（pseudocyst），其内速殖子增殖至一定数目时，细胞膜破裂，速殖子释出，随血流侵入其他有核细胞。缓殖子形态与速殖子相似，但虫体较小，核稍偏后，缓殖子存在于包囊（cyst）内。包囊呈圆形或椭圆形，大小不等，直径为 5～100μm，囊壁坚韧而富有弹性，囊内含数个至数百上千个缓殖子，包囊可长期在组织内生存，在一定条件下可破裂，缓殖子侵入新的细胞再形成包囊。

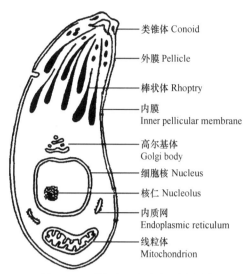

类锥体 Conoid
外膜 Pellicle
棒状体 Rhoptry
内膜 Inner pellicular membrane
高尔基体 Golgi body
细胞核 Nucleus
核仁 Nucleolus
内质网 Endoplasmic reticulum
线粒体 Mitochondrion

图 13-5　刚地弓形虫速殖子模式图
Pattern of tachyzoite of *Toxoplasma gondii*

2. 裂殖体（schizont）　在终宿主猫科动物小肠绒毛上皮细胞内发育增殖。成熟的裂殖体为长椭圆形，内含 4～29 个裂殖子，以 10～15 个居多，呈扇状排列；裂殖子形如新月状，前尖后钝，较滋养体小。

3. 配子体（gametocyte）　由游离的裂殖子侵入另一个肠上皮细胞发育形成配子母细胞，进而发育为雌、雄配子体。雌配子体呈圆形，成熟后发育为雌配子，其体积可不断增大达 10～20μm；核染成深红色，较大，细胞质深蓝色。雄配子体较小，成熟后形成 12～32 个雄配子，其两端尖细，长约 3μm；电镜下可见前端有 2 根鞭毛。雌雄配子受精结合发育为合子（zygote），而后发育成卵囊。

4. 卵囊（oocyst）　猫粪中刚排出的卵囊为圆形或椭圆形，大小为 10～12μm；囊壁两层，光滑、透明，囊内充满均匀的小颗粒。成熟卵囊含 2 个孢子囊（sporocyst），每个孢子囊内含 4 个新月形子孢子（sporozoite），相互交错。

【生活史】

弓形虫生活史包括有性生殖和无性生殖两个阶段，完成生活史全过程需两种宿主。猫科动物是弓形虫的终宿主兼中间宿主，有性生殖只在终宿主小肠上皮细胞内进行，称肠内期发育；无性生殖阶段可在肠外其他组织、细胞内进行，称肠外期发育。在其他动物或人体内只能进行无性生殖，这些动物和人为中间宿主。弓形虫对中间宿主的选择极不严格，除哺乳动物和人外，在鸟类也可寄生。对寄生组织的选择也不严格，除红细胞外的所有有核细胞均可寄生，最常见的寄生部位有肌肉、肝、脾、淋巴结、脑、眼等处（图 13-6）。

1. 在终宿主体内的发育 猫科动物摄入含弓

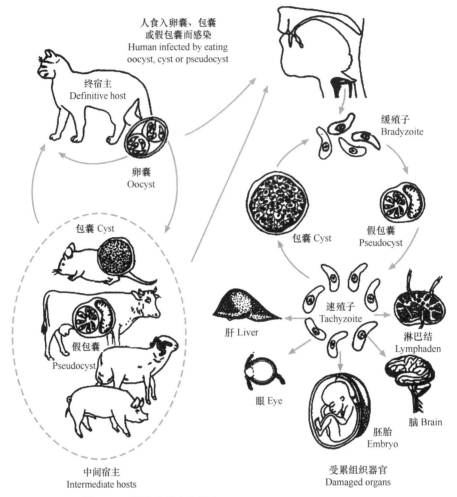

图 13-6　刚地弓形虫生活史 Life cycle of *Toxoplasma gondii*

形虫包囊或假包囊的动物肉类或被成熟卵囊污染的食物或水而感染。包囊内缓殖子、假包囊内速殖子、卵囊内子孢子在小肠内逸出，主要在回肠侵入肠上皮细胞发育繁殖。经 3～7 天，形成裂殖体，成熟后释出裂殖子，侵入新的肠上皮细胞，又开始裂体生殖。如此反复，经数代增殖，部分裂殖子侵入细胞后不再进行裂体生殖，发育为雌、雄配子体，继续发育为雌、雄配子，雌、雄配子受精成为合子，最后形成卵囊，并从破裂的肠上皮细胞内逸出进入肠腔，随粪便排出。在适宜温、湿度环境中经 2～4 天，发育为感染性成熟卵囊。猫吞食不同发育期虫体感染后，从粪便排出卵囊的时间不同，通常吞食包囊后 3～10 天就能排出卵囊，而吞食假包囊或卵囊后约需 20 天以上。受染的猫每天可排出 1000 万个卵囊，排卵囊可持续 10～20 天，通常排卵囊少于 1 周。弓形虫也可在终宿主猫的肠外组织中进行无性生殖。在第

一次感染后，组织包囊出现在猫的肌肉、神经系统和其他器官中，作为伴随免疫被认为对猫重新排放卵囊具有免疫力。总之，猫原发感染后很少再排卵囊。

2. 在中间宿主体内的发育 当猫粪内的卵囊或动物肉类中的包囊或假包囊被中间宿主（如人、羊、猪、牛、鼠等）吞食后，在肠内分别逸出子孢子、缓殖子或速殖子，随即侵入肠壁，经血液或淋巴进入单核巨噬细胞系统寄生。扩散至全身各器官、组织，如脑、心、肝、肺、淋巴结和肌肉等细胞内寄生，进行无性生殖，形成含 10 多个或更多速殖子的假包囊（无囊壁）。速殖子增殖至一定数量，细胞破裂，速殖子逸出又侵入新的细胞，如此反复增殖。在免疫功能正常的机体，部分速殖子侵入宿主细胞后，特别是侵入脑、眼、骨骼肌等组织细胞时，虫体增殖速度减慢，并分泌被囊物质，形成含缓殖子的包囊，包囊在宿主

体内可存活数月、数年，甚至终身。当机体免疫功能低下、缺陷时，可诱发组织细胞内的包囊发育、破裂，释出缓殖子，进入血流，并侵入新的组织细胞继续发育增殖。假包囊和包囊是在中间宿主之间或中间宿主与终宿主之间互相传播的重要阶段。

Although *T. gondii* can grow in the organs (brain, eye, skeletal muscle, etc.) of endotherms such as mammals, rodents and birds, the natural life cycle of *T. gondii* can only be found in its definitive hosts, cats. The life cycle of *T. gondii* includes two phases called the intestinal (or intraepithelial) and extraintestinal phases. The intestinal phase only occurs in cats (both wild and domestic) and produces oocysts. The oocysts are infectious to most mammals and birds. Cats may also be infected by ingestion of cysts in flesh. Encystation occurs in the small intestine, and the organisms penetrate into the submucosal epithelial cells where they undergo several generations of mitosis, finally resulting in the development of male and female gametocytes. Fertilized macrogametes develop into oocysts that are discharged into the gut lumen and excreted. Oocysts sporulate in the warm environment and are infectious to a variety of animals including rodents and humans. Sporozoites released from the oocyst in the small intestine penetrate into the intestinal mucosa and find their ways into macrophages where they divide very rapidly (hence the name tachyzoites) to form a pseudocyst which may occupy the whole cell. The infected cells ultimately burst and release the tachyzoites that can proceed to enter other cells, including muscle and nerve cells, where they are protected from the host immune system and multiply slowly (bradyzoites). These cysts are infectious to carnivores (including humans).

The extraintestinal phase occurs in all infected animals (including cats and human) and produces tachyzoites and, eventually, bradyzoites. Human infection may be acquired in several ways: ① Ingestion of undercooked infected meat containing *Toxoplasma* cysts; ② Ingestion of the oocysts from fecally contaminated hands or food; ③ Organ trans-plantation or blood transfusion; ④ Transplacental tran-smission; ⑤ Accidental inoculation of tachyzoites.

【致病】

1. 致病机制 弓形虫的致病作用与虫株毒力和宿主免疫状态有关。根据虫株的侵袭力、增殖速度、包囊形成与否及对宿主的致死率等，可分为强毒株和弱毒株。强毒株侵入机体后增殖迅速，可引起宿主急性感染和死亡；弱毒株侵入机体后增殖缓慢，在组织中主要形成包囊，宿主可带虫生活，很少引起死亡。

弓形虫所致的病理改变分3期：①弓形虫进入局部淋巴结并被释放到淋巴液及血液中，发生弓形虫血症，播散到全身许多器官及组织；②弓形虫在机体的不同器官、组织中发育、增殖，引起组织增生、肉芽肿、炎症与坏死等病理改变，炎症主要是渗出性而非化脓性；③弓形虫在组织内形成包囊，炎症反应消失，形成坏死灶或钙化灶等。

速殖子是弓形虫的主要致病阶段，虫体在细胞内寄生并迅速增殖，导致大量细胞破坏。速殖子逸出后又重新侵入新的细胞，如此反复破坏，引起组织急性炎症反应、水肿、单核细胞及少数多核细胞浸润。

包囊内缓殖子是慢性感染的主要致病形式，包囊因缓殖子增殖而体积不断增大，挤压器官，致器官功能障碍。包囊增大到一定程度，因多种因素破裂，释出的缓殖子多数被宿主免疫系统破坏，一部分缓殖子可侵入新的细胞形成包囊。缓殖子可刺激机体产生迟发型超敏反应，形成肉芽肿病变，多见于脑、眼部，导致宿主出现慢性脑炎症状或视网膜炎，甚至失明。

宿主感染弓形虫后，正常情况下，可产生有效的保护性免疫，多数无明显症状，当宿主免疫缺陷或免疫功能低下时才可能引起弓形虫病。如果无症状隐性感染者患恶性肿瘤或器官移植，长期使用免疫抑制药或患AIDS，隐性感染可转化为急性或亚急性临床发作，从而出现严重的全身性弓形虫病，其中多并发弓形虫脑炎而死亡。

2. 临床表现 大多数为隐性感染，无明显的症状和体征。少数引起弓形虫病，分为先天性和获得性两类。

（1）先天性弓形虫病：是指妊娠期感染弓形虫，经胎盘血流传播给胎儿引起的弓形虫病。在孕期前 3 个月内感染，症状较严重，可造成胎儿流产、早产、死产，或脑积水、小脑畸形、畸胎、死胎等，还会增加妊娠合并症。孕后期受染胎儿或婴儿多数表现为隐性感染，有的出生后数月甚至数年才出现症状。脑积水、大脑钙化灶、视网膜脉络膜炎、精神障碍、运动障碍为先天性弓形虫病的典型症状；此外，可伴有发热、皮疹、呕吐、腹泻、黄疸、肝脾肿大、贫血、心肌炎、癫痫等全身性表现。

国外研究证实，30% 的先天性弓形虫病发生早产，99% 有视网膜脉络膜炎，63% 有大脑钙化，60% 有意识或运动障碍，因脑积水引起的大头症和脑萎缩引起的小头症各占 50%。美国学者 Sabin 将脉络膜视网膜炎、脑积水、脑钙化、精神障碍、运动障碍作为先天性弓形虫病四大征象，其中以脑钙化为独特表现。先天性弓形虫病死亡率一般在 3%～12%，幸存者常有严重的神经系统后遗症，4 年随访智力低下者占 85%，癫痫为 80%，严重视力缺陷者占 42%～68%，脑积水和小头畸形者占 44%，只有 8%～16% 为完全正常儿童。由此可见，先天性弓形虫病为一常见的严重疾病，积极预防势在必行。

（2）获得性弓形虫病：是指出生后从外界获得的感染。因虫体侵袭部位和机体反应性不同，常无特异性症状和体征，需与有关疾病鉴别。淋巴结肿大是获得性弓形虫病最常见的临床类型，多见于颌下和颈后淋巴结；其次，弓形虫常损害脑、眼部。在免疫功能低下者，常表现为脑炎、脑膜脑炎、癫痫和精神异常。视网膜脉络膜炎是弓形虫眼病的主要特征，成人表现为视力突然下降；婴幼儿可见手抓眼症，对外界事物反应迟钝，也有出现斜视、虹膜睫状体炎、葡萄膜炎等，多见双侧性病变。除以上表现外，还常伴全身反应或多器官损害。

当感染者免疫力降低或缺陷时（如患 AIDS、恶性肿瘤、白血病等），可引起弓形虫急性增殖播散，导致脑膜脑炎、肝炎、肺炎、心肌心包炎、广泛性肌炎、关节炎、肾炎和腹膜炎等多脏器病变或功能衰竭而死亡。据美国疾病控制中心报告，在 14 510 例艾滋病患者中并发弓形虫脑炎者有 508 例，大多在 2～8 个月死亡。国内报告的 267 例获得性弓形虫病中，脑型 72 例，占 26.97%；淋巴结肿大型 39 例，占 14.61%；眼弓形虫病 22 例，占 8.24%，其中包括视网膜脉络膜炎 8 例，

黄斑部病变 6 例。

【免疫】

弓形虫是一种机会致病原虫，机体的免疫状态，尤其是细胞免疫状态与感染的发展和转归密切相关。在免疫功能健全的宿主，细胞免疫起主要保护性作用，其中 T 细胞、巨噬细胞、NK 细胞及其他细胞介导的免疫应答起主导作用。

人类感染弓形虫后能诱导宿主产生特异性抗体。感染早期 IgM 和 IgA 升高，前者在 4 个月后逐渐消失，后者消失较快，感染后 1 个月即被高滴度的 IgG 所替代，并维持较长时间。IgG 能通过胎盘传至胎儿，因此新生儿血清检查常可出现阳性结果，这种抗体通常在出生后 5～10 个月消失，抗感染的免疫保护作用不明显。

【诊断】

1. 病原学检查

（1）涂片染色法：取急性患者体液（脑脊液、血液、骨髓、羊水、胸腔积液、腹水等）经离心，取沉淀涂片，或用活组织（骨髓、淋巴结、肝等）穿刺物涂片，经吉姆萨染色，镜检弓形虫滋养体。此法简便，但阳性率不高，易漏检。此外，组织切片用免疫酶染色法或荧光染色法观察特异性反应，可提高虫体的检出率。

（2）动物接种分离法或细胞培养法：将样本接种于小鼠腹腔内，接种后 1 周剖杀，取腹腔液镜检速殖子，阴性者需盲传至少 3 代；样本也可接种于离体培养的单层有核细胞。动物接种和细胞培养是目前常用的病原学检查方法，具有确诊意义。

2. 血清学试验　由于弓形虫病原学检查存在检出率不高、培养时间长等不足，所以血清学试验是目前广泛应用的重要辅助诊断手段。常用方法有以下几种。

（1）染色试验（dye test，DT）：为经典的特异血清学方法。用活滋养体在有致活因子的参与下与样本内特异性抗体作用，使虫体表膜破坏而不被染色剂亚甲蓝（美蓝）所染。镜检时 60% 的虫体不被蓝染者为阳性，虫体多数被蓝染者为阴性。

（2）间接血凝试验（IHA）：此法有较好的特异性、敏感性，操作简单，适用于流行病学调查或临床抗体筛查，应用广泛。

（3）间接免疫荧光抗体试验（IFAT）：以整虫为抗原，用荧光标记的二抗检测特异抗体。此法

可检测同型及亚型抗体，其中检测 IgM 适用于临床早期诊断。

（4）酶联免疫吸附试验（ELISA）：是目前最常用的方法之一，用于检测宿主的特异循环抗体或虫体抗原，已有多种改良法广泛用于早期急性感染和先天性弓形虫病的诊断。

（5）免疫酶染色试验（IEST）：效果与 IFA 相似，用一般光学显微镜观察，便于基层推广应用。

3. 分子生物学检测 近年来，将 PCR 及 DNA 探针技术应用于检测弓形虫感染，这些方法灵敏、特异，具有早期诊断的价值。

另外，对孕妇进行 B 超、羊水或胎血检查，可以了解胎儿弓形虫感染的动态变化，以便采取相应措施，预防不良后果的发生。

【流行】

1. 流行概况 弓形虫病呈世界性分布，许多哺乳类、鸟类和爬行类都有自然感染。家畜的阳性率高达 10%～80%，常形成局部暴发流行，严重影响了畜牧业发展，威胁人类健康。人群感染相当普遍，估计全世界有 20 亿人受弓形虫感染。据血清学调查，欧美地区人群抗体阳性率为 25%～50%，其中某些国家的部分地区高达 90% 以上；我国（2004）人群平均感染率为 7.88%，苗族、布依族、蒙古族和壮族人群的血清阳性率较高，分别为 25.44%、25.27%、17.14% 和 16.73%。该虫感染与地理、自然气候条件关系不大，常与饮食习惯、生活条件、接触猫科动物、职业等因素有关。

造成广泛流行的原因有：①感染阶段多，虫体多个生活史阶段都具感染性；②中间宿主广，畜、禽等多种动物均易感；③可在终宿主之间与中间宿主之间、终宿主与中间宿主之间互相传播；④包囊可长期生存在中间宿主组织内；⑤终宿主排放卵囊量大，且对外界环境抵御力强；⑥滋养体、包囊和卵囊均具有较强的抵抗力。滋养体在低温冷冻下可保持较长时间而不丧失活力；卵囊在室温下可存活 3 个月，在潮湿的泥土中可存活 117 天，猫粪便中的卵囊在自然界常温、常湿条件下可存活 1～1.5 年；猪肉中的包囊在冰冻状态下可存活 35 天。

2. 流行环节

（1）传染源：受染动物是本病的主要传染源，猫及猫科动物则更为重要。人类作为传染源的意义在于：经胎盘的垂直传播、经输血或器官移植传播、经损伤的皮肤黏膜感染。

（2）传播途径：有先天性和获得性两种。前者指母体内胎儿经胎盘血感染；后者为出生后由外界获得感染，主要经口食入未煮熟的含弓形虫的肉制品而感染。经损伤的皮肤和黏膜也是一种传播途径，因此弓形虫实验室人员、肉类加工人员需注意。此外，接触被卵囊污染的土壤、水源也是重要的感染途径。经输血或器官移植也可感染。

（3）易感人群：人体对弓形虫普遍易感，尤其是胎儿、婴幼儿，以及肿瘤和艾滋病患者等免疫功能低下或缺陷者更易感。人的易感性随接触机会增多而上升，但无性别差异。

【防治】

对急性期患者应及时治疗，但至今尚无理想药物。乙胺嘧啶、磺胺类药物对增殖期弓形虫有抑制生长的作用，两药联合应用可提高疗效。磺胺类药物有明显致畸作用，孕妇感染应首选螺旋霉素，适当应用免疫增强药，有一定疗效，可降低胎儿的感染率，但并不能直接阻断垂直传播。此外，阿奇霉素、克林霉素、米诺环素等也有一定疗效。

弓形虫病重在预防。严格执行肉类食品卫生检疫制度，加强饮食卫生管理，教育群众不吃生的或半生的肉、蛋和奶制品；包囊对热敏感，在 50℃，30 分钟；56℃，10～15 分钟即丧失活力；孕妇应避免与猫、猫粪接触，以防卵囊感染；妊娠早期妇女须做弓形虫常规检查，以减少先天性弓形虫病的发生；在我国应认真执行和落实母婴保健法，并将其不断完善，以控制先天性弓形虫病。

疫苗免疫是以低廉代价预防弓形虫病的有效策略。近年来，弓形虫的基因组测序已基本完成，在疫苗免疫预防弓形虫感染方面的研究已取得了许多新的进展，如亚单位疫苗、复合基因疫苗等的联合使用，可提高机体的抗感染力。但目前仅有一种用于绵羊的疫苗，尚无此类疫苗应用于人体的报道。

（何深一）

第3节 隐孢子虫
Cryptosporidium

学习与思考

（1）阐述隐孢子虫生活史要点。

（2）隐孢子虫病患者的主要临床表现是什么？

隐孢子虫（*Cryptosporidium* Tyzzer，1907）是广泛寄生于爬行类、鱼类、鸟类和哺乳类等动物，以及人体胃肠道和呼吸道上皮细胞内的一类重要机会致病原虫，引起隐孢子虫病（cryptosporidiosis）。本病属新发传染病，并被 WHO 列为全球六大腹泻病之一。1907 年，Tyzzer 于实验小鼠体内首次发现隐孢子虫，1976年 Nime 和 Meisel 首次证明该虫对人体有致病性。韩范于 1987 年在南京最早发现我国人体隐孢子虫病，随后在安徽和福建等 19 个省（自治区、直辖市）也发现相关病例。迄今，已知隐孢子虫有 45 种，对人体致病的虫种主要是人隐孢子虫（*Cryptosporidium hominis*）和微小隐孢子虫（*C. parvum*），占人体感染隐孢子虫的 90%。文献报道可以感染人体的还有泛在隐孢子虫（*C. ubiquitum*）、鼠隐孢子虫（*C. muris*）、猫隐孢子虫（*C. felis*）、犬隐孢子虫（*C. canis*）、火鸡隐孢子虫（*C. meleagridis*）、猪隐孢子虫（*C. suis*）和安氏隐孢子虫（*C. andersoni*）等。

【形态】

隐孢子虫的生活史及发育过程有滋养体（trophozoite）、裂殖体（schizont）、配子体（gametocyte）、合子（zygote）和卵囊（oocyst）5个阶段，寄居于同一宿主的胃或小肠黏膜中。成熟卵囊是该虫的感染阶段，随宿主粪便排出体外，具有病原学诊断的意义。

卵囊呈圆形或椭圆形，其大小因虫种而异，平均直径为 3.3～8.4μm。成熟卵囊内含 4 个子孢子和 1 个残留体（residual body）。子孢子呈月牙形，排列不规则，形态多样。残留体由颗粒状物和一空泡构成（图 13-7）。卵囊经染色后方容易辨认，改良抗酸染色的阳性粪便标本中，卵囊被染成玫瑰红色，残留体则呈暗黑（棕）色颗粒状，粪膜背景为蓝绿色。卵囊分为厚壁和薄壁两种类型。厚壁卵囊约占 80%，具有感染性；薄壁卵囊约占 20%，仅含有 1 层单位膜，可造成宿主自体

内重复感染。

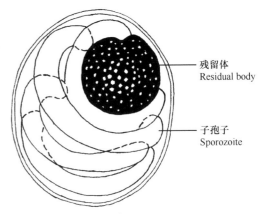

图 13-7 隐孢子虫卵囊 Oocyst of *Cryptosporidium*

不同种的隐孢子虫形态相似，大小略有差异，形态学方法难以鉴定虫种。大多数虫种寄生于小肠，卵囊呈圆形，相对较小；少数寄生于宿主胃中，卵囊呈椭圆形，相对较大。

【生活史】

隐孢子虫生活史简单，发育过程包括无性裂殖生殖（schizogony）、孢子生殖（sporogony）和有性配子生殖（gametogamy）3 个阶段，均在同一宿主小肠上皮细胞内完成（图 13-8）。

人因摄入卵囊污染的水、食物或经呼吸道而感染。在小肠内消化液的作用下，卵囊脱囊，释放出子孢子（sporozoite）。子孢子侵入回肠和结肠上皮细胞微绒毛区（即刷状缘层内）形成纳虫空泡（parasitophorous vacuole，PV）。在空泡内进行无性的裂殖生殖，先发育为滋养体，经 3 次核分裂后发育为 I 型裂殖体。成熟的 I 型裂殖体内含有 8 个裂殖子，裂殖子被释出后侵入其他的肠上皮细胞，发育为第二代滋养体。第二代滋养体经 2 次核分裂发育为 II 型裂殖体，成熟后内含 4 个裂殖子。当这些裂殖子被释放后，侵入新的肠上皮细胞，发育为雌、雄配子体，继而发育为雌、雄配子，经配子生殖，形成合子。合子进行孢子生殖，发育为含有 4 个子孢子的卵囊。

卵囊分为厚壁和薄壁两种类型。薄壁卵囊内的子孢子侵入新的宿主肠上皮细胞，继续其无性生殖，形成宿主自体内重复感染，这样可能造成患者持续感染或免疫功能低下患者更为严重的感染。厚壁卵囊在宿主肠上皮细胞内或肠腔内，经孢子生殖，内含 4 个子孢子，随宿主粪便排出即有感染性，厚壁卵囊对外界的抵抗力较强，在常温或低温下可存活数月，并保持其感染性。

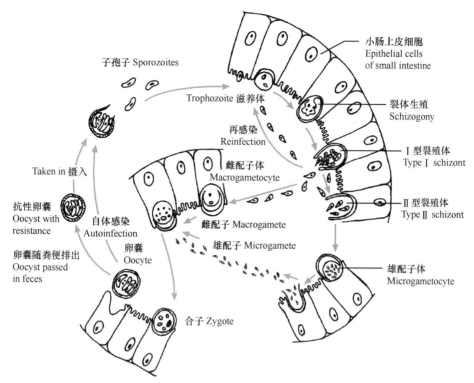

子孢子 Sporozoites

Trophozoite 滋养体

小肠上皮细胞 Epithelial cells of small intestine

裂体生殖 Schizogony

再感染 Reinfection

雌配子体 Macrogametocyte

Ⅰ型裂殖体 Type Ⅰ schizont

Ⅱ型裂殖体 Type Ⅱ schizont

Taken in 摄入

抗性卵囊 Oocyst with resistance

自体感染 Autoinfection

雌配子 Macrogamete

雄配子 Microgamete

卵囊随粪便排出 Oocyst passed in feces

卵囊 Oocyte

合子 Zygote

雄配子体 Microgametocyte

图 13-8 隐孢子虫生活史 Life cycle of *Cryptosporidium*

隐孢子虫完成整个生活史所需时间为 5～11 天。

Cryptosporidium spp. exists as multiple cell types which correspond to different stages in an infection. Oocysts are an infective stage. After being ingested, the sporozoites within oocysts excyst in the small intestine. The released sporozoites subsequently attach to the microvilli of the epithelial cells of the small intestine. From there they become trophozoites that reproduce asexually by fission which known as schizogony. The trophozoites develop into Type I meronts that contain 8 daughter cells.

These daughter cells are Type I merozoites, which are released by the meronts. Some of these merozoites can cause autoinfection by attaching to epithelial cells. Others become Type II meronts, which contain 4 Type II merozoites. These Type II merozoites are released and attach to the epithelial cells. From there they become either macrogamonts or microgamonts. These are the female and male sexual forms, respectively. This stage is called gametogony.

Zygotes are formed by microgametes when the microgamont penetrates into the macrogamonts.

Zygotes develop into oocysts of two types. About 20% of oocysts have thin walls and can reinfect the host by rupturing and releasing sporozoites that start the process over again. The thick-walled oocysts are excreted into the environment. The oocysts are mature and infective upon being excreted.

【致病】

免疫功能正常的宿主感染微小隐孢子虫，主要临床表现为急性腹泻，并具有自限性；而免疫力低下的人群，如艾滋病患者和婴幼儿，感染后临床症状往往比较严重，甚至会威胁生命。最近研究表明，隐孢子虫是导致 2 岁以下儿童腹泻的重要病原体之一，其危害仅次于轮状病毒。

1. 致病机制 隐孢子虫致病机制目前尚不完全清楚，可能是由诸多因素共同作用的结果。实验发现，隐孢子虫主要寄居于宿主小肠上皮细胞的刷状缘层，在肠上皮细胞形成的纳虫空泡内。隐孢子虫寄生可导致小肠上皮细胞出现广泛的病理损害，如肠绒毛萎缩、变短变粗、融合、移位和脱落等病变，以及肠绒毛结构的破坏，在小肠黏膜表面可出现许多"火山口"样溃疡。这些病变可影响肠上皮细胞物质转运以及糖类代谢相关酶的活性，造成肠黏膜吸收障碍，结果导致腹泻。有研究表明，隐孢子虫可以促使肠上皮细胞 TLR2

和 TLR4 的高表达，激活 MyD88、NF-κB 和 c-Src 等信号传导通路，引起肠壁组织炎症和上皮细胞的凋亡；同时，细菌繁殖产生 5-羟色胺和前列腺素 E$_2$ 等活性物质，这些物质在小肠黏膜环磷酸腺苷的作用下，可改变肠腔的渗透压，引起组织内水分反向渗入小肠内，使得肠道功能紊乱加重，导致患者出现霍乱样腹泻。

2. 临床表现　隐孢子虫病在各年龄组均可发病，一般以幼龄儿童，特别是 2 岁以下婴幼儿或免疫功能受损或低下者的感染率和发病率为高，并且症状严重，容易造成死亡，其感染无明显性别差异。

本病潜伏期为 2～28 天，多数为 7～10 天。

（1）急性期隐孢子虫病：患者临床症状的严重程度与病程取决于宿主的营养和免疫状态。免疫功能正常者症状较轻，主要为急性自限性水样腹泻，一般无脓血，日排便 5～10 次，该病具有自限性，病程通常为 7～14 天，最短 1～2 天。免疫功能缺陷患者腹泻严重，常表现为霍乱样水泻。重症幼儿患者可出现喷射性水样腹泻，排便量多。腹痛、腹胀、恶心、呕吐、食欲缺乏或厌食、口渴和发热也是该病比较常见的症状。

（2）慢性期隐孢子虫病：多数患者病程为 20～60 天，少数长达数年。免疫功能低下者病情重且症状明显，以持续性霍乱样水泻最为常见，一日数次至数十次，每日水泻便量常见为 3～6L，最多可达 17L，导致水、电解质紊乱和酸中毒。免疫功能缺损者尤其是 AIDS 患者，隐孢子虫感染后可导致广泛播散，并发胆道、胰管或呼吸道等肠外组织、器官的隐孢子虫病，患者表现为胆囊炎、胆管炎、胰腺炎和肺炎。儿童营养不良或伴随麻疹、水痘和巨细胞病毒等病毒感染，也会因暂时的免疫功能异常而并发隐孢子虫病，引起严重的慢性腹泻。

（3）播散型隐孢子虫病：常见于免疫功能缺陷或受损者，虫体可播散到胆道、胰腺、肝和呼吸道等肠外器官，并引起相应的组织和器官病变，使病情变得更加复杂、严重。播散型隐孢子虫病不易早期诊断，多在尸检时被发现。

本病亦是晚期 AIDS 患者的常见并发症，为其重要的致死原因之一。

对于年幼、年老体弱和免疫功能受损的水样性腹泻患者，抗生素治疗无效，并排除蓝氏贾第鞭毛虫感染者，应考虑隐孢子虫感染。

【诊断】

依据我国《隐孢子虫病诊断》（WS/T487—2016），对在近期内与隐孢子虫病患者或感染隐孢子虫的猪、牛和羊等动物有接触史，或有饮用、摄入被隐孢子虫卵囊污染的水或食物等病史，典型的临床表现有急性水样或糊样腹泻，一般无脓血便，日排便 5～10 次者，应高度怀疑隐孢子虫病的可能性。确诊需要做病原学检查，免疫学、分子生物学检测可作为辅助诊断。当症状消失后数周内仍有卵囊随粪便排出。

1. 病原学检查

（1）粪便或组织液检查：对于一般隐孢子虫病患者，收集其腹泻粪便、呕吐物；对于播散型隐孢子虫病患者，应用十二指肠引流法或肠检胶囊法，采集胆汁和十二指肠液，涂片染色，发现卵囊可作为确诊依据。制片方法：将粪便置载玻片上涂成直径约为 1.5cm 大小的圆形粪膜，其厚度以覆在报纸上时可透过涂片看到字为宜，待自然干燥后，用无水甲醇固定 3～5 分钟。常采用改良抗酸染色法、金胺-酚染色法和金胺酚-改良抗酸染色法。具体方法与卵囊形态观察详见第 19 章第 1 节。也可对粪便或组织液采用硫酸锌离心浮聚法或醛醚沉淀法浓缩卵囊，以提高检出率。

（2）活检：通过内镜采集肠黏膜病变组织，检查病原体和相关病理变化。肝活检时，应注意检查胆管上皮细胞内是否有病原体；用支气管肺泡灌洗液检查肺上皮细胞内有无病原体，以便确诊。

2. 免疫学检测　采用单克隆抗体的快速免疫层析法，检测粪便中隐孢子虫抗原，本法快捷简便，易操作。采用间接免疫荧光抗体试验，检测粪便中卵囊、痰液或组织切片中虫体抗原，需用荧光显微镜观察。采集粪便样本时，应按商品化试剂盒产品说明书要求进行操作，并在规定时间内分析结果。

3. 分子生物学检测　PCR 为检测隐孢子虫感染的快速、敏感、精确的方法，不仅可检测临床样本和环境水样，并且还可用于虫种的鉴定。采用巢式 PCR 检测粪便中微小隐孢子虫，最少可检测出低于 0.1pg 的特异性 DNA，相当于每克粪便中 5 个卵囊，并且无交叉反应。基因芯片技术可用于隐孢子虫病的诊断和基因型鉴别。

4. 鉴别诊断　本病应与阿米巴痢疾、贾第虫病、微孢子虫病及环孢子虫病等孢子虫病、细菌性痢疾、霍乱和轮状病毒腹泻等疾病相鉴别。

【流行与防治】

隐孢子虫病分布于全球，90多个国家和300多个地区均有病例报告，各地区感染率高低不一。在高收入国家人群感染率为0.6%～20.0%，中低收入国家为4.0%～25.0%，在AIDS患者和儿童感染率为3%～50%。2014年，我国人群隐孢子虫的感染率为1.33%～13.49%。通常以春季和夏季感染率最高。

本病是当今世界上最常见的6种食源性腹泻病之一，一些国家将其列为艾滋病患者的常规检测项目之一。我国将隐孢子虫和蓝氏贾第鞭毛虫列为水质中两个必检的寄生虫病原体。

隐孢子虫患者和带虫者是本病重要的传染源。牛、羊、猫、犬和兔等动物的隐孢子虫卵囊亦可感染人，是牧区和农村人群重要的动物源性传染源。卵囊污染水源常引起本病的局部暴发性流行，防止水源污染是阻断本病传播的重要措施。

隐孢子虫病重症患者的临床治疗应按肠道传染病住院隔离治疗。一部分患者可能因严重腹泻而引起电解质紊乱，必须给予纠正。免疫功能低下者应加强支持治疗。发作期间应避免食用含脂肪及乳糖较多的食物，有助于缓解症状。

目前尚没有治疗本病的特效药物。对免疫功能正常的人群，采用对症和支持疗法即可治愈。对于免疫功能缺陷或受损者、慢性腹泻患者，应选用抗生素、抗原虫药物及生物制剂等治疗。目前认为对本病治疗有一定疗效的药物有螺旋霉素、阿奇霉素、巴龙霉素、高效价免疫牛乳（HBC）和大蒜素等。

鉴于隐孢子虫病发病机制与宿主免疫功能有一定关系，有必要对患者进行一定的免疫干预治疗，即停止免疫抑制药的使用，使机体免疫功能得以恢复。

（叶建斌）

第4节 其他孢子虫
Other Sporozoans

一、贝氏等孢球虫
Isospora belii

等孢球虫（*Isospora*）隶属于球虫亚纲（Coccidia）真球虫目（Eucoccidiorida）艾美球虫亚目（Eimeriorina）艾美球虫科（Eimeriidae）等孢球虫属（*Isospora*），该虫1850年由Virehow发现，直到1923年被Wenyon正式命名。等孢球虫是一类寄生于鸟类、爬行类和哺乳类等动物肠道内的原虫，已记录的等孢球虫有十余种，寄生于人体的只有贝氏等孢球虫（*Isospora belii* Wenyon，1923）和纳塔尔等孢球虫（*Isospora natalensis* Elson-Dew，1953）2种。贝氏等孢球虫只寄生于人体，是引起人类等孢球虫病（isosporiasis）最主要的病原体；纳塔尔等孢球虫目前全球仅有2例人体感染的报道，其生活史及发育过程尚不完全清楚。

【形态与生活史】

贝氏等孢球虫卵囊呈长椭圆形。人粪便中的未成熟卵囊内含有1个大而圆的细胞，大小为（23～36）μm×（12～17）μm，囊壁较薄、光滑、色浅。成熟卵囊内含2个椭圆形孢子囊，孢子囊大小为（12～14）μm×（7～9）μm，每个孢子囊内含4个半月形子孢子（sporozoite）和1个残留体（residual body）（图13-9）。在人体发现的纳塔尔等孢球虫卵囊大小为（24～30）μm×

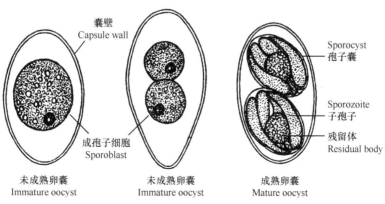

囊壁
Capsule wall

Sporocyst
孢子囊

Sporozoite
子孢子

残留体
Residual body

成孢子细胞
Sporoblast

未成熟卵囊
Immature oocyst

未成熟卵囊
Immature oocyst

成熟卵囊
Mature oocyst

图13-9 贝氏等孢球虫卵囊形态 Morphology of oocyst for *Isospora belii*

（21～25）μm，其形态特征与贝氏等孢球虫卵囊相似，孢子囊大小为 17μm×12μm。

贝氏等孢球虫生活史包括无性裂体增殖、孢子生殖和有性配子生殖 3 个阶段。成熟卵囊为感染阶段，人摄入成熟卵囊污染的食物和饮水而感染。卵囊在小肠逸出 8 个子孢子，并侵入小肠上皮细胞发育为滋养体，经裂体增殖发育为裂殖体。裂殖体成熟后，肠上皮细胞破裂散出的裂殖子侵入邻近的肠上皮细胞继续裂体增殖或形成雌、雄配子体，继而发育为雌、雄配子。雌、雄配子结合形成合子，完成配子生殖。合子周围形成囊壁即发育为卵囊，卵囊落入肠腔，随粪便排出体外。随宿主粪便排出的卵囊为未成熟卵囊，仅含一个成孢子细胞，在外界一定温、湿度环境下，卵囊内的细胞核发生分裂，经 48 小时发育为成熟卵囊，内含 2 个孢子囊，完成孢子生殖。

【致病与诊断】

贝氏等孢球虫可导致人体增生性肠炎，病理观察发现小肠绒毛出现萎缩、隐窝增生，在固有层内可见大量嗜酸性粒细胞、浆细胞、淋巴细胞和中性粒细胞浸润。免疫功能正常的感染者多为隐性感染，无明显症状，或有时出现慢性腹泻、腹痛、厌食等症状。免疫受损的患者或艾滋病患者感染后病情常较为严重，可出现持续性腹泻或脂肪性腹泻，并伴有严重脱水、发热、腹痛、呕吐等症状，严重者可引起死亡。

粪便检出卵囊可确诊。通常应用抗酸染色法或改良抗酸染色法检查卵囊，亦可采用十二指肠组织活检或内镜法检查病变以提高检出率。

【流行与防治】

本病呈全球性分布，以南美洲、非洲、中东和东南亚等国家多见，人群的发病率为 0.07%～13.1%。国外对艾滋病患者的调查发现，在南美洲，贝氏等孢球虫的感染率为 1.8%～32.2%；在非洲喀麦隆的感染率为 1.9%，赞比亚的感染率为 16%；在亚洲，日本的感染率为 0.07%，印度的感染率为 41.1%。本病与隐孢子虫病已成为艾滋病患者晚期腹泻的最常见病因。国内目前共报道人体感染 41 例。

本病多呈自限性，应采取综合防治措施，包括查治患者和带虫者；加强粪便、水源的管理和预防感染等；复方磺胺甲噁唑（即复方新诺明）和乙胺嘧啶/磺胺类药物有一定疗效。

二、环孢子虫
Cyclospora

环孢子虫（*Cyclospora*）又称圆孢子虫，是一类专性细胞内寄生原虫，属于球虫亚纲（Coccidia）真球虫目（Eucoccidiorida）艾美球虫亚目（Eimeriorina）艾美球虫科（Eimeriidae）环孢子虫属（*Cyclospora*）。早在 1870 年就有学者从鼹鼠的肠道中分离出该虫，1979 年 Ashford 首先报道人体环孢子虫感染病例。目前已报道的环孢子虫种共 19 种，其寄生的动物宿主范围十分广泛，包括爬行类、食虫类、啮齿类、灵长类。环孢子虫可寄生于人体肠道或胆道黏膜上皮细胞内，引起环孢子虫病（cyclosporiasis）。Ortegat 等于 1994 年从该属中发现第一个致人体疾病的虫种，即称卡耶塔环孢子虫（*Cyclospora cayetanensis* Ortega, Gilman & Sterling, 1994），该虫被认定是目前唯一能造成人类感染的环孢子虫。

【形态与生活史】

成熟卵囊呈球形，直径为 8～10μm，具双层囊壁，外壁厚，内壁薄。每个卵囊含有 2 个孢子囊，孢子囊为卵圆形，大小为 4μm×6μm，每个孢子囊含有 2 个子孢子（图 13-10）。

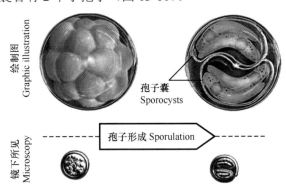

绘制图 Graphic illustration
镜下所见 Microscopy
孢子囊 Sporocysts
孢子形成 Sporulation

图 13-10　环孢子虫卵囊 Oocysts of *Cyclospora*

成熟卵囊经口感染人体，在空肠内经消化液作用，孵出子孢子，并侵入小肠上皮细胞，进行裂体增殖，发育为含有 8～12 个裂殖子的成熟裂殖体。裂殖体破裂，逸出的裂殖子侵入新的肠上皮细胞，重复上述增殖过程。经数次裂体增殖后，侵入小肠上皮细胞的部分裂殖子分化成配子体。雌、雄配子结合形成合子，发育成含有折光性颗粒的未成熟卵囊，随粪便排到体外。在 26～30℃环境下，未成熟的卵囊经数天到数周发育为具感染性的成熟卵囊。

【致病与诊断】

本病主要病变在小肠上段，呈轻度或中度急性炎症。部分绒毛不同程度萎缩，隐窝肥大；空肠上皮细胞绒毛变粗短、融合，由柱状变为立方状，细胞间有炎症细胞浸润等。有学者发现，环孢子虫寄生可导致肠道菌群发生紊乱，后者可能是导致患者出现腹泻的原因。

本病潜伏期约1周。多数感染者为无症状带虫者，严重感染者表现为消瘦、乏力、体重减轻、持续性水样便或稀便，每天排便3～8次或更多。免疫功能正常者腹泻等症状常为自限性，免疫功能缺陷或受损者，并发环孢子虫感染时，可致持续性腹泻甚至死亡。

诊断方法首选改良抗酸染色法检查粪便中卵囊，检获卵囊为确诊本病的主要依据。也可从小肠引流液、十二指肠或空肠活检标本检获卵囊确诊。随着人们对环孢子虫病的重视和分子生物学诊断技术的发展，世界范围内相继开展了环孢子虫病的调查，证实环孢子虫病广泛存在。

【流行与防治】

本病呈世界性分布，根据美国疾病预防控制中心（USCDC）评估报告，世界范围内每年报告环孢子虫感染病例有16 264个，推测实际感染人数至少应为报道病例数的38倍。在我国，1995年在福建首次发现人体环孢子虫病例，随后在其他省份陆续有环孢子虫病例报告，人群感染率为0.3%～10.6%，我国已报道的病例主要分布于广东、南京、西安和温州等省、市。儿童感染率高于成人，免疫功能缺陷或受损者最易感。本病感染有明显的季节性，多暴发于温暖、湿润的雨季。

复方磺胺甲噁唑是治疗本病的首选药物，注意饮食卫生和养成良好的卫生习惯是预防感染的关键。

三、肉孢子虫
Sarcocystis

肉孢子虫（*Sarcocystis*）属于球虫亚纲（Coccidia）真球虫目（Eucoccidiorida）艾美球虫亚目（Eimeriorina）肉孢子虫科（Sarcocystidae）肉孢子虫属（*Sarcocystis*），是一类广泛寄生于鸟类、爬行类和哺乳类等动物体内的原虫。人因误食生的或未熟的含肉孢子虫的肉类而感染，引起肉孢子虫病（sarcocystosis）。目前已知的肉孢子虫有122种，以人为终宿主的肉孢子虫仅有2种：人肉孢子虫（*Sarcocystis hominis* Railliet & Lucet，1891），又称牛-人肉孢子虫（*Sarcocystis bovihominis*），中间宿主为牛；人猪肉孢子虫（*Sarcocystis suihominis* Taelros & Laarman，1976），中间宿主为猪，又称猪-人肉孢子虫。由于这两种原虫都寄生于人体的小肠中，统称为人肠肉孢子虫，引起肠肉孢子虫病（intestinal sarcosporidiosis）。此外，还有一种以人体为中间宿主的林氏肉孢子虫（*Sarcocystis lindemanni*），人体感染少见。

【形态与生活史】

肉孢子虫生活史中有卵囊（oocyst）、孢子囊（sporocyst）和肉孢子囊（sarcocyst）3种主要形态。两种人肠肉孢子虫卵囊和孢子囊的形态和大小基本相同，肉孢子囊根据虫种不同，大小差别较大。

成熟卵囊：椭圆形，大小为（15～19）μm×（15～20）μm，囊壁较薄，内含2个孢子囊。

孢子囊：呈卵圆形或椭圆形，大小与卵囊相似，囊壁双层且透明，每个孢子囊内含4个子孢子（图13-11）。

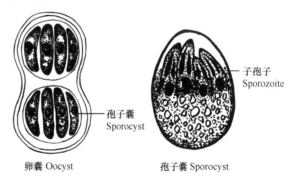

子孢子
Sporozoite

孢子囊
Sporocyst

卵囊 Oocyst

孢子囊 Sporocyst

图13-11　人肉孢子虫形态
Morphology of *Sarcocystis hominis*

肉孢子囊：亦称包囊，呈圆柱形或纺锤形，大小为（1～5）cm×（0.1～1）cm。囊内有许多间隔，将囊内缓殖子分隔成簇。

人、猕猴和黑猩猩等终宿主粪便中排出的孢子囊或卵囊被牛、猪等中间宿主食入后，在小肠内子孢子逸出，穿过肠壁进入血流，在许多脏器的血管壁内皮细胞中发育为裂殖体，经过数代的裂体增殖，产生大量裂殖子，后者再侵入肌肉组织中发育为肉孢子囊。肉孢子囊内的滋养母细胞或称母细胞（metrocyte）增殖生成缓殖子。缓殖子对终宿主具感染性。

终宿主食入含肉孢子囊的肉类，囊内缓殖子释出并侵入小肠固有层，直接发育形成雌、雄配子。雌、雄配子经配子生殖形成卵囊，卵囊在小肠固有层逐渐发育成熟后，随宿主粪便排出。

林氏肉孢子虫的中间宿主是人，终宿主可能是食肉类哺乳动物、猛禽或爬行类动物。

【致病与诊断】

本病的严重程度与宿主感染肉孢子囊的数量以及宿主的免疫状态相关，大多数人感染后无明显临床症状或呈自限性感染。少数严重感染者，可出现间歇性腹痛、腹胀、食欲缺乏、恶心和腹泻等症状，甚至可发生贫血、坏死性肠炎等。肌肉组织中的肉孢子囊可破坏肌细胞，压迫邻近细胞与组织产生病理损害。肉孢子囊亦可释放出一种毒性很强的肉孢子毒素（sarcocystin），作用于神经系统、心、肾上腺、肝和小肠等器官、组织，引起免疫病理损害，严重时可致死亡。

从粪便中检出卵囊或孢子囊可作为确诊本病的依据。林氏肉孢子虫病则需要肌肉组织活检，但肉孢子囊检出率较低，结合 PCR 诊断可提高检出率。

【流行与防治】

人肠肉孢子虫病主要发生于欧洲和亚洲，东南亚地区尤为普遍。我国目前已报道肠肉孢子虫感染约 500 例，这些病例报道主要来自于云南、广西和西藏等地区，这与当地少数民族有食用生猪肉和生牛肉的习俗有关。林氏肉孢子虫病分布于全球，以亚洲较多见，我国已确认的病例数为 6 例。

肠肉孢子虫病的流行与人们的饮食习惯有着密切关系。应以预防为主，加强猪、牛等家畜饲养管理，加强肉类卫生检疫，不吃未煮熟的肉类。

目前尚无特效药物，复方磺胺甲噁唑、吡喹酮和磺胺嘧啶等药物对本病有一定的疗效。

四、巴 贝 虫
Babesia

巴贝虫（*Babesia*）属于梨形虫亚纲（Piroplasmia）梨形虫目（Piroplasmida）巴贝科（Babesiidae）巴贝虫属（*Babesia*），由蜱媒传播，主要在宿主的红细胞内繁殖、播散并产生毒素，引起巴贝虫病（babesiosis），严重危害人畜健康。全球已发现的巴贝虫 100 多种，已明确可感染人体的巴贝虫主要有：田鼠巴贝虫（*Babesia microti*）、分歧巴贝虫（*Babesia divergens*）、邓肯巴贝虫（*Babesia duncani*）和猎户巴贝虫（*Babesia venatorum*）等。有文献报道牛巴贝虫（*Babesia bovis*）和犬巴贝虫（*Babesia canis*）也可以感染人。

【形态与生活史】

在红细胞内，典型的寄生虫体呈梨形，也可呈圆形、环形，偶尔为不规则形。虫体大小为 $4.0\mu m \times 1.5\mu m$。经吉姆萨染色后，虫体细胞质呈蓝色，其边缘着色较深；细胞核染成紫红色，呈圆形或块状。巴贝虫在红细胞内单个或成对排列，以双梨形（尖端相互靠近，钝端互成角度）与四联形（分成 4 个，排列成"十"字形小体，或称马耳他"十字架"形）最具特点（图 13-12）。

生活史需经历在媒介蜱体内和在哺乳动物宿主或人体内的发育。蜱在吸血时，将子孢子注入哺乳动物或人体内，子孢子侵入红细胞，发育并形成滋养体，滋养体经无性的二分裂或出芽生殖，形成子体。虫体增殖导致红细胞破裂，释放出的虫体再侵入其他红细胞继续增殖。在宿主红细胞内，某些巴贝虫的滋养体发育为具潜能的配子体。

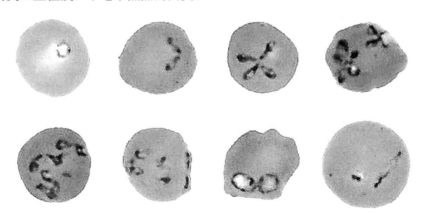

图 13-12   人红细胞内巴贝虫的形态 Forms of *Babesia* parasites in erythrocytes from a patient

当蜱叮吸病畜或患者血液时，配子体进入蜱肠上皮细胞内，进行配子生殖，形成合子和动合子。动合子随血淋巴到达蜱的各器官，侵入蜱唾液腺的动合子，可在唾液腺细胞内快速多分裂生殖，形成子孢子。当蜱再次叮吸动物和人血时，这些子孢子通过唾液进行传播。此外，巴贝虫在蜱体内侵入卵巢，亦可经卵传播给子代蜱。

【致病】

本病潜伏期为1~3周。虫体侵入人体后，一方面在红细胞内寄居、大量增殖和播散，致使红细胞破坏和溶血；另一方面，通过分泌毒素，激活血管活性酶，破坏宿主的凝血机制，导致微循环紊乱及衰竭，同时，该原虫及其代谢产物也可引发宿主免疫病理反应。轻度感染者一般无明显症状或表现轻微，呈自限性；严重感染者常发生在免疫功能受累的宿主，表现为寒战、发热、出汗和肌肉疼痛、关节疼痛等症状，同时，伴有肝脾肿大、黄疸、血红蛋白尿、溶血性贫血和肾衰竭等体征。值得注意的是，本病临床表现与疟疾极为相似，但其发热无周期性，可以区别于疟疾。

【诊断】

依据我国《巴贝虫病诊断》（WS/T 564-2017），通过询问病史，对有野外活动、蜱叮咬、输血或器官移植史，临床表现有寒战、发热、出汗、乏力、恶心、食欲缺乏、肌肉疼痛、关节疼痛、头痛、腹痛、贫血等患者，应高度怀疑巴贝虫病。确诊应依据实验室病原学检查，免疫学和分子生物学检测可以作为辅助诊断或流行病学调查依据。

病原学诊断以末梢血液涂片镜检发现虫体作为确诊依据。值得注意的是，多个巴贝虫在红细胞内寄居，形似恶性疟原虫，易误诊。鉴别诊断可通过红细胞内有无疟色素以及虫体排列特征加以区别。

【流行与防治】

巴贝虫呈世界性分布。美国是巴贝虫病病例数最多的国家，2011年美国将巴贝虫病作为法定传染病，每年报告约1000例，主要流行虫种为田鼠巴贝虫。欧洲地区主要流行虫种为分歧巴贝虫、猎户巴贝虫和田鼠巴贝虫。亚洲巴贝虫病的流行具有散发和虫种多样的特点，日本、韩国、印度均有病例报告。

我国自1943年报告首例人体巴贝虫感染病例以来，至2021年，共报告317例人巴贝虫病（隐性感染或无症状感染者），分布在黑龙江、广西、河南、内蒙古、新疆、甘肃、北京、重庆、山东、福建、浙江、云南、四川、台湾14个省（自治区、直辖市），报告病例数较多的是黑龙江、河南、云南和广西，地理上分布在东北、中原到西南一线；主要感染虫种为田鼠巴贝虫、猎户巴贝虫、分歧巴贝虫等；多数病例发于夏季，可能由于该季节是蜱虫活动的高峰期，易引起人的感染。

我国已报道的重要传病媒介有全沟硬蜱、长角血蜱、镰形扇头蜱等。

预防本病的主要措施是在流行区灭蜱及防止蜱叮咬。除对症治疗外，可应用克林霉素、奎宁和阿奇霉素等药物治疗。联合用药可提高疗效，如阿托伐醌联合阿奇霉素及奎宁加克林霉素等。

（秦元华）

第 14 章 纤 毛 虫
Ciliate

学习与思考

（1）阐述结肠小袋纤毛虫的形态特征和生活史特点。

（2）结肠小袋纤毛虫的致病特点和诊断依据是什么？

（3）如何鉴别结肠小袋纤毛虫病与阿米巴痢疾？

纤毛虫（ciliate）属于纤毛门（Ciliophora），是原生动物中较大的一个门类，约1万余种。大多数纤毛虫营自生生活，广泛存在于淡水、海水及泥土中，少数寄生于无脊椎动物和脊椎动物的消化道内。可感染人体的纤毛虫主要为直口纲（Litostomatea）的结肠小袋纤毛虫（*Balantidium coli*）。此外，直口纲的微小小袋纤毛虫（*B. minutum*），层咽纲（Phyllopharyngea）的斜管纤毛虫（*Chilodonella* sp.），旋毛纲（Spirotrichea）的非洲肠肾虫（非洲夜铰虫）（*Nyctotherus africanus*）、豆形肠肾虫（豆夜铰虫，*N. faba*）等也可寄生人体。

大多数纤毛虫在生活史的各个阶段都有纤毛，有些虫种的某阶段纤毛可缺如。纤毛短而密，遍布虫体周身表面或位于虫体的部分表面，并以此作为其运动和协助摄食的细胞器。纤毛在虫体表面有节律地顺序摆动，形成波状运动，又因纤毛在排列上稍有倾斜，故而推动虫体以螺旋形旋转的方式向前运动。虫体也可依靠纤毛逆向摆动而改变运动方向。

在虫体的近前端有一明显的胞口（cytostome），下接胞咽（cytopharynx），后端有1个较小的胞肛（cytoproct）。纤毛虫具有2个大小不一的核，偶见几个小核，以横二分裂进行无性生殖，以接合生殖（conjugation）方式进行有性生殖。

结肠小袋纤毛虫
Balantidium coli

结肠小袋纤毛虫（*Balantidium coli* Malmsten，1857）属于直口纲（Litostomatea）胞口目（Ves-tibulifera）肠袋科（Balantidiidae），为人体最大的寄生原虫。Malmsten（1857）在急性痢疾患者的粪便中发现，命名为结肠草履虫（*Paramecium coli*）。Stein于1862年将该虫归于肠袋科，更名为结肠小袋纤毛虫。该虫通常寄生在人体结肠内，也可寄生在回肠，偶尔侵入肠黏膜及黏膜下组织，形成溃疡或脓肿，引起结肠小袋纤毛虫痢疾（balantidial dysentery）。该虫引起的肠外播散病变较为罕见。

【形态】

生活史有滋养体和包囊两个发育阶段（图14-1）。

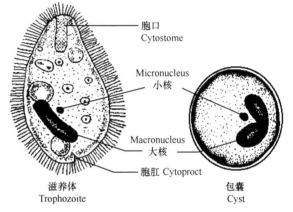

图 14-1　结肠小袋纤毛虫 *Balantidium coli*

滋养体：呈椭圆形，腹面略扁平，背面稍突起；淡灰略带绿色、较透明；大小为（30～200）μm×（25～120）μm。体表有紧密而稍呈斜行排列的纤毛，可规律性摆动。虫体前端腹面有一凹陷的胞口，下接漏斗形胞咽，借助胞口纤毛的摆动，将颗粒状食物（淀粉粒、细胞、细菌、油滴状物）送入胞咽，进入细胞内形成食物泡（food vacuole），消化后的残留物经虫体后端的胞肛排出体外。细胞质内有两个伸缩泡（contractile vacuole），分别位于虫体中部和后部，其大小可变化，以调节渗透压。苏木精染色后虫体中部可见1个充满染色质粒的肾形大核（macronucleus）和1个圆形小核（micronucleus），小核位于大核的凹陷处。

包囊：圆形或卵圆形，直径为40～60μm，淡黄或淡绿色，囊壁厚，略透明，染色后可见胞核。新形成的包囊在活体时可见到囊内的滋养体，有明显的纤毛，并在囊内活动，经过一定时间后，纤毛可消失。

【生活史】

包囊是其感染阶段。包囊污染的食物或饮水经口进入宿主体内，在肠道的消化液作用下，脱囊形成滋养体。滋养体在人体最常见的寄生部位为结肠，以肠腔内淀粉、细菌及肠壁细胞等为食，迅速生长，主要以横二分裂方式生殖，有时也可进行接合生殖。滋养体随着肠内容物向结肠下端移动，由于肠内理化环境的变化，水分减少，部分滋养体变圆，同时分泌囊壁将虫体包围起来形成包囊，随粪便排出体外，即具有感染性。包囊在外界不再进行分裂生殖。滋养体也可随宿主粪便排到外界，在适宜条件下也可形成包囊。在人体内的滋养体很少形成包囊，而在猪体内则可形成大量包囊（图14-2）。

Balantidium coli is the largest protozoan parasite in humans. It lives in the cecum and colon of humans, pigs, guinea pigs, rats, and many other mammals. It is not readily transmissible from one host species to another, as it requires a period of time to adjust to the symbiotic flora of a new host. However, when adapted to a host species, *Balantidium coli* flourishes and becomes a serious pathogen, particularly in humans. Trophozoites multiply by transverse fission. Conjugation has been observed in culture condition but may occur only rarely, if not at all, in nature. Encystment is instigated by dehydration of feces as it passes to the rectum. These protozoa can also encyst after being passed in feces, which is an important factor in the epidemiology of the disease. Human infection occurs when cysts are ingested, usually in contaminated food or water. Infection is most likely to occur in malnourished populations with low stomach acidity.

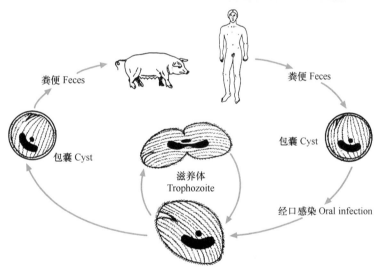

图 14-2　结肠小袋纤毛虫生活史 Life cycle of *Balantidium coli*

【致病】

滋养体主要寄生在结肠，偶可侵犯回肠末端。虫体主要通过机械性刺激、分泌透明质酸酶等，对宿主肠黏膜及黏膜下组织造成损伤，导致肠黏膜炎症和溃疡，病理变化颇似溶组织内阿米巴痢疾，如伴有出血和继发细菌感染，将发生结肠或阑尾穿孔、腹膜炎等。滋养体偶可经淋巴或直接蔓延侵袭肠外组织，如肝、肺、盆腔或泌尿生殖器官等，曾报道从1例慢性鼻炎患者的鼻分泌物中查到滋养体。

多数感染者为无症状型，但粪便中可有虫体排出，这在流行病学上有重要意义。急性型为痢疾型，常为突然发病，可有腹痛、腹泻和黏液便，并伴有里急后重，有的会出现脱水、营养不良及消瘦。急性期治疗不当或不及时可转为慢性，慢性型患者可有上腹部不适、回盲部及乙状结肠部压痛、周期性腹泻，以及粪便呈粥样或水样，常伴有黏液，但无脓血。

【诊断】

粪便生理盐水直接涂片查到滋养体或包囊可

确诊。由于虫体较大，一般不易漏检。新鲜粪便反复送检可提高检出率。必要时，采用乙状结肠镜进行活检或用阿米巴培养基进行培养。

【流行与防治】

结肠小袋纤毛虫呈世界性分布，多见于热带和亚热带地区，其中以菲律宾、新几内亚、中美洲等最为常见。我国分布广泛，云南、广西、广东、辽宁、福建、宁夏、甘肃、新疆等22个省（自治区、直辖市）均有病例报道。已知30多种动物可感染此虫，以猪的感染较为普遍（感染率为20%~100%）。通常认为人的感染来源于猪，多数病例有与猪接触史，故认为猪是该虫的主要保虫宿主和重要传染源。

人体感染主要是通过摄入被包囊污染的食物或饮水。包囊的抵抗力较强，在室温中至少存活2周，在潮湿环境里能存活2个月，在干燥而阴暗的环境里能存活1~2周，在阳光直射下经3小时才能杀死；对化学药物也有较强的抵抗力，在10%甲醛中可存活4小时，苯酚中可活3小时。滋养体对外界环境有一定的抵抗力，在厌氧的环境和室温条件下能存活10天，但在胃酸中很快被杀死。因此，滋养体不是主要的传播阶段。

防治原则与溶组织内阿米巴病相同。本病的发病率不高，重在预防。应加强卫生宣传教育，注意个人卫生和饮食卫生；管好人粪、猪粪，避免包囊污染食物和水源；治疗患者、带虫者和患猪。治疗药物可选用甲硝唑、四环素和黄连素等。

（刘红丽）

第 15 章　芽囊原虫

Blastocystis

学习与思考

（1）描述人芽囊原虫的形态特征，并阐述其生活史特点。

（2）人芽囊原虫的致病特点和诊断依据是什么？

根据 2003 年 Cox 生物学分类系统，芽囊原虫（*Blastocystis* spp.）属于色混界（Chromista）色物亚界（Chromobiota）双环门（Bigyra）芽囊纲（Blastocystea），该类原虫寄生于人和其他哺乳动物、鸟类和两栖动物的消化道。寄生于人体的唯一虫种为人芽囊原虫（*Blastocystis hominis*）。

人芽囊原虫
Blastocystis hominis

人芽囊原虫（*Blastocystis hominis* Brumpt，1912）是一种寄生于人和多种动物肠道的原虫，曾长期被误认为是对人体无害的肠道酵母菌。1967年 Zierdt 根据超微结构特点，将其确定为原虫，1993 年江静波等曾将其归入人芽囊原虫新亚门（Blastocysta）。目前认为，人芽囊原虫是导致人类腹泻的重要机会致病原虫。

【形态】

人芽囊原虫形态多变，体外培养的人芽囊原虫可见 5 种类型（图 15-1，彩图 Ⅱ）。

1. 空泡型（vacuolar form）　呈圆形或卵圆形，虫体大小差异很大，直径为 2～200μm，多数为 4～15μm；中央有 1 个透亮的大空泡，外围为环形或月牙形细胞质，内含 2～4 个细胞核或细胞器。多见于感染者粪便和液体培养基中。

2. 颗粒型（granular form）　由空泡型发育而成，形态、大小与空泡型相似。细胞质中充满颗粒状物质，主要为代谢颗粒、脂肪颗粒和生殖颗粒。此型很少出现在粪便中。

3. 阿米巴型（amoeboid form）　虫体形似溶组织内阿米巴滋养体，但虫体很小，大小为 2.6～7.8μm，形状多变，可见伪足伸缩运动，胞质内含细菌和许多小颗粒状物质。该型多见于急性腹泻患者，被认为与致病有关。

4. 包囊型（cyst form）　为球形或卵圆形，直径为 5～30 μm，一般为 8～10 μm，囊壁较厚，由多层纤维层组成。细胞质内有 1～4 个细胞核、多个小空泡、糖原泡及脂类沉淀。此型极易与粪便内容物混淆。

5. 复分裂型（multiple fission form）　该型较

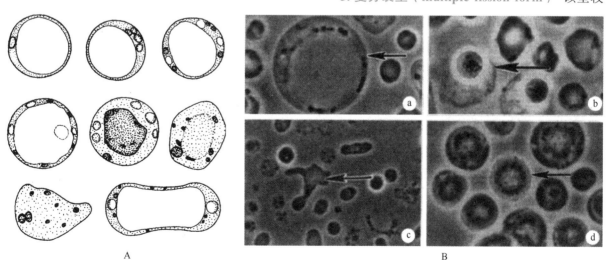

图 15-1　人粪中常见的人芽囊原虫形态 Common morphology of *Blastocystis hominis* in human feces

A. 不同形态示意图 Diagram of various forms；B. 不同形态照片图 Photographs of various forms

a. 空泡型 Vacuolar form；b. 包囊型 Cyst form；c. 阿米巴型 Amoeboid form；d. 颗粒型 Granular form

少见，虫体较大，具有分裂现象。细胞核首先分裂为多个，细胞质逐渐包绕细胞核，1 个虫体可分裂成多个大小不等的个体，细胞质内有空泡结构。

【生活史】

人芽囊原虫滋养体不仅可寄生于人的回盲部，还可寄生于灵长类、爬行类、鸟类等动物肠道，以肠腔内容物为营养来源，包囊随粪便排出，其生活史尚不完全清楚。一般认为，阿米巴型为致病虫期，包囊型为感染期、传播阶段，基本过程可能是包囊→空泡型→阿米巴型→包囊。在体外培养条件下，包囊可发育为空泡型，并以二分裂方式大量增殖，随后空泡型可转变为阿米巴型，也可转变为颗粒型或复分裂型。阿米巴型可吞噬

细菌，进一步发育为包囊。虫体主要生殖方式为二分裂，阿米巴型可见内二芽生殖，空泡型可见裂体生殖，偶有孢子生殖，由生殖颗粒直接发育成子细胞（图 15-2）。

Blastocystis is a common microscopic organism that inhabits the intestine and is found throughout the world. Humans and animals are infected by fecal cysts, which develop into vacuolar forms in the large intestines. In humans, vacuolar forms divide by binary fission and may develop into amoeboid or granular forms. Vacuolar forms undergo encystation in the host intestines, and intermediate cysts may be surrounded by a thick fibrous layer that is subsequently lost during passage in the external

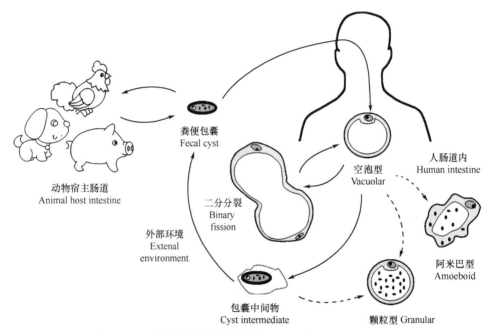

图 15-2　人芽囊原虫的生活史 Life cycle of *Blastocystis hominis*

environment. A full understanding of the biology of *Blastocystis* and its relationship to other organisms is not clear, but is an active area of research.

【致病与诊断】

人芽囊原虫的致病机制尚不清楚，一般认为其致病力较弱。实验发现，人芽囊原虫侵入小鼠肠壁后，局部组织会出现炎症细胞浸润、绒毛水肿等病变。约有 1/2 的感染者为带虫者，无明显临床表现。部分感染者表现为腹泻、腹痛、腹胀、呕吐等，也可出现发热、乏力等全身症状。轻症者表现为间歇性腹泻，腹泻数天即可自愈。重症者出现经常性腹泻，粪便多为糊便、水样便，也

可见黏液血便，并伴有腹痛、腹胀、恶心，甚至发热和寒战，以及厌食、乏力等症状，症状持续或反复出现，常呈慢性迁延性。此外，其致病性与人体免疫功能降低有关，已发现 56% 的感染者伴有免疫功能低下，HIV 患者易感染人芽囊原虫，而且症状严重，治疗困难。

病原学检查主要是从粪便中检获虫体，常用方法有粪便生理盐水直接涂片法、浓聚法、碘液染色直接涂片法、吉姆萨或瑞氏染色法及培养法。在碘液涂片中可见虫体具较大的中央空泡和环状细胞质，表膜较薄。要注意与溶组织内阿米巴、哈氏内阿米巴、微小内蜓阿米巴的包囊和隐孢子

虫卵囊，以及某些真菌相鉴别。

【流行与防治】

人芽囊原虫为人体消化道内常见的寄生原虫，呈全球性分布，各大洲不同国家人群人芽囊原虫感染率在1.26%~70.00%，发展中国家人群感染率较高。1988~1992年我国首次人体寄生虫调查显示，全国共有22省（自治区、直辖市）检出人芽囊原虫感染者，平均感染率为1.284%，估计全国感染人数为1666万。2014~2015年，河南35个县（市）104个农村调查点14岁以下儿童人芽囊原虫感染为0.15%。近年来，我国又报道了一些新的感染病例，由人芽囊原虫所致腹泻的发病率呈现上升趋势。

本病的传染源为粪便中排出人芽囊原虫者。

犬、猪、猫、鼠等多种动物亦有芽囊原虫寄生，其虫体的形态结构与人芽囊原虫相似，因此这些动物可能也是本病的重要保虫宿主和传染源。接触污染的水源和食物是主要感染途径；蝇和蜚蠊有可能是重要的传播媒介。

预防应加强卫生宣传教育，注意个人卫生、饮食卫生；粪便无害化处理，保护水源；消灭蝇和蜚蠊；对从事饮食行业人员定期体检并及时治疗等。免疫功能正常和有轻微症状者无须治疗；对虫体寄生量较多或出现严重症状者，可选甲硝唑、甲氟喹或双碘喹啉等药物治疗。对甲硝唑治疗无效者可用复方磺胺甲噁唑治疗。

（郭英慧）

第 4 篇　医学节肢动物
Medical Arthropod

第 16 章　医学节肢动物概论
Introduction of Medical Arthropod

学习与思考

（1）节肢动物的主要特征是什么？

（2）医学节肢动物对人类的危害有哪些？

（3）媒介节肢动物传播病原体的方式有哪些？

（4）如何防制媒介节肢动物？

节肢动物门（Arthropoda）是动物界中最大的门，种类繁多、分布广泛，占动物种类的80%以上。可侵害人类或传播疾病，具有医学重要性的节肢动物称为医学节肢动物（medical arthropod）。研究医学节肢动物的形态、分类、生态、与人类疾病的关系及其防制的科学称为医学节肢动物学（medical arthropodology）。它既是医学寄生虫学、流行病学和公共卫生学的重要组成部分，又是一门独立的学科。

Members of the Phylum Arthropoda constitute the largest assemblage of species in the Animal Kingdom, and the most significant cause of human diseases. As such, it is an important component of medical parasitology. Some arthropods may serve as the causal agents themselves, or as an intermediate host (or vector)，which passes the pathogens to healthy humans. These arthropods are named medical arthropods (medical pests, medical insects). Medical arthropodology is the science that examines morphology, taxonomy, bionomics of insects and arachnids that have medical significance, the relationship between medical arthropod and human diseases, as well as the control of the pests.

第 1 节　医学节肢动物的
特征与分类
Features and classification of medical arthropod

一、节肢动物的主要特征
Major features of arthropod

医学节肢动物的共同特征如下。

（1）躯体分节、左右对称，具有分节的附肢，如足、触角、触须等。

（2）有几丁质及醌单宁蛋白质组成的外骨骼（exoskeleton）。

（3）循环系统为开放式，具有简单的体腔，也称血腔（haemocoele），血淋巴（haemolymph）流动在其中，血腔及血淋巴延伸到整个躯体和附肢。

（4）发育过程大多需经历蜕皮（ecdysis，molt）和变态（metamorphosis）。

二、医学节肢动物的主要类群
Major groups of medical arthropod

节肢动物门通常分为 5 亚门 19 纲，与医学有关的节肢动物主要分布在 5 个纲，以昆虫纲和蛛形纲最为重要，与人类关系更密切。

1. 昆虫纲（Insecta）　成虫分头、胸、腹三部分。头部有触角 1 对，胸部有足 3 对。常见种类有蚊、蝇、白蛉、蠓、蚋、虻、蚤、虱、臭虫、蜚蠊、锥蝽、桑毛虫、松毛虫、毒隐翅虫等。

2. 蛛形纲（Arachnida）　成虫分头胸和腹两部分，或头胸腹愈合成躯体（idiosoma），成虫足 4 对，无触角。以书肺、气管或表皮呼吸。常见种类有蜱、螨、蜘蛛、蝎等。

3. 甲壳纲（Crustacea）　虫体分头胸部和腹部，有触角 2 对，步足 5 对。多数水栖，以鳃呼吸。

常见种类有石蟹、淡水虾、蝲蛄、水蚤等，是某些蠕虫的中间宿主。

4. 唇足纲（Chilopoda） 虫体窄长，由头及若干形状相似的体节组成。头部有触角 1 对；体节除最后 2 节外，各具足 1 对，第 1 对足变形为毒爪，内连毒腺，排出的毒物可伤害人体。以气门呼吸。常见种类有蜈蚣。

5. 倍足纲（Diplopoda） 成虫呈长管形，多节，由头及若干形状相似的体节组成。头节有 1 对触角；除第 1 体节外，每节均具足 2 对。以气门呼吸。其分泌物可引起皮肤过敏。常见种类有马陆、千足虫等。

第 2 节 医学节肢动物对人类的危害
The harms of medical arthropods to humans

节肢动物危害人体的方式多种多样，大致可分为直接危害和间接危害两大类。

一、直接危害
Direct harms

1. 骚扰和吸血 某些节肢动物在其孳生地及活动场所常骚扰或叮刺人类，影响正常生活与工作，使人不堪忍受。如蚊、虱、蚤、臭虫等叮刺人体吸血；蝇在居室内活动骚扰，影响人的正常工作、生活或睡眠；蠓、蚋、蜱、螨、蜂类等在野外叮咬侵袭，造成人体损伤，甚至使人发生"恐虫症"（herpetophobia）。

2. 刺螫和毒害 节肢动物叮刺人体注入毒液或分泌有毒物，导致人体中毒。蜂、毒蜘蛛、蜈蚣等叮刺人体可直接将毒唾液或毒腺液注入皮下，产生红、肿、痛等局部毒性反应，严重时可引起全身中毒症状，如硬蜱叮刺人体可造成"蜱瘫痪"（tick paralysis）；松毛虫、刺蛾科、毒蛾科幼虫等的毒毛及分泌的毒液，可通过接触引起皮肤或结膜炎症，严重者可致骨关节病变；毒隐翅虫的毒素接触皮肤可引起隐翅虫皮炎。

3. 超敏反应 节肢动物的唾液、分泌物、排泄物、蜕皮及残体颗粒等蛋白质成分可作为致敏原，引起人体超敏反应。如毒毛的残余颗粒能引起速发型超敏反应，出现鼻炎、荨麻疹、瘙痒、湿疹、哮喘及"干草热"（hay fever）等症状；尘螨可引起哮喘、鼻炎等过敏性疾病；革螨、恙螨可引起螨性皮炎。

4. 侵害组织和寄生 有些节肢动物可寄生于人和动物体内或体表而致病。如疥螨寄生于皮肤内引起疥疮（scabies）；蠕形螨寄生毛囊和皮脂腺引起蠕形螨病；某些蝇类幼虫寄生在人体消化、泌尿、生殖系统，以及皮肤伤口、鼻腔、眼窝等器官引起蝇蛆病（myiasis）；穿皮潜蚤雌虫寄生在人体皮肤内引起潜蚤病（tungiasis）等。

二、间接危害
Indirect harms

医学节肢动物可在人和/或动物之间传播病原体，由节肢动物传播的疾病称为虫媒传播疾病（简称虫媒病）。传播疾病的节肢动物称为媒介节肢动物或媒介昆虫。按传播过程中病原体与媒介节肢动物的关系，传播方式可分为以下几种。

1. 机械性传播（mechanical transmission） 病原体在媒介昆虫体内不涉及发育和/或增殖的过程，没有发生形态或数量的变化，即媒介昆虫体内或体表只是机械性地携带病原体，为一种非特异性传播。如蝇和蜚蠊等杂食性昆虫传播阿米巴原虫包囊、蠕虫卵、志贺菌、伤寒沙门菌等。

2. 生物性传播（biological transmission） 生物性传播是媒介节肢动物传播疾病最重要的方式。病原体必须在节肢动物体内经历发育和/或增殖之后才具有感染力，是病原体完成生活史不可缺少的环节。从病原体侵入节肢动物体内，到具有感染力的过程所需要的时间称为外潜伏期（extrinsic incubation period）。根据病原体在节肢动物体内发育和/或增殖过程的差异，分为 4 种传播方式。

（1）发育式传播（developmental transmission）：病原体在节肢动物体内只有发育阶段的形态结构及生理、生化特性等的变化，没有增殖过程。如丝虫微丝蚴在雌蚊胃内，经过脱鞘进入蚊胸肌发育成为感染期幼虫丝状蚴，只发育不增殖。

In developmental transmission, the disease-producing organisms only develop in arthropod vectors, that is, they only undergo morphological changes but not reproduce there.

（2）增殖式传播（propagative transmission）：病原体在节肢动物体内，只有数量的增多，而不发生形态上的变化。如黄热病毒和登革病毒在蚊虫体内、恙虫病东方体在恙螨体内，鼠疫耶尔森菌在蚤体内，以及回归热疏螺旋体在虱体内的增殖等。

In propagative transmission, the disease-producing organisms reproduce in arthropod but do not undergo further development, such as encephalitis A & B viruses in ticks and mosquitos, and bacillus of the plague in fleas.

（3）发育增殖式传播（developmental-propagative transmission）：病原体在节肢动物体内，不仅有发育阶段的形态变化，而且数量也增加。病原体必须完成发育和增殖并到达感染部位之后，才能传播给人。如疟原虫雌、雄配子体在雌性按蚊体内分别发育为雌、雄配子并经受精作用形成合子，进而发育为动合子，形成卵囊，进行孢子生殖，数千个子孢子进入蚊唾液腺，在雌性按蚊叮咬人吸血时随唾液感染人体。

In developmental-propagative transmission, the disease-producing organisms not only reproduce but also undergo morphological changes in the arthropods.

（4）经卵传递式传播（transovarian transmission）：某些病原体，特别是病毒、立克次体、螺旋体等可以在节肢动物体内增殖，也能侵入其卵巢，进入卵内，经卵将病原体传递到下一代。在流行病学上，这类传递方式称作垂直传播（vertical transmission）。如恙螨幼虫传播恙虫病东方体；蜱类传播森林脑炎、新疆出血热、Q 热等；蚊体内的乙型脑炎病毒和登革病毒也可经卵传递。

In transovarian transmission, some arthropods, notably mites and ticks, may transmit diseases to their offsprings by invasion of the pathogens to the ovary or the developing eggs, e.g. chiggers.

病原体经节肢动物传播的过程有两个关键环节：一是节肢动物从宿主中获得病原体，通常通过吸血来完成；二是节肢动物把病原体传播给脊椎动物宿主或人，通过吸血而传播，或通过含病原体的粪便、压碎的虫体或基节腺分泌物污染皮肤伤口或黏膜而使宿主感染。

我国主要虫媒病及主要媒介节肢动物，见表 16-1。

表 16-1　我国主要的虫媒病及其主要病媒节肢动物 Major arthropod borne diseases and their vectors in China

虫媒病	病原体	主要传播媒介	生物性传播	媒介传病方式
流行性乙型脑炎	乙型脑炎病毒	三带喙库蚊	pt、tot	叮咬吸血
登革热	登革病毒	埃及伊蚊、白纹伊蚊	pt、tot	叮咬吸血
森林脑炎	森林脑炎病毒	全沟硬蜱	pt、tot	叮咬吸血
新疆出血热	克里米亚出血热病毒	亚东璃眼蜱	pt、tot	叮咬吸血
肾综合征出血热	汉坦病毒	革螨	pt、tot	叮咬吸血等
流行性斑疹伤寒	普氏立克次体	人虱	pt	虱碎体、粪污染伤口
鼠型斑疹伤寒	莫氏立克次体	印鼠客蚤	pt	蚤粪污染伤口
恙虫病	恙虫病东方体	地里纤恙螨，红纤恙螨	tot	叮咬吸组织液
Q 热	伯纳特柯克斯体	硬蜱和软蜱	pt、tot	叮咬、粪污染
腺型鼠疫	鼠疫耶尔森菌	印鼠客蚤、方形黄鼠蚤、长须山蚤	pt	叮咬、粪污染
野兔热	土拉弗菌	蜱、革螨	pt、tot	叮咬
虱媒回归热	回归热疏螺旋体	人虱	pt	虱碎体污染人皮肤伤口
蜱媒回归热	波斯疏螺旋体 拉氏疏螺旋体	钝缘蜱	pt、tot	叮咬、基节液污染
莱姆病	伯氏疏螺旋体	全沟硬蜱等	pt、tot	叮咬吸血
疟疾	疟原虫	中华按蚊、嗜人按蚊、微小按蚊、大劣按蚊	dpt	叮咬吸血
黑热病	杜氏利什曼原虫	中华白蛉、长管白蛉、吴氏白蛉	dpt	叮咬吸血
马来丝虫病	马来布鲁线虫	中华按蚊、嗜人按蚊	dt	叮咬
班氏丝虫病	班氏吴策线虫	致倦库蚊、淡色库蚊	dt	叮咬

注：dt=发育式传播；pt=增殖式传播；dpt=发育增殖式传播；tot=经卵传递式传播。

三、病媒节肢动物的判定标准 The standards of judging vector arthropods

在虫媒病流行区，判定某传染病的传播媒介对于有针对性地开展疾病预警和防控极其重要。通常，准确地判定一种节肢动物为某传染病的传播媒介，需满足三方面的科学证据。

1. 生物学证据　即媒介节肢动物与人类关系密切（嗜吸人血）、较大数量（是常见或优势种群）、寿命较长（能完成病原体的发育和/或增殖）。

2. 流行病学证据　即媒介节肢动物地理分布和季节消长与某种虫媒病流行地区和流行季节相一致。

3. 病原学证据　包括自然感染和实验室感染病原体的证据。

同一种虫媒病的传播媒介，在不同流行区可以相同，也可以不同。此外，在同一流行区，不同虫媒病可能有相同或不同的传播媒介，某一种虫媒病可能有一种或多种传播媒介，此时有必要分清主要媒介和次要媒介。

第 3 节　媒介节肢动物的防制 Control of vector arthropods

媒介节肢动物的防制是虫媒病防治的重要环节，总的原则是加强领导，制定法规，健全机构，发动群众并加以指导，开展防制研究，采取综合措施。

有害生物综合治理（integrated pest management，IPM）是从害虫及其环境，以及社会经济条件出发，合理运用各种标本兼治、以治本为主的防制手段，组合成一套系统的防制措施，经济、简便、安全、有效地把害虫种群控制在不足以为害的水平，并争取予以消除，以达到除害灭病和减少骚扰的目的。节肢动物种群密度和季节动态的调查是科学开展虫媒病防治的先决条件，为相关虫媒病的疾病预警、合理选择杀虫剂和制定防制策略及监测防制效果等提供参考和依据。有害生物综合治理措施主要包括以下 6 个方面。

1. 环境治理　结合当地媒介节肢动物的生态和生物学特点，通过改变其生存的必要环境条件，使其不能孳生和生存，达到防制虫媒病的目的。通过修建基础卫生设施，改造阴沟、阳沟和臭水沟等排水沟渠，铲除孳生场所，防止媒介节肢动物的孳生和繁殖；改善人群居住条件，改变不良生活习惯，搞好环境卫生，减少病原体-媒介-人的接触机会，阻断虫媒病的传播。

2. 化学防制　用杀虫剂、驱虫剂、诱虫剂等化学药剂毒杀或驱除节肢动物。化学防制具有见效快、使用方便，以及适于大规模应用等优点，是媒介种群密度高、虫媒病流行时的主要防制手段。由于化学药剂存在对人畜的有害性、环境污染和病媒害虫抗药性等问题，应同时考虑药剂的作用和性能，结合节肢动物的种群密度、季节动态、生态习性和药物敏感性，有针对性地选择适当的器械、剂型、剂量等合理的技术措施；根据杀虫效果及时调整药物种类和喷洒的频次等，尽可能地减少环境污染、抗药性产生，以发挥药剂的最大效能。参见本书附录Ⅱ卫生杀虫剂简介。

3. 物理防制　利用各种机械、热、光、电、声等手段，捕杀、隔离或驱赶害虫。如装纱窗、纱门防止蚊、蝇等进入室内，挂蚊帐防止蚊虫叮咬；高温灭虱；用捕蝇笼、捕蝇纸诱捕蝇、使用电灭蚊拍和诱蚊灯等均属物理防制。由于此类方法不存在对人畜有害性、环境污染和产生抗性等问题，得到了广泛的应用，亟待利用现代高新技术进一步研发和推广。

4. 生物防制　利用自然界中害虫的"天敌"消灭害虫。害虫的天敌包括病毒、细菌（苏云金杆菌、球形芽孢杆菌）、真菌（链壶菌、白僵菌等）、原虫、线虫（罗索线虫）、捕食性（鱼类、昆虫、家鸭等）或寄生性生物等，利用它们对害虫生长、繁殖的抑制作用，达到防制目的。由于生物防制对人畜无害、不污染环境等，近年来得以较好的推广应用。目前，苏云金杆菌和球形芽孢杆菌在美国的应用已各占约 25% 的市场份额，化学杀虫剂的使用已压缩至 50%。此外，养殖寄生蜂和鱼类消灭害虫已被不少国家和地区采用。近年来，通过对沃尔巴克体（Wolbachia）的系统深入研究，在虫媒病的防治上具有明显的潜在价值。

5. 遗传防制　通过放射线照射、化学药物处理、品系或近缘种杂交等方法，改变或移换害虫的遗传物质，培育出雄虫不育、细胞质不亲和性、染色体易位等有生理缺陷的害虫种系，释放到自然环境中，使之与自然种群交配和竞争，从而降低其繁殖势能，以期达到控制和消灭害虫自然种群的目的。此外，导入针对某病原体的抗性基因，也可阻断节肢动物对该病原体的传播；通过遗传操控改变害虫的行为，减少对人类的叮刺侵扰。这些高科技研究思路给虫媒病的防制带来了希望。

6. 法规防制　制定相关法律、法规或条例，进行检疫、卫生监督和强制防制。海关进出口检疫，防止媒介节肢动物从境外传入；对某些重要媒介害虫实行卫生监督，如对农业、能源、水利开发项目可能造成的虫媒病流行，应接受疾病控制部门的监督；以法律、法规条文的形式，强制全体居民执行媒介防制工作。如新加坡为了消灭登革热，采取了强迫防制埃及伊蚊的措施，如发现家庭积水器、水缸中有埃及伊蚊孳生则重罚。

（赵亚娥）

第 17 章 医学昆虫
Medical Insects

第 1 节 医学昆虫概述
Introduction to medical insects

学习与思考

（1）医学昆虫的主要形态特征有哪些？

（2）医学昆虫的口器分哪几种类型？各有哪些特点？

（3）何谓昆虫发育的变态？不同类型变态各有哪些特点？

昆虫隶属昆虫纲（Insecta），是节肢动物门中最大的一个纲，也是动物界中种类最多、数量最大的类群，已命名的昆虫超过 100 万种，占动物界总数的 80% 左右。与人类健康密切相关的昆虫称为医学昆虫（medical insects），是医学节肢动物最重要的组成部分。

【形态特征】

昆虫的主要特征是成虫躯体分为头（head）、胸（thorax）、腹（abdomen）3 个部分，具 3 对足（leg）（图 17-1）。

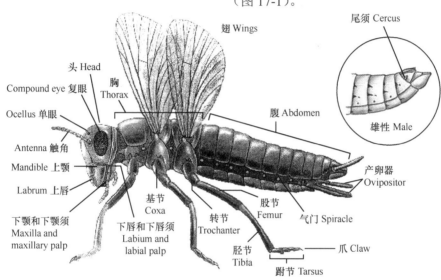

图 17-1　典型昆虫的外部解剖 External anatomy of a typical insect

1. 头部　是昆虫的感觉和取食中心，有触角、眼、口器等。触角（antenna）1 对，形态多样，具触觉、嗅觉和味觉功能。大多数昆虫有 1 对复眼（compound eye）及若干单眼（ocellus）。头部最重要的器官是口器（mouthparts），口器的类型与传播疾病有关。

昆虫的口器大致可分为 4 种类型（图 17-2）。

（1）咀嚼式口器（chewing mouthparts）：由上唇（labrum）、下唇（labium）、舌（hypopharynx）、1 对上颚（mandible）和 1 对下颚（maxilla）构成。上颚粗壮、具齿，适宜咀嚼食物，取食固体食物，如蜚蠊的口器。

（2）刺吸式口器（piercing-sucking mouthparts）：包括上唇、1 对上颚、舌和 1 对下颚特化的口针，

包裹在下唇内形成喙（proboscis）。适宜吸血，如蚊、白蛉成虫的口器。

（3）舐吸式口器（sponging mouthparts）：喙是由下唇特化而来，其前壁向下纵凹成唇槽，末端具唇瓣，上唇呈刀状盖在上面，槽内藏着扁长的舌头。适宜刮取半流体食物，如家蝇成虫的口器。

（4）刮舐式口器（cutting-sponging mouthparts）：是虻的口器特征。上颚特化成扁平宽大的刀片状，下颚延长为针状，下唇端部扩大成唇瓣。

2. 胸部　是昆虫的运动中心，由前胸（prothorax）、中胸（mesothorax）和后胸（metathorax）组成。各胸节具足 1 对，分别称前足、中足和后足；足由基节（coxa）、转节（trochanter）、股节（femur）、胫节（tibia）和跗节（tarsus）组

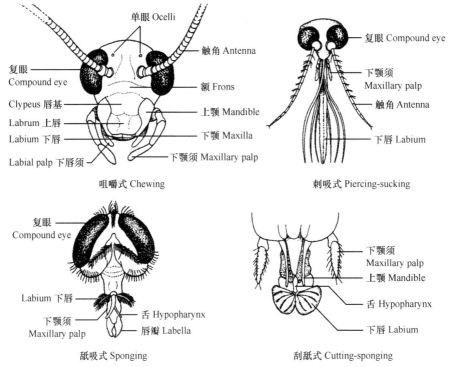

图 17-2 昆虫的口器类型 Types of some insect mouthparts

成，跗节分 1~5 节，跗节末端具爪（claw）。大多数昆虫的中胸和后胸背侧各具 1 对翅（wing）（图 17-1）；蚊、蝇等双翅目昆虫只有 1 对前翅，后翅退化成平衡棒（halter）；蚤、虱和臭虫等昆虫适应了寄生生活，翅已退化。

3. 腹部　是昆虫的营养与生殖中心。成虫腹部由 11 节组成（图 17-1），各类昆虫的体节常有愈合变形，外观可见腹节数目不等。通常末端数节特化为外生殖器（external genitalia），雌虫的第 8、9 腹节为产卵器（ovipositor），雄虫的第 9 腹节为交配器（copulatory organ）。昆虫外生殖器形态结构因种而异，是昆虫种类鉴定的重要依据。

4. 内部器官　与传播疾病有关的内部器官是消化系统和生殖系统。消化系统是从口至肛门的管状器官，由前肠、中肠和后肠组成。病原体可在消化道增殖，如鼠疫耶尔森菌（Yersinia pestis）可在蚤的前胃刺间增殖；疟原虫可在蚊胃（中肠）壁弹力纤维膜下增殖后进入唾液腺，再经吸血传播。生殖器官发达，雌性包括 1 对卵巢（ovary）、1 对输卵管（oviduct），合并为阴道（vagina），开口于生殖腔，通常还有 1 对副腺（accessory genital gland）及 1 个受精囊（spermatheca）通入阴道。雄性生殖器官包括 1 对睾丸（testis）、1 对输精管（spermaduct）、贮精囊（seminal vesicle）、射精管（ejaculatory duct）、末端的阳茎和 1 对副腺。

【发育与变态】

昆虫的发育包括胚胎发育和胚后发育两个阶段。胚胎发育在卵内完成，从卵受精至幼虫孵化；胚后发育从孵化的幼虫至成虫羽化，需要经历一系列形态和内部器官的变化，称为变态（metamorphosis）。昆虫变态的基本类型包括增节变态、表变态、原变态、不完全变态和完全变态 5 个类型，医学昆虫的变态主要为完全变态（complete metamorphosis）和不完全变态（incomplete metamorphosis）。

1. 完全变态　昆虫在生长发育过程中，幼体和成体在形态、生理、生活环境及所取食物等方面完全不同，这种发育过程称完全变态。其生活史包括卵（egg）、幼虫（larva）、蛹（pupa）和成虫（adult）4 个时期，如蚊、蝇、白蛉、蚤等。

Complete metamorphosis: Larva has a very different morphology, physiology, environment and food. In metamorphosis the insect develops by four distinct stages, namely egg, larva, pupa and adult. The wings (when present) develop internally during the larval stage, such as mosquito, fly, sandfly and flea, and so on.

2. 不完全变态　生活史包括卵（egg）、若虫（nymph）和成虫（adult）3 个阶段。若虫和成虫的生活环境以及所取食物完全相同，形态也基本相似，仅翅及生殖器官未发育完全，如虱、臭虫、蜚蠊等。

Incomplete metamorphosis: Gradual metamorphosis in insects, in which the nymphs are generally similar to the adults in body form, environment, food, only wings and reproductive system are not developed. They become more like the adults with each instar, such as louse, bed bug, cockroach, and so on.

在昆虫胚后发育过程中，幼虫或若虫均需经历数次蜕皮，将两次蜕皮之间的虫态称为龄（instar），而所对应的发育时间称为龄期（stadium），每蜕皮 1 次进入 1 个新龄期。幼虫发育为蛹的过程称为化蛹（pupation）。成虫从蛹皮中脱出的过程又称为羽化（emergence）。

【分类】

昆虫纲有 34 个目（Order），与医学有关的有 9 个目，其中重要的有以下 6 个目。

1. 双翅目（Diptera）　成虫中胸具 1 对翅，后胸翅退化为平衡棒。口器为刺吸式、舐吸式或刮舐式。幼虫呈管状，外裹 1 层软表皮，口器为咀嚼式。生活史为完全变态。与医学有关的种类有蚊（mosquito）、蝇（fly）、白蛉（sandfly）、蠓（midge）、蚋（black fly）、虻（tabanid fly）等。

2. 蚤目（Siphonaptera）　成虫无翅，体小而侧扁，后足粗壮适于跳跃。刺吸式口器。幼虫蛆状，生活在宿主巢穴的泥土和缝隙中。生活史为完全变态。传播鼠疫等疾病，如致痒蚤（Pulex irritans）。

3. 虱目（Anoplura）　无翅，背腹扁平，足为抱握足。刺吸式口器。生活史为不完全变态。传播流行性斑疹伤寒等疾病，如人虱（Pediculus humanus）。

4. 蜚蠊目（Blattaria）　俗称蟑螂（cockroach）。成虫中、后胸各具 1 对翅，前翅革质、狭长，后翅膜质、宽大，适于飞翔，有些种的翅退化。咀嚼式口器。生活史为不完全变态。通过体内外机械性携带病原体，如德国小蠊（Blattella germanica）。

5. 鞘翅目（Coleoptera）　俗称甲虫。虫体坚硬，翅 2 对。咀嚼式口器。生活史为完全变态。有些种类成虫分泌物有毒，接触皮肤可引起皮炎，如毒隐翅虫（Paederus sp.）。

6. 半翅目（Hemiptera）　体扁平，有翅或无翅，前翅基部革质，端部膜质，后翅膜质。刺吸式口器。生活史为不完全变态。如传播美洲锥虫病（American trypanosomiasis）的骚扰锥蝽（Triatoma infestans）；温带臭虫（Cimex lectularius）吸人血，并在实验条件下能传播鼠疫等疾病。

本章将讲述蚊、蝇、白蛉、蚤、虱、臭虫、蠓、蚋、虻、蜚蠊等重要种类。

第 2 节　蚊
Mosquito

学习与思考

（1）阐述蚊的基本形态特征。

（2）如何区别常见的三属蚊？

（3）我国主要传病的蚊种有哪些？分别传播哪些疾病？

蚊（mosquito）隶属双翅目（Diptera）蚊科（Culicidae），是一类最重要的医学昆虫，全世界已知有 38 属 3350 余种。我国报告有 18 属 370 余种，50% 以上隶属按蚊属（Anopheles）、伊蚊属（Aedes）和库蚊属（Culex），是传播人类疾病的主要蚊种。

【形态】

1. 成虫　蚊体细长，成蚊长 1.6～12.6mm，呈灰褐色、棕褐色或黑色。喙（proboscis）细长。翅 1 对，狭长，翅上有鳞片（scales）。足 3 对，细长。体分头、胸、腹 3 个部分（图 17-3）。

（1）头部：呈球形，两侧有发达的复眼 1 对，另有触角（antenna）1 对、触须（maxillary palp）1 对和刺吸式口器 1 套。触角位于复眼前方凹陷处，分 15 节，第 3 节以后各节均细长称鞭节，节与节间有轮毛；蚊类触角具有两性特征，雌蚊轮毛短而稀，雄蚊轮毛长而密；触角上有短毛，为化学感受器，对二氧化碳和温度敏感，在雌蚊吸血时起重要作用。

口器由 1 对上颚（mandible）、1 对下颚（maxilla）、1 个上唇（labrum）和 1 个舌（hypopharynx）包裹在下唇（labium）构成，又称喙（proboscis）。上颚和下颚末端尖细，是主要的切割器官。舌中空、内有唾液道（salivary canal），而上唇与舌间形成的食物道（food channel），使

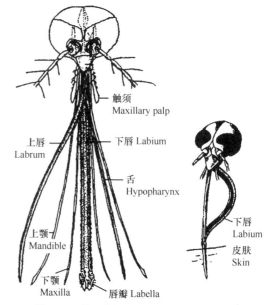

图 17-4　蚊口器 Mouthparts of Mosquito

图 17-3　雌性库蚊外部解剖
External anatomy of female *Culex*

吸吮的血液流入胃内。下唇的末端裂为两片唇瓣（labella）。雄蚊的上、下颚均退化，不能刺吸血液，只能以植物汁液为食。触须位于喙两侧，由 5 节组成（图 17-4）；库蚊属和伊蚊属雄蚊的触须比喙长或与喙等长，雌蚊触须短；按蚊属雌雄蚊触须均与喙等长，但雄蚊触须末两节膨大且向外弯曲。蚊的触须常用作分类的依据（图 17-5）。

（2）胸部：分前胸、中胸和后胸 3 节，中胸发达。各胸节有足 1 对，足细长，覆有鳞片，鳞片为棕、黑或白色，常形成环纹。通常跗节末端着生 1 对爪，爪间有肉质爪垫。中胸有翅 1 对，翅狭长、膜质，被有鳞片（scales）。翅及足上常有鳞片组成的特殊斑纹，可作为分类依据。后胸有平衡棒（halter）1 对。

（3）腹部：共 11 节，第 1 节不明显，2～8 节明显可见，最后 3 节特化为外生殖器（external genitalia）。腹部背面有淡色鳞片组成的斑纹或条带。雌虫腹部末端有尾须（cercus）1 对，雄虫特化为钳状抱握器（clasper），构造复杂，是分类的主要依据。

（4）内部器官：蚊具有消化、排泄、呼吸、循环及生殖等系统。消化系统的唾液腺（salivary gland）可分泌抗血凝素，能阻止吸入的红细胞凝集，与传播疾病有重要关系。

2. 卵（egg） 呈椭圆形，长约 1mm，形状因种而异。按蚊卵呈舟形，两侧有浮囊（egg sac），单产；库蚊卵呈圆锥形无浮囊，产出后粘在一起形成卵筏（egg raft），浮于水面；伊蚊卵呈橄榄形，沉于水底，散在分布（图 17-6）。

3. 幼虫（larva） 分头、胸、腹 3 部分。咀嚼式口器。头部有触角、复眼和单眼各 1 对，口器两侧为口刷，借口刷摆动使水流旋转取食。胸部方形，不分节。腹部细长，9 节，前 7 节相似，按蚊第 8 节背面有 1 对气门（spiracle），而库蚊和伊蚊腹部第 8 节背面有呼吸管（siphon），库蚊呼吸管细长，伊蚊呼吸管粗短。按蚊第 1～7 腹节背面具有成对的掌状毛，有漂浮作用。这些特征常作为幼虫分类的依据（图 17-6）。

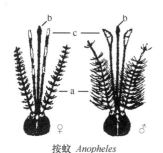
按蚊 *Anopheles*

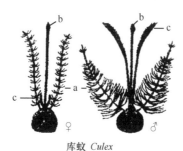
库蚊 *Culex*

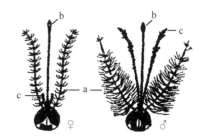
伊蚊 *Aedes*

图 17-5　蚊的触角、口器和触须 Antenna、mouthparts and maxillary palp of mosquito
a. 触角 Antenna；b. 口器 Mouthparts；c. 触须 Maxillary palp

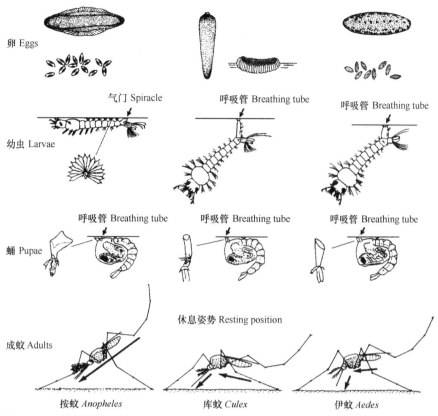

卵 Eggs

气门 Spiracle　　呼吸管 Breathing tube　　呼吸管 Breathing tube

幼虫 Larvae

呼吸管 Breathing tube　　呼吸管 Breathing tube　　呼吸管 Breathing tube

蛹 Pupae

休息姿势 Resting position

成蚊 Adults

按蚊 Anopheles　　库蚊 Culex　　伊蚊 Aedes

图 17-6　三属蚊的卵、幼虫、蛹和成蚊 The eggs，larvae，pupae and adults of mosquitos

4. 蛹（pupa） 呈逗点状，胸背两侧有 1 对呼吸管，第 1 腹节背面有 1 对树状毛，第 8 腹节末有 1 对尾鳍（paddle），不食、能动，遇惊扰会沉入水底（图 17-6）。

【生活史】

蚊的生活史包括卵、幼虫、蛹和成虫 4 个时期，发育过程为完全变态。成蚊自蛹羽化后，经 1～2 天发育即行交配，交配后雌蚊吸血，卵巢开始发育。雌蚊产卵于水中，库蚊卵相互黏附形成卵筏（egg raft）浮在水面，按蚊卵两侧有浮囊，也可浮在水面，伊蚊卵则为单粒沉在水底。大部分卵在 48 小时内孵化，但也有一些可在 0℃以下越冬。蚊幼虫生活在水中，在水面呼吸，大部分幼虫以倒挂在水面的呼吸管呼吸，按蚊无呼吸管，但有平行于水面的气门。还有一些种类的幼虫附着于水生植物来获取它们所需的空气。幼虫有 4 个龄期，以水中微生物和有机质为食。经过 4 次蜕皮，幼虫化蛹。蚊蛹是不食能动的发育期，蛹期 5～7 天，这一时期是幼虫向成虫转变的发育过程。当蚊的发育完成时，蛹皮裂开，成蚊羽化。全部生活史需 10～15 天，全年可繁殖 7～8 代（图 17-7）。

The mosquito goes through four separate and distinct stages of its life cycle: egg, larva, pupa, and adult. After two days emerging from pupa, adults mate and females have their blood meal. After that, females lay their eggs in water. Most eggs float on the surface of the water. In the case of *Culex*, the eggs are stuck together in rafts of up to 200. *Anopheles* also lay their eggs on the water surface while *Aedes* lay their eggs at bottom of water. Eggs hatch into larvae within 48h, others might withstand subzero winters before hatching. Most larvae have siphon (air tube) for breathing and hang upside down from the water surface. *Anopheles* larvae do not have a siphon and lie parallel to the water surface to get a supply of oxygen through a breathing opening. Some other larvae attach to plants to obtain their air supply. The larvae feed on microorganisms and organic matter in the water. After the third molt the larva changes into a pupa.

The pupal stage is a resting, non-feeding stage of development, this is the time the mosquito changes into an adult. When development is completed, the pupal skin splits and the adult

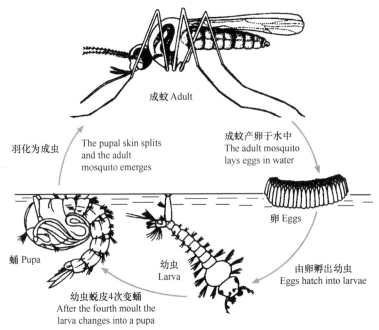

成蚁 Adult

羽化为成虫
The pupal skin splits
and the adult
mosquito emerges

成蚁产卵于水中
The adult mosquito
lays eggs in water

卵 Eggs

蛹 Pupa

幼虫
Larva

由卵孵出幼虫
Eggs hatch into larvae

幼虫蜕皮4次变蛹
After the fourth moult the
larva changes into a pupa

图 17-7　蚊生活史 Life cycle of mosquito

mosquito (imago) emerges. The development lasts about 10-15 days; there are 7-8 generations in the whole year (Fig. 17-7).

【生态与习性】

1. 孳生习性　成蚊产卵地即蚊的孳生地。成蚊产卵于水中，卵在水中孵出幼虫继续发育。三属成蚊产卵对水体有一定选择性。一般来说，按蚊多产卵于静止或缓流的清水，如稻田、各类池塘、草塘、人工湖等大型或较大积水场所，是中华按蚊的主要孳生地。库蚊多产卵于污水，凹地积水、阴沟、下水道、污水坑等，是淡色库蚊和致倦库蚊的主要孳生地。伊蚊产卵于小型容器的积水中，如积水的人工容器（缸、桶、盆和碗等）和植物容器（如树洞、竹筒、叶腋等可以积水的部分），是埃及伊蚊和白纹伊蚊的主要孳生地。

2. 栖息　仅雌蚊传播疾病。雌蚊吸血后要寻找阴暗、潮湿、避风的场所栖息。蚊的栖息习性有 3 种类型。①家栖型：饱血后的雌蚊仍留在室内，待胃血消化，卵巢成熟才离开，寻找孳生地产卵，如淡色库蚊、嗜人按蚊；②半家栖型：吸血后在室内稍停留，然后飞出室外栖息，如中华按蚊、日月潭按蚊；③野栖型：从吸血至产卵完全在野外，如大劣按蚊。了解蚊的栖息习性是制定灭蚊措施的依据。栖息习性也不是绝对不变的，同一蚊种可因地区、季节或环境不同，栖息场所也会有所不同。

3. 交配及吸血　蚊羽化后 1～2 天便可交配，交配常在吸血之前。交配以群舞（group dancing）形式进行，群舞是几个乃至几百、数千个雄蚊成群地在草地上空、屋檐下或人畜上空飞舞的一种求偶行为。雌蚊飞入舞群即与雄蚊完成交配，然后离去。通常雌蚊一生只交配 1 次，但也有蚊种一生可交配多次。蚊的卵巢必须在吸血后才能发育，因此雌蚊交配后即寻找吸血对象。雄蚊不吸血，只吸植物汁液及花蜜，雌蚊在血源缺乏时也可吸植物汁液赖以生存。

蚊的活动主要是寻觅宿主吸血的行为，其活动能力与温度、湿度、光照及风力等有关。多数蚊种的雌蚊在清晨、黄昏或夜间活动，伊蚊多在白天活动。在我国偏嗜人血的按蚊，如微小按蚊、嗜人按蚊、大劣按蚊，其活动高峰多在午夜前后，嗜人按蚊吸血活动始于日落后 0.5～2 小时，可持续至黎明 5 时，吸血高峰通常在前半夜。兼嗜人畜血的蚊多在前半夜吸血，如中华按蚊。蚊的吸血习性是判断蚊与传播疾病关系的重要依据。

4. 季节消长和越冬　蚊的季节消长与温度、湿度及雨量密切相关，也受蚊的习性和环境因素，特别是农作物及耕作的影响。一般在长江中、下游，每年 3 月出现第 1 代幼虫，5 月成蚊密度上升，7 月达高峰，9 月后下降，但在台湾中华按蚊每年 4 月和 9 月有两个高峰。蚊的季节消长和蚊媒病流行季节密切相关。

越冬是一种休眠或滞育状态，大多以成虫越冬，如中华按蚊等。伊蚊中有多种以卵越冬，个别蚊种可以幼虫越冬，而在热带和亚热带则无越冬。以成虫越冬的雌蚊新陈代谢降至最低点，不食不动，卵巢停止发育，脂肪体增大，隐匿在山洞、树穴、地窖、地下室、畜圈等阴暗、潮湿、不通风的地方。

【我国主要传病蚊种】

1. 中华按蚊（*Anopheles sinensis*） 我国大部分地区都有分布，半家栖型，是我国广大平原地区疟疾和马来丝虫病的主要传播媒介。

2. 嗜人按蚊（*Anopheles anthropophagus*） 分布在我国北纬 34° 以南地区，是疟疾和马来丝虫病的重要媒介。

3. 微小按蚊（*Anopheles minimus*） 主要分布在我国南方山地和丘陵地带，家栖型，是我国南方的主要传疟媒介，也能自然感染班氏丝虫。

4. 大劣按蚊（*Anopheles dirus*） 热带丛林型蚊种，是我国海南、云南西部和广西南部的山林地区最重要的传疟媒介，还可实验感染班氏丝虫。

5. 淡色库蚊（*Culex pipiens pallens*）和致倦库蚊（*Culex pipiens quinquefasciatus*） 该两蚊种在我国的地理分布以北纬 32°～34° 分界，致倦库蚊分布在南方广大地区，淡色库蚊分布于长江流域及以北地区，是我国南方班氏丝虫病和流行性乙型脑炎的主要传播媒介。

6. 三带喙库蚊（*Culex tritaeniorhynchus*） 小型蚊种。除新疆、西藏外，我国各地均有分布，是我国流行性乙型脑炎的主要媒介。

7. 白纹伊蚊（*Aedes albopictus*） 体型小。分布较广，东北达沈阳（约北纬 41.8°），西北至宝鸡，西南到西藏，但以北纬 34° 以南为常见，是我国登革热和流行性乙型脑炎的传播媒介。

【与疾病的关系】

蚊对人类的最大危害是传播疾病。经蚊传播的主要疾病有以下几种。

1. 疟疾（malaria） 由按蚊传播。全世界有按蚊 350 多种，有 60 余种传播该病，其中 20 余种在我国有分布。我国的主要传疟蚊种，在平原地区为中华按蚊，长江流域的局部山区和丘陵为嗜人按蚊，南方山区和热带丛林地区为微小按蚊和大劣按蚊。

2. 丝虫病（filariasis） 主要由按蚊和库蚊传播。我国淡色库蚊和致倦库蚊是传播班氏丝虫的主要媒介，中华按蚊和嗜人按蚊是传播马来丝虫

的主要媒介，东乡伊蚊也是我国东南沿海地区两种丝虫的传播媒介。

3. 病毒性疾病 由蚊传播的病毒性疾病有以下几种。

（1）登革热（dengue fever）：主要在亚洲和非洲流行。病原体为登革病毒（dengue virus），可经卵传递。该病包括登革热和登革出血热（dengue haemorrhagic fever），传播媒介为埃及伊蚊（*Aedes aegypti*）和白纹伊蚊（*Aedes albopictus*），主要流行于我国南方沿海地区。登革热症状相对较轻，为双峰热，肌肉与关节疼痛、皮疹、血细胞减少和淋巴结肿大。登革出血热则症状严重，临床特征为高热、出血倾向和肝大，部分患者尚伴有循环衰竭。

（2）黄热病（yellow fever）：流行于非洲和美洲，由伊蚊传播。病原体为黄热病毒（yellow fever virus），临床以发热、黄疸、蛋白尿、相对缓脉和出血等为特征。我国尚无病例报道。

（3）流行性乙型脑炎（Epidemic encephalitis B）：主要在亚洲远东和东南亚地区流行，由伊蚊和库蚊传播，好发于夏秋季，临床表现为高热、意识障碍、惊厥、强直性痉挛和脑膜刺激征等，重型患者病后往往留有后遗症。

近年来，随着对外交流的增多，积极推动共建"一带一路"（丝绸之路经济带和 21 世纪海上丝绸之路），尤其是商贸、旅游领域不断扩大、全球气温升高等原因，一些我国以前不存在的疾病，如黄热病、西尼罗病毒病（West Nile virus disease）、裂谷热（Rift Valley fever）、寨卡病毒病（Zika virus disease）等蚊媒病有可能传入我国，成为潜在的公共卫生问题，需引起全社会高度重视。

【防制原则】

蚊的防制目标是将蚊种群密度降低到不足以危害人类的水平，需采取综合治理措施。

1. 环境治理 一般用于某些蚊媒病，如登革热或流行性乙型脑炎流行时，在疫区进行区域性或患者居室内外及其周围处理。清理各种水体以防蚊幼虫孳生，如清理房前屋后的积水、树洞积水、疏通沟渠及清理杂草等，使成蚊无栖身之地。

2. 化学防制 即药物灭蚊，小范围喷洒杀虫剂以杀死蚊虫，是一种最直接有效的措施。20 世纪 80 年代起，我国使用溴氰菊酯或其他拟菊酯类杀虫剂浸泡蚊帐或喷洒蚊帐，经现场试验，对降

低嗜人按蚊、中华按蚊及大劣按蚊密度，以控制疟疾发病率效果明显，是近年抗疟工作中媒介防制的重要进展。然而，随着杀虫剂的长期、大量、广泛使用，蚊媒的抗药性也随之出现，因此在防制工作中，应重视蚊媒抗药性监测，及时发现和预测抗药性发生，科学合理地使用杀虫剂，可根据不同情况采取轮换用药或混合用药，以延缓或减少蚊抗性的发生和发展。

3. 物理防制　主要是机械性隔挡或驱赶蚊虫，使蚊虫远离人群，避免被叮咬。常用方法有安装纱门、纱窗，以及室内放置各种电子驱蚊器等。

4. 生物防制　放养鱼类灭蚊幼虫，如在水沟、水池、河溪放养柳条鱼；在荷花缸、宾馆公园内的小型水池放养观赏鱼类；在稻田内放养鲤鱼、非洲鲫鱼及在灌溉沟内放养草鱼等。某些线虫、微生物可寄生于蚊幼虫，如苏云金杆菌（*Bacillus thuringiensis*）Bti-14 株或球形芽孢杆菌（*B. sphaericus*），使用这些生物杀虫剂都可降低蚊虫的密度。

5. 遗传防制　使用多种方法处理媒介蚊虫，使其遗传物质改变，从而降低其生殖能力。主要方法有雄性不育、细胞质不亲和、杂种不育、染色体异位、基因替换等。

6. 法规防制　依照法律或条例规定防止媒介蚊的传入、监督对蚊的防制及强制性灭蚊。特别要加强机场和港口的检疫，防止媒介携带入境，避免通过运输工具扩散。

第 3 节　蝇
Fly

学习与思考

（1）蝇与传病有关的主要形态特征有哪些？

（2）简述蝇的生活史与生态习性。

（3）根据寄生部位，蝇蛆病可分为哪几种类型？

蝇（fly）隶属双翅目（Diptera）环裂亚目（Gyclorrhapha）。全世界已知 34 000 余种，我国记录约 1500 种。与人类疾病有关的种类分属蝇科（Muscidae）、丽蝇科（Calliphoridae）、麻蝇科（Sarcophagidae）和狂蝇科（Oestridae）。

【形态】

1. 成虫　体长 5～10mm，呈暗灰、黑、褐色，有些种类带有蓝、绿、青、紫等金属光泽，全身被有鬃毛（bristle），体分头、胸、腹 3 部分。

（1）头部：呈球形或半球形，两侧各有 1 个大而明显的复眼（compound eye）。头顶部有 3 个单眼（ocellus），呈三角形排列。中央有 1 对触角（antenna），分为 3 节，第 3 节基部外侧有 1 根触角芒（antennal arista）。大部分蝇类的口器为舐吸式，由基喙（rostrum）、中喙（haustellum）及 1 对唇瓣（labellum）构成，口器可伸缩折叠，以唇瓣舐吸食物（图 17-8）。少部分蝇类的口器为刺吸

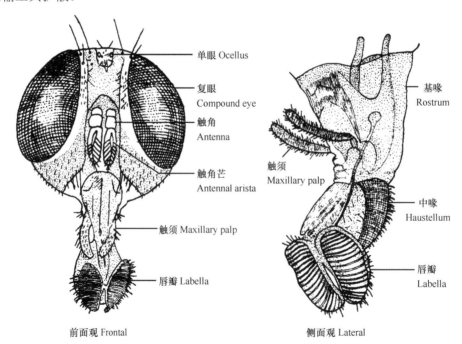

前面观 Frontal　　　　侧面观 Lateral

图 17-8　蝇头部结构 Structures of fly head

式，中喙较细长而坚硬，唇瓣退化，能叮咬人畜
吸血。

（2）胸部：分为 3 节，中胸最发达，前、后
胸退化，中胸有膜质翅 1 对，后胸侧板上方有 1
对平衡棒。足 3 对，由基、转、股、胫、跗 5 节
组成，足上多毛，跗节（tarsus）一般 5 节，末端
有爪（claw）及爪垫（pulvillus）各 1 对，中间有
1 个爪间突（empodium），爪垫发达密布纤毛，可
分泌黏液，具黏附作用，可携带各种病原体。

（3）腹部：圆筒形，末端尖圆，由 9 节组成，
仅可见 5 节，其余特化为外生殖器（genitalia）。
雄蝇外生殖器是蝇种鉴定的重要依据。

2. 卵　长约 1mm，乳白色，呈长椭圆形或香
蕉形，常数十至数百粒堆积成块状。约经 1 天即
可孵化。

3. 幼虫　俗称蛆（maggot），分 3 龄，多为
乳白色，圆柱形，前尖后钝，无足、无眼。头部
有 1 对口钩；胸 3 节，第 1 节两侧有前气门 1 对；
腹部第 8 节后侧有后气门 1 对。幼虫的口钩、前
气门、后气门是分类的主要依据。

4. 蛹　蛹壳由成熟幼虫的表皮硬化形成，呈
长椭圆形，长 5～8mm，蛹壳颜色随时间可由淡
黄色逐渐变至棕红色或黑褐色。

【生活史】

蝇的生活史包括卵、幼虫、蛹和成虫 4 期，
为完全变态发育。多数蝇类为卵生，少数为卵胎
生（如麻蝇）。成蝇羽化后 2～3 天即可交配，一
生一般仅交配 1 次，交配后 2～3 天产卵。通常在
腐生动、植物等有机质上产卵，在夏季 8～12 小
时即可孵化出幼虫。幼虫钻入孳生物中取食，经
3～5 天发育，两次蜕皮后发育为三龄幼虫，成熟
的三龄幼虫钻入较干燥、疏松的土壤或孳生物中
化蛹。蛹不食不动，一般 3～6 天羽化为成蝇。蝇
完成生活史需 7～30 天，成蝇寿命一般为 1～2
个月（图 17-9）。

The fly undergoes complete metamorphosis
with distinct egg, larva/maggot, pupa and adult
stages (Fig. 17-9). Most flies are oviparous, and the
minority is ovoviviparous, such as Sarcophagidae
(flesh flies). Adult flies usually mate only once,
and do so 2 to 3 days after emerging from pupa.
After another 2 to 3 days, they lay eggs on organic
material such as saprophytic animals or plants.

Maggots emerge from the eggs in summer within 8
to 12 hours, and immediately feed on and develop
in the organic material. They progress through three
instars in 3 to 5 days, then transform to the pupa
stage, which is a period of inactivity that lasts 3 to
6 days. Upon completion, the emerging fly escapes
from the pupa case. Adult flies generally live for 1
to 2 months, and can complete its life cycle in 1 to 4
weeks.

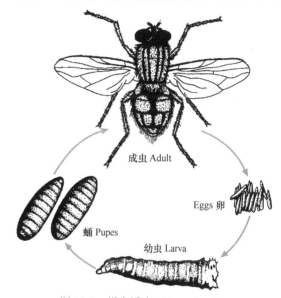

图 17-9　蝇生活史 Life cycle of fly

【生态与习性】

1. 孳生地　蝇幼虫分为自生和寄生两类，营
自生生活的幼虫以孳生地中的有机物为食，根据
孳生物的性质，分为粪便型、腐败动物型、腐败
植物型和垃圾型。人类居住区的蝇类适应性较强，
对孳生物要求不太严格。营寄生生活的幼虫根据
其寄生特性分为 3 类：①专性寄生，如胃蝇幼虫
寄生在马胃中，皮蝇、狂蝇幼虫寄生在人、羊等
的皮下、鼻腔、眼部；②兼性寄生，如丽蝇、麻蝇；
③偶然寄生，如住宅区蝇类及果蝇和尾蛆蝇。

2. 食性　成蝇的食性复杂，分为 3 类：①不
食蝇类的口器退化，不能取食，成虫羽化后交配、
产卵，并很快死亡，如狂蝇、皮蝇；②吸血蝇类
以动物和人的血液为食，雌、雄均吸血，如厩螫
蝇；③非吸血蝇类为杂食性，特别喜吃人类或动
物的食物和分泌排泄物及腐败的动、植物体，且
有边吃、边吐、边排泄的习性，多数蝇种为此类，
这些特点对其传播疾病有重要意义。非吸血蝇是
我国机械性传播疾病的主要蝇种。

3. 栖息与活动　成蝇栖息活动场所非常广泛，包括垃圾堆、粪坑、畜禽体表，或圈舍、食堂、宿舍、住宅附近的杂草树木等。蝇的活动受光线和温度影响，白天活动取食，夜间栖息在白天活动的场所。家蝇在30℃时最活跃，40℃以上和10℃以下便失去飞行能力。蝇善飞行，每小时可飞行6～8km，但活动范围通常在1～2km内。

4. 季节消长和越冬　蝇的季节消长，因种类和地区而异，一般分为4种类型：春秋型（如巨尾阿丽蝇）、夏秋型（如大头金蝇）、夏型（如厩螫蝇）和秋型（如舍蝇）。其中夏型和秋型蝇类活动频繁，与肠道疾病的流行有密切关系。蝇1年可繁殖7～8代，大多数蝇以蛹越冬，少数以幼虫或成虫越冬，而不同地区的家蝇越冬虫期亦可不同。

【我国常见蝇种】

1. 家蝇（舍蝇）（*Musca domestica*）　属蝇科。体型较小，体长5～8mm，灰褐色，胸背有4条纵纹（图17-10）。幼虫主要孳生于畜、禽粪和垃圾中；成蝇常进入室内或附近活动，可传播多种疾病，特别是消化道传染病，如痢疾、伤寒、霍乱等。全国都有分布，是绝大多数地区的优势种。

2. 大头金蝇（*Chrysomyia megacephala*）　属丽蝇科。体长8～11mm，具青绿色金属光泽（图17-10）。幼虫孳生于人、畜粪便及尿池中；成蝇活动于腐烂的瓜、果、蔬菜及粪便周围，也进入室内，是夏秋季主要传病蝇种。全国均有分布。

3. 丝光绿蝇（*Lucilia sericata*）　属丽蝇科。体长5～10mm，有绿色金属光泽（图17-10）。幼

虫主要孳生于动物尸体或腐败的动物质中；成蝇常在腐烂的动物质及垃圾等处活动，也进入室内。全国均有分布。

4. 巨尾阿丽蝇（*Aldrichina grahami*）　属丽蝇科。体长5～12mm，有深蓝色金属光泽（图17-10）。幼虫主要孳生于人的稀便及尿中，成蝇主要在室外活动。全国均有分布。

5. 厩螫蝇（*Stomoxys calcitrans*）　属蝇科。体型较小，体长5～8mm，暗灰色（图17-10）。幼虫主要孳生于畜、禽粪及腐败植物质中，成蝇在室外活动，刺吸人、畜的血液。全国均有分布，主要分布于我国北方。

6. 黑尾黑麻蝇（*Helicophagella melanura*）　属麻蝇科。体长6～12mm，暗灰色，胸背有3条纵纹，腹部呈棋盘样纹理（图17-10）。幼虫孳生于人、畜粪便中，成蝇活动于室内外。分布遍及全国，以西北、华北及东北地区多见。

7. 夏厕蝇（*Fannia canicularis*）　属厕蝇科（Fannidae）。体型较小，长5～7mm，灰色（图17-10）。幼虫主要孳生于人、畜粪、动物尸体、腐败植物质中，成虫栖息在野外或人群聚居场所。卵与幼虫常随食物进入人体，进入尿道和肠腔，引起蝇蛆症。全国均有分布。

8. 厩腐蝇（*Muscina stabulans*）　属蝇科。体长6～9mm，灰褐色（图17-10）。幼虫喜孳生于腐败的动、植物质中，可致人、畜蝇蛆病；成蝇常飞入室内，传播多种肠道传染病。全国均有分布，在东北、华北及西北地区的种群数量较高。

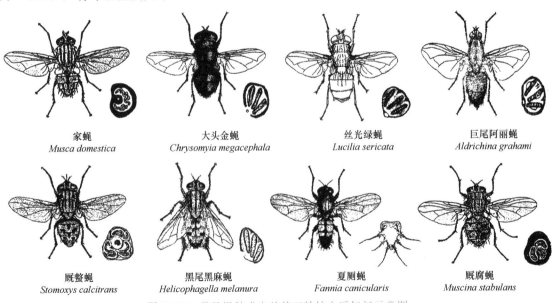

家蝇
Musca domestica

大头金蝇
Chrysomyia megacephala

丝光绿蝇
Lucilia sericata

巨尾阿丽蝇
Aldrichina grahami

厩螫蝇
Stomoxys calcitrans

黑尾黑麻蝇
Helicophagella melanura

夏厕蝇
Fannia canicularis

厩腐蝇
Muscina stabulans

图17-10　常见蝇种成虫及其三龄幼虫后气门示意图

Schematic representation of the adults and posterior spiracles of third-stage larvae of common species of flies

【与疾病的关系】

1. 机械性传播疾病 蝇类全身布满鬃毛、足末端爪垫分泌黏液、活动范围广泛，以及蝇取食频繁，且边吃、边吐、边排泄及休息时洗刷全身鬃毛等，增加了携带和扩散病原体的机会。蝇类通常不寄生人体，但其体内和体表可携带140余种病原体。机械性传播是我国蝇类的主要传病方式，传播的疾病有伤寒、细菌性痢疾、霍乱、阿米巴痢疾、贾第虫病、肠道蠕虫病、肺结核病、肺炎、沙眼、结膜炎、雅司病等。

2. 生物性传播疾病

（1）非洲锥虫病（African trypanosomiasis）：吸血蝇类的舌蝇（采采蝇），是锥虫的中间宿主，能传播非洲锥虫病，又叫睡眠病。

（2）线虫病（nematodiasis）：冈田绕眼果蝇（*Amiota okadai*）是我国结膜吸吮线虫的中间宿主。厩螫蝇（*Stomoxys calcitrans*）可作为小胃口线虫（*Habronema microstoma*）、大胃口线虫（*H. magastoma*）的中间宿主。

3. 蝇蛆病（Myiasis） 狂蝇科（Oestridae）、皮蝇科（Hypodermatidae）和胃蝇科（Gastrophilidae）的某些蝇种的幼虫可寄生于人、畜的皮下、组织、腔道等部位，引起蝇蛆病。根据寄生部位可分为皮肤蝇蛆病、眼蝇蛆病、口腔耳鼻咽蝇蛆病、泌尿生殖道蝇蛆病、胃肠蝇蛆病、创伤蝇蛆病等。

【防制原则】

采用综合治理措施灭蝇，重点在于搞好环境卫生，清除蝇的孳生场所。

1. 环境治理 是最重要的防制手段。搞好环境卫生，清除垃圾、粪便、腐植质及食品行业的下脚料和废弃物等蝇类孳生物。

2. 化学防制 在蝇活动、栖息场所喷洒杀虫剂，可快速、有效地杀灭蝇幼虫和成虫，常用杀虫剂为有机磷类和拟除虫菊酯类药物。需注意蝇的抗药性和环境污染问题。

3. 物理防制 安装纱门、纱窗，防止成蝇入室；直接拍打灭蝇；可用粘蝇纸、诱蝇笼、电子灭蝇灯等方法诱杀成蝇；通过淹杀、闷杀、蒸气烫杀、堆肥等方法杀灭幼虫及蛹；使用电蚊拍灭蝇。

4. 激素防制 保幼激素可破坏蝇幼虫的蜕皮作用，产生具有幼虫和成虫两期特性的中间型，并很快死亡；蜕皮激素可干扰成虫表皮发育，使蛹不能发育为成虫；还可利用使雌、雄蝇相互吸引的信息素来诱杀成蝇。

5. 生物防制 如苏云金杆菌，对蚊、蝇均有明显的毒素作用，幼虫吞食后可致蛹死亡。

第4节 白 蛉
Sandfly

学习与思考

（1）阐述白蛉的主要形态特征。

（2）简述白蛉的生活史与生态习性。

（3）白蛉主要传播哪些疾病？

白蛉（sandfly）隶属双翅目（Diptera）毛蛉科（Psychodidae）白蛉亚科（Phlebotominae），为小型吸血昆虫。全世界已知800余种，我国已报告40余种或亚种，重要虫种有中华白蛉（*Phlebotomus chinensis*）、长管白蛉（*Ph. longiductus*）和吴氏白蛉（*Phlebotomus wui*）等，主要传播黑热病、白蛉热等。

【形态】

1. 成虫 体色呈淡黄色或棕色，长1.5～4.0mm，全身密被细毛（图17-11）。头部球形，复眼大而黑；细长触角1对，分16节，雄蛉长于雌蛉；触须1对；刺吸式口器。口腔内有口甲（buccal armature）和色板（pigmented area），咽内的咽甲（pharynx armature）是分类的重要依据。胸背部隆起，分3节；翅狭长，末端尖，被有长毛，停立时两翅向背面竖立呈"V"字形；足3对，细长、多毛。腹部10节，多被毛，第1节长毛竖立，2～6节被毛或竖立或平卧或两者交杂，是分类的重要依据。腹部末端2节特化为生殖器，雄性外生殖器（external genitalia）和雌蛉受精囊（spermatheca）具有分类价值。

2. 卵 呈长椭圆形，初生为灰白色，渐变为深褐色或黑色，大小为0.38mm×0.12mm，卵壳具纹迹。

3. 幼虫 毛虫状，白色，分4个龄期。4龄幼虫长约3mm，尾端有尾鬃2对。

4. 蛹 淡黄色，体外无茧，分头胸部和腹部，尾端有4龄幼虫蜕下的外皮，不食不动。

【生活史】

白蛉生活史为完全变态，发育过程有卵、幼

虫、蛹和成虫 4 期（图 17-11）。成虫羽化后 1～2
天交配，交配后雄蛉死亡；雌蛉开始吸血，可存活
2～3 周。雌虫一生交配 1 次，可多次产卵于背风、
疏松、有机质丰富的地表泥土、墙缝或树洞中。在
适宜条件下，卵约经 10 天孵化出幼虫，幼虫以土
壤中的有机物为食，25～30 天后化蛹，经 6～10
天羽化为成虫。白蛉完成整个生活史需 6～8 周。
少数白蛉可无吸血生殖，如我国的中华白蛉。

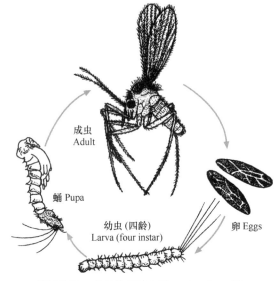

图 17-11　白蛉生活史 Life cycle of sandfly

Sandflies undergo a complete metamorphosis in
their life cycle via the following stages: egg, larvae,
pupae and adults (Fig. 17-11). One to 2 days after
emerging from pupae, adult sandflies mate, after
which the female will suck blood from a human or
animal host. Male sandflies die after mating, while
females typically survive for 2 to 3 weeks. Mating
only occurs once, but female sandflies can lay eggs
several times, usually around a potential breeding
site. They hatch in 1 to 2 weeks into larvae, which
feed on organic material in soil. The larvae progress
through 4 instars and grow to pupate in 25 to 30
days. After 6 to 10 days, the emerging sandflies escape
from the pupa cases. Their life cycle from egg to adult
is usually 6 to 8 weeks long in warm weather.

【生态与习性】

1. 孳生地　幼虫生活于土壤中，深度一般不
超过 10cm，多见于土质疏松、温暖、潮湿和有机
质丰富的场所，如人房、畜圈、厕所、动物洞穴、
墙角和墙缝等处。

2. 食性　雌蛉羽化后 24 小时开始吸血，多发
生在黄昏后及黎明前。竖立毛类白蛉嗜吸人及哺
乳动物血，平卧毛类白蛉嗜吸鸟类、爬行动物和
两栖动物血。雄蛉不吸血，以植物汁液为食。

3. 栖息与活动　白蛉飞翔能力弱，活动范围
一般在 30m 内，成蛉常栖息于阴暗、潮湿、避风
的场所。中华白蛉等家栖蛉种主要栖于居民点的
居室和畜圈内；吴氏白蛉等野栖蛉种主要栖息于
野外或荒漠地区的各种洞穴中。

4. 季节消长与越冬　白蛉的季节消长与温度、
湿度和雨量有关。在我国北方地区，中华白蛉 5
月下旬出现，6 月中旬达到高峰，8 月中旬终止；
而长管白蛉出现于 5 月上、中旬，6 月和 8 月两
个高峰，9 月绝迹。白蛉每年持续出现 3～5 个月，
大多 1 年繁殖 1 代，以 4 龄幼虫在地面浅表越冬。

【与疾病的关系】

白蛉不仅叮人吸血，更重要的是可传播疾病，
尤其是动物源性疾病，如黑热病、白蛉热和东方
疖等。

1. 黑热病（kala-azar）　又称内脏利什曼病，
病原体为杜氏利什曼原虫。在我国传播黑热病的
白蛉主要为中华白蛉（*Phlebotomus chinensis*），
仅新疆南部平原地区为长管白蛉（*Phlebotomus
longiductus*），新疆塔里木盆地及内蒙古额济纳旗
为吴氏白蛉（*Phlebotomus wui*）。

2. 东方疖（oriental sore）　又称皮肤利什
曼病，病原体是热带利什曼原虫，主要流行于
中东、地中海、印度等地，传播媒介为巴氏白
蛉（*Phlebotomus papatasis*）和司氏白蛉（*Phlebo-
tomus sergenti*）等。

**3. 皮肤黏膜利什曼病（mucocutaneous leish-
maniasis）**　病原体为巴西利什曼原虫，分布于南
美洲。

4. 白蛉热（sandfly fever）　病原体为病毒，
流行于地中海、亚洲南部（印度、中国南部）和
部分南美洲国家。传播该病的白蛉通常为 2 个属，
即分布于西半球的罗蛉属（*Lutzomyia*）和分布于
东半球的白蛉属（*Phlebotomus*）。

【防制原则】

白蛉飞行能力弱、活动范围小，通常采用以
药物灭杀成蛉为主，结合环境治理和做好个人防
护的综合治理措施。

1. 消灭成虫 以患者居室为中心滞留喷洒杀虫剂，有机磷类、拟除虫菊酯类杀虫剂均有较好的杀蛉效果。

2. 清除孳生地 改善环境卫生，清除房前屋后垃圾及地表松土积肥，以破坏幼虫的孳生场所，消除白蛉的孳生环境。

3. 个人防护 涂擦驱避剂及室内安装纱门、纱窗等，以防白蛉叮咬。

（刘明社 刘益萍）

第5节 蚤
Flea

学习与思考

（1）蚤的主要形态特点有哪些？

（2）蚤主要传播哪些疾病？

（3）阐述蚤的生活史与生态习性。

蚤（flea）隶属蚤目（Siphonaptera），是昆虫纲中1个特化的目，其形态结构高度适应寄生生活，为哺乳动物和鸟类的体外寄生虫。全世界已记录229属2500多种，我国报告75属约640种。有些种类的蚤寄生在温血动物体表，如印鼠客蚤（Xenopsylla cheopis）、致痒蚤（Pulex irritans）等。传播鼠疫、蠕虫病等多种疾病。

【形态】

1. **成虫** 躯体两侧扁平，无翅。雌虫长约3mm，雄虫略短。体棕黄色至深褐色，体表布满向后生长的鬃（bristle）、刺（spine）、毛（hair）和棘（thorn）等，利于在宿主毛皮中活动。头呈三角形，是取食和感觉中心，触角窝（antennal fossa）将头分为前、后两部分，前头上方为额（frons），下方为颊（gena），有复眼1对；触角藏于触角窝，分3节，末端膨大；前头腹面有刺吸式口器；头部有许多鬃，按生长部位分为眼鬃、颊鬃和后头鬃等；有的种类颊部边缘有若干粗壮的棕色扁刺，成排排列，称为颊栉（genal comb）。胸部分3节，每节均由背板、腹板及侧板构成。有的虫种前胸背板后缘具有粗壮的梳状扁刺，称前胸栉（pronotal comb）。足3对，长而粗壮，适于跳跃。腹部分为10节，雄蚤第8、9节和雌蚤第7～9节为生殖节（genital segment），第10节为肛节（anus segment）（图17-12）。

2. **卵** 呈椭圆形，长约0.4mm，暗黄色。

3. **幼虫和蛹** 幼虫蛆状，白色或淡黄色。咀

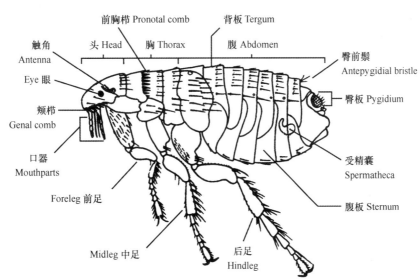

图 17-12 雌蚤的形态 Morphology of female flea

嚼式口器，1对触角。无眼，无足。每1体节有1～2对鬃。

蛹的体外有茧，黄白色。蛹具成虫的雏形，头、胸、腹已形成。表面常黏有灰尘或碎屑，具有伪装作用（图17-13）。

【生活史】

生活史为完全变态（complete metamorphosis），包括卵、幼虫、蛹和成虫4个阶段。成虫羽化后交配、吸血，并在1～2天后产卵。卵一般不黏在宿主的毛发上，而是落于宿主巢穴内阴暗、温湿的角落。在适宜条件下，约经5天卵可孵化出

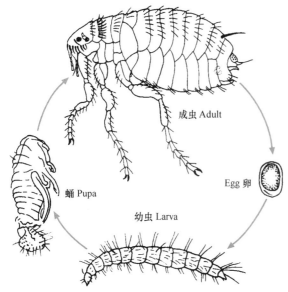

图 17-13　蚤的生活史 Life cycle of flea

幼虫。幼虫有 3 龄，以栖息环境中的有机物、草屑、成虫血便、宿主皮屑等为食。幼虫发育时间依据温度、湿度、氧气密度等环境条件而异，为 9～200 天不等。幼虫成熟后吐丝作茧，在茧内经第 3 次蜕皮、化蛹。蛹期 1～2 周，有时可达 1 年。羽化需外界条件刺激，如震动、温度升高等。蚤的寿命约 1 年（图 17-13）。

Fleas have four stages of development during complete metamorphosis: egg, larva, pupa and adult. Adults begin to mate after eclosion, and eggs are deposited by females a few at a time, either on or off the host. When deposited on the host, the eggs soon fall off as they are not adhesive; therefore, they are commonly found in the host's surroundings. Usually, larvae hatch within 5 days. Flea larvae feed on organic debris, their own cast skins and dried blood present in the excrement of adult fleas, and typically undergo three moltings, which alternate with growth periods prior to pupation. The larval growth period varies from 9 to 200 days, depending on environmental conditions such as humidity, temperature, and oxygen tension. When larvae develop to adulthood, they spin silken cocoons covered with particles of dust, fibers, sand and organic debris, which last 1 to 2 weeks, and sometimes up to 1 year. Fleas can survive for about 1 year and their life cycle varies depending on the species, temperature, humidity and the availability of food. The optimum development period from egg to adult is 2 to 3 weeks (Fig. 17-13).

【生态与习性】

1. 孳生地　喜阴暗、潮湿的环境。鼠洞、畜禽舍、屋角、墙缝、床底及土坑等均为其孳生地。

2. 吸血与产卵　雌、雄成虫均吸血，通常 1 天吸血数次，每次吸血 2～3 分钟，常消化不充分，排血粪。雌蚤每次产卵之前，须先吸血 1 次，日产卵 2～10 粒，一生可产卵数百粒。

3. 羽化及温度影响　外界的刺激，如动物靠近、接触及温度升高等，都可成为羽化的诱因。因此，进入久无人住的房舍会遭到蚤的袭击。蚤生活史各期受温度影响较大，低温会延迟卵的孵化、幼虫蜕皮及化蛹。当宿主体温升高或死后体温降低，成蚤便会离开，寻找新宿主。这一习性与其传播疾病密切相关。

4. 蚤与宿主的关系　根据蚤依附宿主的时间长短及方式分为 3 型：①游离型，自由活动并到宿主体表吸血。此型又分为毛蚤和巢蚤两类，毛蚤不离开宿主，在宿主体表随时吸血，大部分蚤属于毛蚤；巢蚤则留在宿主巢穴内等待宿主归来吸血，耐饥力强。②固着型，雌蚤可将口器长时间固定于宿主皮下吸血；雄蚤游离生活，如兔蚤、绵羊蠕形蚤等。③嵌入型或寄生型，雌蚤钻入宿主皮内，但保留一孔以便呼吸、产卵和排粪；雄蚤游离，自由生活，可在体表或皮内与雌蚤交配。

根据蚤对宿主的特异性，又可分为 3 个类型：①多宿主型（如人蚤），对宿主无选择性，可寄生于多种宿主；②寡宿主型（如缓慢细蚤），对宿主有选择性，可寄生于几种宿主；③单宿主型（如松鼠跳蚤），严格寄生于 1 种宿主。

【与疾病的关系】

1. 直接危害　成蚤叮刺宿主，使局部皮肤瘙痒、出现丘疹或继发感染等。有的种类可潜入动物或人的皮下组织寄生，如潜蚤（Tunga），引起潜蚤病，若大量寄生可引起家畜贫血，该病见于中南美洲和热带非洲，我国尚无人体寄生的报道。

2. 传播疾病　蚤可感染 146 种病原体，传播多种疾病，主要有以下几种。

（1）鼠疫（plague）：烈性传染病，病原体为鼠疫耶尔森菌（Yersinia pestis）。鼠疫耶尔森菌在蚤前胃内增殖形成菌栓，使前胃阻塞而不能进食。当蚤再次吸血时，因反复吐、吸，使致病菌回流至宿主体内引起宿主感染。媒介蚤可兼吸 2 种或多种宿主的血，这对鼠疫的传播具有重要意义，如长爪沙鼠、黄胸鼠、黄鼠和旱獭等动物为主要保虫宿主，谢氏山蚤、印鼠客蚤和人蚤等为主要媒介。

（2）鼠型斑疹伤寒（endemic typhus）：又称地方性斑疹伤寒，是由莫氏立克次体（*Rickettsia mooseri*）引起的急性传染病。该病在热带和温带的鼠类中传播，特别是家栖鼠，人群多为散发，偶可暴发流行，主要传播媒介有印鼠客蚤等。病原体在蚤胃及马氏管上皮细胞内增殖，随蚤粪排出，蚤粪污染其叮刺的宿主伤口而引起感染。蚤粪中的立克次体可保持感染性长达9年。

（3）绦虫病：蚤可作为犬复孔绦虫（*Dipylidium caninum*）、缩小膜壳绦虫（*Hymenolepis diminuta*）、微小膜壳绦虫（*H. nana*）等的中间宿主而传播绦虫病。人因误食蚤类而感染。

【防制原则】

1. 消除孳生场所　搞好居室和周围畜圈卫生，抹墙垫地、堵鼠洞，铲除蚤的孳生场所，使其难以生存。

2. 药物灭蚤　室内地面可喷洒溴氰菊酯等杀虫剂，杀灭蚤幼虫。

3. 个人防护　野外作业时，应涂擦驱避剂，避免蚤的叮刺。

4. 灭鼠除蚤　消灭、驱除鼠类是灭蚤的一项重要措施。

第6节　虱
Louse

学习与思考

（1）人虱与耻阴虱的形态有哪些区别？

（2）虱主要传播哪些疾病？

（3）阐述虱的生活史与生态习性。

虱（louse）隶属虱目（Anoplura），为哺乳动物和鸟类的体表永久性寄生虫。寄生人体的虱有两种：人虱（*Pediculus humanus*）和耻阴虱（*Phthirus pubis*），人虱依据寄生部位又分为人头虱（*Pediculus humanus capitis*）和人体虱（*Pediculus humanus corporis*）。

【形态】

1. 人虱　人体虱呈灰白色，体狭长，雌虫长约4.4mm，雄虫略小。头部呈菱形，触角1对，分5节，向头两侧伸出；眼1对，位于触角后方；口器为刺吸式。无翅，足3对，其胫节末端伸出长距成攀登足；跗节仅1节，末端有1爪，与胫距形成抱握状，借以抓握宿主毛发或衣物。腹部可见8节。雌虫末端呈"W"字形；雄虫末端钝圆，有1个交合刺（图17-14A）。

人头虱与人体虱的形态区别甚微，头虱体形略小，体色稍深，触角较粗短。

2. 耻阴虱　体较小，长1.5～2.0mm，体形宽短似蟹，雌虫略大于雄虫。中后足胫节和爪明显粗大。腹部宽短，前4节融合，5～8节侧缘各具1对锥形突起，上有刚毛（图17-14B）。

【生活史与习性】

生活史为不完全变态（incomplete metamorphosis），有卵（egg）、若虫（nymph）和成虫（adult）3期。人虱卵呈椭圆形，大小约0.8mm×0.3mm，白色略透明，俗称虮子（nit），常黏附在毛发或衣物纤维上。卵经7～10天孵出若虫，若虫与成虫形态相似，仅生殖器官未成熟，经3次蜕皮，16～19天发育为成虫。一般有10%～30%的卵不能孵化。成虫寿命约30天（图17-15）。

雌、雄虱成熟后12小时即可交配。1～2天后产卵，雌虱一生平均产卵150～250个。雌雄成

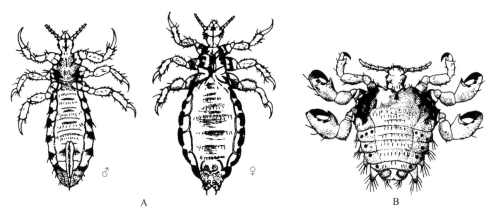

A　　　　　　　　　　　　　　B

图17-14　人体虱（A）和耻阴虱（B）成虫的形态 Adults of *Pediculus humanus corporis*（A）and *Phthirus pubis*（B）

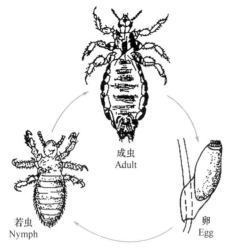

图 17-15　人虱的生活史 Life cycle of *Pediculus humanus*

虫和若虫都嗜吸人血，不耐饥，若虫每日至少吸血1次，成虫则需数次，常边吸血边排粪。虱对温度敏感，当宿主体温升高或死亡后变冷时就会迅速离开，寻找新宿主，此习性对虱传播疾病有重要意义。体虱和头虱通过人与人的直接或间接接触（被褥、衣帽等）传播。体虱可在丢弃的衣物、剧院的座椅等处存活1周以上。耻阴虱多通过性接触传播。

Lice undergo incomplete metamorphosis via three stages in their life cycle: egg, nymph and adult. Female lice lay eggs 1 to 2 days after mating, and each female can produce an average of 150 to 250 eggs throughout her life. The eggs of the head and body louse are yellowish and oblong, about 0.8mm long and 0.3mm broad. The crab louse's eggs are slightly smaller in comparison. The egg commonly called a "nit" may be found glued to hair or to fibers of clothing, depending on the kind of louse. The eggs hatch nymph within 7 to 10 days, however, 10% to 30% of the eggs do not develop to this stage. The nymph, similar in appearance to the adult, progresses through 3 molts over 16 to 19 days before becoming the adult. Adult lice can live for approximately 30 days (Fig. 17-15).

【与疾病的关系】

1.叮刺吸血　虱叮刺吸血处可出现丘疹、瘀斑，伴瘙痒，因抓挠可继发细菌感染，形成脓疱、湿疹等。

2.传播疾病　卫生条件差、战乱或宿主疾病加重、恶化等是引起虱传播疾病流行的重要因素。由人虱传播的疾病主要有流行性回归热、流行性斑疹伤寒和战壕热。

（1）流行性回归热（epidemic relapsing fever）：是一种呈世界性流行的虱媒传染病。病原体是回归热疏螺旋体（*Borrelia recurrentis*）。体虱叮咬患者吸血，病原体进入虱胃后很快到体腔生活和繁殖，并不进入组织，亦不随粪便排出，故虱吸血不传播此病。当虱体被压碎螺旋体自虱体腔逸出，污染宿主皮肤创口才能感染人体。该病为人类特有，潜伏期约1周，起病大多急骤，先发冷，后发热，伴剧烈头痛，全身关节或肌肉酸痛为本病的突出症状。

（2）流行性斑疹伤寒（epidemic typhus）：是普氏立克次体（*Rickettsia proctortii*）通过体虱传播的人类急性传染病。当虱吸入患者血液中的立克次体，即在虱胃上皮细胞内增殖，细胞破裂可释放大量病原体入肠道，随虱粪排出，当虱再次吸血时，虱粪污染皮肤伤口感染人。立克次体在虱粪干燥后几个月内仍具感染力，亦可借呼吸或手污染眼结膜而受染。该病特征是持续高热、头痛、瘀点样皮疹或斑丘疹及中枢神经系统症状，自然病程为2～3周。自然恢复的患者可携带病原体多年。老年人常较年轻人死亡率高。现只局限于亚洲、北非、中南美洲流行。

（3）战壕热（trench fever）：是由人虱传播的五日热巴尔通体（*Bartonella quintana*）引起的急性发热性疾病。症状与斑疹伤寒类似，但较斑疹伤寒温和，皮疹在24小时内消失。此病使人衰弱，但很少死亡。曾是二次世界大战中最流行的疾病，现已很少发生。

【防制原则】

1.防虱　随着人民卫生条件和健康水平的提升，虱的感染已非常少见。人虱的防制需作好"四勤"，勤洗澡、勤洗发、勤换洗衣服、勤烫洗被褥，防虱感染。

2.灭虱　有物理方法和化学方法。最简便的物理方法是对患者衣物和被褥用开水烫洗、蒸煮、熨烫或冷冻处理；化学方法采用二氯苯酰菊酯、百部酊等化学药物喷洒、浸泡衣物，或洗头发，可祛除体虱及头虱。阴虱可用药物祛除或剃除阴毛。

第7节 臭 虫
Bedbug

学习与思考

（1）阐述温带臭虫与热带臭虫的主要区别。

（2）臭虫主要危害有哪些？

（3）阐述臭虫的生活史与生态习性。

臭虫（bedbug）隶属半翅目（Hemiptera）臭虫科（Cimicidae），目前已知6属80余种。在人居室繁殖、生活，嗜吸人血的有温带臭虫（*Cimex lectularius*）和热带臭虫（*Cimex hemipterus*）两种。

【形态】

1. 成虫 背腹扁平，呈卵圆形，红褐色，翅退化（图17-16）。大小为（4～5）mm×3mm，全身被有粗而短的毛。头宽扁，两侧有突出的复眼1对，无单眼；触角1对，分4节，能弯曲，末端2节细长；口器为刺吸式，弯向腹面。胸部分3节，前胸背板发达，前部凹入；中胸小，背板呈倒三角形，有1对圆弧形翅基（radix）；后胸大部被翅基遮盖。足3对，中、后足基节间有新月形臭腺孔。腹部可见8节，雌虫腹末端钝圆有生殖孔（gonopore），第5节腹面后缘右侧有1个三角形凹陷的交合口，称为柏氏器（Berlese's organ），是精子的入口；雄虫腹末端狭而尖，有角质交尾器1个。两种臭虫相似，较明显的区别是温带臭虫的前胸凹较深，而热带臭虫较浅。

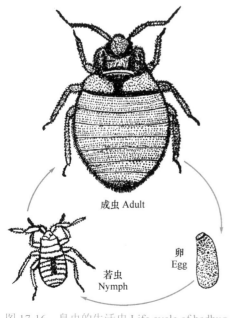

图17-16 臭虫的生活史 Life cycle of bedbug

成虫 Adult

若虫 Nymph

卵 Egg

2. 卵 呈长椭圆形，大小为（0.8～1.3）mm×（0.4～0.6）mm，白色。有卵盖，盖上有通气细孔；卵壳有明显的网状纹。

3. 若虫 外形似成虫，体型较小，色浅，无翅基，生殖器官未发育成熟。

【生活史与习性】

生活史为不完全变态，有卵、若虫和成虫3个阶段。雌雄交配、吸血后，雌虫在床板、蚊帐缝隙内产卵，1次产卵数枚，一生可产卵200枚左右。卵8天孵化出若虫，若虫有5龄，每次蜕皮前要吸血。臭虫约7周可完成1代生活史，气温低时，会延长发育时间，通常冬季停止产卵。雌、雄虫及若虫均吸血，喜群居，主要吸人血，也吸鼠、兔或家禽血。耐饥力强，成虫耐饥力达6～7个月，若虫也可达70天。成虫寿命约1年（图17-16）。

Bedbugs are bloodsucking insects and have three phases of development during incomplete metamorphosis: egg, nymph and adult. After mating, females usually hide and lay eggs in bedding, clothes, and dark spaces. The nymphs hatch within 8 days and undergo 5 instars and 4 moltings. Prior to eating molting, bedbugs subsist by sucking blood. They complete a developmental cycle in as long a time as 7 weeks, and they can survive for about 1 year as adults (Fig. 17-16).

【与疾病的关系】

臭虫对人的危害主要是骚扰、吸血，叮刺时将唾液注入人体，引起局部红肿、痛痒难忍。严重时可造成贫血、神经过敏、失眠及虚弱。

臭虫长期被怀疑有传播疾病的可能，它虽可在实验条件下传播鼠疫（plague）、钩端螺旋体病（leptospirosis）、回归热（relapsing fever）、Q热（Q fever）、乙型肝炎（type B hepatitis）等，但至今尚未证实在自然情况下臭虫能传播疾病。

【防制原则】

1. 环境治理 近几十年臭虫在居住环境已很少见。在有臭虫寄居的工棚和房舍，要填塞或消除室内墙壁、地板、床板缝隙，搞好居室卫生，可避免孳生和匿藏臭虫；对衣物、行李应检查处理后搬入室内。室内可放卫生球等以驱避臭虫。

2. 物理防制 对有臭虫孳生的衣物、被褥、家具，可在日光下暴晒，并用沸水烫洗。

3.化学防制 对有臭虫寄居的工棚和房舍，可用溴氰菊酯等喷洒杀虫剂，消灭室内臭虫。

第8节 蜚 蠊
Cockroach

学习与思考

（1）蜚蠊的主要形态特点有哪些？

（2）蜚蠊主要传播哪些疾病？

（3）阐述蜚蠊的生活史与生态习性。

蜚蠊（cockroach），俗称蟑螂，隶属蜚蠊目（Blattaria），为全球性卫生害虫。全世界约5000种，我国有253种，其中19种为家栖型。常见的有德国小蠊（*Blattella germanica*）、美洲大蠊（*Periplaneta americana*）、凹缘大蠊（*Periplaneta emarginata*）等。

【形态】

1.成虫 呈长椭圆形，背腹扁平，体长10～30mm，呈黄褐色或深褐色，有光泽。头部小，大部分隐藏于前胸腹面；触角1对，细长呈鞭形，分百余节；发达的复眼1对，单眼2个位于复眼上缘；咀嚼式口器。前胸背板很大，中、后胸小；足3对，细长；翅2对，由中、后胸发出；前翅革质，后翅膜质，有一宽大折叠的臀区，有翅但不善于飞翔，以疾走为主。腹部10节，第5～8节背板有臭腺孔，第10节背板有1对尾须。雄虫末端腹板有一腹刺；雌虫末端腹板呈分叶状，无腹刺，有夹持卵荚的功能（图17-17）。

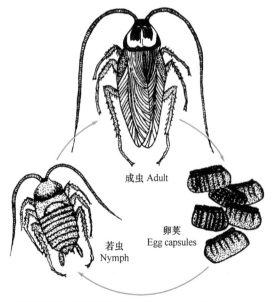

图 17-17 蜚蠊的生活史 Life cycle of cockroach

2.卵 卵排列于卵荚中。卵荚褐色，革质，钱包状，开口似拉链，内有许多小室。卵荚内有16～48个卵，成对排列成整齐的两列。

3.若虫 较小，色淡，翅及性器官未发育。

【生活史】

生活史为不完全变态，有卵、若虫、成虫3个阶段。成虫羽化后即可交配，10天后开始产卵，雌虫一生可产卵荚（egg capsule）数个至数十个。卵需1～2个月才能孵化。若虫5～7龄，每个龄期约1个月，刚孵化的若虫蜕1次皮后才可活动，若虫期一般需数月至1年以上。雌虫寿命为6～12个月，雄虫寿命较短（图17-17）。

The life cycle of cockroaches consists of 3 basic stages: egg, nymph and adult. The nymphs resemble the adults morphologically. Adults start to mate after eclosion and lay egg capsules (every egg capsule contains 16 to 48 eggs) 10 days later. The nymphs hatch within 1 to 2 months. They progress through 5 to 7 instars, each lasting as long as 1 month. The whole nymphal stage takes several months to over a year. Female cockroaches can survive for 6 to 12 months, while the lifetime of males is slightly shorter (Fig. 17-17).

【生态及习性】

1.活动与栖息 喜隐匿在离食物和水分较近的温暖、无光的狭缝，如厨房、仓库、居室、商店，蜚蠊有群集习性，但大部分种类喜野外栖息，仅少数种类栖息室内。昼伏夜行，晚9～12时为活动高峰。

2.食性 杂食性，人和动物的各种食物、排泄物、分泌物，以及垃圾均可作为食物，喜食含油、糖类的食品。耐饥性较强，完全饥饿状态下无水无食可存活1周，但过度饥饿后有自相蚕食现象。

3.季节消长及越冬 受温度影响较大。我国通常始见于4月份，7～9月为高峰，10月后逐渐减少，直至消失。当温度低于12℃时，蜚蠊的成虫、卵荚和若虫可在黑暗、无风的场所越冬。

【与疾病的关系】

1.直接危害 咬食食物、衣物、书籍等，造成经济损失。亦可分泌臭液污染食物、环境。

2.传播疾病 传病方式与蝇相似，通过体表和肠道机械性携带病原体，如携带细菌性痢疾、伤寒、霍乱的病原体，也可携带阿米巴、贾第虫的包囊及多种蠕虫卵。

3.作为中间宿主 可作为美丽筒线虫（*Gongylonema pulchrum*）、东方筒线虫（*G. orientale*）、缩小膜壳绦虫（*Hymenolepis diminuta*）等蠕虫的中间宿主。

【防制原则】

1.环境治理 搞好卫生，清除蜚蠊的孳生和栖息场所，彻底消除环境中的卵荚、若虫和成虫，这是防制蜚蠊的根本措施。

2.药物杀虫 调查蜚蠊的发生规律，在高峰前、高峰期及越冬期，用杀虫剂、烟熏剂、毒饵等灭杀蜚蠊。因成虫耐饥力强，卵荚不易受药物作用，应反复杀灭。烟熏剂对卵荚有较好的杀灭效果。

（吴玉龙）

第 9 节　其他医学昆虫
Other medical insects

一、蠓
Midge

蠓（midge）俗称"墨蚊""小咬"，隶属双翅目，长角亚目，蠓科（Ceratopogonidae），全世界已知约 5500 种。具有医学意义的是吸血蠓，包括库蠓属（*Culicoides*）、细蠓属（*Leptoconops*）和铗蠓属（*Forcipomyia*）等。我国已知吸血蠓约 413 种，主要为同体库蠓（*Culicoides homotomus*）和台湾铗蠓（*Forcipomyia taiwana*）。

【形态】

1.成虫 成蠓体小，长 1～6mm，黑色或褐色（图 17-18）。头部近球形，宽略大于长，复眼 1 对呈肾形；触角 1 对，丝状，分 15 节；触角基部后方有单眼 1 对；触须分 5 节，第 3 节中部向侧面膨大。刺吸式口器，长度与头相等。胸部背面隆起，前、后胸退化，中胸发达。翅 1 对，短宽，末端钝圆，被有细毛、微毛，并有明、暗斑，其大小、形状和位置是分类的依据。平衡棒 1 对。足 3 对，细长。腹部 10 节，雌蠓腹部末端有尾须 1 对，雄蠓第 9、10 节变为外生殖器（genitalia）。

2.卵 香蕉形，长约 0.5mm，初产为灰白色，

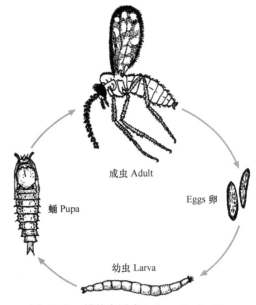

图 17-18　蠓的生活史 Life cycle of midge

渐变为褐色或黑色，表面有纵裂突起的小结节，被有胶状物，可黏附在物体上。透过卵可见胚胎期眼点或头毛。

3.幼虫 蠕虫状，大小因种不同，长 0.3～6.4mm。分为 4 龄，头部深褐色，胸腹部灰白色。水生或陆生。

4.蛹 分头胸部和腹部。体长 2～5mm，早期淡黄色，羽化前呈深褐或黑色；头胸部前端有眼 1 对，背侧有呼吸管 1 对；腹部具有刺和结节，最后 1 节有 2 个尖突。

【生活史】

完全变态，生活史分卵、幼虫、蛹、成虫 4 期。雌虫产卵于孳生地，在适宜的温度下，约 5 天孵化。幼虫生活于水底泥土表面或陆地潮湿处富有苔藓、藻类、真菌等土壤的表面，杂食性，以藻类、真菌和鞭毛虫等为食，22～38 天化蛹。蛹不活动，可见于水中或稍有积水的淤泥中，5～7 天羽化为成虫。整个生活史需 4～7 周（图 17-18）。

【生态与习性】

1.孳生 分为 3 种类型：水生、陆生及半水生。水生类群主要是库蠓，幼虫在各种水体底部泥层表面挖洞，穴居生活。陆生以铗蠓幼虫为代表，在阴暗、潮湿、有机质丰富的地表生活，在水中也有一定的活力；某些库蠓幼虫孳生于厩舍或畜禽粪内。半水生细蠓孳生于潮湿的土壤，也可适应于干旱或荒漠地，幼虫孵出后钻入土壤内，成熟 4 龄幼虫爬至表面化蛹。

2. 交配、产卵与食性 雄蠓吸食植物汁液。雌蠓吸血，有的种类嗜吸人血，有的种类嗜吸禽类或畜类血，有的种类人畜血兼吸，吸血活动大多在白天、黎明或黄昏。吸血蠓类交配时常有群舞现象，交配后吸血，经 3～4 天卵巢发育成熟，产卵。雌蠓可 1 次完成产卵，也可分数次产卵，通常一生产卵 2～3 次，一次产卵 50～150 粒。

3. 栖息、活动与寿命 活动范围限于孳生地周围。飞行距离为 200～500m，与宿主的有无及宿主的活动密切相关。雌虫寿命约 1 个月，雄虫于交配后 1～2 天死亡。

4. 季节消长与越冬 我国蠓的季节分布多在 4～5 月出现，7～8 月最多，10 月以后逐渐减少，停止繁殖。在热带和亚热带地区可终年繁殖。冻土地带有些库蠓需 2 年才能完成 1 代，温、寒地带 1 年 1～2 代，热带 1 年可有多代。多数蠓以幼虫越冬，细蠓以卵或幼虫越冬。

【与疾病的关系】

1. 皮炎及过敏反应 "个体小，危害大"是蠓为害人类的一大特点。蠓叮吸人血，被刺叮处常有局部反应和奇痒，局部皮肤红斑、丘疹、小结节、肿胀及水疱和渗出，甚至引起全身性过敏反应。少数患者有淋巴管炎、淋巴结肿大等症状。

2. 传播疾病 已知有 18 种寄生虫是以蠓为传播媒介。某些库蠓是寄生于人、畜体内多种丝虫的传播媒介，主要分布于非洲、拉丁美洲及西印度群岛等地。目前已知蠓可携带 20 余种与人、畜有关的病毒。在我国福建和广东，曾在自然捕获的台湾铗蠓体内分离出流行性乙型脑炎病毒，但其媒介作用尚待证实。

【防制原则】

1. 清除孳生地 在人群聚居区，应消除杂草、苔藓、藻类，填平洼地水坑，排除无用的积水，清除蠓的孳生地。喷洒有机磷或菊酯类化学药物杀灭成虫和幼虫。

2. 个人防护 在吸血蠓大量发生的地区，可在暴露的皮肤上涂抹驱避剂防蠓叮咬，也可点燃艾草、树枝等，以烟驱蠓。

二、蚋
Black fly

蚋（black fly），通称"黑蝇"，东北俗称"挖背"，属双翅目，长角亚目，蚋科（Simuliidae）。全世界已知 2000 多种，我国已有 200 余种，重要的吸血蚋有 3 个属：蚋属（*Simulium*）、原蚋属（*Prosimulium*）和澳蚋属（*Austrosimulium*）。主要种类有北蚋（*Simulium subvariegatum*）、毛足原蚋（*Prosimulium hirtipes*）等。

【形态与生活史】

成蚋体小，长 1.5～5mm，常呈黑色或暗褐色。头部圆球形，主要由 1 对大的复眼组成，口器为刺吸式。胸分前、中、后胸 3 部分，前、后胸较小，中胸发达，背面隆起。翅 1 对，宽而透明。平衡棒 1 对。足 3 对。腹部 11 节，最后 2 节变为外生殖器，是分类的重要依据。

生活史有卵、幼虫、蛹和成虫 4 期，完全变态。成虫羽化不久即交配，雌蚋吸血后卵巢发育，产卵于水中植物或石块上，雌虫一生产卵 100～500 粒。卵呈圆三角形，长 0.1～0.2mm，淡黄色，通常在 20～25℃水中约 5 天孵化。刚孵出的幼虫长 0.5～1mm，淡黄色，以后颜色变暗，幼虫附着于水中植物或岩石表面，挥动其头扇（cephalic fan）取食水中微小生物，幼虫有 6～9 龄，3～10 周发育成熟，成熟幼虫长 5～10mm。成熟幼虫以唾液腺分泌丝状物，包绕虫体结茧化蛹，附着于水中植物或其他物体。蛹期 1～4 周或更久，依温度而定。成虫破茧而出，随气泡浮到水面。从卵发育到成虫的时间依蚋种和水温而不同，一般为 2～3.5 个月（图 17-19）。

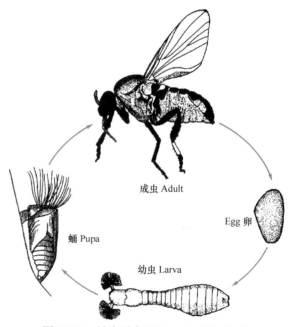

图 17-19　蚋生活史 Life cycle of black fly

【生态与习性】

蚋幼虫孳生于流动水体中，喜清洁、氧气充足、矿物含量低的淡水，而污水、温泉水等不适合蚋生长。蛹也在水中生活。交配后，雌蚋上岸寻找宿主吸血，嗜吸畜、禽血，兼吸人血，栖息于野草及河边灌木丛，大多在白天室外侵袭宿主，很少在室内；雄蚋不吸血，以植物汁液为食。飞行距离可达2~10km。雄蚋交配后数日即死亡，雌蚋一般可活3~6周，个别达3~4个月。蚋以卵或幼虫在水下越冬。

高纬度地区，蚋出现于3~11月，中纬度地区全年出现（如福建），1年可繁殖6~7代，出现多个高峰期。

【与疾病的关系】

1. 吸血和骚扰 吸血蚋类叮刺人、畜，造成骚扰、吸血，危害人畜。叮刺部位可引起皮炎，严重者可产生强烈的超敏反应，出现红斑、水疱、湿疹样病变、坏死性病变及继发淋巴腺炎等症状。

2. 传播丝虫病 蚋可传播盘尾丝虫病（onchocerciasis）和欧氏曼森线虫病（mansonelliasis ozzardi），前者分布于非洲、拉丁美洲，后者主要见于西印度群岛和拉丁美洲。蚋也可作为牛盘尾丝虫的中间宿主。蚋的大量叮咬还可导致家畜死亡。在我国，蚋是否传播人类疾病，缺乏研究报道。

【防制原则】

1. 清除孳生地 清除水草、树枝，取出卵块，增加水的浑浊度。

2. 灭蚋、防叮咬 水中和地面喷洒化学杀虫剂杀灭幼虫和成虫，涂擦驱避剂进行个人防护。

三、虻
Tabanid fly

虻（tabanid fly）俗称"牛虻"或"瞎虻"，隶属双翅目短角亚目虻科（Tabanidae）。全世界已知137属约4300种，我国记录14属450多种。重要的吸血虻有5属：斑虻属（*Chrysops*）、麻虻属（*Haematopota*）、瘤虻属（*Hybomitra*）、黄虻属（*Atylotus*）和虻属（*Tabanus*），主要种有广斑虻（*Chrysops vanderwulpi*）和华虻（*Tabanus mandarinus*）等。

【形态】

1. 成虫 虻为大型昆虫，体型粗壮，体长6~30mm；褐色或黑色，多数有鲜艳色斑和光泽；体表多细毛。复眼很大，雄虻两眼相接，雌虻两眼分离；单眼数因属而异。触角3节，第3节有3~7个环节。雌虻吸血，为刮舐式口器（cutting-sponging mouthparts），取食时刺破皮肤以唇瓣上的拟气管吸血；雄虻口器退化。胸部粗壮，前、中、后胸的界线不清，有翅和平衡棒各1对。足3对，粗短、多毛。腹部较宽扁，覆以软毛，背面可见7节，8~11节为外生殖器。腹部色斑、横带及纹饰是鉴定虫种的重要特征。

2. 卵 呈纺锤形，长1.5~2.5mm，初产时黄白色，以后变为黑色。以数十至数百个聚积成卵块，粘于植物叶片、茎杆、岩石等处。

3. 幼虫 长圆筒形，两端锥状，早期幼虫黄白色，以后接近黑色。腹部1~7节有疣状突，尾部有长呼吸管和气门。

4. 蛹 裸蛹，早期黄棕色，以后变暗。分头胸部和腹部，头部生有刺和毛，腹部1~7节相似，其上生有气孔、刺和毛。腹末端生有蛹星体（pupal aster），由背、侧、腹3对结节组成。

【生活史与生态】

完全变态，包括卵、幼虫、蛹和成虫4期。雄虻取食植物汁液，雌虻以多种动物血液为食。雌、雄虻交配后，产卵于水生植物叶片或岩石上，不同虻种的产卵地各有其特殊性。卵聚集成堆或块状，通常在1周内孵化。幼虫孵化后落入地面潮湿的土壤或水中，以小型节肢动物或其他有机物为营养，有些种也有同类自相残杀的特性。幼虫期有5~11龄，发育时间一般需数月至1年，在不适宜的环境中可延长至数年。成熟幼虫无论在水中还是在土壤中都可移至土壤表面化蛹。蛹1~3周后羽化。大部分种类1年繁殖1代，少数2年1代，热带地区有的种类1年可完成2~3代（图17-20）。

孳生地可归为3类：①水生，小河、湖泊、池塘等淡水和咸水滩及河底泥沙；②半水生，水边渗漏地带、洼地、沼泽地、稻田等；③陆生，牧场的牛栏、落叶覆盖的土壤，如花园、林地、森林。成虫栖息在草丛、树林和河边植被上，属野栖。雌虻刺吸牛、马等大型家畜血，以阳光强烈的中午吸血活动最活跃，常在多个动物体表往返吸血，这种习性对传播疾病有重要意义。虻飞翔力强，一般每小时可飞行45~60km。

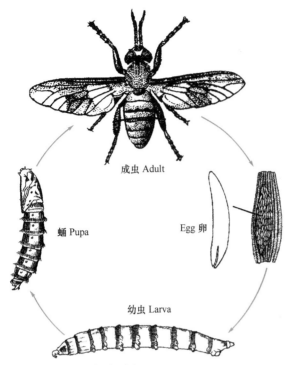

成虫 Adult

蛹 Pupa

Egg 卵

幼虫 Larva

图 17-20　虻生活史 Life cycle of tabanid fly

我国北方虻的活动季节在 5 月中旬至 8 月下旬，7 月为高峰。雄虻存活仅数天，雌虻寿命为 2～3 个月。虻以幼虫在土壤内越冬，常见于堤岸 3～25cm 深的土层中。

【与疾病的关系】

虻不仅叮刺吸血，骚扰人畜；更重要的是作为媒介，传播人畜共患病。

1. 叮刺反应　虻叮咬人后可引起肿块、疼痛，荨麻疹样皮炎及全身症状，国内曾有虻叮咬引起休克的报道。对家畜的危害也很大，吸血骚扰往往造成肉和奶类的减产，是畜牧业的一大害虫。

2. 传播疾病　可传播罗阿丝虫病（loaiasis），又称非洲眼虫病（eye worm disease），流行于非洲。可机械性传播土拉菌病和炭疽等人兽共患病。

【防制原则】

虻的孳生地高度分散，孳生地类型多样，防制比较困难。以预防为主，杀灭为辅。防制主要针对成虫，在野外工作时，裸露皮肤涂抹驱避剂；在虻的栖息场所喷洒杀虫剂。

（蒋立平）

第18章 医学蜱螨
Medical Tick and Mite

第1节 医学蜱螨概述
Introduction to medical tick and mite

学习与思考

（1）蜱螨的形态特征是什么？如何区别蜱与螨？

（2）哪些蜱、螨与人类的疾病有关？

蛛形纲（Arachnida）包括蜱螨亚纲（Acari）、蝎亚纲（Scorpiones）和蜘蛛亚纲（Araneae）。蜱螨隶属蜱螨亚纲，与医学关系密切。

蜱螨亚纲为小型节肢动物，小者体长仅0.1mm左右，大者体长可达10mm以上，简称"蜱螨"，通常蜱（tick）较大，螨（mite）较小。虫体圆形、卵圆形或柱形，虫体由颚体（gnathosoma）和躯体（idiosoma）组成。颚体又称为假头（capitulum），由颚基（gnathobase）、螯肢（chelicera）、口下板（hypostome）和须肢（palp）组成，位于躯体前端或前部腹面，内含口器。躯体呈袋状，表皮有的较柔软，有的形成不同程度骨化的背板；表皮上有各种条纹、刚毛等，是鉴定种的重要特征。成虫和若虫躯体腹面有足4对，幼虫足3对，气门位于第4对足基节的前或后外侧，有的无气门。生殖孔位于躯体腹面前半部。肛门位于后半体（图18-1）。蜱类与螨类成虫形态的区别见表18-1。

蜱螨的生活史分为卵、幼虫、若虫和成虫等期，若虫期为1~3个或更多。若虫和成虫形态相似，但生殖器官未发育成熟。成熟雌虫可产卵或产幼虫，有的可产若虫；有些种类行孤雌生殖（parthenogenesis）。

与医学有关的蜱螨类群主要隶属寄螨目和真螨目，本章着重介绍有重要医学意义的硬蜱、软蜱、革螨、恙螨、疥螨、蠕形螨，以及其他致病螨。

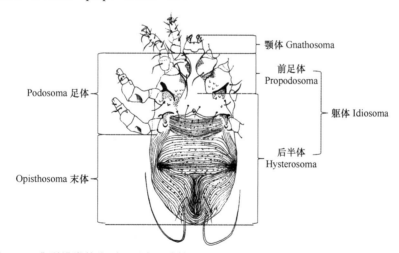

图18-1　典型螨类的腹面观形态（雌性）Ventral view of representative mite（female）

表18-1　蜱类和螨类成虫的形态区别 Morphologic differentiation of ticks and mites

区别点	蜱类	螨类
体型	较大，一般大于3mm，饱血后可达30mm以上，多为扁圆形或椭圆形	体长小于2mm，一般为0.1~0.4mm，呈椭圆形或柱形等
体毛	稀少，形状简单	多而密布，毛的形状变化极大
体壁	较厚	一般较薄，柔软
口下板	明显，有锯齿	不明显或无，无齿
螯肢	强几丁质化，有齿	不发达，呈片状，无齿
气门	体部两侧具有1对板状气门	气门不呈板状

第 2 节 硬 蜱
Hard tick

学习与思考

（1）硬蜱的主要形态特征是什么？

（2）硬蜱的生活史与生态习性如何？

（3）硬蜱传播疾病的方式主要有哪些？

硬蜱（hard tick），隶属寄螨目（Parasitiformes）蜱亚目（Ixodida）蜱总科（Ixodidea）硬蜱科（Ixodidae），为专性体表寄生虫。硬蜱是蜱螨类群中体型最大的一类，其躯体背面有 1 块较硬的角质盾板，故称硬蜱。全世界已发现有 800 余种，我国已记录 100 余种（亚种），分别属于 2 个科 11 属。

【形态】

成虫呈圆形或长圆形，体长 2～10mm，表皮革质，分颚体和躯体两部分。

1. 颚体（gnathosoma） 也称假头（capitulum），位于躯体前端，向前突出，背面可见。颚体由颚基、螯肢、口下板及须肢组成。颚基与躯体前端相连，呈六边形、三角形、梯形或矩形。雌蜱颚基背面有 1 对孔区（porose area），具感觉、分泌体液、帮助产卵的功能。螯肢 1 对，从颚基背面中央伸出，是重要的刺割器。口下板 1 块，位于螯肢腹面，与螯肢合拢时形成口腔，口下板腹面有倒齿，为固着器官。须肢 1 对，位于螯肢两侧，分 4 节，第 4 节短小，嵌生于第 3 节前端腹面小凹陷内。吸血时，须肢起固定和支撑蜱体的作用（图 18-2）。

2. 躯体（idiosoma） 呈袋状，两侧对称（图 18-3）。雄蜱的盾板几乎覆盖整个躯体，雌蜱盾板小，仅占躯体背前部的一部分，有的蜱在盾板后缘形成不同花饰称缘垛（festoon）。腹面具足 4 对，每足分为基节、转节、股节、胫节、后跗节和跗节。基节上通常有距。跗节末端有爪 1 对及爪间突 1 个。第 Ⅰ 对足跗节具哈氏器（Haller's organ），有嗅觉功能。第 Ⅳ 对足基节的后外侧有气门 1 对。生殖孔位于腹面的前半部，常在第 Ⅱ、

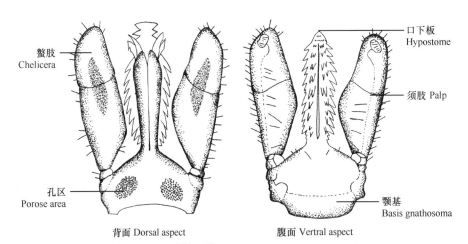

图 18-2　全沟硬蜱的颚体 Gnathosoma of *Ixodes persulcatus*

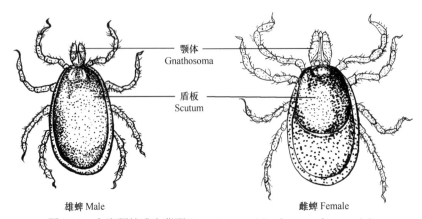

图 18-3　全沟硬蜱成虫背面 Dorsal view of *Ixodes persulcatus* adults

Ⅲ对足基节之间的水平线上。肛门位于躯体腹面的后部，常有肛沟。雄蜱腹面有几丁质板。

【生活史】

硬蜱的生活史包括卵、幼虫、若虫和成虫4期（图18-4）。卵呈球形或椭圆形，大小为0.5～1mm，色淡黄至褐色。在适宜条件下，卵可在2～4周孵化出幼虫。幼虫体小，足3对，经1～4周蜕皮为若虫。若虫足4对，无生殖孔，吸食宿主血后落地，经1～4周蜕皮为成虫。硬蜱完成一代生活史需2个月至3年。自然条件下，成蜱寿命数月到数年不等。

Most hard ticks are what we call "three host ticks" because they feed on three different hosts during their development during their development, which usually takes two years. All hard ticks have four stages in their life cycle: egg, larvae, nymph and adult.

Adult female hard ticks lay eggs on the ground. Later, the eggs hatch into larvae. Larvae find an animal (the first host, which is usually a bird or rodent), live off its blood for several days, then detach and fall back onto the ground. On the ground, the well-fed larvae now molt into the next stage and are called nymphs. Nymphs find an animal (the second host-a rodent, domestic pet or human) and feed before detaching back onto the ground once again. Then, both adult male and female ticks find another animal (the third host-a rodent, deer, domestic pet, or human) and feed on its blood and mate. Once well fed, both males and females fall back to the ground. The male now dies and the female lives through the winter and lays eggs in the spring, completing the cycle.

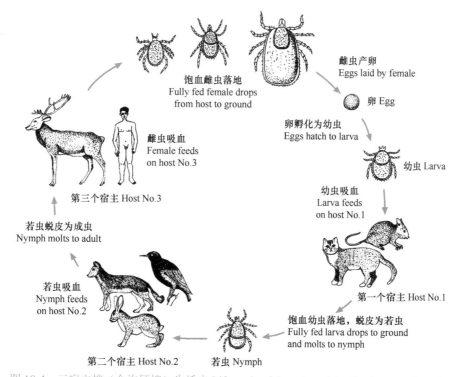

图18-4 三宿主蜱（全沟硬蜱）生活史 Life cycle of three-host tick（*Ixodes persulcatus*）

【生态与习性】

1. 产卵及孳生 雌性成虫吸血后交配、落地产卵，产卵地常为草根、树根、畜舍等处的表层缝隙。一生产卵1次，饱血后在4～40天全部产出，产卵数百至数千个，有些蜱种产卵量大，如亚东璃眼蜱产卵数可达2.5万。雌蜱产卵后干瘪死亡，雄蜱一般存活1个月左右，可交配数次。硬蜱多生活在森林、草原、灌木丛等处。

2. 宿主更换 蜱生活史中有宿主转换现象，宿主转换使其可在不同宿主之间传播虫媒病。根据更换宿主的次数可分为4种类型：①单宿主蜱，发育各期都在同一个宿主体上寄生、吸血，雌虫饱血后落地产卵，如微小牛蜱（*Boophilus microplus*）。②二宿主蜱，幼虫与若虫在同一宿主寄生、吸血，成虫则寄生于另一宿主，如残缘璃眼蜱（*Hyalomma detritum*）。③三宿主蜱，幼虫、若虫、成虫分别寄生在 3 个不同的宿主，如全沟硬蜱、草原革蜱。90% 以上的硬蜱为三宿主蜱，蜱媒病的重要媒介大多数是三宿主蜱。④多宿主蜱，幼虫、各龄若虫和成虫，以及雌蜱每次产卵前都需寻找宿主寄生吸血，饱血后离去。

3. 吸血习性及宿主范围 幼虫、若虫、雌雄成虫均吸血。蜱的嗅觉敏锐，对动物的汗臭和 CO_2 很敏感，一旦接触宿主即攀爬而上，多寄生于皮肤较薄、不易被搔抓的部位，如动物或人的颈部、耳后、腋窝、大腿内侧、会阴部和腹股沟等处。宿主范围广泛，不仅侵袭陆生哺乳类、鸟类、爬行类和两栖类等动物，还可侵袭人体，这在流行病学上有重要意义。硬蜱多在白天侵袭宿主，吸血时间较长，一般需数天。硬蜱的吸血量很大，饱血后身体可胀大数倍至数十倍。

4. 季节消长与越冬 气温、湿度、土壤、光照及宿主等因素都可影响硬蜱的季节消长和活动。温暖地区多数蜱种在春、夏、秋活动，炎热地区有些蜱种在秋、冬、春活动。硬蜱多在栖息场所越冬，如动物的洞穴、土块下、落叶层中或宿主体表。越冬虫期因种类而异。

【重要蜱种】

1. 全沟硬蜱（*Ixodes persulcatus*） 躯体呈卵圆形、褐色，颚基宽短、近五边形，须肢细长圆筒状。雌虫盾板椭圆形，无眼，无缘垛，肛沟围绕在肛门前。栖息在针叶与阔叶混交林带。属三宿主蜱，成虫寄生于家畜和野生动物，也侵袭人；幼虫和若虫寄生于小型哺乳动物及鸟类。分布于东北和华北、新疆和西藏等地，是我国森林脑炎和莱姆病的主要媒介，也传播 Q 热和北亚蜱传斑点热。

2. 草原革蜱（*Dermacentor nuttalli*） 盾板上珐琅斑明显，有眼和缘垛；须肢宽短，颚基矩形；足 I 转节的背距短而圆钝。属三宿主蜱，成虫寄生于大型哺乳动物，有时侵袭人；幼虫和若虫寄生于各种啮齿动物。分布于东北、华北、西北和西藏等地区，是北亚蜱传斑点热的主要媒介。

3. 亚东璃眼蜱（*Hyalomma asiaticum kozlovi*） 颚基两侧缘略突出，须肢细长。盾板上刻点稀少。眼大而突出，呈半球形。雄虫气门板呈逗点状，有狭长的肛侧板。足各关节的淡色环带及背缘淡色纵带较宽而明显。孳生于荒漠或半荒漠地带。成虫主要寄生于骆驼、牛、羊等家畜，也能侵袭人；幼虫和若虫常寄生于小型野生动物。分布于

吉林、内蒙古及西北等地区，为克里米亚出血热的传播媒介。

【与疾病的关系】

1. 直接危害 叮刺宿主皮肤，可致局部充血、水肿等急性炎症反应，常引起继发性感染。有些硬蜱的唾液中含神经毒素，叮刺吸血时注入宿主，导致运动性神经纤维传导阻滞，引起上行性肌肉麻痹，重者可致呼吸衰竭而死亡，称为蜱瘫痪（tick paralysis）。

2. 传播疾病 蜱可作为媒介传播多种疾病（蜱媒病），多数蜱媒病在人与脊椎动物之间传播，具自然疫源性。

（1）森林脑炎（forest encephalitis）：病原体为森林脑炎病毒（*Encephalophilus silvestris*），主要分布于我国东北林区，四川、河北、新疆、云南等地也有散发病例，感染者主要是森林作业人员。传染源主要为啮齿类、鸟类等野生脊椎动物，通过硬蜱叮刺吸血传播，在我国主要媒介为全沟硬蜱，病毒可经卵传递，多发生在 5～8 月，人群普遍易感。

（2）克里米亚-刚果出血热（Crimean-Congo hemorrhagic fever）：病原体为克里米亚-刚果出血热病毒，主要流行于新疆，感染者多为牧民。传染源主要为绵羊和塔里木兔，其次是急性期患者及牧区其他家畜或野生动物。通过硬蜱叮刺吸血传播，也可经接触传播，如羊血经皮肤伤口、医务人员接触急性期患者新鲜血液等。传播媒介主要为亚东璃眼蜱，病毒可经卵传递，发病高峰期为 4～5 月，人群普遍易感。

（3）莱姆病（Lyme disease）：该病首先在美国康涅狄格州莱姆镇发现而得名，病原体为伯氏疏螺旋体（*Borrelia burgdorferi*）。莱姆病呈世界性分布。血清流行病学调查显示我国 30 个省（自治区、直辖市）存在伯氏疏螺旋体人体感染，主要分布在东北、西北和华北部分地区，林区人群发病率较高（1%～4%），林、牧、旅游等野外活动与蜱叮咬是人感染莱姆病的主要危险因素。传染源为啮齿动物、大型哺乳动物及患者。主要通过硬蜱的叮刺吸血传播。我国北方林区的主要传播媒介为全沟硬蜱；南方的传播媒介主要为粒形硬蜱、中华硬蜱和长角血蜱等。

（4）北亚蜱传斑点热（North Asia tick-borne spotted fever）：病原体为西伯利亚立克次体，我国主要流行于新疆、内蒙古、黑龙江、福建、广

东和海南等省（自治区）传染源主要为鼠类等小型啮齿动物，通过硬蜱的叮刺吸血传播。草原革蜱是内蒙古和新疆的主要传播媒介，边缘革蜱、森林革蜱、中华革蜱、嗜群血蜱和日本血蜱等多种蜱为其他地区的传播媒介。人群普遍易感。发病季节多在3～11月。

（5）Q热（Q fever）：病原体为伯纳特柯克斯体（*Coxiella burnetii*），是我国重要的人兽共患病之一，流行于多个省份。患者多见于兽医、牧民、屠宰场及皮革厂工人等。牛、羊等家畜和野生哺乳动物是人Q热的主要传染源。传播途径包括呼吸道传播、接触传播与消化道传播等，亚东璃眼蜱、铃头血蜱和微小牛蜱等多种硬蜱可作为本病的传播媒介。人群普遍易感，多见于男性青壮年。发病无明显季节性。

（6）发热伴血小板减少综合征：俗称"蜱咬病"，是近年来我国首先报道的一种新发传染病。病原体为新布尼亚病毒，隶属布尼亚病毒科白蛉病毒属，主要经蜱叮咬传播，但接触急性期患者或患者尸体血液也可能被传染。临床上起病急，表现为发热、血小板减少及白细胞减少伴出血倾向，患者常死于多器官衰竭。近年来在我国河南、湖北、山东、安徽、辽宁、江苏等省均有该病病例报道，发病季节为4～10月，5～7月为高发季节。人群普遍易感，在丘陵、山区、森林等地区生活、生产的居民，以及赴该类地区进行户外活动的旅游者具有较高的感染风险。

（7）巴贝虫病（babesiasis）：病原体为巴贝虫（*Babesia*），主要寄生于牛、马、羊等哺乳动物的红细胞内，硬蜱是传播媒介，人偶尔感染，我国云南和内蒙古有报道。

【防制原则】

1. 环境治理 草原地带可采用牧场轮换和牧场隔离措施灭蜱。垦荒、清除灌木杂草、清理禽畜圈舍、堵洞嵌缝，可以防硬蜱孳生。捕杀啮齿动物，消灭传染源。

2. 化学防制 在硬蜱栖息及越冬场所喷洒化学杀虫剂，如辛硫磷、毒死蜱、溴氰菊酯等。牲畜可定期药浴杀蜱。在林区可用烟雾剂灭蜱。

3. 个人防护 进入有硬蜱地区应穿防护服、长袜长靴及戴防护帽等。皮肤外露部位可涂驱避剂。要快行走、少停留，定时检查体表，防止蜱叮咬。

第3节 软 蜱
Soft tick

学习与思考

（1）如何区别软蜱与硬蜱？

（2）软蜱和硬蜱的生活史特点有何不同？

（3）软蜱可传播哪些疾病？

软蜱（soft tick），隶属寄螨目（Parasitiformes）软蜱科（Argasidae）。成蜱的躯体背面无盾板，体表呈皮革质。全世界已发现软蜱约150种，我国已记录10余种。重要的种类有乳突钝缘蜱（*Ornithodoros papillipes*）等。

【形态】

软蜱颚体较小，位于躯体前部腹面，从背面看不到；颚基背面无孔区；须肢长杆状，各节均可活动。躯体背面无盾板，体表多有颗粒状小疣，具皱纹和盘状凹陷。气门板小，位于第Ⅳ对足前外侧。生殖孔位于腹面前部，两性特征不显著。各基节均无距刺，跗节有爪，无爪垫。肛门位于身体中部或稍后，有的软蜱有肛前沟和肛后中沟及肛后横沟，分别位于肛门的前方和后方。成虫和若虫第Ⅰ～Ⅱ对足间有基节腺开口，基节腺分泌物有调节虫体血淋巴水分和电解质平衡的作用，某些钝缘蜱吸血时，病原体可经基节腺分泌物而感染宿主（图18-5）。

【生活史与生态、习性】

生活史分为卵、幼虫、若虫和成虫4期。软蜱一生可多次产卵，每次产卵50～200个，总数可达上千个。卵呈球形或椭圆形，在适宜条件下，在2～4周孵化出幼虫，幼虫形似若虫，但体小，足3对。幼虫经1～4周蜕皮为若虫，足4对；若虫再经1～6周蜕皮为成虫。多数软蜱完成一代生活史需0.5～2年。成虫可多次吸血并产卵，可存活5～6年至数十年。

软蜱多为多宿主蜱，幼虫、各龄若虫和成虫，以及每次产卵前的雌蜱都需寻找宿主吸血。主要在夜间侵袭宿主吸血，吸血时间一般在数分钟到1小时。主要寄生在鸟类和穴居哺乳动物等，有些种类可侵袭人体。常栖息于家畜圈舍、动物洞穴、鸟巢及人房的缝隙中，终年可活动。越冬主要在宿主住处附近，越冬虫期因种而异。

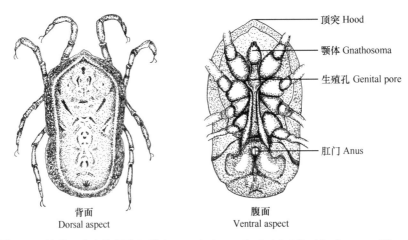

顶突 Hood
颚体 Gnathosoma
生殖孔 Genital pore
肛门 Anus

背面
Dorsal aspect

腹面
Ventral aspect

图 18-5　软蜱（乳突钝缘蜱）形态 Morphology of soft tick（*Ornithodoros papillipes*）

Hatching from the eggs, six-legged larvae are the first life stage of soft ticks. They feed on the blood from a host and mold into the first nymphal stage. Unlike hard ticks, many soft ticks undergo multiple nymphal stages, gradually increasing in size until the final molt into adults. Some soft ticks pass through up to seven nymphal molts before they become adults. The soft tick will have several hosts during this time. Some types of soft ticks will quest for a host, much like the hard tick. However, many will inhabit nests, caves, and burrows and simply wait for a host to happen by. The soft tick will feed on a sleeping host and retreat back to its hiding place when the host awakes. Unlike hard ticks, soft ticks can live for many years and can survive long periods of time without food.

【重要蜱种】

乳突钝缘蜱（*Ornithodoros papillipes*）　体缘钝圆，背腹面之间无缝隙相隔。体表呈颗粒状。口下板短，其前端只到须肢第 2 节前缘。肛后横沟与肛后中沟交界处成直角（图 18-5）。栖息于中小型兽洞、岩窟、畜棚及人居室的缝隙中。寄生于狐、野兔、鼠、牛和羊等，也可侵袭人。在我国主要分布于新疆和山西，为蜱媒回归热的媒介，也可传播 Q 热等。

【与疾病的关系】

1. 蜱媒回归热（tick-borne relapsing fever）病原体为波斯疏螺旋体（*Borrelia persica*）和拉氏疏螺旋体（*B. latyschewii*）。我国新疆有该病流行。野生啮齿动物为主要传染源，其次是患者。病原体可以通过软蜱唾液腺或基节腺排出体外，经叮刺吸血或基节腺分泌物污染皮肤伤口而传播，我国主要传播媒介是乳突钝缘蜱和特突钝缘蜱。发病多在 4～8 月，人群普遍易感。

2. 其他疾病　软蜱也是 Q 热、北亚蜱传斑点热、土拉弗菌病的传播媒介，故软蜱在保存这些疾病的自然疫源中起一定作用。

【防制原则】

防制原则同硬蜱。牧区可以轮换牧场灭蜱，在软蜱栖息及越冬场所可喷洒化学药物杀蜱。加强个人防护，防止蜱叮咬。

（吴玉龙）

第 4 节　恙　螨
Chigger mite

学习与思考

（1）恙螨的哪期可侵袭人体？
（2）恙螨幼虫的形态特点是什么？
（3）恙螨对人类的危害主要有哪些？

恙螨（chigger mite），又称沙螨（sand mite），隶属真螨目（Acariformes）恙螨科（Trombiculidae）。全球有 3000 余种，我国有 500 余种或亚种。恙螨成虫和若虫营自生生活，仅幼虫营寄生生活，可侵犯人。恙螨分类以幼虫形态为主要依据。常见种类有地里纤恙螨（*Leptotrombidium deliense*）和小盾纤恙螨（*L. scutellare*）等。

【形态】

恙螨幼虫（图 18-6）呈椭圆形，红、橙、淡黄或乳白色。初孵出的幼虫体长约 0.2mm，饱食后可达 0.5～1.0mm。幼螨分颚体和躯体两部分。

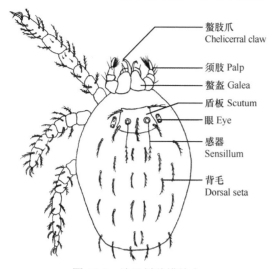

图 18-6　地里纤恙螨幼虫
Larva of *Leptotrombidium deliense*

颚体位于螨体前方，有螯肢及须肢各 1 对。须肢圆锥形，分 5 节，第 1 节较小，第 4 节末端有爪，第 5 节着生在第 4 节腹面内侧缘，如拇指状。颚基在腹面向前延伸，其外侧形成一对螯盔（galea）。

躯体背面前端有盾板，形状因螨种而异，是分类的重要依据。盾板上通常有 5 根毛，中部有 2 个圆形感器基（sensillary base），由此生出丝状、羽状或球杆状的感器（sensillum）。多数种类在盾板两侧有眼 1～2 对。盾板后方有横列的背毛，其

数目、排列行数因种而异。气门有或无，位于颚基与第 I 对足基节之间。幼虫足 3 对，由 6 节或 7 节组成，末端有爪 1 对和爪间突 1 个。

【生活史】

恙螨生活史分卵、前幼虫（prelarva）、幼虫、若蛹（nymphochrysalis）、若虫、成蛹（imagochrysalis）和成虫 7 期（图 18-7）。

卵呈球形，淡黄色，直径约 200μm，经 5～7 天卵内幼虫发育成熟，孵出前幼虫。约 10 天后幼虫破膜而出。遇宿主攀附、寄生在皮薄而湿润处叮刺，经 3～5 天饱食后，坠落地面，经若蛹、若虫、成蛹发育为成虫。若虫与成虫形态相似，多呈葫芦形，体表密布绒毛，个体较大，外形呈"8"字形，有足 4 对，足 I 特别长，主要起触角作用。雄虫性成熟后产精胞于地表，雌螨通过生殖吸盘摄取精胞并受精，经 2～3 周产卵于泥土缝隙中，一生产卵 100～200 个。完成生活史需 3 个月到 1 年。成螨寿命一般为 3 个月至 2 年。

Adult chiggers hibernate near or slightly below the soil and in other protected places. Females become active in the spring and lay up to 15 eggs per day in vegetation. Eggs hatch into six-legged larvae, the only parasitic stage that attacks humans and animals. After hatching, chigger larvae climb up onto vegetation from which they can more readily

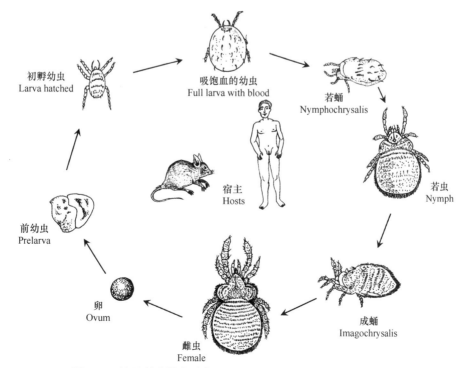

图 18-7　地里纤恙螨生活史 Life cycle of *Leptotrombidium deliense*

snag a passing host. After feeding, often requiring one to several days, larvae detach from the host and transform into eight-legged nymphs which development to adults. Nymphs and adults feed on the eggs of springtails, isopods, and mosquitoes. The entire life cycle is between 50 and 70 days, with adult females living for up to one year and producing offspring during this time.

【生态与习性】

1.宿主选择 多数恙螨对宿主的选择性不强，幼虫寄生宿主很广泛，包括哺乳类、鸟类、爬行类、两栖类及无脊椎动物，以鼠类为主，有些种类可侵袭人体。大多数寄生在宿主体表皮薄且湿润处，如鼠的耳窝与会阴部、鸟类的腹股沟与翼腋下、爬行类的鳞片下，以及人的腰、腋窝、腹股沟、阴部等处。

2.食性 成虫和若虫营自生生活，以土壤中的小型节肢动物和昆虫卵等为食。幼虫以刺吸宿主组织和淋巴液为生。叮刺宿主皮肤时，先以螯肢爪刺入皮肤，然后注入唾液（内含溶组织酶）溶解周围组织，致宿主皮肤出现凝固性坏死，继而往纵深发展形成一条小吸管通到幼虫口中，称为茎口（stylostome），被分解的组织和淋巴液通过茎口进入幼虫消化道。刺吸过程一般不更换宿主和部位。

3.孳生 除幼虫必须寄生外，其他时期都在地表浅层生活，孳生地多见于土壤湿润、宿主（主要是鼠类）常经过、若虫和成虫食物丰富（如小昆虫及其卵多）的场所，如小溪、树林、墙角和洞穴等。恙螨活动范围很小，未进食的幼虫通常只在半径3m、高度10～20cm的范围内活动。孳生地常孤立分散，点状分布，称为螨岛（mite island）。

4.季节消长与分布 恙螨的季节消长除其自身的生物学特点外，还受温度、湿度和雨量等的影响。恙螨种类繁多，分布在温暖、潮湿的地区，以热带雨林最多。东南亚是世界上恙螨最集中的地区，我国东南沿海至西南边境为恙螨分布的主要区域。

【重要螨种】

我国重要的螨种有地里纤恙螨（*Leptotrombidium deliense*）和小盾纤恙螨（*L. scutellare*），红纤恙螨（*L. akamushi*）也可作为恙虫病的传病媒介。

1.地里纤恙螨（*Leptotrombidium deliense*） 体型中等偏小。幼虫躯体呈卵圆形，体毛较少，活体橘红色；眼红色，明显；盾板上刚毛5根；感器丝状，基部无棘。宿主为啮齿动物、鸟类及其他哺乳动物，也寄生于人。地里纤恙螨在我国分布于广东、广西、福建、浙江、云南、贵州、四川、西藏和台湾等省（自治区、直辖市），以黄毛鼠、褐家鼠、黄胸鼠、社鼠、黑线姬鼠等野生鼠类为主要宿主。

2.小盾纤恙螨（*Leptotrombidium scutellare*） 体型中等，橘红色；眼红色，明显；盾板较大，盾板毛较长，后侧毛孔与感器基在同一水平线上；感器丝状，基部有小棘。动物宿主种类较多，包括鼠、羊、犬、猫、鼩、猴、鸟等，以黄毛鼠、黑线姬鼠、社鼠为主要宿主。在我国分布于黑龙江、陕西、河南、山东、江苏、安徽、湖北、福建、浙江、江西、广东、广西、云南等省（自治区、直辖市），是秋冬型恙虫病的主要传播媒介之一。

【与疾病的关系】

恙螨的危害不仅在于幼虫叮刺取食引起恙螨皮炎（trombidosis），更重要的是作为传播媒介可引起恙虫病和流行性出血热等传染病。

1.恙螨皮炎 当宿主在孳生地停留时，幼虫被宿主的气味所吸引，先以螯肢爪刺入皮肤，注入唾液分解和液化宿主上皮细胞，吸食组织液、淋巴液和血液，引起蛋白质凝固坏死，形成一条吸管，称为"茎口"。幼虫吸血时一般不更换部位，可停留2～3天，也可长达10天。恙螨叮咬后，有的人症状明显，叮咬部位有瘙痒和灼痛，局部出现水肿性红斑，中心有被咬的瘀点，可见大片红肿或水疱及全身性风团，破溃后露出鲜红的糜烂面，常继发细菌感染。常见叮咬部位在小腿、腰部、后发际、耳廓、腹股沟、外生殖器、肛门及头颈、胸、腹等处。

2.恙虫病（tsutsugamushi disease） 又称丛林斑疹伤寒（scrub typhus），属于自然疫源性疾病，是由恙虫病立克次体（*Rickettsia tsutsugamushi*）引起的急性传染病。主要临床表现为突然发病、发热、局部丘疹、焦痂、溃疡及全身淋巴结肿大等特征性恙虫病表现。如不及时治疗，可导致多器官衰竭甚至死亡。我国主要发生于浙江、福建、台湾、广东等沿海岛屿，也见于新疆、西藏。鼠类是主要传染源和保虫宿主，多呈隐性感染。地里纤恙螨与红纤恙螨幼虫是主要传播媒介，病原体可经卵传递至下一代幼虫。人群对本病普遍易感，以青壮年居多。发病高峰季节北方为10～11月，南方为6～8月。

3. 流行性出血热（epidemic hemorrhagic fever）又称肾综合征出血热（hemorrhagic fever with renal syndrome，HFRS），病原体为汉坦病毒（*Hantavirus*，HV）。在我国疫区，黑线姬鼠为主要保虫宿主，恙螨为重要的传播媒介，小盾纤恙螨为优势螨种，其季节消长与HFRS发病趋势相一致，已证实该螨能自然感染汉坦病毒，通过叮刺在鼠间和人间传播，经卵传播HFRS。

【防制原则】

1. 环境治理 搞好环境卫生，铲除杂草，灭鼠，堵塞鼠洞。

2. 化学防制 在人经常活动的地方、鼠洞附近及孳生地喷洒化学杀虫剂，如辛硫磷、菊酯类等。

3. 个人防护 不要在溪沟边草地上坐卧。野外工作时要扎紧衣裤口，外露皮肤可涂邻苯二甲酸二甲酯、避蚊胺、避蚊酮、香茅油等驱避剂；工作后及时洗澡、换衣，用驱避剂浸泡衣服杀螨。一旦被恙螨叮咬，最好使用含有抗组胺剂的药膏或乳霜，如苯海拉明软膏，也可用炉甘石或氢化可的松药膏。

第5节 疥 螨
Itch mite

学习与思考

（1）疥螨的形态特征是什么？

（2）疥螨如何感染人？造成哪些危害？

（3）怎样确诊和治疗疥疮？

疥螨（itch mite）为广泛寄生在人和哺乳动物皮肤表层内的一类永久性寄生螨。隶属真螨目（Acariformes）疥螨科（Sarcoptidae）。疥螨的形态分类长期存在争议，传统分类主要依据其寄生的宿主，已记载有28个种和亚种。近年通过线粒体CO1序列分子鉴定发现，寄生于动物的疥螨为同一个类群，多种动物宿主间存在相互传播，偶尔也可感染人；而寄生于人的疥螨与动物疥螨序列差异较大，中国人疥螨、巴拿马人疥螨与澳大利亚人疥螨之间存在地理差异。人疥螨（*Sarcoptid scabiei*）寄生于人体可引起疥疮（scabies），临床表现为顽固性丘疹、水泡、脓疱，伴剧烈瘙痒等症状。

【形态】

成螨近圆形或椭圆形，背面隆起，乳白或淡黄色，雌螨长0.3～0.5mm，雄螨长0.2～0.3mm。颚体短小，位于虫体前端；螯肢钳状，尖端有小齿，适于啮食宿主皮肤角质层组织；须肢分3节。无眼无气门。躯体背面有波状横纹和成列的鳞片状皮棘，后半部有数对杆状刚毛和长鬃。腹面光滑，有4对足和少数刚毛。足短粗，圆锥形，分5节，前2对足与后2对足之间的距离较大，足基部有角质内突；前2对足末端有吸垫；雌虫后2对足末端为长刚毛，雄虫第4对足末端为吸垫。雌螨产卵孔位于后2对足之间的中央；雄螨外生殖器位于第4对足之间略后。肛门位于躯体后缘正中（图18-8）。

【生活史】

疥螨生活史分卵、幼虫、前若虫、后若虫和成虫5期。疥螨寄生于宿主表皮，以螯肢和前足

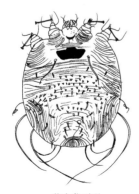
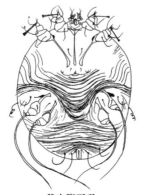
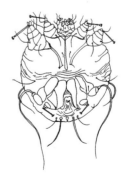

雌虫背面观 Dorsal aspect of female　　雌虫腹面观 Ventral aspect of female　　雄虫腹面观 Ventral aspect of male

图 18-8 　人疥螨成虫形态 Morphology of *Sarcoptes scabiei* adults

跗节末端的爪在宿主皮下开凿，逐渐形成一条与皮肤平行的线形或蜿蜒的隧道，隧道的长度可达3cm，以角质组织和淋巴液为食，雌虫在隧道内产卵（图18-9）。

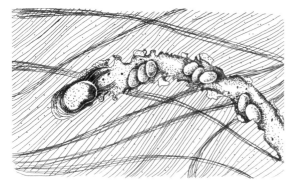

图18-9　皮内隧道中的雌螨及卵
Female and eggs in the tunnel

卵呈圆形或椭圆形，淡黄色，约80μm×180μm，经3～5天孵出幼虫。幼虫足3对，2对在体前部，1对近体后端，仍生活在原隧道中，或另凿隧道，经3～4天蜕皮为前若虫。若虫似成虫，有足4对，前若虫生殖器尚未显现，约经2天蜕皮成为后若虫。雌性后若虫产卵孔尚未发育完全，但阴道孔已形成，可行交配。后若虫再经3～4天蜕皮而为成虫。雄虫和雌性后若虫多在晚间于人体皮肤表面交配，雄虫交配后死亡。交配后的雌螨极为活跃，极易感染新宿主。交配后的雌性后若虫在20～30分钟钻入宿主皮内，蜕皮为雌虫，2～3天即可在隧道内产卵，每日产卵2～4个，一生可产卵40～50个。完成一代生活史需10～14天。雌螨一般不离开隧道，产卵后死于隧道内，寿命约6周，其寄生部位多在皮肤嫩薄皱褶处，如手指缝、手腕屈面、肘窝、腋窝、腹股沟等。儿童全身均可被寄生。

The newly mated female nymphs burrow into the host epidermis, molt and become female adults which can lay eggs after 2-3 days. They lay 2-4 eggs in the tunnel per day for about 1 month. Female adults usually don't leave the tunnel and die after laying eggs. Their life span is about 6 weeks. The larvae hatch from eggs in 3 to 5 days, and still live in the original tunnel or dig a new tunnel. After 3 to 4 days, they molt and become pre-nymphs with four pairs of legs like adults. The pre-nymphs develop to post-nymphs after molt in about 2 days. The female nymphs can mate with the male adults. The whole life cycle can be completed in 10-14 days.

【致病】

疥螨的危害主要是由挖掘隧道引起皮损所致的疥疮。寄生部位可出现小丘疹、水疱、脓疱、结节及隧道，多呈散在分布。疥疮丘疹淡红色、针头大小，可稀疏分布，疹间皮肤正常；亦可密集成群，但不融合。局部皮肤剧烈瘙痒是疥疮最突出的表现，与疥螨在皮损中活动、疥螨挖掘隧道时的排泄物、分泌物和死亡虫体裂解产物引起的超敏反应有关。指间常可发现由疥螨掘出的与体表平行迂曲的隧道，在隧道口可用针尖挑出雌虫，是疥疮特有的症状。白天瘙痒较轻，夜晚加剧，患者往往难以入睡。由于剧烈瘙痒和搔抓，继发细菌感染，可发生毛囊炎、脓疮或疖肿等。部分患者可在阴囊、阴茎等处可出现淡色或红褐色、绿豆至黄豆大半球样的炎性硬结节，有剧痒，称为疥疮结节。婴幼儿、儿童的皮肤角质层薄，皮损具有特殊性，皮损表现为多形性，可类似丘疹性荨麻疹、湿疹等，常累及头面部、掌跖。

【诊断】

根据疥螨接触史和好发部位，尤其是指间有丘疹、脓疱疹和隧道，夜间剧痒，家中或集体单位常有同样的患者，一般容易诊断。若找到疥螨即可确诊。可用消毒针尖挑破隧道尽端，挑出疥螨镜检；或用消毒的矿物油滴于皮损患处，用刀片轻刮局部，将刮取物镜检；亦可用皮肤镜直接观察皮损部位，查找隧道及其盲端的疥螨轮廓后，用手术刀尖挑出疥螨。

【流行与防治】

疥螨分布广泛，遍及世界各地。疥疮主要通过直接接触传播，也可通过患者的衣物等间接传播。与患者握手、同床睡眠等，疥螨可在宿主皮肤上爬行和交配，增加直接接触感染的机会。疥螨离开宿主生存3～10天，可产卵、孵化，通过患者被单、手套、鞋袜等造成间接接触感染。公共浴室的更衣间是重要的间接传播场所。此外，有动物疥螨感染人体的报道。

预防主要是注意个人卫生，要勤洗澡、勤换衣，避免接触患者使用过的被褥床单。疥螨在50℃的环境中10分钟即死亡，卵在室温下约可存活10天，湿度高及低温的环境，利于其存活。患者的衣服需煮沸或蒸汽消毒杀螨。

患者应及时治疗，主要是局部杀虫，止痒，治疗并发症。常用治疗药物有10%硫黄软膏、克罗米通乳膏、25%苯甲酸苄酯乳剂、疥灵霜等，亦可口服伊维菌素。用药后1周，若再无新皮损出现可视为痊愈。对婴幼儿疥疮，可选用5%二氯苯醚菊酯或5%硫黄乳膏、硫酊浴或含硫矿泉浴，疗效甚佳。同室患者应同时治疗，杜绝反复感染。

第6节 蠕 形 螨
Follicle mite

学习与思考

（1）怎样鉴别毛囊蠕形螨和皮脂蠕形螨？
（2）蠕形螨感染人的方式有哪些？
（3）制订一个班级蠕形螨普查的方案并实施。

蠕形螨（follicle mite）俗称毛囊虫，隶属真螨目（Acariformes）蠕形螨科（Demodicidae）蠕形螨属（Demodex），主要寄生在犬、羊、猪、牛等哺乳动物及人的毛囊和皮脂腺内，为永久性寄生螨。已记录有140余种和亚种，有较强的宿主特异性。寄生人体的有2种，即毛囊蠕形螨（Demodex folliculorum）和皮脂蠕形螨（D. brevis）。

【形态】

毛囊蠕形螨和皮脂蠕形螨成虫形态基本相似（图18-10），螨体呈蠕虫状，乳白色，半透明，有环形皮纹。体长0.1～0.4mm，雌虫略大于雄虫。

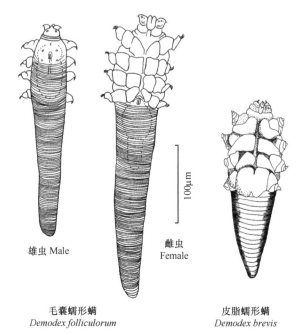

雄虫 Male 雌虫 Female 100μm
毛囊蠕形螨 Demodex folliculorum 皮脂蠕形螨 Demodex brevis
图18-10 蠕形螨成虫形态 Morphology of Demodex adults

颚体位于螨体前端，宽短呈梯形；螯肢1对，呈针状；须肢1对，分3节。躯体分足体和末体两部分，足体腹面有4对足，粗短呈芽突状。雌螨的生殖孔在腹面第4对足之间，雄螨的生殖孔位于足体背面的第2对足之间。

1. 毛囊蠕形螨 成虫细长，平均大小为雌虫294.0μm×52μm，雄虫279.7μm×45μm。末体较长呈指状，末端钝圆。雌虫有肛道，雄虫无（图18-10）。

2. 皮脂蠕形螨 成虫粗短，雄虫平均148.1μm×46μm，雌虫203.2μm×50μm。末体较短，末端尖细呈锥状。雌、雄虫均无肛道（图18-10）。

【生活史与习性】

两种蠕形螨生活史相似，分卵、幼虫、若虫和成虫4期。毛囊蠕形螨成虫寄生于毛囊内，多个寄生。成虫在夜间爬出毛囊外交配，交配后雄螨死亡，雌螨进入毛囊漏斗部产卵。毛囊蠕形螨卵呈蘑菇状，半透明；幼虫有足3对，经蜕皮后发育为若虫。若虫长于成虫，足4对，但生殖器官未发育成熟，经2～3天发育为成虫。皮脂蠕形螨寄生于皮脂腺内，单个寄生（图18-11），卵呈椭圆形，若虫短于成虫。蠕形螨完成一代生活史约需3周，雌螨寿命为4个月以上。

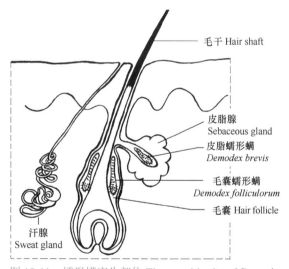

毛干 Hair shaft
皮脂腺 Sebaceous gland
皮脂蠕形螨 Demodex brevis
毛囊蠕形螨 Demodex folliculorum
毛囊 Hair follicle
汗腺 Sweat gland
图18-11 蠕形螨寄生部位 The parasitic site of Demodex

蠕形螨主要寄生于人毛囊和皮脂腺发达的颜面部，也可寄生于头皮、外耳道、背部、胸部、乳头等处。以毛囊角质细胞和皮脂腺细胞等为食。螨虫在室温通常可存活1～2天。

There are two *Demodex* species parasitizing human body, namely *Demodex folliculorum* and *Demodex brevis*. *Demodex folliculorum* is mainly parasitic in the infundibulum of hair follicle, while *Demodex brevis* is mainly parasitic in sebaceous gland. The life history of the two *Demodex* species is similar, including the four stages of egg, larva, nymph and adult. The *Demodex folliculorum* eggs are half mushroom-shaped, while the *Demodex brevis* eggs are oval. Larvae are smaller with three pairs of legs, and molt into slender nymphs with four pairs of legs. The nymphs develop to adults after molting. The whole life cycle is completed in about 3 weeks.

【致病与诊断】

蠕形螨的致病性与宿主的免疫状态和感染虫荷有关。大多数人为轻度感染，无自觉症状。当人体对蠕形螨先天免疫低下或者后天免疫力下降时，蠕形螨会大量繁殖，可引起毛囊上皮角化不全或角化过度，侵入真皮层引起毛细血管增生扩张，皮脂腺分泌阻塞，虫体蜕皮及代谢产物引起超敏反应，引起皮肤炎症和螨体肉芽肿。病程早期面部出现潮红、毛细血管扩张、皮屑和瘙痒等"毛囊糠疹"症状，病情加重可出现针尖至粟粒大小不等的红色痤疮状丘疹、湿疹样红斑、脓疱等症状，临床酷似酒渣鼻、痤疮、毛囊炎、口周炎和睑缘炎等常见皮肤病，常造成误诊或漏诊。蠕形螨感染还会引起脂溢性皮炎、脂溢性脱发、外耳道瘙痒等症状。

蠕形螨病诊断需同时满足 3 个条件：①面部出现毛囊糠疹、红斑、丘疹、脓疱等皮肤损害；②病灶部位蠕形螨检出≥5 个螨虫/cm² 或 5 个螨虫/毛囊；③杀螨治疗有效，症状缓解或痊愈。

常用检查方法有：①挤压涂片法，采用痤疮压迫器刮取，或用手挤压，用弯镊子、曲别针等器材刮取受检面部皮肤，将刮出的皮脂分泌物置于载玻片上，加 1 滴甘油涂开，加盖片镜检；②透明胶带法，晚睡前用热水洁面，皮肤干燥后，将透明胶带粘贴于额、两侧鼻翼、颧及颏部等处，次日取下贴于载玻片，镜检；③眼蠕形螨睫毛镜检法，裂隙灯下拔取眼睫毛，最好选择拔取带有圆柱状鳞屑的睫毛，可检出蠕形螨；④外耳道蠕形螨检查，收集耵聍等外耳道分泌物，镜检。

【流行与防治】

人体蠕形螨呈世界性分布，各年龄组均可感染，感染率随年龄增长，成人感染率可达 100%。蠕形螨感染者及患者为主要传染源，通过直接或间接接触而传播。蠕形螨对外界环境抵抗力较强，对酸碱度的适应范围也较大，有效氯消毒液、洗涤液对蠕形螨无杀灭作用，但 75% 乙醇，58℃可有效杀灭蠕形螨。防护要注意个人卫生，避免与患者直接接触及合用脸盆、毛巾、衣被等，生活用品单人单用，定期热水浸泡杀螨，以减少传播。

治疗缺乏特效药。口服伊维菌素、甲硝唑、维生素 B₆ 及复合维生素 B，同时外用甲硝唑霜、氯菊酯乳膏、克罗米通软膏、苯甲酸苄酯乳剂、硫黄软膏等，有一定疗效。茶树油制剂是目前已证实具有杀螨作用的眼部药物，临床常用茶树油眼贴及眼睑清洁湿巾。应注意面部与眼等其他部位要同步治疗，避免蠕形螨扩散。

第 7 节　其他致病螨
Other pathogenic mites

一、革　　螨
Gamasid mite

革螨（gamasid mite），隶属寄螨目中气门亚目（Mesostigmata）革螨总科（Gamasoidea）。全世界已知革螨 800 多种，我国已记录 630 余种。与医学有关的种类主要有厉螨科（Laelapidae）、巨刺螨科（Macronyssidae）和皮刺螨科（Dermanyssidae）。革螨可侵袭人，引起螨性皮炎和瘙痒，在体内寄生致肺螨病（pulmonary acariasis）；可作为保虫宿主，传播流行性出血热、森林脑炎、Q 热和鼠疫等多种传染病。

【形态】

成虫呈卵圆形，黄色或褐色，长 0.2～0.5mm，个别种可达 1.5～3.0mm。虫体分颚体和躯体两部分（图 18-12）。

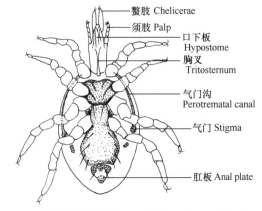

图 18-12　革螨成虫腹面 Ventral view of gamasid mite adult

颚体位于躯体前端，由颚基、螯肢及须肢组成。颚基紧连躯体，颚基背壁向前延伸的部分称颚盖，其前缘形状是分类的依据。螯肢由螯杆和螯钳（chela）组成，雄虫螯肢演变为导精趾（spermatophoral process）。须肢长棒状，因基部与颚基愈合，故仅见5节，末节内侧通常具一叉毛。

躯体一般呈卵圆形，有背板1~2块。背板上的刚毛数目和排序因种而异，具有鉴别虫种的意义。多数虫种躯体腹面前缘具叉形胸叉（tritosternum）。雌螨腹面有胸板、生殖板、腹板及肛板；雄螨腹面的骨板常愈合为一块全腹板。雌虫生殖孔位于胸板之后，雄虫生殖孔位于胸板前缘。有气门1对，位于足基节Ⅲ、Ⅳ间的外侧，与向前延伸至足基节Ⅱ的气门沟连接。足4对，分6节，第1对足跗节背面亚末端有1个跗感器，司感觉。

【生活史与生态、习性】

生活史分卵、幼虫、前若虫、后若虫和成虫5期。卵呈椭圆形，乳白色或淡黄色，一般在产出后1~2天孵出幼虫。幼虫无气门，口器不发达，不摄食，在24小时内蜕皮为前若虫，再经2~6天发育为后若虫。后若虫与成虫相似，但无生殖孔和生殖板，经1~2天蜕皮为成虫。雌螨直接产卵的称为卵生（oviparity），直接产幼虫或若虫的称为卵胎生（ovoviviparity）。有的行孤雌生殖，1~2周完成生活史。

大多数革螨营自生生活，少数寄生，刺吸宿主的血液，传播疾病。自生生活革螨栖息于枯烂枝叶、草丛、土壤、巢穴和仓储物品中，主要捕食小型节肢动物，或以腐败的有机物为食，少数种兼性吸血。寄生革螨多数寄生于宿主体表，少数寄生于体内，如鼻腔、呼吸道、外耳道、肺等，以刺吸宿主血液和组织液为食。体表寄生的革螨可分为巢栖型和毛栖型。革螨的宿主很广泛，包括哺乳类、鸟类、爬行类、两栖类及无脊椎动物，哺乳动物宿主以鼠类为主，有些虫种可侵袭人体。革螨全年都可活动，繁殖高峰、宿主活动与季节消长有关，10~11月为繁殖高峰。

【重要螨种】

1. 柏氏禽刺螨（Ornithonyssus bacoti） 雌虫背板狭长，在足基节Ⅱ处最宽，以后逐渐狭窄，末端稍尖；背面表皮生有刚毛，其长度与背板约等长。生殖板狭长，后端尖细；肛板长椭圆形。

螯肢呈剪状。该螨为巢栖型，寄生于鼠类，也可侵袭人，我国大多数地区均有发现。

2. 鸡皮刺螨（Dermanyssus gallinae） 雌虫背板前端宽、后端窄，末端平直。胸板宽度大于长度，呈拱形。生殖板末端钝圆；肛板呈圆三角形。螯肢呈刺针状或鞭状。属巢栖型，寄生于家鸡和其他禽类，常自禽舍爬至人体叮刺。

3. 格氏血厉螨（Haemolaelaps glasgowi） 呈椭圆形，淡黄色，具背毛38对。胸板扁宽，生殖板短，足后板呈肾形。螯肢较发达，钳齿毛中段膨大，尖端弯钩状。属巢栖型，国内分布广泛，主要寄生于黑线姬鼠，其次为黄胸鼠、小家鼠等，也刺吸人血。

【与疾病的关系】

1. 直接危害 革螨叮刺吸血可造成宿主局部皮肤的损害及超敏反应，引起革螨性皮炎（gamasidosis）。少数寄生革螨偶尔侵入人体内，可引起各种螨病（螨源性疾病），如肺刺螨属（Pneumonyssus）革螨寄生人肺部可以引起肺螨病等。

2. 传播疾病

（1）流行性出血热（epidemic hemorrhagic fever，EHF）：又称肾综合征出血热，病原体为汉坦病毒。我国多数地区有流行，鼠类是该病毒的保虫宿主。国内已证实多种革螨可作为本病的传播媒介，经叮刺传播，并可经卵传递。人群普遍易感，多发于青壮年，潜伏期为8~40天，全年均可发病。

（2）立克次体痘（rickettsial pox）：是由小株立克次体（Rickettsia akari）所致的水痘样自限性感染病。临床以发热、头痛、背痛和全身性丘疹、水疱为特征。主要流行于美国东北部，我国有无本病尚不能定论。鼠类是该病的主要传染源，血红异皮螨（Allodermanyssus sanguineus）和柏氏禽刺螨为本病的主要媒介，通过叮刺吸血传播。

（3）其他疾病：革螨还可传播圣路易脑炎、Q热、回归热、土拉弗菌病、地方性斑疹伤寒等多种疾病。

【防制原则】

1. 环境治理 革螨大多寄生于鼠体或栖息鼠洞，故灭鼠是防制革螨的重要措施。保持室内清洁干燥、勤通风；搞好环境卫生，清除杂草，清理禽舍、鸽巢。

2. 化学防制 有机磷杀虫剂杀螨效果较佳，可定期用马拉硫磷、辛硫磷、杀螟松、溴氰菊酯和混灭威等进行地面喷洒。动物饲养房和鼠洞可用敌敌畏熏杀灭螨，效果良好。

3. 个人防护 进入疫区作业，为防接触革螨，应穿"五紧"服；在裸露部位涂抹驱避剂，如避蚊胺（DETA）、邻苯二甲酸二甲酯（DMP）等。

二、尘 螨
Dust mite

尘螨（dust mite）属真螨目（Acariformes）粉螨亚目（Acaridida）蚍螨科（Pyroglyphidae），已记录 40 余种。尘螨普遍存在于人类的居住场所和工作环境，与人类过敏性疾病密切相关。主要种类有屋尘螨（*Dermatophagoides pteronyssinus*）、粉尘螨（*D. farinae*）和埋内欧尘螨（*Euroglyphus maynei*）等。

【形态】

成虫呈椭圆形，淡黄色，体长 0.2～0.5mm。颚体位于虫体前端，螯肢钳状。体表有细密或粗皱的皮纹和少量刚毛；躯体背面前端有狭长盾板。雄虫背面有后盾板 1 块。肩部有 1 对长鬃，后端有 2 对长鬃。腹面足 4 对，跗节末端具爪和钟罩形爪垫各 1 个；外生殖器在腹面中央；肛门靠近后端，雄螨肛侧有肛吸盘。（图18-13）。

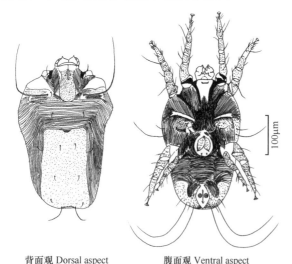

背面观 Dorsal aspect　　腹面观 Ventral aspect

图 18-13　屋尘螨雄性成虫形态
Morphology of *Dermatophagoides pteronyssinus* male

【生活史与生态、习性】

生活史分卵、幼虫、第一若虫、第二若虫和成虫 5 期。幼虫足 3 对。第一若虫足 4 对，具生殖乳突 1 对；第二若虫具生殖乳突 2 对，形态和成虫相似，但生殖器官尚未发育成熟。成虫在 1～3 天进行交配，交配后 3～4 天开始产卵。一生产卵 20～40 个，产卵期约为 1 个月。雄螨存活 60～80 天，雌螨可达 100～150 天。

尘螨分布广泛，大多营自生生活。屋尘螨主要孳生于居室内枕头、被褥、坐垫、毛毯、毛衣、棉衣等处。面粉厂、棉纺厂、食品仓库、中药仓库等地面也有大量孳生，以动物皮屑、面粉、棉籽饼、真菌等为食。尘螨生长发育最适温度在 25℃左右，相对湿度 80% 左右。季节消长因地区不同而异，多在春秋季大量繁殖，主要通过携带而扩散。

【与疾病的关系】

尘螨及其代谢产物是强烈的过敏原，可引起尘螨性哮喘和过敏性鼻炎等外源性超敏反应性疾病，患者常有个人过敏史或家族过敏史。

1. 尘螨性哮喘 属于吸入型哮喘，患者往往在幼年时期开始发病或兼有慢性细支气管炎史。起病急，常反复发作，发作时出现胸闷、气急、不能平卧、呼气性呼吸困难，严重时因缺氧而导致口唇和指端发绀。每次发作持续时间较短，并可突然消失，多见于睡后或晨起。春秋季好发，可能与环境中的尘螨大量孳生有关。

2. 过敏性鼻炎 常在接触尘螨过敏原后突然发作，发病持续时间与接触尘螨的时间和数量有关，症状消失快。表现为鼻塞、鼻内奇痒、连续喷嚏和流大量清鼻涕，鼻涕中有较多嗜酸性粒细胞。

3. 尘螨性皮炎 婴儿期多见，表现为面部湿疹。成人多见于四肢屈面、肘窝、腋窝和腘窝等皮肤细嫩处，表现为湿疹和苔藓样变，多迁延不愈，如病程加剧可累及全身。与家庭环境卫生条件、温度、湿度、季节及家族遗传史有关。

【诊断】

参照世界变态反应组织（WAO）2011 年发表的最新变态反应疾病白皮书，尘螨过敏的诊断依据为：①有明确的接触史和临床表现，结合皮试或 sIgE。如果有激发试验的证据更好。②正确对待皮试和 sIgE 不一致的情况，有少数患者的皮试和 sIgE 有矛盾，最后的判断应结合临床表现，作出诊断。常用免疫学诊断方法有皮肤挑刺试验、皮内试验、鼻黏膜激发试验、ELISA 等。

【流行与防治】

尘螨呈世界性分布，我国分布广泛。尘螨过敏发病因素较多，如遗传因素、接触机会、年龄、职业和地区等，儿童发病率高于成人，多发于春、秋两季。

防治原则主要是预防尘螨孳生，保持室内清洁和通风干燥、清除尘埃、勤洗衣被床单等；药物灭螨可使用尼帕净（Nipagin）、苯甲酸苄酯、虫螨磷等。

尘螨过敏性疾病可用尘螨抗原少量多次注射进行脱敏治疗，或用抗过敏药物对症治疗。

三、粉　　螨
Flour mite

粉螨（flour mite）隶属真螨目（Acariformes）粉螨亚目（Acaridida）粉螨科（Acaridae），我国已记述的粉螨有59种。粉螨主要孳生在粮食、干果、蘑菇类、中草药等储藏食品和其他储藏物中，是影响我国储藏物质量的一大类害虫。有些粉螨与人接触可引起螨性皮炎，也可侵入人体引起螨病；还可作为过敏原，引起多种过敏性疾病。与医学有关的主要有粗足粉螨（*Acarus siro*）和腐酪食螨（*Tyrophagus putrescentiae*）。

【形态】

粉螨成虫大小为0.12～0.5mm，乳白色，半透明，体壁薄。分颚体和躯体两部分。颚体由关节膜与躯体相连，活动自如。螯肢两侧扁平，动趾（moveable digit）与定趾（fixed digit）呈剪刀状。须肢扁平。躯体常为卵圆形，可有不明显的分节或分节痕迹。体前端背面有1块盾板。雌、雄虫生殖孔均位于躯体腹面，雄虫有阳茎、肛吸盘和跗吸盘。无气门及气门沟，表皮柔软呈膜质，可进行气体交换。成虫有足4对，分别位于前、后半体（图18-14）。

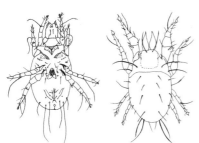

腹面观 Ventral view　　背面观 Dorsal view

图18-14　粗足粉螨成虫形态
Morphology of *Acarus siro* adult

【生活史与习性】

生活史分为卵、幼虫、第一若虫、第三若虫、成虫5个阶段。第一若虫和第三若虫之间可有第二若虫，后者在某种条件下可转化为休眠体（hypopus）。幼虫3对足。幼虫经过活动期，便开始进入约24小时的静息期，然后蜕皮为第一若虫；再经24小时静息期，蜕皮为第三若虫，具4对足；又经约24小时静息期，蜕皮为成虫。

粉螨怕光、畏热，喜欢孳生于阴暗、温暖和潮湿的场所，最适孳生温度为25℃左右，相对湿度在80%左右。粉螨的孳生场所多样，储藏的粮食、农副产品、中药材、棉花及人居室、粉尘等均是粉螨的栖息场所。粉螨借助昆虫、鸟类、鼠类和蝙蝠等从动物巢穴进入人类的活动场所。春秋季温度、湿度适合粉螨的孳生，多数以雌虫越冬。

【与疾病的关系】

粉螨与皮肤接触可引起螨虫性皮炎（acarodermatitis），有的螨种可侵入呼吸道、消化道、泌尿生殖道及血液循环，引起肺螨病（pulmonary acariasis）、肠螨病（intestinal acariasis）、尿螨病（urinary acariasis）和血螨病（sanguis acariasis）等。临床表现复杂多样，无特异性，临床上查到相应螨体即可确诊。此外，粉螨的分泌物、排泄物和皮屑等可作为过敏原，能引起粉螨过敏。

【防制原则】

防制粉螨主要是保持储物场所通风、降低湿度、保证粮食或食品干燥等，以消除其孳生环境，同时应避免误食粉螨污染的食品。药物灭螨可使用杀螨剂，如辛硫磷、尼帕净、虫螨磷等。硅藻土可用于粉螨的防治。

粉螨皮炎可使用止痒剂或抗过敏药物治疗。体内粉螨症可对症治疗，使用卡巴胂和甲硝唑有效。

（赵亚娥）

第 5 篇　实验诊断技术
Laboratory Diagnostic Techniques

第 19 章　病原学诊断技术
Etiological Diagnostic Techniques

病原学检查是寄生虫病的重要实验诊断技术之一，是寄生虫病诊断的"金标准"。病原学诊断技术包括粪便检查、血液检查、排泄物与分泌物检查、活检及骨髓穿刺检查等，有些寄生虫病还需要采用体外培养或动物接种等方法。病原体包括蠕虫的成虫或节片、幼虫或虫卵；原虫的滋养体、包囊或卵囊；节肢动物虫体等；也包括检查虫体的某个特征性结构或组分。

第 1 节　粪便检查
Examination of feces

粪便检查是寄生虫学检验中最常用、最基本的检查方法，可从粪便中查到经人体消化道排出的寄生虫的某些阶段。因此，该方法除了可诊断消化道寄生虫病外，还可诊断某些寄生于消化道以外的寄生虫，如并殖吸虫、日本血吸虫等。通过粪便可检查 20 多种原虫和 50 多种蠕虫，以及某些节肢动物等。

粪便检查技术与方法很多，需根据不同寄生虫种选择。同时要注意，有些寄生虫的排离宿主阶段可随粪便排出体外，如蠕虫的虫卵、幼虫、成虫或节片及原虫的滋养体、包囊、卵囊或孢子囊，以及某些节肢动物；有些虫体，如雌性蠕形住肠线虫可在肛周产卵，肥胖带绦虫孕节可主动从肛门逸出过程中被挤破、虫卵可散落在肛周，因而可从肛周检获虫卵或虫体。所以，粪便检查或肛周检查寄生虫是消化道寄生虫检查的主要手段。

要取得粪便检查的准确结果，必须注意如下各项。

1. 保证粪便新鲜　检查阿米巴等原虫滋养体时，必须在粪便排出 30 分钟内进行，或暂时保存在 35～37℃条件下待查；做其他检查时，也应在当天处理标本，来不及检查的粪便标本可在 10℃左右保存，但不宜超过 24 小时。

2. 容器和粪便无污染　容器和竹签须要清洁、干燥，若无专用容器，可用干净的塑料袋、纸盒或玻璃容器等代替。粪便标本不可混入尿液或水，避免药物、泥土和其他杂质污染，以免影响检查结果。容器外要贴标签，注明受检者姓名和受检目的、编号等。

3. 受检粪便样本要足量　一般为 5～10g。若要作自然沉淀或血吸虫毛蚴孵化法检查，粪便量应≥30g；检查蠕虫成虫或绦虫节片时，则需留检 24 小时全部粪便。

4. 严格按照粪便检查程序操作　检查时，注意粪便的性状和颜色，应在粪便的不同部位取材，优先选择有脓血或黏液的部分。镜检时要熟悉各病原体形态特点并遵循顺序观察的原则，以免漏检。应注意虫卵、原虫包囊或滋养体与粪便中非寄生虫物体（如植物纤维、花粉粒、真菌孢子、动植物细胞及脂肪滴等）的鉴别。检查完毕后要彻底消毒用具，剩余的粪便应给予无害化处理，以免污染环境。

一、直接涂片法
Direct smear method

直接涂片法（direct smear method）适用于检查蠕虫卵、原虫滋养体和包囊等。此法简便、快速，但由于取材较少，当粪便中虫卵或原虫量较少时易漏检。若连续做 3 次涂片检查，可提高检出率。

1. 生理盐水直接涂片法〔 direct smear with saline 〕　在洁净的载玻片上滴加 1 滴生理盐水，用牙签或竹签挑取少许粪便，在生理盐水中涂抹均匀，厚度以透过粪膜隐约可辨认书报上的字迹为宜。加盖玻片后用低倍显微镜或高倍显微镜按一定顺序推动载玻片，根据虫卵或滋养体的大小、形状、颜色和运动特点等特征鉴别并确定诊断。

该方法通过生理盐水的涂抹稀释，粪便标本分散在涂片中，既不妨碍透光，又能暴露病原体的形态结构，便于镜检识别，且较快出结果。

一般先用低倍显微镜观察，发现疑似虫体时，再转高倍显微镜仔细辨认。光线要适当，对有些虫卵，如钩虫卵，亮度过强不利于观察，容易漏检。检查原虫滋养体时应注意保温，室温较低时，可用保温台保持温度，温度愈接近体温，滋养体活动愈明显，便于观察。

2. 碘液染色直接涂片法（direct smear with iodine stain） 用于检查原虫包囊。可显示原虫包囊的核、拟染色体、糖原泡形态。此法简便、经济且应用广泛，但因不便使用油镜观察细微结构，且当包囊太小，或成熟包囊内细胞核变多变小，拟染色体及糖原泡消失后，不易鉴别虫种。方法同生理盐水直接涂片，用 1 滴碘液滴加于载玻片上，取米粒大小的粪便置于碘液中，调匀涂片，加盖玻片。包囊被染成黄色或浅棕黄色，糖原泡为棕红色，囊壁、核仁和拟染色体均不着色。

碘液配制：碘化钾 4g、碘 2g、蒸馏水 100ml。先将碘化钾溶于 100ml 蒸馏水中，然后加入碘，溶解后贮于棕色玻璃瓶中。

3. 金胺-酚-改良抗酸染色法（auarmine phenol-modified acid-fast staining） 是检查隐孢子虫卵囊的常用方法。新鲜粪便或经 10% 甲醛固定保存（4℃保存 1 个月内）的含卵囊粪便均可用此方法。染色过程是先用金胺-酚染色，再用改良抗酸染色法复染。

试剂配制：① A 液，金胺 0.1g、石炭酸 5.0g、蒸馏水 100ml；② B 液，盐酸 3ml、95% 乙醇 100ml；③ C 液，高锰酸钾 0.5g、蒸馏水 100ml；④ D 液，酸性复红 4.0g、95% 乙醇 20ml、石炭酸 8ml、蒸馏水 100ml；⑤ E 液，浓硫酸 10ml 缓缓加入 90ml 蒸馏水中，边加边摇；⑥ F 液，孔雀绿 0.2g 溶于 100ml 蒸馏水中。

染色过程：先将粪便标本在洁净载玻片上涂成薄膜，自然干燥后用甲醇固定 5 分钟。滴加 A 液于粪膜上 10～15 分钟，水洗；滴加 B 液 1 分钟后水洗，滴加 C 液 1 分钟后水洗，待干；然后滴加 D 液于标本片上，5～10 分钟后水洗，加 E 液 1～10 分钟后水洗，加 F 液 1 分钟后水洗，待干；在油镜下观察。

染色结果：染色后隐孢子虫卵囊呈玫瑰红色，圆形或椭圆形，背景及非特异性颗粒被染成蓝绿色。用光镜观察，两者颜色截然不同，极易鉴别，可显著提高检出率和准确性。

二、加藤厚涂片法与改良加藤厚涂片法
Kato's thick smear and modified Kato's thick smear

1. 加藤厚涂片法（Kato's thick smear） 又称定量透明法。此法检出率是直接涂片法的 20 倍以上，而且取材较少，方法简便、省时、成本低，特别适用于普查。

取 50～60mg 粪便（绿豆大小）置于载玻片上，覆以甘油-孔雀绿溶液（含纯甘油 100ml、蒸馏水 100ml、3% 孔雀绿溶液 1ml）浸透的玻璃纸（长 30mm×宽 25mm×厚 40μm），轻压，使粪便铺开为约 20mm×25mm，置 30～36℃温箱中 30 分钟或 25℃ 1 小时，粪膜透明后，即可镜检。

操作时需注意掌握粪膜的厚度以及透明时间，若粪膜过厚或透明时间过短，虫卵易被粪渣掩盖难以发现；粪膜过薄或透明时间过长、温度过高，则虫卵变形，不易辨认。

2. 改良加藤厚涂片法（modified Kato's thick smear） 简称改良加藤法，为 WHO 推荐的一种粪便虫卵检查方法，既可定性又可定量，可计算每克粪便的虫卵数，评估感染程度。此法是在加藤厚涂片法的基础上增加 2 个步骤：在待检粪便样本上盖一块（4cm×4cm）尼龙网（100 目，网孔径约 150μm），自尼龙网上刮取粪便，置于载玻片上的定量板模孔内，填满并刮平，掀取定量板后，载玻片上留下一长形粪条。此后的步骤及透明时间和温度的要求同加藤厚涂片法。

定量板规格：40mm×30mm×1.37mm 聚苯乙烯模板，中央模孔 8mm×4mm，容积为 38.75mm^3，可容纳粪便 41.7mg（图 19-1）。

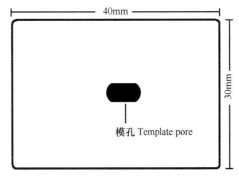

图 19-1 改良加藤厚涂片法定量板
Modified Kato's thick smear dosing plate

在大规模流行病学调查中，每片检出的虫卵总数×24，即为每克粪便的虫卵数。小范围调查或药物疗效考核时，每片全部虫卵数×24，再乘以粪便系数（成形便1、半成形便1.5、软便2、粥样便3、水泻便4），即为每克粪便的虫卵数（eggs per gram，EPG）。由于儿童粪便总量少于成人，儿童每单位体积粪便量中含虫卵数多于成人。故应以成人为标准，按比例减少，即儿童粪便所得的虫卵数，1～2岁、3～4岁、5～10岁分别乘以25%、50%、75%，11岁同成人（表19-1）。

$$\frac{EPG \times 24 \text{小时粪便总量（g）}}{\text{每条雌虫每日产卵数}} \times 2 = \text{寄生成虫（雌、雄）总数}$$

表 19-1　常见蠕虫每条雌虫每日产卵数
Oviposition numbers per day by common helminth female adult

虫名	日产卵数（平均数）	虫名	日产卵数（平均数）
华支睾吸虫	1600～4000（2400）	肥胖带绦虫	97 000～124 000/孕节
卫氏并殖吸虫	10 000～20 000	似蚓蛔线虫	234 000～245 000（240 000）
布氏姜片吸虫	15 000～48 000（25 000）	十二指肠钩口线虫	10 000～30 000（24 000）
日本血吸虫	1000～3500	美洲板口线虫	5000～10 000（9000）
链状带绦虫	30 000～50 000/孕节	毛首鞭形线虫	1000～7000（2000）

三、浓　聚　法
Concentration method

浓聚法（concentration method）是用较多量的粪便浓集蠕虫卵、原虫包囊，可提高检出率。常用的浓聚法有沉淀法和浮聚法。

多数原虫包囊和蠕虫卵的比重大于水（表19-2），可沉积于水底有助于提高检出率，可采用沉淀法，但比重较小的钩虫卵、微小膜壳绦虫卵及某些原虫包囊则宜采用浮聚法。

1. 沉淀法（sedimentation method）

（1）自然沉淀法（nature sedimentation）：又称水洗沉淀法（water sedimentation）、重力沉淀法（gravity sedimentation）。

主要用于蠕虫卵检查，蠕虫卵的比重大于水，可沉于水底，使虫卵浓集。经水洗沉淀后，视野清晰，易于检查。缺点是操作较烦琐且费时。

取粪便20～30g，加水调匀制成混悬液，用

表 19-2　蠕虫卵、原虫包囊及常用浮聚液的比重
Density of helminth eggs and protozoal cysts and common drift-collecting solutions

虫卵或包囊	比重	常用浮聚液	比重
华支睾吸虫卵	1.170～1.190	饱和盐水	1.175～1.200
布氏姜片吸虫卵	1.190	33%硫酸锌液	1.180
肝片形吸虫卵	1.200	饱和硫酸锌液	1.400～1.415
日本血吸虫卵	1.200	饱和硫酸镁液	1.270～1.294
带绦虫卵	1.140	饱和硝酸钠液	1.358～1.365
微小膜壳绦虫卵	1.050	饱和硝酸铅液	1.387～1.400
钩虫卵	1.055～1.080	饱和氯化钙液	1.250～1.500
毛首鞭形线虫卵	1.150	饱和硫代硫酸钠液	1.408
蠕形住肠线虫卵	1.105～1.115	甘油	1.226
似蚓蛔线虫受精卵	1.110～1.130	45%蔗糖液	1.280
似蚓蛔线虫未受精卵	1.210～1.230		
溶组织内阿米巴包囊	1.060～1.070		
结肠内阿米巴包囊	1.070		
微小内蜒阿米巴包囊	1.065～1.070		
蓝氏贾第鞭毛虫包囊	1.040～1.060		

40～60目金属筛或2～3层湿纱布过滤于500ml量杯内，加清水冲洗残渣，过滤后的粪液在量杯中静置20～30分钟，缓缓倒去上清液，留沉渣重新加满清水沉淀。以后每隔15～20分钟换水1次，重复2～3次，最后倒去上清液，取沉渣涂片镜检。检查血吸虫卵时，沉淀时间不宜过长，尤在室温高于15℃时，卵内毛蚴易孵化。检查原虫包囊，则换水间隔时间宜延长至6小时（图19-2）。

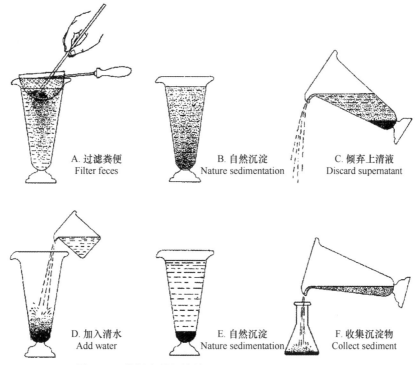

A. 过滤粪便 Filter feces　　B. 自然沉淀 Nature sedimentation　　C. 倾弃上清液 Discard supernatant

D. 加入清水 Add water　　E. 自然沉淀 Nature sedimentation　　F. 收集沉淀物 Collect sediment

图 19-2　粪便自然沉淀法 Nature sedimentation of feces

（2）离心沉淀法（centrifugal sedimentation）：将经金属筛或湿纱布滤去粗渣的粪液移于10ml离心管，1500～2000r/min离心1～2分钟，倒去上清液，加入清水，再次离心。如此反复离心3～4次，直至上清液澄清，倒去上清液，取沉渣镜检。此法省时、省力，常用于临床检验。

（3）汞碘醛离心沉淀法（merthiolate-iodine-formaldehyde centrifugation，MIFC）：此法既可浓集、又可固定和染色，适用于检查原虫包囊、滋养体及蠕虫卵和幼虫。取粪便约1g，加适量（约10ml）汞碘醛液，充分调匀，用2层脱脂纱布过滤，再加入乙醚4ml，摇2分钟，2000r/min离心1～2分钟，即分成乙醚、粪渣、汞碘醛及沉淀物4层。吸弃上面3层，取沉渣镜检。

汞碘醛配制方法如下。①汞醛（MF）液：1/1000硫柳汞酊200ml、甲醛（40%）25ml、甘油50ml、蒸馏水200ml。②5%鲁氏碘液：碘5g、碘化钾10g、蒸馏水100ml。

检查时取汞醛液2.35ml及5%鲁氏碘液0.15ml混合备用。需注意，混合液在8小时后即变质，不可用；碘液亦于1周后不宜再用。

（4）醛醚沉淀法（formalin-ether sedimentation）：用于蠕虫卵和原虫包囊的检查，浓集效果好，不损伤包囊和虫卵的形态，易于观察和鉴定。

取粪便1～2g置于小容器内，加水10～20ml调匀，将粪便混悬液经2层纱布（或100目金属筛网）过滤，200r/min离心2分钟；去上清液，加水10～20ml重悬沉渣，离心2分钟；去上清液，加10%甲醛7ml，5分钟后再加入乙醚3ml，塞紧管口并充分摇匀，取下管塞，离心2分钟，即可见管内自上而下分为4层。取沉渣涂片镜检。对于含脂肪较多的粪便，此法效果优于硫酸锌浮聚法。但对布氏嗜碘阿米巴包囊、贾第虫包囊及微小膜壳绦虫卵等的检查效果较差。

2. 浮聚法（flotation method）　利用比重较大的溶液使粪便中的蠕虫卵或原虫包囊浮聚于液体表面，以提高检出率。浮聚瓶的口径过大或瓶身过高都会降低效果；粪便量过多会使浮聚液比重下降；卵壳及包囊壁薄者较易受高渗透压影响而变形，不利于形态学观察；这些均可影响浮聚的效果。常用浮聚液的比重见表19-2。

（1）饱和盐水浮聚法（saturated salt floatation）：

适用检查比重较小的虫卵，钩虫卵效果最好，也用于微小膜壳绦虫卵和带绦虫卵。用竹签取黄豆粒大小的粪便置于浮聚瓶（高3.5cm，直径约2cm的圆形直筒瓶）中，加入少量饱和盐水调匀，再加饱和盐水接近瓶口，除去液面上的大块杂质，再慢慢加入饱和盐水至液面略高于瓶口，以不溢出为止。此时在瓶口覆盖一载玻片，避免产生气泡。静置15分钟，将载玻片提起并迅速翻转，镜检（图19-3）。

（2）硫酸锌离心浮聚法（zinc-sulfate centrifugal

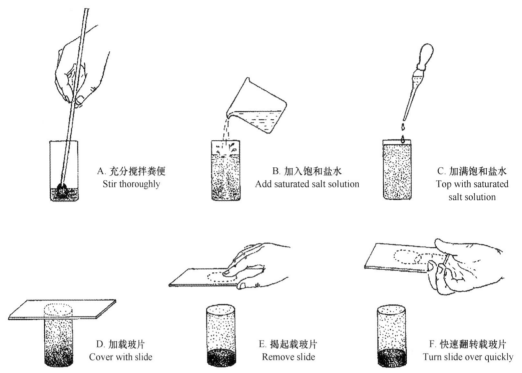

A. 充分搅拌粪便 Stir thoroughly

B. 加入饱和盐水 Add saturated salt solution

C. 加满饱和盐水 Top with saturated salt solution

D. 加载玻片 Cover with slide

E. 揭起载玻片 Remove slide

F. 快速翻转载玻片 Turn slide over quickly

图 19-3　饱和盐水浮聚法 Saturated salt floatation

floatation）：适用于检查原虫包囊、球虫卵囊、线虫卵和微小膜壳绦虫卵等。取粪便约1g于离心管内，加10ml清水，充分搅碎，按离心沉淀法过滤，反复离心3～4次，至水清为止；倒去上清液，在沉渣中加入33%硫酸锌溶液（比重1.18），调匀后再加硫酸锌溶液至距管口约1cm处，2000r/min离心1分钟。用金属环粘取表面粪液置于载玻片上，加碘液1滴（查包囊），镜检。取标本时，金属环轻轻接触液面即可，切勿搅动。离心后应立即取标本镜检，若放置时间超过1小时，会因包囊或虫卵变形而影响观察效果。

（3）蔗糖溶液离心浮聚法（flotation with sucrose solution）：此法适用于检查粪便中隐孢子虫的卵囊。取粪便约5g，加水15～20ml，以260目尼龙袋或4层纱布过滤。取滤液离心5～10分钟（1000r/min），吸弃上清液，加蔗糖溶液（蔗糖500g、蒸馏水320ml、石炭酸6.5ml），1000r/min再离心5～10分钟，然后同硫酸锌离心浮聚法，取其表面液镜检（高倍镜或油镜）。卵囊较透明，囊壁光滑，内含一小暗点和呈蛋黄色的子孢子。隐孢子虫的卵囊在漂浮液中浮力较大，常紧贴于盖片之下，由于1小时后卵囊脱水变形不易辨认，故应立即镜检。也可用饱和硫酸锌溶液或饱和盐水替代蔗糖溶液。

四、幼虫孵化法
Larva hatching method

幼虫孵化法（larva hatching method）是根据某些虫卵在适宜条件下能孵出幼虫，可用肉眼或放大镜观察，从而确定诊断或提高检出率，并可用于鉴定虫种。

1. 钩蚴培养法（culture for hookworm larvae） 钩虫卵在适宜的温、湿度和氧气充足的条件下能很快孵出幼虫。取口径为1cm的10ml清洁试管，加入蒸馏水约2.0ml，将滤纸剪成与试管等宽、稍长于试管的"T"形纸条，在纸条上部用铅笔标记受检者姓名或编号。用竹签挑取粪便0.2～0.4g，均匀涂抹在纸条的中部，将纸条插入试管，下端浸入水中，但勿使粪便接触水面，置 25～30℃ 温箱内孵育。每天沿滤纸对侧的试管壁添加少量蒸馏水，以保持水面高度。孵育 3 天，以肉眼或放大镜检查试管底部蛇形运动的钩蚴，室温较低时可将培养管放入温水（30℃ 左右）中数分钟，再行检查。如未发现钩蚴，应继续培养、观察至第 5 天（图 19-4）。

此法也可用于培养肠道内各种阿米巴滋养体及人毛滴虫滋养体，且能提高检出率。每管粪便量约为 1.0g，适宜温度为 25～30℃，培养时间为 2～4 天，为了及时报告致病原虫，可于培养 48 小时镜检。

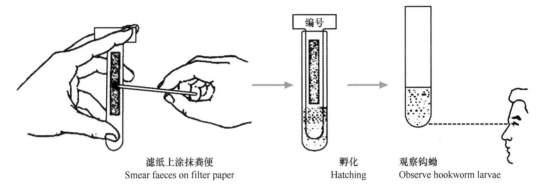

滤纸上涂抹粪便
Smear faeces on filter paper

孵化
Hatching

观察钩蚴
Observe hookworm larvae

图 19-4　钩蚴培养法 Culture of hookworm larvae

2. 毛蚴孵化法（miracidium hatching method） 用于血吸虫病的病原检查，依据血吸虫卵内毛蚴在适宜温度的清水中能短时间内孵出，并在水面游动的特点而设计本方法（表 19-3）。取粪便约 30g，先经自然沉淀法浓集处理，将粪便沉渣倒入三角烧瓶内，加蒸馏水至瓶口，于 20～30℃ 孵化 4～6 小时，以肉眼或放大镜观察。检查时面向光源，将孵化瓶移置在黑色背景下，在接近水面 1～2cm 处，有白色点状物作直线往返游动，即是毛蚴。应特别注意与水中其他原生动物（如草履虫）相鉴别（表 19-3）。必要时用吸管将可疑毛蚴吸出置于载玻片上，以低倍镜鉴别，其基本形态特征是梨形，体表有纤毛。如未发现毛蚴，每隔 4～6 小时（24 小时内）观察 1 次。室温高于 25℃ 时，毛蚴可在短时间内孵出，因此在夏季要用 1.2% 盐水或冰水冲洗粪便，最后 1 次才改用室温清水（图 19-5）。

表 19-3　血吸虫毛蚴与水中自生生活原生动物的鉴别
Differences between *Schistosoma* miracidium and free-living protozoa in water

鉴别要点	血吸虫毛蚴	原生动物
形状	针尖大小，长椭圆形，大小一致	扁形或圆形，大小不一
颜色	半透明，灰白色，有折光	不透明，灰色或灰黄色，无折光
运动方向	游动迅速均匀，直线运动；孵化过久时，才出现摇摆或翻滚现象	运动缓慢，游速不均，无一定方向，摇摆或翻滚状
运动范围	在水面下 1～4cm 处	运动范围广，水中各层均可见

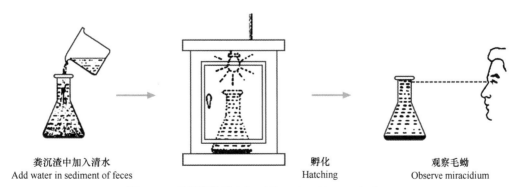

粪沉渣中加入清水
Add water in sediment of feces

孵化
Hatching

观察毛蚴
Observe miracidium

图 19-5　毛蚴孵化法 Miracidiums hatching method

五、肛门拭子法
Anal swab

肛门拭子法（anal swab）主要用于检查蠕形住肠线虫卵和肥胖带绦虫卵。蛲虫在患者肛门周围及会阴部皮肤上产卵，一般应于清晨排便前和洗澡前取材。牛带绦虫孕节从肛门排出或主动逸出时，虫卵黏附于肛门附近皮肤上，故可作肛门周围虫卵检查。

1. 透明胶纸肛拭法（cellophane tape swab） 取长约 6cm，宽约 2cm（略窄于载玻片）的普通透明胶带，贴于载玻片上，胶带的一端向胶面折叠约 0.4cm（便于揭起）。检查时，揭下胶带，在肛门周围的皮肤上反复粘贴后，将胶面平贴在载玻片上，为避免虫卵崩解，需及时镜检。

2. 棉签拭子法（cotton swab） 先将棉签浸泡在生理盐水中，使用时挤去盐水，在肛门周围擦拭，将擦拭肛周的棉签放回生理盐水试管中，经充分浸泡并搅动棉签，在试管内壁挤去棉签中水分后弃去，试管静置 10 分钟，或经离心后，取沉渣镜检。也可将棉签放入盛有饱和盐水的试管中，用力搅动，在试管内壁挤干水分后弃去，再加饱和盐水至管口处，覆盖一张载玻片，使其接触液面，静置 5 分钟，取载玻片镜检。也可将擦拭肛门周围棉签上的黏附物涂于滴加有生理盐水的载玻片上直接镜检。

六、虫体淘洗法及孕节检查法
Elutriation of parasites and examination of gravid proglottid

1. 虫体淘洗法 为考核疗效或鉴定虫种，常需淘取粪便中虫体进行计数与鉴定。取患者服药后 24～72 小时的全部粪便，加水搅拌，用 40 目筛或双层纱布滤出粪渣，经水反复冲洗后，倒入盛有清水的大型玻璃器皿中。在器皿下衬以黑纸，淘取粪渣中的虫体进行鉴定。

2. 带绦虫孕节检查法 用清水洗净带绦虫孕节，置于两张载玻片之间，轻轻压平，对光观察内部结构，并根据子宫分支情况鉴定虫种。也可用注射器从孕节后端正中部插入子宫内，徐徐注射碳素墨汁或卡红液，待显色后计数子宫分支。

卡红染液配制：钾明矾饱和液 100ml、卡红 3g、冰醋酸 10ml。混合液置于 37℃ 温箱内过夜，过滤后即可使用。

第 2 节 血液检查
Blood examination

血液检查是诊断疟疾、淋巴丝虫病的常用方法。应使用一次性采血针，防止交叉感染。涂制血膜的载玻片用前需经洗涤液处理，自来水、蒸馏水冲洗，并在 95% 乙醇中浸泡，擦干或烤干后使用。

一、疟原虫检查
Examination of *Plasmodium*

1. 采血 先用手指揉捏耳垂或指尖，使充血，再用 75% 乙醇棉球消毒皮肤，待干后用左手拇指和示指捏着耳垂下方，使耳垂下侧方皮肤绷紧，右手持采血针快速刺破皮肤，挤出血滴。间日疟原虫宜在发作数小时后采血；恶性疟原虫在发作初期采血，可查到环状体，发作后 1 周，可查见配子体。

2. 涂片 疟原虫检查多用薄血膜法和厚血膜法。薄、厚血膜可涂制在同一张载玻片上（图 19-

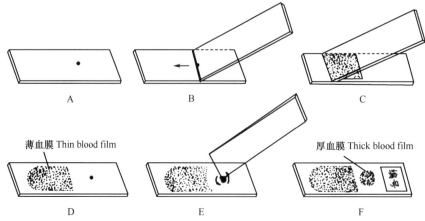

薄血膜 Thin blood film

厚血膜 Thick blood film

图 19-6 血液涂片的操作步骤 Operating procedure of blood smear

6)，便于比较观察。薄血膜取血少，原虫形态结构清晰；厚血膜取血量较多，红细胞集中，在原虫数量少时便于发现。

（1）薄血膜制作：取两张载玻片，一张为磨口边缘（推片），另一张平放在桌上（制作血片用）。在载玻片 1/3 与 2/3 交界处加一小滴血液，将推片的一端置于血滴之前，稍向后拉推片，两载玻片间角度保持为 30°～45°，使血液沿推片边缘扩散后，匀速自右向左推成舌状血膜。理想的薄血膜，应是一层均匀分布的血细胞，血细胞间无空隙，血膜末端呈扫帚状。

（2）厚血膜制作：在载玻片的右 1/3 处蘸一小滴血液，以推片的一角由内向外旋转，使之成为直径 0.8～1cm、厚薄均匀的厚血膜。

涂片用的载玻片应清洁、无油污，否则薄血膜上易形成无血细胞的空白区，厚血膜在脱血红蛋白或染色时易脱落。推片的边缘要平整、光滑，否则推出的血膜有裂纹。血膜要自然干燥。

3. 固定与染色　临床使用最广的是吉姆萨染剂和瑞氏染剂。选用适当的缓冲液稀释各种染液，染色后用缓冲液冲洗则染色效果更佳。

缓冲液（原液）的配制如下。① 1/15mol/L 磷酸氢二钠溶液：无水磷酸氢二钠（Na_2HPO_4）9.464g 或 $Na_2HPO_4 \cdot 2H_2O$ 11.867g 或 $Na_2HPO_4 \cdot 7H_2O$ 17.872g 或 $Na_2HPO_4 \cdot 12H_2O$ 23.877g、蒸馏水 1000ml；② 1/15mol/L 磷酸二氢钾溶液：磷酸二氢钾（KH_2PO_4）9.073g、蒸馏水 1000ml。

使用前，将上述原液按表 19-4 的比例配成不同 pH 的缓冲液，需临时配制，久存失效。

表 19-4　不同 pH 缓冲液的配制　（单位：ml）
Dispensing of different pH buffer

pH	1/15mol/L KH_2PO_4	1/15mol/L Na_2HPO_4	蒸馏水
6.8	4.9	5.1	90
7.0	6.3	3.7	90
7.2	7.3	2.7	90
7.4	8.1	1.9	90

（1）吉姆萨染色法（Giemsa stain）

1）染液配制：吉姆萨染粉 1g、甲醇 50ml、甘油 50ml。将吉姆萨染粉置于研钵中，加少量甘油充分研磨，再分次加甘油研磨，直至 50ml 甘油加完为止，倒入棕色玻璃瓶中。然后分数次用少量甲醇冲洗钵中的甘油染粉，倒入玻璃瓶，直至

50ml 甲醇用完，塞紧瓶塞，充分摇匀，置 65℃ 温箱内 24 小时或室温放置 1 周，滤纸过滤，待用。

2）染色方法：将 pH 7.0～7.2 的缓冲液与吉姆萨染液按（15：1）～（20：1）稀释。厚血膜需先溶血，即血膜自然干燥后，在厚血膜上滴加 2～3 滴蒸馏水，待血膜呈灰白色时，将水倒去，晾干。用甲醇固定薄、厚血膜。用蜡笔在薄、厚血膜周围划出染色范围，以防染液溢出。将稀释的吉姆萨染液滴于已固定的薄、厚血膜上，染色 25～30 分钟（视室温而定），再用清水或缓冲液冲洗。晾干后镜检。

吉姆萨染色法效果良好，血膜褪色较慢，保存时间较久，但染色需时较长。

快速吉姆萨染色法：吉姆萨染液 1ml，加缓冲液 5ml，如前法染色 5 分钟，用缓冲液冲洗，晾干后镜检。

（2）瑞氏染色法（Wright stain）

1）染液配制：瑞氏染粉 0.1～0.5g、甲醇 97ml、甘油 3ml。将瑞氏染粉加入甘油中充分研磨，然后加入少量甲醇，研磨后倒入棕色玻璃瓶中，用少量甲醇分数次冲洗研钵，倒入瓶内，直至用完，摇匀，置室温 1～2 周，过滤待用。

2）染色方法：瑞氏染液中含甲醇，所以薄血膜不需先固定，而厚血膜则需先用蒸馏水溶血，待血膜晾干后才能染色。滴染液覆盖全部厚、薄血膜，约 1 分钟，再加等量蒸馏水或缓冲液，轻轻摇动载玻片，使蒸馏水或缓冲液和染液混合均匀，静置 3～5 分钟，用水或缓冲液缓慢地从载玻片一端冲洗（切勿先倒去染液或直接对血膜冲洗），晾干后镜检。

瑞氏染色法操作简便，适用于临床诊断，但甲醇蒸发甚快，掌握不当，染液易沉淀于血膜上，并较易褪色，保存时间不长。

二、微丝蚴检查
Examination of microfilariae

1. 采血时间　检查血液中微丝蚴是确诊淋巴丝虫病的主要方法。班氏吴策线虫和马来布鲁线虫微丝蚴均有夜现周期性，采血时间为晚上 9 时至次晨 2 时。

2. 检查方法

（1）新鲜血片检查：取 1 大滴新鲜血液滴于载玻片上，加盖玻片，在低倍镜下观察，发现蛇

形游动的幼虫后，染色检查，以鉴定虫种。

（2）厚血膜法：厚血膜的制作、溶血、固定、吉姆萨染色同疟原虫。需取血3滴，涂成2cm×1.5cm的长方形厚血膜，平放，自然干燥后用蒸馏水溶血，待干燥后用甲醇固定，染色镜检。

（3）离心浓集法：适用于外周血中微丝蚴数量较少的患者，静脉采血1～2ml，肝素抗凝，加9倍的蒸馏水溶血，离心沉淀，取沉淀镜检。

（4）活微丝蚴浓集法：在离心管内加蒸馏水半管，加血液10～12滴，再加生理盐水混匀，3000r/min离心3分钟，取沉淀检查。或取静脉血1ml，置于盛有0.1ml 3.8%枸橼酸钠的试管中，摇匀；加水9ml，待溶血后，离心2分钟，倒去上清液，加水再离心，取沉淀镜检。

（安春丽）

第3节 排泄物、分泌物 及组织液检查 Examination of excretions, secretions and tissue fluid

一、痰液检查 Examination of sputum

痰液中可能查见卫氏并殖吸虫卵、溶组织内阿米巴滋养体、棘球蚴的原头蚴、粪类圆线虫幼虫、似蚓蛔线虫幼虫、钩虫幼虫、尘螨等。

1. 直接涂片法

（1）卫氏并殖吸虫卵检查：在洁净载玻片上加1～2滴生理盐水，取痰液少许，最好选带铁锈色的痰，涂成痰膜，加盖玻片镜检。如未发现肺吸虫卵，但可见夏科-莱登晶体，提示可能是肺吸虫感染。多次涂片检查均为阴性者，可改用浓集法。

（2）溶组织内阿米巴滋养体检查：最好取新鲜痰液做涂片，以高倍镜观察滋养体运动，室温较低时应注意保温。

2. 浓集法（消化沉淀法） 适用于蠕虫幼虫及螨类等的检查。收集患者24小时痰液，置于玻璃杯中，加入等量10% NaOH溶液，用玻璃棒搅匀后，置37℃温箱，经2～3小时痰液消化成稀液状。分装于数个离心管内，1500r/min离心10分钟，取沉渣涂片镜检。

二、十二指肠液及胆汁检查 Examination of duodenal juice and bile

用十二指肠引流管抽取十二指肠液及胆汁，可直接涂片镜检，或经离心浓集后，取沉渣镜检，可检查蓝氏贾第鞭毛虫滋养体、华支睾吸虫卵、肝片形吸虫卵和布氏姜片吸虫卵等，在急性阿米巴肝脓肿患者胆汁中偶可发现溶组织内阿米巴滋养体。

1. 引流液检查 可将十二指肠引流液滴于载玻片上，加盖玻片后镜检。为提高检出率，常将引流液加生理盐水稀释搅拌后，分装于离心管内，2000r/min离心5～10分钟，取沉渣涂片镜检。如引流液过于黏稠，应先加10% NaOH消化后再离心。引流液中的蓝氏贾第鞭毛虫滋养体常附着在黏液小块上或聚集成絮片状物。肝片形吸虫卵与姜片吸虫卵不易鉴别，但前者可出现于胆汁，而后者只见于十二指肠液中。

2. 肠检胶囊法（enteric-test capsule method） 禁食后，嘱患者吞下装有尼龙线的胶囊（图19-7）。线的游离端经胶囊一端的小孔引出并固定在受检者口外。吞下的胶囊在胃内溶解后，尼龙线便自行松开、伸展，可达十二指肠和空肠，约经4小时缓缓拉出尼龙线，刮取其线上的黏附物做生理盐水涂片，镜检。主要适用于蓝氏贾第鞭毛虫滋养体检查。

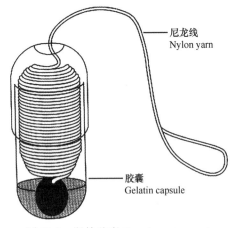

尼龙线 Nylon yarn

胶囊 Gelatin capsule

图19-7 肠检胶囊 Enteric-test capsule

三、尿液和鞘膜积液检查 Examination of urine and hydrocele

1. 尿液检查 可查见阴道毛滴虫、班氏吴策线虫微丝蚴、埃及血吸虫卵、肾膨结线虫卵等。常用离心沉淀法。取尿液3～5ml，2000r/min离心 3～5 分钟，取沉渣镜检。乳糜尿则应加等量乙醚，用力振荡，使脂肪溶于乙醚，然后吸去脂肪层，离心，镜检沉渣。

2. 鞘膜积液检查 主要检查班氏吴策线虫微丝蚴。阴囊皮肤消毒后，用注射器抽取鞘膜积液，直接涂片镜检，也可加适量生理盐水稀释离心，取沉渣镜检。

四、阴道分泌物及前列腺液检查
Examination of vaginal secretions and prostatic secretion

1. 阴道分泌物检查 可查见阴道毛滴虫，偶尔可查见蠕形住肠线虫卵和成虫、溶组织内阿米巴滋养体。

（1）生理盐水直接涂片法：用消毒棉签于受检者阴道后穹窿、子宫颈及阴道壁上取分泌物，在滴有生理盐水的载玻片上涂片镜检，可发现活动的虫体。室温较低时，应注意保温。

（2）悬滴法：准备凹玻片和盖玻片各 1 张，在盖玻片的周边涂抹一薄层凡士林，在凡士林圈内滴加生理盐水，取阴道分泌物加于生理盐水中，翻转盖玻片，并小心覆盖在凹玻片上，稍加压使两玻片粘合，镜检。

2. 前列腺液检查 检查男性泌尿生殖道的阴道毛滴虫。用前列腺按摩法取前列腺液少许，滴加于载玻片上，加 1 滴生理盐水，加盖玻片，镜检。

五、脑脊液检查
Examination of cerebrospinal fluid

本法可用于检查刚地弓形虫滋养体、溶组织内阿米巴滋养体、耐格里阿米巴滋养体和棘阿米巴滋养体和包囊、异位寄生的并殖吸虫卵、日本血吸虫卵、棘球蚴的原头蚴或游离小钩、粪类圆线虫、棘颚口线虫、广州管圆线虫及旋毛形线虫幼虫等。然而，由于在脑脊液中寄生虫的数量甚少，故病原学检查阴性者也不能完全排除该种寄生虫的感染。取脑脊液 2ml，2000r/min 离心 5 分钟，取沉渣涂片镜检。检查阿米巴滋养体时，因离心会影响其伪足活力，可自然沉淀后吸沉渣镜检。检查致病性自生生活阿米巴和刚地弓形虫时，均需涂片固定，瑞氏或吉姆萨染色后油镜观察。

第 4 节 活组织检查及其他检查
Biopsy and other examination methods

一、皮肤、皮下组织及肌肉检查
Skin, subcutaneous tissue and muscle biopsy

1. 皮肤及皮下组织检查

（1）蠕虫：链状带绦虫囊尾蚴、曼氏迭宫绦虫裂头蚴、卫氏并殖吸虫与斯氏并殖吸虫童虫、棘颚口线虫和刚刺颚口线虫幼虫均可在人体皮下组织形成结节或包块，手术切开肿块，检获虫体，直接观察或制片后鉴定虫种。

（2）原虫：疑似黑热病后皮肤利什曼病患者，皮损处（丘疹和结节）局部消毒后，用注射器刺破抽取组织液或用手术刀刮取组织做涂片，瑞氏或吉姆萨染液染色镜检。如涂片未见原虫，可摘取小丘疹或结节，做组织切片染色镜检。

（3）疥螨：常用检查方法包括以下几种。①针挑法：用消毒针尖挑破隧道上方皮肤，在隧道末端挑出疥螨，置载玻片上，加 1 滴甘油，加盖玻片镜检；或用放大镜检查皮损部位，用手术刀尖挑出隧道内虫体镜检。②刮片法：取消毒后的矿物油少许，滴在丘疹表面，用消毒刀片轻刮数下至表皮上有微小渗血点，将刮取物置于载玻片上，加 1 滴矿物油，加盖玻片镜检。

（4）蠕形螨：检查时常用以下方法。①挤压涂片法：用痤疮压迫器、弯镊子等，消毒后刮取受检者皮肤，或用手指直接挤压皮肤，获取皮脂腺和毛囊分泌物，将分泌物涂于载玻片上，加 1 滴甘油或液体石蜡，再加盖玻片，轻压，使其均匀铺开，镜检。②透明胶带法：取长 5～6cm 的透明胶带，于睡前贴于面部的额、鼻、鼻沟及颏部等处，次晨揭下，贴在载玻片上镜检。蠕形螨夜间检出率高于白天。

2. 肌肉组织检查

（1）链状带绦虫囊尾蚴、曼氏迭宫绦虫裂头蚴、卫氏与斯氏并殖吸虫童虫检查时可手术摘取肌肉肿块内的虫体，直接用解剖镜或显微镜观察。必要时做压片、固定和染色，做形态学鉴定。

（2）旋毛形线虫幼虫检查时采取活组织穿刺法，从患者的腓肠肌、肱二头肌或股二头肌取米粒大小的肌肉，置于载玻片上，加 50% 甘油 1 滴，盖上另一载玻片，均匀压紧，在低倍显微镜下观察。

二、淋巴结及骨髓检查
Lymph node and bone marrow biopsy

1. 淋巴结检查

（1）班氏吴策线虫和马来布鲁线虫成虫：用注射器抽取可疑淋巴结中的淋巴液，或摘取病变淋巴结检查成虫，也可做组织病理切片检查。

（2）杜氏利什曼原虫：一般选腹股沟部，先将局部皮肤消毒，用左手拇指和示指捏住淋巴结，右手取干燥无菌的 6 号针头刺入淋巴结，稍待片刻，拔出针头，将针头内的淋巴结组织液滴于载玻片上，涂片染色后镜检。

2. 骨髓检查　主要检查杜氏利什曼原虫无鞭毛体，检出率高于淋巴结穿刺。一般采取髂骨穿刺，患者侧卧，露出髂骨部位。视患者体格大小，选用 17～20 号带有针芯的干燥无菌穿刺针，从髂前上棘后约 1cm 处刺入皮下，当针尖触及骨面时，再慢慢地钻入骨内 0.5～1.0cm，即可拔出针芯，接 2ml 干燥注射器，抽取骨髓液。取少许骨髓液涂片，甲醇固定，同薄血膜法染色，以油镜检查。

三、肝组织检查
Hepatic tissue biopsy

肝病变中可能查见溶组织内阿米巴滋养体、日本血吸虫卵、肝毛细线虫卵或成虫、犬弓首线虫幼虫、斯氏并殖吸虫童虫等。当疑似细粒棘球绦虫棘球蚴与多房棘球绦虫棘球蚴感染时，应在超声波引导下准确定位进行穿刺，严防棘球蚴液外溢。最有临床诊断意义的是从肝脓肿内检查溶组织内阿米巴滋养体，具体方法为：穿刺阿米巴肝脓肿，取近壁处活组织一小块，做生理盐水涂片或病理组织切片。肝组织活检肝毛细线虫卵或虫体是诊断肝毛细线虫病最可靠的检查方法。

四、结肠、直肠黏膜检查
Colon and rectum mucosa biopsy

1. 日本血吸虫卵　用直肠镜自可疑病变部位钳取米粒大小的肠黏膜一小块，做切片或经生理盐水冲洗后，放在两张载玻片之间，轻轻压平，镜检。观察病变组织切片中虫卵结节也是诊断血吸虫病的可靠方法。

2. 溶组织内阿米巴滋养体　用乙状结肠镜观察溃疡形状，自溃疡边缘或深层刮取溃疡组织，置于载玻片上，加少量生理盐水，加盖玻片，轻轻压平，镜检。或取一小块病变黏膜，经固定、病理切片，HE 染色检查滋养体。

五、腔镜检查
Body cavity endoscopy

临床上胃镜、肠镜检查可发现肠道内的异尖线虫、似蚓蛔线虫、蠕形住肠线虫、钩虫、毛首鞭形线虫、蝇蛆等。用镜钳夹取出可疑虫体，肉眼观察或镜下检查，结构不完整的虫体则需病理学切片检查。

六、眼部检查
Eye examination

眼部寄生虫有结膜吸吮线虫、旋盘尾线虫和罗阿罗阿线虫等。此外，链状带绦虫囊尾蚴、曼氏迭宫绦虫裂头蚴、刚地弓形虫及一些动物寄生虫的幼虫等亦可寄生于眼部。眼底镜检查可发现和诊断眼囊尾蚴病，眼底特殊病变可诊断刚地弓形虫性视网膜脉络膜炎，眼结膜囊内取出虫体可诊断结膜吸吮线虫病，眼部查到微丝蚴可诊断淋巴丝虫病。

第 5 节　动物接种与体外培养
Animal inoculation and culture *in vitro*

因寄生虫感染度低或取材部位的差别等原因可能导致漏检，通过接种实验动物或体外培养方法，使虫体生长、增殖，有助于获得阳性结果，明确诊断。该方法可获得较多病原体用于科学研究及制备教学标本。

一、刚地弓形虫动物接种
Animal inoculation for *Toxoplasma gondii*

取受检者脑脊液、淋巴结穿刺液或死亡不久的畸形胎儿脑组织液 0.5～1.0ml，给体重 18～25g 的健康小鼠腹腔内注射。若事先给小鼠注射地塞米松以降低其免疫力，可提高接种成功率。接种

72 小时后，用注射器吸取 1ml 生理盐水，注入小鼠腹腔，轻揉腹壁，抽取腹腔液涂片检查速殖子，也可取肝、脾、脑组织做切面印片检查。如仍为阴性，可盲穿数次，再报告结果。阳性者可接种传代，每 72 小时代代 1 次，用于保种。

二、杜氏利什曼原虫动物接种
Animal inoculation for *Leishmania donovani*

取受检者骨髓或淋巴结穿刺物，或黑热病后皮肤利什曼病患者的皮肤刮取物，加适量生理盐水稀释后注入 BALB/c 鼠、仓鼠、金黄地鼠等易感小鼠的腹腔内，每鼠接种 0.5ml。接种后 1～2 个月处死小鼠，取脾、肝或骨髓做涂片，瑞氏或吉姆萨染色后检查无鞭毛体。若无虫体，可连续传代 2～3 次或更多次。转种时将感染杜氏利什曼原虫的小鼠解剖，取其肝、脾置于消毒的组织研磨器或研钵中，加入少量生理盐水研磨为匀浆后，再加适量生理盐水稀释，注射至健康小鼠腹腔内，每只鼠注入 0.2～0.5ml，继续饲养 3～4 周，按上述方法进行检查。该原虫在动物体内可生存数月。

三、杜氏利什曼原虫体外培养
Culture of *Leishmania donovani in vitro*

培养基（NNN 培养基）的配制：琼脂 1.4g、NaCl 0.6g、蒸馏水 90ml，混合，加热溶解。高压灭菌（121℃）20 分钟，冷却至约 50℃时，加入新鲜无菌去纤维兔血（4℃可保存 10 天）10ml，混匀，立即分装于 10ml 试管，每管 4ml，斜置试管，冷却凝固。直立试管（4℃），使冷凝水覆盖培养基斜面的底部（快速冷却可增加冷凝水量）。将试管置 37℃培养 24 小时，检查无菌后使用。

洛克液的配制：NaCl 9.0g、CaCl$_2$ 0.2g、KCl 0.4g、NaHCO$_3$ 0.2g、葡萄糖 2.5g、蒸馏水 1000ml，充分混匀。高压灭菌，4℃保存备用。

在无菌操作下取受检者骨髓、淋巴结穿刺液或皮肤刮取物，与 0.2ml 洛克液混合，迅速注入培养基内，盖紧管口，置 22～28℃生化培养箱，培养 10～20 天，取试管底部混合液，涂片，镜检杜氏利什曼原虫前鞭毛体。

四、阴道毛滴虫体外培养
Culture of *Trichomonas vaginalis in vitro*

15% 肝浸汤制备：取兔肝 15g，洗净、剪碎，加蒸馏水 100ml，4℃冰箱冷浸过夜。将冷浸液煮沸 30 分钟，4 层纱布过滤，补足丢失的水分，再过滤，即可得 15% 肝浸汤。

肝浸汤培养基制备：取 15% 肝浸汤 100ml，加入蛋白胨 2.0g、NaCl 0.5g、半胱氨酸盐酸盐 0.2g、麦芽糖 1.0g，溶解后调 pH 至 5.6～5.8，按每管 8ml 分装，用棉塞塞紧试管口，高压灭菌（121℃）20 分钟，37℃恒温 24 小时，证明无细菌生长时，4℃保存备用。接种前每管加无菌灭活小牛血清 2ml 及青霉素、链霉素少许。

取阴道分泌物、前列腺液或尿液离心沉淀物，接种于培养基中，37℃培养 24～48 小时，涂片、镜检阴道毛滴虫滋养体。

（刘若丹）

第 20 章　免疫学与分子生物学检测方法的应用
Application of Detection Methods in Immunology and Molecular Biology

第 1 节　常用的免疫学检测方法
Common immunological detection methods

一、染色试验
Dye test

染色试验（dye test，DT）是一种独特的免疫试验，用于弓形虫病的临床诊断和流行病学调查，效果较好。

将新鲜弓形虫速殖子与正常血清混合，37℃孵育 1 小时或室温放置数小时，大部分速殖子会由新月形变为圆形或椭圆形，细胞质对碱性亚甲蓝具有较强的亲和力而被深染。而当速殖子与含弓形虫特异性抗体和补体（辅助因子 accessory factor，AF）的免疫血清混合时，虫体受到特异性抗体和辅助因子协同作用而变形，对碱性亚甲蓝不易着色。计算着色与不着色虫体的比例，即可判断结果。

二、环蚴沉淀试验
Circum-larval precipitating test

环蚴沉淀试验（circum-larval precipitating test，CPT）为旋毛虫病特有的血清学试验，其原理是由于旋毛虫幼虫的表面抗原与患者血清中的抗体反应，在幼虫表面形成泡状或袋状沉淀物。

本法具有较高的敏感性和特异性，与常见的线虫无交叉反应，一般在感染后第 3 周末或症状出现后 10～20 天呈现阳性反应。本法幼虫取材不易，用冻干幼虫作抗原使该法更具实用价值。

三、皮内试验
Intradermal test

皮内试验（intradermal test，IDT）是以速发型超敏反应为基础的免疫学诊断方法。寄生虫变应原刺激宿主后，机体产生亲细胞性 IgE 和 IgG_4 抗体，当给感染了某种寄生虫的患者皮内注入少量同种寄生虫抗原后，抗原与特异性抗体结合，导致肥大细胞和嗜碱性粒细胞发生脱颗粒反应，释放出组胺等生物活性物质，从而使注入抗原的局部皮肤出现毛细血管扩张、通透性增强及细胞浸润等变化，局部皮肤出现红肿。

本方法多用于包虫病、囊虫病、血吸虫病、并殖吸虫病、华支睾吸虫病和丝虫病的辅助诊断和流行病学调查，以及某些螨类所致超敏反应的诊断。具有简便、快速、无须特殊仪器设备等优点。由于所用抗原多是粗制抗原，因此常出现一定的假阳性、假阴性和交叉反应。该法不适于疗效考核。

四、凝集试验
Agglutination assay

1. 间接血凝试验（indirect hemagglutination assay，IHA） 是以可溶性抗原或抗体吸附在无关载体上，如红细胞表面，使之成为致敏颗粒，然后与相应的抗体或抗原作用，形成肉眼可见的凝集反应。该法由于红细胞载体增加了抗原或抗体的反应体积，使原本不可见的反应成为肉眼可见的反应。最常用的红细胞为绵羊红细胞或 O 型血型的人红细胞。本试验可分为正向凝集试验（致敏抗原检测抗体）、反向凝集试验（致敏抗体检测抗原）和间接血凝抑制试验，在寄生虫病的辅助诊断中，常以抗原致敏的红细胞检测患者血清中的特异抗体（图 20-1）。

试验时应同时设对照，以排除非特异性凝集。IHA 所用的抗原以纯化抗原为宜，以便提高试验的敏感性、特异性和重复性。IHA 具有方法简便、快速、敏感性高、重复性好、抗原及被检血清用量少等优点，现已广泛用于寄生虫病的辅助诊断和流行病学调查。但不足之处是不能提供检测抗体的亚型类别，并容易发生异常的非特异性凝集。

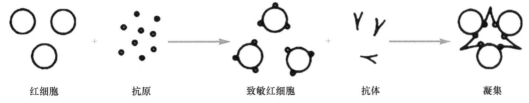

图 20-1　间接血凝试验示意图 Abridged general view of indirect hemagglutination assay

另外抗原的标准化、操作方法的规范化亟待解决，以提高其诊断效果和可靠性。

2. 乳胶凝集试验（latex agglutination test，LAT）基本原理同血凝试验，不同之处在于以聚苯乙烯胶乳颗粒为载体取代红细胞。本法在血吸虫病、棘球蚴病、弓形虫病等的免疫诊断中均有应用。该法属中度敏感的试验方法，由于其简便易行、反应迅速、价格低廉，适用于个例诊断及流行病学调查。

3. 炭粒凝集试验（charcoal agglutination test，CAT）　原理同血凝试验，该法以活性炭为载体吸附抗原或抗体，用于检测抗体或抗原，其敏感性高于免疫电泳和免疫扩散。有报道本法不适于近期疗效考核。

4. 皂土絮状试验（bentonite flocculation test，BFT）　是以皂土颗粒为载体，抗原致敏后用于检测相应抗体。该法用于旋毛虫病和包虫病的诊断效果较好。

五、免疫荧光法
Immunofluorescence method

免疫荧光法（immunofluorescence method，IFM）是用荧光素标记抗体，制成荧光抗体（fluorescent antibody，FA），当 FA 与抗原发生特异性结合后，形成免疫荧光复合物。在荧光显微镜下免疫荧光复合物中的荧光素发出荧光，以检查某种抗原。国内常用的荧光素为异硫氰酸荧光素（fluorescein isothiocynate，FITC），用于检查寄生虫感染的荧光抗体技术有直接法和间接法。

直接荧光法（图 20-2）：在检查每一种抗原时都必须制备相应的荧光抗体，故已很少应用。

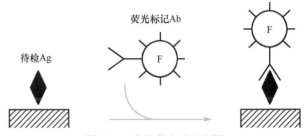

图 20-2　直接荧光法示意图
Abridged general view of direct fluorescent method

间接荧光法（图 20-3）：也称间接免疫荧光抗体试验（indirect fluorescent antibody test，IFAT）。将抗原与未标记的特异性抗体（如患者血清）结合，然后加入荧光标记的抗免疫球蛋白抗体（抗抗体），荧光的出现证实了三者的结合。本法的优点是只需制备一种荧光标记抗体即可用于多种抗原或抗体的检查。IFAT 主要用于寄生虫病的快速诊断和组织切片中特异抗体的检测与定位。本法为定性试验，可直接在细胞水平或亚细胞水平上观察和鉴定抗原、抗体或免疫复合物，具有较好的敏感性、特异性和重复性。国内外现已将 IFM 广泛用于诊断疟疾、弓形虫病、贾第虫病、黑热病、血吸虫病、肺吸虫病、包虫病和丝虫病。国内已有商品试剂盒供临床应用，但该法需要用荧光显微镜判定结果，限制了其应用范围。

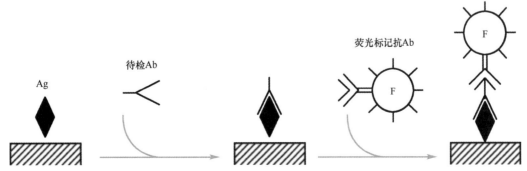

图 20-3　间接荧光法示意图 Abridged general view of indirect fluorescent antibody method

六、酶免疫测定
Enzyme immunoassay

1. 酶联免疫吸附试验（enzyme linked immunosorbent assay，ELISA） 简称酶标法，是以酶标记的抗原或抗体与黏附在载体上相应的抗体或抗原结合，再与酶底物作用，使无色底物显色。根据颜色深浅可定性、定量测出抗原和抗体浓度。固相载体通常采用聚苯乙烯微量反应板，具有加样量少、敏感、重复性好、使用简便等优点。酶底物有多种，常用的有辣根过氧化物酶-邻苯二胺（HRP-OPD）、辣根过氧化物酶-二氨基联苯胺（HRP-DAB）、碱性磷酸酶-硝酚磷酸盐（AKP-PNP）等，均具有较好的生物放大效应。由于 HRP 价廉、易得，被广泛应用。ELISA 的基本操作步骤包括固相包被、加样、酶结合物反应、底物显色、终止反应和测定结果。操作时，温育和洗涤贯穿其中，以除掉多余和非特异性反应物。

根据检测要求，ELISA 可分为间接法、双抗夹心法、抗原竞争法及竞争抑制法等类型。目前，常用的方法是间接法和双抗夹心法（图 20-4）。间接法可以检测抗原也可检测抗体。双抗夹心法用于检测样品中的抗原。

常规 ELISA 敏感性好、稳定性强、易于掌握，

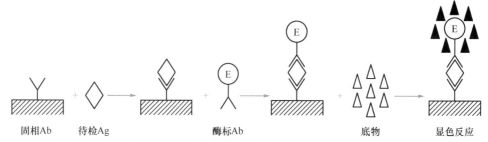

图 20-4　双抗夹心 ELISA 测定抗原示意图 Abridged general view of s-ELISA

（图中标注：固相Ab　待检Ag　酶标Ab　底物　显色反应）

既可检测抗体、抗原，又可检测特异性免疫复合物，已广泛应用于寄生虫病诊断、血清流行病学调查和疗效考核，检测样本有宿主血清、脑脊液、乳汁、尿液、粪便滤液等。国内外已有用于血吸虫病、弓形虫病、阿米巴病、丝虫病、蛔虫病、旋毛虫病和囊虫病的商品试剂盒。通过提高温度、缩短时间，达到了快速反应的目的，称为快速 ELISA 法，该法可用于检测血清中的特异性抗体。与常规法相比，快速 ELISA 具有简便、省时、敏感性高的优点。亦可采用 PVC 薄膜代替聚苯乙烯微量反应板作为载体，结合物为 HRP 标记的抗人 IgG McAb，底物为四甲基联苯胺（TMB），使温育时间缩短至 5 分钟，整个试验仅需 20 分钟，而且效果与常规法相同。

2. 斑点 ELISA（dot-ELISA） 采用对蛋白质有很强吸附能力的硝酸纤维素膜（NC 膜）作固相载体。抗原与抗体反应后，加酶标记的抗抗体，再用相应的底物处理。经酶促反应后，底物形成有色沉淀物，使 NC 膜上显示棕黄色斑点为阳性反应，否则为阴性反应。该法具有节省试剂、反应快速、操作简便、抗原膜易于携带保存及便于现场应用等优点，既可检测抗体，又可检测抗原。

该法已应用于丝虫病患者的循环抗原检测，具有高度的敏感性和特异性。由于此法检测抗原时操作较其他免疫学方法简便，故目前多用于抗原的检测。国内已将 dot-ELISA 用于血吸虫病、疟疾、丝虫病、包虫病、囊虫病、肺吸虫病、肝吸虫病和弓形虫病的免疫诊断。

3. 亲和素-生物素复合 ELISA（ABC-ELISA） 是在常规间接 ELISA 的基础上，增加了生物素（Biotin）与亲和素（Avidin）的放大作用。生物素能与蛋白质共价结合，而亲和素对生物素有高度的亲和力，因此，结合有酶的亲和素与结合有抗体的生物素之间发生反应即起到了多级放大作用。其操作步骤主要是抗原包被后加待检人（鼠）的血清样品，洗涤后加生物素化的抗人（鼠）抗体，洗涤后再加入酶标记的亲和素，最后加入底物显色。ABC-ELISA 可提高 ELISA 的敏感性，且具有特异性强、重现性好等优点，已用于血吸虫病、肺吸虫病、肝吸虫病、包虫病、弓形虫病等的血清学诊断。

4. 酶联金黄色葡萄球菌 A 蛋白 ELISA（SPA-ELISA） 原理是金黄色葡萄球菌细胞壁 A 蛋白（SPA）能和人及多种哺乳动物的 IgG 的 Fc 端结

合，可取代第二抗体制备成酶联A蛋白，用于抗体或抗原的检测。该法的突出优点是受检的IgG无动物种、属的限制，试剂具有广谱性、简便经济、稳定可靠，已广泛用于实验室诊断和现场调查，是一种较好的血清学方法。

5. 免疫酶染色试验（immunoenzymatic staining test，IEST） 是在含有寄生虫某个虫期的组织切片、印片或培养物涂片上滴加寄生虫感染者的血清，特异性抗体与寄生虫抗原发生特异性结合，形成抗原-抗体复合物。在经酶标记的第二抗体和底物显色作用后，于光镜下，根据标本片上颜色变化检测特异性抗体。

该法具有简便易行、无须特殊仪器、敏感性、特异性、重现性较好等优点，适于现场应用。目前，多应用于血吸虫病、丝虫病、囊虫病、肝吸虫病、肺吸虫病、包虫病和弓形虫病的诊断、疗效考核及血清流行病学调查。

6. 酶联免疫印迹技术（enzyme-linked immunoblotting technique，ELIB） 是将十二烷基硫酸钠-聚丙烯酰胺凝胶电泳（SDS-PAGE）、转移电泳和固相酶免疫测定技术相结合的一种分析检测技术。本法能从复杂的混合物中不经烦琐的分离提纯过程，一次能检出和分析各种不同活性的组分，测出微量的抗原或低滴度的抗体，是一种发展潜力很大的高敏感和高特异性检验技术。可用于寄生虫抗原的分析和纯化、虫种的分类、特异性抗体的检测和谱型研究，以及寄生虫病免疫检测和流行病学调查。国内已将ELIB用于检测包虫病患者血清特异性抗体和血吸虫感染的现场调查。国外已较多地用于疟原虫、血吸虫、细粒棘球绦虫、弓形虫和肺吸虫的研究。

七、免疫金银染色法
Immunogold-silver staining

1. 免疫金银染色法（immunogold-silver staining，IGSS） 是在免疫金技术基础上建立的一种有高敏感性和稳定性的免疫标记技术。将氯金酸用还原剂制成颗粒大小不同的胶体金，用胶体金标记抗体或葡萄球菌细胞壁A蛋白，将标记的抗体用于免疫组化反应，反应后的组织切片经显影处理，在光学显微镜下阳性部位可见到黑褐色的金银颗粒。本方法主要用于免疫组化染色，国内已用于血吸虫病、肝吸虫病、囊虫病的免疫诊断及寄生

虫抗原定位，并显示出高度特异性和敏感性，是一种具有应用前景的新型标记技术。

2. 斑点免疫金渗滤试验（dot immunogold filtration assay，DIGFA） 基本原理是利用微孔滤膜的渗滤浓缩和毛细管作用，应用微孔膜-硝酸纤维素膜作载体的免疫检测技术。先将抗原或抗体点于NC膜上，封闭后加待测样品，洗涤后用胶体金探针检测相应的抗原或抗体，通过金颗粒放大免疫反应系统，使反应结果在固相载体NC膜上显示出来。国内已用于血吸虫病、囊虫病、弓形虫病、旋毛虫病等诊断。该法具有简便、快速、高度敏感和特异的特点。

3. 斑点免疫层析试验（dot immunochromatographic assay，DICA） 是20世纪90年代以来在单克隆抗体技术、胶体金免疫层析技术和新材料的基础上发展起来的新型快速诊断技术。其原理是以NC膜为载体，利用微孔膜的毛细管作用，使滴加在膜条一端的液体向另一端渗移，当移动至固定有抗体的区域时，样品中相应的抗原与该抗体发生特异性结合，经显色，出现肉眼可见的呈色反应。用此技术开发的疟疾dipstick免疫胶体金诊断试剂盒，快速敏感、操作简便，为疟区的快速诊断和流行病学调查提供了新的有效手段。国内学者筛选了新的胶体染料作为标记物，制成快速免疫层析诊断试剂条，应用于血吸虫病的免疫诊断，效果较为满意。目前快速免疫层析诊断试剂条/卡（ICT）用于其他寄生虫感染的检测也日渐增多，由于其简单、快速、准确和无污染、不需特殊设备等优点，在寄生虫病的诊断中日益受到重视并展示了广阔的应用前景。

4. 免疫电镜技术（immune electron microscopy，IEM） 是一种电镜免疫细胞化学技术，是以过氧化物酶和胶体金等为标记物的免疫标记技术，可用于电镜水平的研究。该技术是利用高电子密度示踪物或经细胞化学处理增高电子密度的示踪物标记抗体（或抗原），在细胞、亚细胞和超微结构水平对抗原（抗体）大分子进行定性和定位。

八、放射免疫测定
Radioimmunoassay

1. 放射免疫测定（radioimmunoassay，RIA） 是将高灵敏度的放射同位素示踪技术与高度特异的免疫化学技术相结合而建立的一种超微量

（10^{-12}～10^{-9}g）分析测定方法，其灵敏度高、特异性强、重复性好，可用于寄生虫抗原、抗体的检测。但本项技术由于应用了放射性同位素，需有防范措施，且常用于标记的放射性碘的半衰期均较短，使其在基层的应用受到一定的限制。

2.放射变应原吸附试验（radioallergosorbent test，RAST） 为蠕虫感染者血清 IgE 抗体的测定方法。基本原理同 dot-ELISA，区别在于将酶标记抗体改为 ^{125}I 标记 IgE。RAST 方法简单，可用于包虫病特异性 IgE 的检测，已获得良好效果。

第 2 节 常用分子生物学检测方法
Common molecular biological detection methods

一、核酸分子探针
Nucleic acid molecular probe

核酸分子探针是指用放射性同位素或其他标记物标记的、能与特定的靶分子发生特异性结合的 DNA 或 RNA 片段。该技术是近年迅速发展起来的一种基因诊断方法，其原理是具有一定同源性的两条核酸单链在一定条件下（适宜的温度和离子强度），按碱基互补原则退火形成双链，利用已知探针检测待测核酸序列，具有高度灵敏性。

一般来说，此技术主要包括 4 个步骤：探针的核酸片段的选取、标记、杂交、显示或杂交信号检测。

1.探针种类及选择 根据核酸分子探针的来源和性质可分为基因组 DNA 探针、cDNA 探针、RNA 探针及人工合成的寡核苷酸探针等。根据不同的检测目的，可以采用不同类型的核酸探针。值得注意的是，并不是任意一段核酸片段均可作为探针。选择的最基本原则是探针必须具有高度特异性，另外还要考虑获取难易等因素。

2.探针标记 一种理想的探针标记物，应具备以下几种特性：高灵敏性；标记物与核酸探针分子的结合，应绝对不影响其碱基配对特异性，不影响探针分子的主要理化特性，不影响抗原-抗体或酶和底物的反应，标记及检测方法简单、保存时间长；对环境无污染，对人体无伤害，价格低廉。主要包括放射性标记物（如 ^{32}P、^{36}S、^{3}H）和非放射性标记物（如生物素、地高辛、配体等）。

探针的标记方法可分为体内标记法和体外标记法。普遍使用体外标记法，主要包括两种，即化学标记法和酶促标记法。

3.核酸分子杂交 核酸分子杂交实质上是双链 DNA 变性和具有同源序列的两条单链复性的过程，可分为液相杂交和固相杂交两种。液相杂交是在液体中进行的杂交方法，杂交速度快，常与核酸电镜技术结合，研究不同 DNA 的同源性及 mRNA 与染色体 DNA 间的关系等。固相杂交是在一定支持物上进行的杂交反应，因检测方便而应用广泛，主要包括膜固相印迹杂交和原位杂交两种。常见的膜固相印迹杂交主要有斑点及狭缝印迹法、Southern 印迹法、Northern 印迹法等；原位杂交主要有组织细胞原位杂交和菌落原位杂交两种。

4.杂交信号检测 杂交信号的检测方法因探针上的标记物不同而异。通常采用放射自显影的方法检测放射性同位素探针，即利用放射性同位素产生的射线（β 射线或 γ 射线）使 X 线片感光而检测。非放射性探针，如地高辛或生物素标记的探针检测主要是通过抗原-抗体反应和酶显色体系偶联而检测。

在寄生虫病诊断中，探针是病原体的特异核苷酸序列，可用以检测病原寄生虫的存在与否，其关键在于制备高质量的特异探针。目前使用的寄生虫核酸探针包括全基因组 DNA 探针、动基体 DNA 探针、质粒或噬菌体重组 DNA 探针、人工合成的寡核苷酸探针。

目前，核酸分子探针主要用于检测寄生于血液中的寄生虫，如疟原虫、利什曼原虫、锥虫和弓形虫等。因为这些原虫在血液中密度很低，显微镜很难发现，不能满足大规模流行病学调查的需要。检测血清中抗体的方法虽可为检测原虫感染提供重要依据，但因抗体在原虫消失后很长一段时间仍持续存在，故仅检测抗体难以确定体内是否仍有活虫。随着分子生物学的发展，通过检测核酸确定是否有病原体存在的方法应运而生。一般来说，异源核酸在血液中很快被分解，因此，当检测到病原核酸时，可以证明血液中还存在病原体。应用核酸检测技术检测血液中病原体的方法有 DNA 探针与 PCR 两种，两种方法可以单独使用，联合使用则更能提高检测效率。

二、聚合酶链反应
Polymerase chain reaction

聚合酶链反应（polymerase chain reaction，PCR）是模拟体内条件下应用 DNA 聚合酶链反应特异性扩增某一 DNA 片段的技术，故又称体外扩增技术。由于该技术能将极微量的靶 DNA 特异性地扩增上百万倍，从而大大提高对 DNA 分子的分析和检测能力，理论上即使样品中仅含 1 个靶 DNA 分子也可检测出来。过去的数十年，该技术不断成熟并发展，现已广泛地应用于分子生物学、病原生物学、遗传学、法医学等领域，为临床诊断提供有力的依据。

PCR 技术实际上是在模板 DNA、引物和 4 种脱氧核糖核苷酸存在的条件下，依赖于 DNA 聚合酶的酶促反应，按照双链 DNA 互补的原则，产生新的 DNA。以变性、退火、延伸 3 步为 1 个循环，每一循环生成的产物可作为下 1 个循环的模板。每循环 1 次，目的 DNA 加倍，经过 30 次左右的循环可得到特异性 DNA 片段的 $2 \times 10^6 \sim 2 \times 10^7$ 个拷贝。

近年来，PCR 技术已应用于检测疟原虫、溶组织内阿米巴、弓形虫、锥虫、利什曼原虫、隐孢子虫、蓝氏贾第鞭毛虫等。因为在一些原虫病中，病原体数量极少，用一般手段无法检测，而 PCR 扩增则为其提供了确切的检测途径，尤其是对组织内寄生虫，解决了病原学检查的难题，提高了检出率。如检测锥虫病时，通过 PCR 扩增纯化 DNA，可使探针检测到血样中 1 个虫体。目前，国内已建立了弓形虫病和恶性疟疾的 PCR 诊断方法。

在寄生虫病的诊断方法中，PCR 是很有发展前途的分子生物学技术，具有广阔的应用前景。它具有特异性强、敏感性高、快速、简便等优点，对一般标本不需特殊处理，如血液、尿液、分泌物、脱落细胞、粪便、组织等，省去了费时的提纯过程。通过设计保守性高、特异性强的引物，使用活力强的 DNA 聚合酶，避免使用纯度不高或已有降解的 DNA 模板，选择适宜的温度及控制循环次数，可弥补 PCR 假阳性、假阴性及非特异性扩增等不足。

PCR 自问世以来，已经发展出多种方式，如免疫 PCR（immuno-PCR）、定量 PCR、原位 PCR、毛细管 PCR、二温式 PCR、逆转录 PCR（RT-PCR）、巢式 PCR（套式 PCR，nested PCR）、复合 PCR（multi-PCR）、彩色 PCR（着色互补 PCR，color complementation assay，CCA-PCR）、抗原捕获 PCR（AC-PCR）、增敏 PCR（booster PCR，"B" PCR）、酶标 PCR（ED-PCR）、半巢式 PCR、锚定 PCR（anchored PCR，An PCR）、不对称 PCR、反向 PCR（inverse PCR）、多重 PCR（multiplex PCR）等。这些特殊的 PCR 尽管基本原理相同，但其用途不同。这些新的技术、方法与常规的 PCR 一样已在生物及医学检测中发挥着日益重要的作用，相信在寄生虫的检测中也将具有重要意义。

三、单克隆抗体
Monoclonal antibody

单克隆抗体（monoclonal antibody，McAb）是应用杂交瘤技术制备而成。这是抗体工程发展的第一次质的飞跃，也是现代生物技术发展的一个里程碑。单克隆抗体因其均一性高、纯度大、特异性强，在疾病诊断、治疗和实验研究中得到了广泛应用。由免疫 B 细胞-浆细胞-瘤细胞融合形成的杂交瘤细胞系可产生单一、特异的抗体，该融合细胞是经过反复克隆（clone）而挑选出来的，由该克隆细胞产生的抗体称为单克隆抗体。

经过多年的研究，单克隆抗体已广泛应用于寄生虫病的临床与实验研究，如寄生虫虫种与虫株的分型和鉴定；建立以检测循环抗原为主的免疫诊断方法；分析和纯化抗原制备靶抗原；寄生虫感染免疫、保护性免疫和疫苗制备等方面。目前，国内外已将 McAb 用于疟疾、弓形虫病、血吸虫病、肺吸虫病、棘球蚴病、丝虫病的诊断。采用 McAb 对环子孢子蛋白（circumsporozoite protein，CSP）抗原及裂殖体糖蛋白的研究，为疟原虫分型鉴定提供了新的依据。近年来，国内已有报告采用 McAb 双夹心斑点金银染色法和双夹心斑点酶联免疫吸附试验检测疟原虫循环抗原，阳性率分别达 90%～93.3% 和 85%～86.7%，具有较高的特异性和重复性。

在血吸虫病方面，单克隆抗体已应用于血吸虫的抗原分析、免疫学诊断和保护性免疫研究。国内外均已报道采用 McAb 检测血吸虫循环抗原，如 Sj23、Sm38、Sj70 等抗原，其阳性率在 90%～97%，交叉反应低且有良好的疗效考核价值。

此技术在检测宿主体内的循环抗原方面已成

为极有用的工具，为寄生虫病的现症诊断、虫荷估计、疗效考核和预后判断提供了可信的手段。目前国内外多采用双抗体夹心 ELISA 检测寄生虫抗原，所用抗体的最适选择要根据实验要求和单克隆抗体的敏感度（亲和力）而定。该法用于疟原虫抗原、肺吸虫抗原、血吸虫虫卵抗原、循环多糖抗原及特定分子量抗原检测的效果较好，另外还可用于斯氏并殖吸虫病、丝虫病、囊虫病、弓形虫病和黑热病等抗原检测。据报道，鼠源性单抗是小鼠免疫球蛋白，在临床应用中受到限制，原因是其用于人体能导致异种蛋白反应。因此，努力探求人-人细胞杂交瘤产生人单克隆抗体是发展趋势。

四、基因芯片及核酸微阵列
Gene chip and nucleic acid microarray

基因芯片（gene chip）又称 DNA 芯片（DNA chip）、DNA 微阵列（DNA microarray），是将大量 DNA 探针分子固定于支持物上，然后与标记的样品进行杂交，通过检测杂交信号的强度及分布进行分析。近 10 多年来，该技术不断完善，已经在基因诊断、基因表达研究、基因组研究、发现新基因及各种病原体检测等方面显现出了应用价值。

DNA 芯片的检测原理是利用核酸杂交检测未知分子，它是由核酸片段以预先设计的排列方式固定在载玻片或尼龙膜上而组成的密集的分子排列。按固定面上分子性质可以将 DNA 芯片分成两大类：一类是在固定面上化学合成的一系列寡核苷酸探针与游离的靶分子（DNA 或 RNA）杂交；另一类是在固定面上按设计方式固定不同的靶分子与游离的探针杂交。杂交信号的检测是根据杂交分子或未杂交分子所发出的不同波长的光信号实现的。由激光激发探针或靶分子上的荧光素放出的荧光信号，被检测器或处理器处理，从而得知分子杂交情况。检测器及处理器由激光共聚焦显微镜及电脑组成。

核酸微阵列（nucleic acid microarray）技术是将人类或其他类的 mRNA 通过全自动点样系统，以一定顺序或排列方式使其附着于一张大小约 1cm^2 的玻片或尼龙基板上。用放射性同位素或荧光标记检测对象的 cDNA 或 mRNA 探针，按碱基互补配对的原则，分别与上述核酸微阵列膜杂交。

然后用放射自显影或双色荧光成像技术显示杂交结果，杂交模式用阵列扫描仪配合相应软件进行全自动检测和分析。

由于 DNA 芯片技术及核酸微阵列技术操作简便，能在一次试验中快速、敏感地检测上千个基因，检测结果可实现自动化，因而获得的信息高度特异、稳定，可以认为它是遗传信息分析革命性的里程碑。它也为寄生虫学领域研究与应用提供了广阔前景，正在应用或可能应用的领域包括：①从基因水平上揭示寄生虫分类、进化规律，以及寄生虫与环境关系；②寄生虫疫苗的研究；③寄生虫病的分子诊断；④寄生虫抗药性与新药研制等方面的研究。

虽然 DNA 芯片技术及核酸微阵列技术目前在寄生虫学研究中刚刚起步，但这一技术的完善与发展有可能会推动寄生虫学研究的新发展。

五、DNA 测序
DNA sequencing

DNA 测序（DNA sequencing）就是确定组成 DNA（脱氧核糖核酸）的 4 种化学碱基的顺序（即核酸一级结构的测定），是现代分子生物学中的一项重要技术。DNA 测序技术的发展迅速，经历了 4 代技术的变革。

第 1 代技术主要使用的是 Sanger 等（1977年）发明的利用 DNA 聚合酶和双脱氧链终止测定 DNA 核苷酸序列的方法，精度超高，因测序成本高、通量低等，应用具有很大的局限性。

第 2 代测序技术即高通量 DNA 测序技术（high-throughput sequencing），其基本原理是边合成边测序，成本低、高通量，目前应用最为广泛。

第 3 代技术以单分子实时 DNA 测序为主要特点，包括 Heliscope 测序技术、单分子实时测序（single molecule real time，SMRT）、离子半导体测序技术（ion torrent）等。较为成熟的是 SMRT 测序技术。

第 4 代测序技术，又称纳米孔测序技术，其原理是分子在通过纳米孔道时，会对通过纳米孔的电流，或横穿过纳米孔的电流（隧穿电流）产生影响，而每种不同的分子通过时，对电流产生的影响具有可区别的差异。于是利用这种差异，纳米孔测序技术就可以识别基因中碱基（对）的排列顺序。相比于前面三代测序技术，第 4 代测序技术是真正实现单分子检测和电子传导检测相结合的测序方法，完全摆脱了洗脱过程、PCR 扩增过程。纳米孔测序技术具有超高读长、高通量、更少的测序时间和更为简单的数据分析方式，实现了从低读长到超高读长、从光学检测到电子传导检测的双重跨越。一旦第 4 代测序技术投入市场，将有望在数小时内以更低的成本完成全基因组测序。

从 1994 年寄生虫基因组计划启动至今，重要常见的寄生虫和媒介节肢动物的基因组测序工作已经基本完成。生物体内不同的基因密码顺序是区分不同生物种类的依据，DNA 测序将广泛应用于寄生虫学的检验。

（何深一）

主要参考文献

陈木新, 薛靖波, 艾琳, 等. 2022. 我国巴贝虫病流行现状与研究进展. 热带病与寄生虫学, 20(3): 149-157.

陈新谦, 金有豫, 汤光. 2018. 陈新谦新编药物学. 第 18 版. 北京: 人民卫生出版社.

陈颖丹, 周长海, 朱慧慧, 等. 2020. 2015 年全国人体重点寄生虫病现状调查分析. 中国寄生虫学与寄生虫病杂志, 38(1): 5-16.

程训佳. 2015. 人体寄生虫学. 上海: 复旦大学出版社.

邓维成, 曾庆仁. 2015. 临床寄生虫病学. 北京: 人民卫生出版社.

段义农, 王中全, 方强, 等. 2015. 现代寄生虫病学. 第 2 版. 北京: 人民军医出版社.

高兴政. 2011. 医学寄生虫学. 第 2 版. 北京: 北京大学医学出版社.

韩帅, 黄嫣, 薛垂召, 等. 2022. 2004～2020 年全国棘球蚴病疫情分析. 中国寄生虫学与寄生虫病杂志, 45(4): 475-480.

何深一. 2011. 人体寄生虫学. 济南: 山东大学出版社.

李朝品. 2008. 人体寄生虫学实验研究技术. 北京: 人民卫生出版社.

李朝品, 高兴政. 2012. 医学寄生虫图鉴. 北京: 人民卫生出版社.

李兰娟, 唐红, 程彦斌. 2022. 病原与感染性疾病. 第 2 版. 北京: 人民卫生出版社.

柳建发, 王中全. 2017. 医学寄生虫学. 北京: 中国医药科技出版社.

罗恩杰. 2020. 病原生物学. 第 6 版. 北京: 科学出版社.

罗卓韦, 周正斌, 公衍峰, 等. 2022. 我国内脏利什曼病的流行现状和防控挑战. 中国寄生虫学与寄生虫病杂志, 40(2): 146-152.

潘卫庆, 毛青. 2017. 军事热带传染病学. 上海: 第二军医大学出版社.

任光辉, 梁幼生. 2020. 非洲寄生虫学. 北京: 人民卫生出版社.

汤林华, 许隆祺, 陈颖丹. 2012. 中国寄生虫病防治与研究. 北京: 北京科学技术出版社.

汪世平. 2014. 医学寄生虫学. 第 3 版. 北京: 高等教育出版社.

汪世平, 吕志跃. 2021. 医学寄生虫学(英文改编版). 第 2 版. 北京: 科学出版社.

王勇. 2014. 医学寄生虫学. 第 2 版. 北京: 高等教育出版社.

吴观陵. 2013. 人体寄生虫学. 第 4 版. 北京: 人民卫生出版社.

吴忠道, 诸欣平. 2015. 人体寄生虫学. 第 3 版. 北京: 人民卫生出版社.

伍卫平, 王虎, 王谦, 等. 2018. 2012～2016 年中国棘球蚴病抽样调查分析. 中国寄生虫学与寄生虫病杂志, 36(1): 1-14.

许隆祺. 2016. 图说寄生虫学与寄生虫病. 北京: 北京科学技术出版社.

殷国荣, 王中全. 2018. 医学寄生虫学. 第 5 版. 北京: 科学出版社.

余森海. 2018. 英汉汉英医学寄生虫学词汇. 第 2 版. 北京: 人民卫生出版社.

张丽, 易博禹, 夏志贵, 等. 2022. 2021 年全国疟疾疫情特征分析. 中国寄生虫学与寄生虫病杂志, 40(2): 135-139.

张利娟, 徐志敏, 杨帆, 等. 2022. 2021 年全国血吸虫病防治进展. 中国血吸虫病防治杂志, 34(4): 329-336.

郑葵阳. 2017. 医学寄生虫学 (案例版). 第 2 版. 北京: 科学出版社.

中国疾病预防控制中心, 国家卫生标准委员会寄生虫病标准专业委员会. 2019. 寄生虫病标准实用指南. 北京: 中国标准出版社.

朱慧慧, 黄继磊, 陈颖丹, 等. 2021. 2019 年全国土源性线虫感染状况分析. 中国寄生虫学与寄生虫病杂志, 39(5): 666-673.

诸欣平. 2016. 人体寄生虫学 (英文版). 北京: 高等教育出版社.

诸欣平, 苏川. 2018. 人体寄生虫学. 第 9 版. 北京: 人民卫生出版社.

Beaty BJ, Marquadt WC. 1996. The Biology of Disease Vectors. Niwot: the University Press of Colorado.

Bogitsh BJ, Cheng TC. 1998. Human Parasitology. 2nd ed. New York: Academic Press Inc.

Burton JB, Clint EC, Thomas N. 2013. Oeltmann. Human Parasitology. 4th ed. New York: Academic Press Inc.

Chema J. 2000. Parasitology. London, New York: Taylor & Francias.

Edward KM, David TJ, Wojciech AK. 1999. Medical Parasitology. Philadelphia: W. B. Saunders Company.

Heinz M. 2008. Encyclopedia of Parasitology. 3rd ed. New York: Springer-Verlag Berlin Heidelberg.

Larry SR, John J, Gerald D. 2008. Schmidt & Larry. S. Roberts' Foundations of Parasitology, 8th ed. New York: Mc Graw Hill Higher Education.

Markell EK, John DT, Dolin R. 2006. Markell and Voge's Medical Parasitology. 9th ed. Philadelphia: W. B. Saunders Company.

附录 I 抗寄生虫药物

本附录内容仅供参考，临床用药必须在医生指导下进行。

一、驱肠虫药

1. 阿苯达唑（albendazole，丙硫达唑、丙硫咪唑、抗蠕敏、肠虫清）

【作用】高效广谱驱肠虫药，通过抑制肠道寄生虫肠壁细胞胞质微管系统的聚合，阻断虫体对葡萄糖和多种营养的吸收，导致虫体糖原耗竭，同时抑制延胡索酸还原酶系统，阻止三磷酸腺苷的产生，致使虫体无法生存和繁殖。对各种寄生线虫、吸虫、绦虫及囊尾蚴具有明显的驱虫作用。

【用法】成人用量：蛔虫及蛲虫病，每次400mg，顿服；钩虫病、鞭虫病，每次400mg，2次/天，连服3天；旋毛虫病，每次400mg，2次/天，连服7天；囊虫病，每日20mg/kg，分2次口服，10天为一疗程，一般应用2~3个疗程，必要时可重复治疗；包虫病，每日20mg/kg，分2次口服，疗程为1个月，一般应用5个疗程以上，疗程间隔为7~10天。小儿用量：12岁以下儿童用量减半。

【注意】少数病例有轻度头痛、头昏、恶心、腹泻、口干、乏力等不良反应，不需处理可自行消失。治疗囊虫病和包虫病，剂量较大，疗程较长，可出现谷丙转氨酶升高，多于停药后逐渐恢复正常。有药物过敏史及癫痫史者慎用。2岁以下小儿及妊娠期、哺乳期妇女禁用。

2. 甲苯咪唑（mebendazole，甲苯达唑、二苯酮咪胺酯、安乐士）

【作用】广谱驱肠虫药，直接抑制肠道线虫及绦虫对葡萄糖的摄入，导致糖原耗竭，ATP合成减少，使其无法生存，但并不影响人体内血糖水平。该药具有显著的杀灭幼虫、抑制虫卵发育的作用。用于防治蛔虫、钩虫、蛲虫、鞭虫、粪类圆线虫、带绦虫等。

【用法】成人常用量：驱钩虫、鞭虫，每次100~200mg，2次/天，连服3~4天为一个疗程；第1个疗程未见效者，可于2周后给予第2个疗

程。蛔虫、蛲虫，顿服200mg。粪类圆线虫，每次300mg，2次/天，连服3天。包虫病，每日50mg/kg，分3次服，疗程为3个月。4岁以上儿童应用成人剂量，4岁以下者剂量减半。

【注意】毒性低，不良反应少，偶可引起轻微头昏、头痛、腹部不适、腹泻、乏力、皮疹、剥脱性皮炎、全身性脱毛症等。肝、肾功能不全者慎用。有过敏史者、孕妇、哺乳期妇女及2岁以下幼儿禁用。

3. 左旋咪唑（levamisole，盐酸左旋咪唑、左咪唑）

【作用】为四咪唑的左旋体，广谱驱肠虫药。能抑制虫体肌肉中的琥珀酸脱氢酶，使延胡索酸不能还原为琥珀酸，影响虫体肌肉的无氧代谢，减少能量产生。虫体肌肉麻痹后，随粪便排出体外。用于驱除蛔虫、蛲虫、钩虫、粪类圆线虫，对丝虫及微丝蚴也有一定作用。

【用法】驱蛔虫：成人100~200mg，空腹或睡前顿服；小儿剂量2~3mg/kg。驱钩虫：成人100~200mg，每晚口服，连服3天。丝虫病：200~300mg/d，分3次饭后服用，连服3天。

【注意】不良反应一般轻微。偶有恶心、呕吐、腹痛等，少数病例有乏力、头晕、头痛、发热、血压降低等。个别患者可发生白细胞减少、剥脱性皮炎及肝功能异常。肝炎活动期禁用。妊娠早期、肝功能异常、肾功能减退者慎用。

4. 哌嗪（piperazine，枸橼酸哌嗪、磷酸哌嗪、驱蛔灵）

【作用】具有麻痹蛔虫肌肉的作用，其机制可能是阻断乙酰胆碱对蛔虫肌肉的兴奋作用，或改变虫体肌肉细胞膜对离子的通透性，影响自发冲动的传播，使蛔虫不能附着在宿主肠壁，随粪便排出。用于肠蛔虫病、蛔虫所致的不全性肠梗阻和胆管蛔虫病绞痛的缓解期。亦可驱蛲虫。

【用法】驱蛔虫：成人3~3.5g，睡前1次口服，连服2天；小儿每天100~160mg/kg，一天量不超过3g，连服2天。驱蛲虫：成人2~2.5g/d，分2次口服，连服7~10天。小儿每天60mg/kg，分2次服，不超过2g/d，连服7~10天。

【注意】毒性低，但用量大时亦可引起头晕、头痛、恶心、呕吐等，少数病例可出现荨麻疹、乏力、共济失调、胃肠功能紊乱等，停药后可消失。肝、肾功能不全，有神经系统疾病或癫痫史者禁用。

5. 噻嘧啶（pyrantel，双羟萘酸噻嘧啶、抗虫灵）

【作用】本品是去极化神经肌肉阻滞药，有明显的烟碱样作用，可持久抑制虫体的胆碱酯酶，对其神经肌肉起阻滞作用。其作用迅速，先使虫体肌肉显著收缩，其后麻痹虫体使之停止活动，排出体外。本品口服很少被吸收，约7%以原形或代谢物自尿排出，1/2以上的药物自粪便排泄。适用于蛔虫病、钩虫病、蛲虫病、粪类圆线虫病、鞭虫病等。

【用法】驱蛔虫：10mg/kg，睡前顿服，2天为一疗程。驱钩虫：每天10mg/kg，连服3天。驱蛲虫：每天5～10mg/kg，睡前顿服，连服7天。

【注意】治疗剂量时毒性很低，轻度恶心、呕吐、食欲缺乏、腹痛、腹泻、眩晕等。少数有头痛、嗜睡、胸闷、皮疹等。冠心病、严重溃疡病、肾病患者慎用。孕妇及1岁以下婴儿禁用。

6. 三苯双脒（tribendimidine，力卓）

【作用】为我国自主研制的一种广谱抗肠道蠕虫新药。具有很好的抗蛔虫、钩虫效果，驱蛲虫、旋毛虫的效果也较好。尤其是口服单剂三苯双脒对美洲钩虫感染具有很高的治愈率，故在钩虫病流行地区，特别是在以美洲钩虫为优势虫种的地区，有广阔的应用前景。

【用法】钩虫病：成人400mg，顿服，儿童剂量减半；驱蛔虫：成人300mg，顿服，儿童剂量减半。

【注意】仅见少数有轻微和短暂的不良反应，如头晕、头痛、腹痛、腹泻和恶心，无须特殊处理。对本品过敏者及心脏病者禁用，严重肝、肾功能异常者慎用。本品为肠溶片，不能咬碎服用。

7. 奥克太尔（oxantel，奥克生太、酚嘧啶、间酚嘧啶）

【作用】驱鞭虫新药，为治疗鞭虫的首选药，或与双羟萘酸噻嘧啶联合应用治疗绦虫病、钩虫病，与噻嘧啶合用可驱除蛔虫、钩虫。

【用法】治疗鞭虫病：总量20mg/kg，分3次服，每天1次，半空腹服用。虫卵转阴率可达70%，疗效优于甲苯咪唑。

【注意】少数有轻度头昏、恶心、腹痛及腹部不适感，多在服药后5～6小时出现，2～3小时可自行消失。个别有较轻的心电图变化，亦可自行恢复。孕妇、心脏病患者禁用。

8. 恩波维铵（pyrvinium embonate，恩波吡维铵、扑蛲喹啉、扑蛲灵）

【作用】具有杀蛲虫作用，为治疗蛲虫病首选药。本品系氰胺染料类化合物，能干扰虫体的呼吸酶系统，抑制氧摄取，使需氧呼吸抑制，糖的无氧酵解增加。并能干扰虫体对外源性葡萄糖的吸收，使内源性储备耗竭，使虫体死亡，但不能杀死虫卵。

【用法】口服：儿童5mg/kg（按本品盐基计），总量不超过0.25g。成人0.25～0.3g，睡前1次服。为避免复发，可间隔2～3周再服2～3次。

【注意】偶有恶心、呕吐、肌痉挛、腹痛、腹泻和荨麻疹等反应。可将粪便染成红色。胃肠道有炎症时不宜用，以免增加吸收而造成严重反应。

二、抗丝虫药

1. 乙胺嗪（diethylcarbamazine，海群生、益群生、枸橼酸乙胺嗪）

【作用】常用枸橼酸盐。对成虫（除盘尾丝虫外）及微丝蚴均有杀灭作用，能使血液中微丝蚴迅速集中到肝微血管内，大部分被肝吞噬细胞消灭。用于防治丝虫病。

【用法】①一般用法：口服，每次0.1～0.2g，3次/天，0.3～0.6g/d，7～14天为一疗程。②大剂量短程疗法：马来丝虫病，1.5g/d，1次顿服或分2次服；班氏丝虫病，总量3g，2～3天分服完。③预防：流行区按每天5～6mg/kg服药，连服7天或按上量每周或每月服1天，直至总量达70～90mg/kg为止。可拌入食盐中制成药盐，浓度为1‰～4‰，间断食用数月，人体感染微丝蚴率明显下降。

【注意】毒性甚低，偶可引起头晕、头痛、食欲缺乏、恶心、呕吐、失眠等。此外，还可引起畏寒、发热、皮疹、关节肌肉痛、哮喘等过敏反应。数日后由于成虫死亡，可出现局部淋巴管炎及淋巴结炎。

2. 呋喃嘧酮（furapyrimidone）

【作用】化学合成的抗丝虫新药。对班氏丝虫的微丝蚴和成虫均有一定的作用，适用于治疗班氏丝虫病，对马来丝虫病也有肯定的疗效。疗效优于乙胺嗪。

【用法】口服：总剂量 140mg/kg 或每天 20～50mg/kg，疗程 6～7 天。每天剂量分 2～3 次，饭后 30～60 分钟服用。

【注意】与乙胺嗪相似，主要表现为发热、恶心、呕吐、食欲缺乏、心悸、胸闷等。

3. 伊维菌素（ivermectin，海正麦克丁）

【作用】半合成的广谱抗寄生虫药。对大部分线虫（但非所有线虫）的各种生命周期均有作用；对盘尾丝虫的微丝蚴有效，但对成虫无效；仅对处于肠道的类圆线虫有效。用于盘尾丝虫病和类圆线虫病及钩虫、蛔虫、鞭虫、蛲虫感染。

【用法】盘尾丝虫病：单剂口服 150μg/kg。类圆线虫病：单剂口服 200μg/kg。钩虫感染：14 岁以上者单次口服 12mg（相当于 0.2mg/kg），14 岁以下 6mg。蛔虫感染：14 岁以上单次口服 6mg（相当于 0.1mg/kg），14 岁以下 3mg。鞭虫或蛲虫感染：14 岁以上单次口服 12mg（相当于 0.2mg/kg），14 岁以下 6mg。

【注意】全身性反应：虚弱、无力、腹痛、发热；胃肠道反应：厌食、便秘、腹泻、恶心、呕吐；神经系统反应：头昏、嗜睡、眩晕、震颤；皮肤：瘙痒、皮疹、丘疹、风疹、小脓疱。

三、抗吸虫药

1. 吡喹酮（praziquantel，环吡异喹酮）

【作用】广谱抗寄生虫药物，是治疗血吸虫病的首选药。本品对虫体的糖代谢有明显的抑制作用，影响对葡萄糖的摄入，促进虫体内糖原的分解，使糖原明显减少或消失。此外，吡喹酮对虫体皮层有迅速而明显的损害，最终表皮糜烂溃破，肌肉溶解，影响虫体的吸收和排泄功能。更重要的是，其体表抗原暴露，易遭受宿主的免疫攻击，大量的嗜酸性粒细胞附着皮损处并侵入，使虫体死亡。用于各种血吸虫病、华支睾吸虫病、肺吸虫病、姜片虫病及绦虫病、囊虫病。

【用法】口服。血吸虫病：慢性血吸虫病采用总剂量 60mg/kg 的 1～2 天疗法，每日分 2～3 次餐间服；急性血吸虫病总剂量为 120mg/kg，每天的量分 2～3 次服用，连服 4 天。华支睾吸虫病：总剂量为 210mg/kg，3 次/天，连服 3 天。肺吸虫病：25mg/kg，3 次/天，连服 3 天。姜片虫病：15mg/kg，顿服。牛肉和猪肉绦虫病：10mg/kg，

清晨顿服，1 小时后服用硫酸镁。微小膜壳绦虫和阔节裂头绦虫病：25mg/kg，顿服。囊虫病：总剂量 120～180mg/kg，疗程 3～6 天，每天分 2～3 次服用。必要时可重复 2～3 个疗程（重复治疗每日 20mg/kg）。包虫病：每天 25～30mg/kg，疗程 6～10 天，必要时可间歇应用 1～3 个疗程。

【注意】不良反应一般轻微而短暂，可出现头晕、头痛、恶心、呕吐、腹痛、腹泻、胸闷、心悸、期前收缩、心房颤动等。严重心、肝、肾病患者及有精神病史者慎用。哺乳期妇女于服药期间，至停药后 72 小时内不宜喂乳。脑囊虫病患者应辅以降低颅内压的治疗措施。眼囊虫病患者禁用。

2. 硫氯酚（bithionol，硫双二氯酚、别丁）

【作用】对肺吸虫囊蚴有明显杀灭作用。用于肺吸虫病、牛肉绦虫病、姜片虫病。对华支睾吸虫病疗效差。

【用法】口服：每天 50～60mg/kg（成人与小儿同）。肺吸虫病及华支睾吸虫病：可将全天的量分 3 次服，隔日服药，疗程总量 30～45g。牛带绦虫病：可将总量（50mg/kg）分 2 次服，间隔 30 分钟，第 2 次服药后 2～4 小时，服泻药。姜片虫病：睡前半空腹将 2～3g 药物 1 次服完。

【注意】有轻度头昏、头痛、呕吐、腹痛、腹泻和荨麻疹等不良反应。可有光敏反应，也可能引起中毒性肝炎。服本品前应先驱蛔虫和钩虫。

3. 三氯苯达唑（triclabendazole，三氯苯唑）

【作用】为苯并咪唑类药物，专用于抗片形吸虫，对牛、羊及人体的肝片吸虫病均有良好的治疗作用，对姜片吸虫及并殖吸虫均有明显杀虫作用。该药主要通过其活性代谢产物亚砜起作用，药物可透过表皮，干扰虫体微管的结构和功能，抑制虫体蛋白酶的释放，抑制蛋白质合成，使虫体活动减少和死亡，对童虫作用明显。

【用法】人体肝片吸虫病：推荐剂量为 5mg/kg，3 次/天，或 10mg/kg，2 次/天，餐后口服，一日疗法。

【注意】不良反应一般轻微，有头痛、头晕、腹痛、发热等。

四、抗绦虫药

1. 氯硝柳胺（niclosamide，灭绦灵）

【作用】能抑制绦虫细胞内线粒体的氧化磷酸

化过程，高浓度时可抑制虫体呼吸并阻断对葡萄糖的摄取。口服不易吸收，在肠中保持高浓度药物，能破坏头节及体节前段，排出时部分被消化而不易辨认。对虫卵无杀灭作用。主要用于人体和动物绦虫感染，是治疗牛带绦虫、微小膜壳绦虫、阔节裂头绦虫病的良好药物。对猪带绦虫亦有效，但服药后有增加感染囊虫病的可能性。

【用法】驱牛带绦虫和猪带绦虫：空腹，嚼碎后服下。成人用量：每次 1g，隔 1 小时再服 1g，服药后 2 小时导泻，并可进食。体重 10～35kg 儿童服 1g，体重 <10kg 服 0.5g。驱微小膜壳绦虫：初次剂量 2g，继以 1g/d，连服 6 天，必要时间隔 1 个月后复治。2～6 岁服用 1g/d，<2 岁服用 0.5g/d。

【注意】偶可引起乏力、头昏、胸闷、胃肠道功能紊乱、发热、瘙痒等。治疗猪带绦虫病时，服药前可加服镇吐药，服药后 2 小时，服硫酸镁导泻，以防节片破裂后散出的虫卵倒流入胃及十二指肠内造成自体感染囊虫病的危险。

2. 槟榔（*Semen Arecae*）

【作用】槟榔碱是有效的驱虫成分。对猪肉绦虫有较强的致瘫痪作用，使全虫各部都瘫痪，对牛肉绦虫仅能使头部和未成熟节片完全瘫痪，而对中段和后段的孕节片影响不大。也可使蛔虫中毒，但对钩虫无影响。

【用法】内服：煎汤（使用非金属容器），7.5～15g（如单味驱虫，可用 100～150g）；或入丸、散。常与南瓜子伍用。

【注意】恶心、呕吐等，气虚下陷慎服。

3. 南瓜子（pumpkin seeds）

【作用】实验证明南瓜子乙醇提取物有驱虫作用。以猫为例，用南瓜子浓缩制剂 100～300mg/kg 1 次灌胃，对绦虫、弓蛔虫等有明显驱虫作用。40% 南瓜子粉煮液和 30% 瓜子提取物在体外对牛肉绦虫或猪肉绦虫的中段及后段都有麻痹作用，使之变薄变宽，节片中部凹陷（中段节片尤其明显），而对其头及未成熟节片则无此作用。

【用法】内服：煎汤，50～100g；研末嚼服或制乳剂。常与槟榔伍用。

五、抗阿米巴、鞭毛虫药

1. 双碘喹啉（diiodohydroxyquinoline，双碘方、双碘喹）

【作用】对阿米巴滋养体有作用，用于治疗无症状或慢性阿米巴痢疾。对急性阿米巴痢疾及较顽固患者，宜与依米丁、甲硝唑合用，可收到根治效果。

【用法】口服：成人每次 0.4～0.6g，3～4 次/天，连用 10 天；小儿 1 次 5～10mg/kg。

【注意】对肠道刺激较喹碘仿小。对碘过敏、甲状腺肿大及肝功能不良者慎用。

2. 依米丁（emetine，盐酸依米丁、吐根碱）

【作用】本品因口服后常引起恶心、呕吐，故一般采用深部皮下注射，吸收良好。能干扰溶组织内阿米巴滋养体的分裂与繁殖，从而杀灭虫体。治疗浓度不能杀灭其包囊，故不能消除其传播感染能力。适用于控制急性阿米巴痢疾，对肠外阿米巴病有很好疗效，但不适用于症状轻微的慢性阿米巴痢疾及无症状的包囊携带者。还可用于治疗肺吸虫病。

【用法】阿米巴痢疾：每天 1mg/kg，1 次/天或 2 次/天深部皮下注射，6～10 天为一个疗程；如未愈，30 天后再用第 2 个疗程。肺吸虫病：深部皮下注射，第 1 天 30mg，第 2～6 天 60mg/d，第 7～15 天 30mg/d，此为一个疗程，可用 2～3 个疗程。

【注意】局部反应：注射部位可有疼痛，有时出现坏死及蜂窝织炎，甚至脓肿。胃肠道反应：恶心、呕吐、腹泻等。神经肌肉反应：常见肌肉疼痛和无力，特别是四肢和颈部；有时可因全身无力而出现呼吸困难。心脏反应：低血压、心前区疼痛、心动过速和心律失常，常是心脏受损的征象。心电图改变尤其是 T 波低平或倒置、QT 间期延长，这些变化是提示心肌早期中毒的征象。心脏病、肾病患者及孕妇禁用。老年患者的剂量减半。

3. 二氯尼特（diloxanide，安特酰胺、二氯散）

【作用】口服吸收迅速，其主要影响阿米巴虫的囊前期，能直接杀死阿米巴原虫，对肠内外阿米巴均有效。单独应用二氯尼特治疗急性阿米巴痢疾，其疗效不满意，可在甲硝唑控制症状后，再用二氯尼特控制复发。本品为治疗无症状带阿米巴包囊者的首选药。

【用法】口服：3 次/天，每次 0.5g，10 天为一个疗程。

【注意】不良反应较轻，偶有恶心、呕吐、腹泻及瘙痒、荨麻疹等症状发生。

4. 卡巴肿（carbarsone，碳酰苯肿、对脲基苯肿酸）

【作用】为人工合成的五价肿剂，能抑制阿米巴原虫体内的疏基酶系，杀灭阿米巴滋养体，效力较依米丁差，接近于喹碘仿，对肠外阿米巴无效；还有抗滴虫及丝虫的作用。主要用于治疗慢性阿米巴痢疾，也可用于丝虫病等的治疗。

【用法】阿米巴痢疾：每次 0.1～0.2g，3 次/天，口服；小儿每天 8mg/kg，连用 10 天为 1 个疗程，必要时可重复。或用其 1% 溶液（内加 2% 小苏打）200ml，隔天保留灌肠 1 次，每个疗程 5 次。丝虫病：0.25～0.5g/d，分 2 次口服，连用 10 天，常与枸橼酸乙胺嗪合用。

【注意】肝、肾功能不全者慎用。

5. 泛喹酮（phanquinone，安痢平）

【作用】对溶组织内阿米巴滋养体、贾第虫、滴虫及革兰氏阴性杆菌等都有抑制作用。可用于急、慢性阿米巴痢疾。

【用法】口服：成人 3 次/天，每次 0.1g，连服 10 天。

【注意】不良反应轻微。

6. 甲硝唑（metronidazole，灭滴灵、甲硝基羟乙唑）

【作用】本品及硝唑类的替硝唑和奥硝唑有强大的杀灭滴虫作用和抗厌氧菌作用，为阴道滴虫病的首选药物，亦可治疗阿米巴痢疾、阿米巴肝脓肿、贾第虫病及厌氧杆菌引起的产后盆腔炎、败血症、牙周炎等。

【用法】滴虫病：口服，每次 0.2g，3 次/天，7 天为一疗程；栓剂每晚 0.5g 置阴道内，连用 7～10 天。肠道阿米巴病：每次 0.4～0.6g，3 次/天，7 天为一个疗程；肠外阿米巴病：每次 0.6～0.8g，3 次/天，疗程为 10～20 天。贾第虫病：每次 0.4g，3 次/天，5～10 天为一个疗程。

【注意】食欲缺乏、恶心、呕吐等，少数有腹泻，偶见头痛、失眠、肢体麻木、感觉异常等，停药后可迅速恢复。孕妇、哺乳期妇女、血液病及中枢神经系统疾病患者禁用。

7. 替硝唑（tinidazole，砜硝唑、磺甲硝咪唑）

【作用】替硝唑的硝基可被毛滴虫的细胞提取物还原，还原产生的自由硝基具有抗原虫活性。治疗男女泌尿生殖道毛滴虫病、贾第虫病、肠道和肝阿米巴病，痊愈率可达 90% 以上。

【用法】阴道滴虫病、贾第虫病：单剂量 2g 顿服，间隔 3～5 天可重复 1 次。肠阿米巴病：每次 0.5g，2 次/天，疗程为 5～10 天；或每次 2g，1 次/天，疗程为 2～3 天；肠外阿米巴病：每次 2g，1 次/天，疗程为 3～5 天。

【注意】不良反应少而轻微，主要为恶心、呕吐、上腹痛、食欲缺乏及口腔金属味，可有头痛、眩晕、便秘及深色尿等。罕见过敏反应，如皮疹、瘙痒、荨麻疹、血管神经性水肿和暂时性白细胞减少。12 岁以下患者禁用或不宜使用。

六、抗利什曼原虫、锥虫药

1. 葡萄糖酸锑钠（sodium stibogluconate，葡酸锑钠、斯锑黑克）

【作用】黑热病首选药。为五价锑化合物。在体内还原成三价锑而抑制利什曼原虫活动和繁殖。药物通过选择性细胞内胞饮摄入，进入巨噬细胞的吞噬体，杀灭其中的利什曼原虫。

【用法】肌内注射或静脉注射，成人每次 1.9g（6ml），1 次/天，连用 6 天；对敏感性较差的虫株，可重复 1～3 个疗程，间隔 10 天；对全身情况较差的患者，可每周注射 2 次，疗程为 3 周或更长。

【注意】有时发生恶心、呕吐、腹痛、腹泻、头痛、昏睡等现象。对心脏和肝有一定损害，肺炎、肺结核及严重心、肝、肾疾病患者禁用。

2. 喷他脒（pentamidine，戊烷脒）

【作用】在体外能直接杀死利什曼原虫。治黑热病的效果不及葡萄糖酸锑钠。用于对锑剂过敏或在锑剂治疗中有粒细胞减少的黑热病。

【用法】肌内注射：每天 4mg/kg，每天或隔日 1 次，1 个疗程 7～15 次（水溶液不稳定，应临用前取 5% 葡萄糖液配成 10% 溶液供深部肌内注射）。

【注意】可使结核病灶恶化，结核病患者应慎用。可引起眩晕、头痛、心悸、腹痛、恶心、呕吐、心动过速、偶见皮肤瘙痒、黄疸与出汗等。大剂量时，可引起肾与脾的损害。注射局部可出现硬结与血肿。

3. 锑酸葡胺（meglumine antimonate，锑酸葡甲胺）

【作用】为抗黑热病药，锑化物可抑制利什曼原虫的生长和繁殖，对其核糖体可能也有作用。本品为内脏利什曼病的首选药物，对黏膜皮肤利什曼病也有一定作用。

【用法】肌内注射或静脉注射：内脏利什曼病为 20mg/(kg·d)，最大剂量为 850mg/d，疗程为 20～30 天。皮肤利什曼病为 50～66mg/(kg·d)，最大剂量为 850mg/d，疗程以 20 天为限，但可重复疗程。

【注意】常可发生心脏和肝的毒性反应，如心电图改变、严重心动过缓、肝功能异常等；也可引起血管扩张、休克、肾功能异常等；可引起轻度恶心、呕吐、皮疹、头痛、晕厥、呼吸困难、面部水肿、腹痛等反应；疗程将结束时还可发生关节和肌肉疼痛。患有心脏病、肝病或肾病、肺炎、结核病的患者及妊娠妇女、18 个月以下的婴儿禁用。

4. 硝呋莫司（nifurtimox，硝呋噻氧、硝呋硫啉）

【作用】抗锥虫病及黑热病药，具有抗锥虫及杜氏利什曼原虫等作用。

【用法】口服：每次 8～10mg/kg，疗程为 120 天；儿童 10 岁以上 15～20mg/(kg·d)，16 岁以上 12.5～15mg/(kg·d)，疗程为 90 天，用药前需试验。

【注意】常见厌食、体重减轻、腹痛、恶心、呕吐。有时出现烦躁、神经兴奋、失眠、瞌睡、头痛、目眩、关节痛、平衡性低、抑郁症、迷惑、感觉异常、皮肤反应和痉挛等症状。

5. 舒拉明（suramin）

【作用】该品为尿素的衍生物，主要用于治疗早期非洲锥虫病。也可用于治疗盘尾丝虫病，最好与乙胺嗪合用以达到杀灭微丝蚴的作用。本品对班氏丝虫病、马来丝虫病无效。杀虫机制可能是它的多个阴离子负电荷与虫体蛋白质的阳极结合形成牢固的复合物。此外，它还能抑制虫体的糖代谢。

【用法】以舒拉明钠给药，一般用 10% 的溶液，经静脉缓慢注射。治疗锥虫病：分别在 1、3、5、11、17、23 和 30 天静脉注射 5mg/kg、10mg/kg、20mg/kg、20mg/kg、20mg/kg、20mg/kg 和 20mg/kg。治疗盘尾丝虫病，最好先用乙胺嗪 1 个疗程以减少微丝蚴，在第 1、2、3、4、5、6 周分别缓慢静脉注射 3.3mg/kg、6.3mg/kg、10mg/kg、13.3mg/kg、16.7mg/kg、16.7mg/kg。

【注意】较常见的不良反应：用药早期有较轻微的疲劳、乏力、恶心、呕吐、多尿、口渴、瘙痒、荨麻疹、手掌和足底触痛等。严重的不良反应：

首次注射时出现的虚脱、胃溃疡、剥脱性皮炎、重症腹泻、长期高热和衰竭，以及用药后期出现的蛋白尿、粒细胞缺乏症、溶血性贫血等。杀死寄生虫后的过敏反应：成虫寄生部位肿痛、皮疹和脓肿形成。对该品过敏者、肝或肾功能不全者、孕妇、10 岁以下儿童和年老衰弱者不宜用。

七、抗疟药

1. 氯喹（chloroquine，磷酸氯喹）

【作用】4-氨基喹啉类抗疟药，可干扰疟原虫裂殖体 DNA 复制与 RNA 转录过程或阻碍其内吞作用，影响蛋白质的合成，也能阻止疟原虫分解红细胞中的血红蛋白，虫体因缺乏氨基酸而死亡。对红细胞内期裂殖体有杀灭作用，可有效控制各型疟疾急性发作。对红细胞外期无作用，不能阻止复发。此外，对肠外阿米巴滋养体有强大杀灭作用，可治疗肠外阿米巴病。

【用法】抗疟治疗：口服，首剂 1g，第 2～3 天各 0.75g。肌内注射，1 次/天，每次 2.5mg/kg。静脉滴注，每次 2～3mg/kg，用 5% 葡萄糖注射液或 0.9% 氯化钠注射液 500ml 稀释后缓慢静脉滴注。治阿米巴肝脓肿：第 1～2 天，每次服 0.5g，2～3 次/天；以后 0.5g/d，连用 2～3 周。

【注意】常规剂量治疗疟疾时，不良反应较少，口服可出现头昏、头痛、食欲缺乏、恶心、呕吐、腹痛、腹泻等，一般停药后自行消失。用量较大、用药时间较长时，可影响心脏功能，严重者发生阿-斯综合征。久服该药可出现视网膜病变、视力模糊、皮疹，甚至剥脱性皮炎等严重反应。

2. 羟氯喹（hydroxychloroquine，羟氯喹啉）

【作用】抗疟作用与氯喹相似，是目前控制疟疾症状较好的药物之一。如与氯喹合用，既可控制疟疾症状，又能防止复发，可收到根治效果。

【用法】急性疟疾：成人口服，首次 800mg，以后每 6～8 小时 400mg；儿童首次 10mg/kg，每间隔 6 小时服 5mg/kg，第 2～3 天各 5mg/kg。预防疟疾：进入流行区前 1 周服 400mg，以后每周 1 次 400mg；儿童 5mg/kg。

【注意】不良反应与氯喹基本相同，但对视网膜毒性较小。

3. 磷酸哌喹（piperaquine，哌喹）

【作用】抗疟作用与氯喹相似。主要作用于红细胞内期裂殖体，其作用方式可能是通过影响膜上有关酶系而改变膜的功能、线粒体肿胀等变化导致其生理功能的破坏。用于疟疾的治疗，也可作症状抑制性预防用，尤其是用于耐氯喹虫株所致恶性疟的治疗与预防。

【用法】口服（剂量按哌喹计）。抑制性预防疟疾：每月 0.6g，睡前 1 次服，可连服 4～6 个月，不宜超过 6 个月。治疗疟疾：对耐氯喹虫株所致的恶性疟有根治作用，但作用缓慢，宜在奎宁、青蒿素、咯萘啶控制症状后继用本品，首次 0.6g，第 2、3 天分别服 0.6g 及 0.3g，总量为 1.2～2.5g。

【注意】偶有头昏、嗜睡、乏力、胃部不适、面部和唇周麻木，对心血管系统的毒性明显小于氯喹。严重急性肝、肾及心脏疾病患者禁用。

4. 阿莫地喹（amodiaquine，盐酸阿莫地喹片、氨酚喹）

【作用】抗疟作用与氯喹相同，作用于红细胞内期，主要特点是控制症状快。

【用法】预防：每周顿服 2 片（含盐酸阿莫地喹 0.522g）。治疗：首日顿服 3 片，第 2、3 天各顿服 2 片。

【注意】不良反应较少，有头昏、呕吐及腹泻等。可用于儿童及肝功能不全者，孕妇慎用。

5. 青蒿素（artemisinin）

本品为中国具有完全自主知识产权的抗疟药物。我国药学家屠呦呦教授因创建新型抗疟药——青蒿素和双氢青蒿素的突出贡献，获得 2015 年诺贝尔生理学或医学奖，成为第一位获得诺贝尔科学奖项的本土中国科学家，第一位获得诺贝尔生理学或医学奖的华人科学家，实现了中国人在自然科学领域诺贝尔奖零的突破。

本品为我国科学家首次从黄花蒿中提取出的一种新的抗疟有效成分，是一种高效、速效的抗疟药，对间日疟、恶性疟，特别是抢救脑型疟有良效。对血吸虫亦有杀灭作用。但随着青蒿素的普遍使用，疟原虫对本品逐渐产生耐药性。2006 年，WHO 提出，为防止疟原虫耐药性的产生，不应单独使用青蒿素类，而应将复方青蒿素列为一线治疗药物。

目前，较普遍使用的青蒿素衍生物药物包括复方双氢青蒿素片（含双氢青蒿素、磷酸哌喹及甲氧苄啶）、双氢青蒿素哌喹片、青蒿素哌喹片、复方蒿甲醚片、青蒿琥酯阿莫地喹片等。

6. 双氢青蒿素（dihydroartemisinin）

【作用】为青蒿素的衍生物，主要作用于疟原虫的红细胞内期，能影响疟原虫的膜系结构，其首先作用于食物泡膜、表膜和线粒体，其次是核膜和内质网。作用方式主要是干扰表膜-线粒体的功能。对疟原虫红细胞内期有强大且迅速的杀灭作用，能迅速控制临床发作及症状。适用于各种类型疟疾的症状控制，尤其对抗氯喹恶性及凶险型疟疾有较好疗效。

【用法】口服，1 次/天，成人每次 60mg，首剂量加倍，连用 5～7 天。6 岁以上儿童剂量同成人，6 岁以下儿童剂量按年龄递减。

【注意】推荐剂量未见不良反应，少数病例有轻度网织红细胞一过性减少。孕妇慎用。

7. 双氢青蒿素哌喹片（dihydroartemisinin and piperaquine phosphate tablets，科泰复）

【作用】本品为复方制剂，每片含双氢青蒿素 40mg、磷酸哌喹 320mg。双氢青蒿素有强大且迅速杀灭红细胞内期疟原虫作用，可迅速控制症状。磷酸哌喹为 4-氨基喹啉类抗疟药，主要作用于红细胞内期，能使滋养体食物泡膜和线粒体肿胀，破坏其生理功能，从而杀死疟原虫。两药合用具有增效作用，可延缓疟原虫抗药性的产生。

【用法】用于间日疟和恶性疟。口服，成人总剂量 8 片，早晚各 1 次，每次 2 片。7～10 岁儿童可以按照说明书规定剂量服用。7 岁以下儿童尚无用药经验。

【注意】本品不良反应主要由磷酸哌喹引起。消化道反应：如恶心、呕吐、食欲缺乏、腹痛、腹泻等；神经系统：如头晕、头痛、耳聋、睡眠不佳等；过敏反应：皮肤瘙痒、皮疹等；也可出现外周红细胞一过性降低、谷丙转氨酶及谷草转氨酶一过性升高、血肌酐升高等。对本品中任何一种药物成分过敏者、孕妇、严重肝肾疾病、血液病（如白细胞减少、血小板减少等）等患者禁用。

8. 青蒿素哌喹片（artemisinin and piperaquine tablets，复方青蒿素片）

【作用】本品为青蒿素和哌喹的复方制剂，每片含青蒿素 62.5mg、哌喹 375mg。其药理学和适应证参见双氢青蒿素哌喹片。

【用法】口服，成人总剂量 8 片，早晚各 1 次，每次 2 片。

【注意】参见双氢青蒿素哌喹片。

9. 蒿甲醚（artemether，甲基还原青蒿素）

【作用】为青蒿素的衍生物，对疟原虫红细胞内期有强大且迅速的杀灭作用，能迅速控制临床发作及症状。抗疟活性较青蒿素高6倍。适用于各型疟疾，主要用于抗氯喹恶性疟治疗和凶险型恶性疟的抢救。

【用法】口服：1次/天，连服5天或7天，成人每次口服80mg或1.6mg/kg，首次加倍，儿童按年龄递减。成人肌内注射：首剂160mg，第2天起1次/天，每次80mg，连用5天。小儿肌内注射：首剂3.2mg/kg；第2～5天，每次按体重1.6mg/kg，1次/天。

【注意】不良反应轻微，个别患者有血清谷草转氨酶、谷丙转氨酶活性轻度升高，网织红细胞数可有一过性减少。极个别患者可能有心律失常（如室性期前收缩等）。严重呕吐者、妊娠妇女慎用。

10. 青蒿琥酯（artesunate）

【作用】对疟原虫无性体有较强的杀灭作用，见效快，能迅速控制疟疾发作，但对于恶性疟配子体无效。主要是改变疟原虫的膜系结构，首先作用于食物泡膜、表膜、线粒体，其次是核膜、内质网，此外对核内染色质也有一定的影响。适用于脑型疟疾及各种危重疟疾的抢救。症状控制后，宜再改用其他抗疟药根治。

【用法】口服：首剂100mg，第2日起每次50mg，2次/天，连服5天。静脉注射：临用前，加入所附的5%碳酸氢钠注射液0.6ml，振摇2分钟，待完全溶解后，加5%葡萄糖注射液或葡萄糖氯化钠注射液5.4ml稀释，使每1ml溶液含青蒿琥酯10mg，缓慢静脉注射。首次1支（或按体重1.2mg/kg），7岁以下按体重1.5mg/kg。首次剂量后第4、24、48小时各重复注射1次。危重者，首次剂量可加至120mg，3天为一疗程，总剂量为240～300mg。

【注意】推荐剂量下未见不良反应，如使用过量（大于2.75mg/kg），可能出现外周网织红细胞一过性降低。

11. 青蒿琥酯阿莫地喹片（artesunate and amodiaquine tablets）

【作用】本品为复方制剂，其药理学、不良反应和注意事项参见青蒿琥酯和阿莫地喹。用于治疗对阿莫地喹和青蒿琥酯敏感的恶性疟原虫引起的非重症疟疾（单纯性疟疾发作）。

【用法】每片含青蒿琥酯25mg、盐酸阿莫地喹67.5mg（以阿莫地喹计）。口服：每天1次，连服3天，本药需要用水送服。若无法整片吞服者，如低龄儿童，可将药片溶于水或碾碎，用水送服。若服后30分钟内发生呕吐，需再次服用相同剂量。

【注意】可能引起中性粒细胞减少并增加患者感染风险，不可将此药用于疟疾预防。可能出现嗜睡、眩晕或全身无力等症状。不可以用于重症疟疾。肝、肾功能不全者禁用。不要与高脂肪食物同服。用药期间不要开车或操控机器。有阿莫地喹治疗引起血液系统不良反应史和肝损伤史者，有视网膜疾病史（如反复用药）者禁用。

12. 咯萘啶（malaridine，磷酸咯萘啶、疟乃停）

【作用】本品为苯并萘啶的衍生物，为我国创制的抗疟药，对间日疟和恶性疟原虫的裂殖体均有杀灭作用，抗疟效果显著。咯萘啶可能通过破坏红细胞内期疟原虫复合膜的结构与功能及食物泡的代谢活力而起迅速杀虫作用。用于治疗脑型、凶险型及耐氯喹虫株所致的恶性疟，也用于治疗间日疟。

【用法】常用剂型有片剂、肠溶片、注射液，用法用量可能存在差异，请阅读具体药物说明书使用，或遵医嘱。磷酸咯萘啶肠溶片、磷酸咯萘啶片：成人常用量口服，第1天服2次，每次3片（0.3g），间隔4～6小时；第2、3天每天1次，每次3片（0.3g）。小儿常用量为口服日总剂量按体重24mg/kg，分3次服。

【注意】口服片剂后部分患者出现胃部不适、稀便，偶有恶心、呕吐、头晕、头痛等，反应均轻微，停药后即消失。少数病例有窦性心动过缓，个别可出现心律失常。磷酸咯萘啶注射液：肌内注射的大多数病例无明显反应，少数病例有恶心、呕吐、头昏、头痛等；肌内注射部位稍有疼痛感，个别出现红肿、硬结，均可逐渐消失。

13. 甲氟喹（mefloquine，甲氟喹啉）

【作用】对红细胞内期裂殖体有明显而持久的杀灭作用，为目前治疗恶性疟和预防对氯喹耐药的恶性疟的有效药物。用于治疗耐药性疟原虫感染，常与伯氨喹啉合用。

【用法】治疗恶性疟：单次250mg，用250ml

温水送服（避免空腹服用）。为避免复发，应继续用伯氯喹治疗。预防耐氯喹恶性疟：每周 1 次，每次 250mg，共 4 周，然后隔周 250mg，最好在进入流行区前 1 周开始服用，持续到离开疟疾疫区后 4 周。

【注意】常见不良反应有恶心、呕吐、腹泻、腹痛、食欲缺乏、眩晕、平衡失调等。有精神病史或惊厥史者及严重肝、肾功能不全者禁用。本品不应用于妊娠期妇女的预防性服药，治疗妊娠期妇女疟疾时，应审慎权衡。

14. 本芴醇（benflumetol，lumefantrine）

【作用】本芴醇是我国创制的甲氟喹类抗疟新药，能杀灭疟原虫红细胞内期无性体，杀虫比较彻底，治愈率高，但对肝细胞期和配子体无效。对抗氯喹或多药抗性的恶性疟的治愈率在 95% 以上。本芴醇杀虫彻底，作用持久，但控制症状缓慢。而蒿甲醚速效，但复燃率高。与蒿甲醚配伍，二者抗疟作用可以互补。本品主要用于治疗恶性疟，尤其是抗氯喹的恶性疟。

【用法】4 日疗法：成人，第 1 天顿服 800mg，第 2、3、4 天各顿服 400mg；儿童，每天按 8mg/kg，顿服，连服 4 天，首剂加倍，但首剂最大用量不超过 600mg。与食物，尤其是富含脂肪的食物同服，可明显增加本品的生物利用度。

【注意】本品具有微毒，不良反应较轻，有头晕、乏力、食欲缺乏、恶心、心悸、肌痛等。少见心电图 QT 间期一过性轻度延长。

15. 复方磷酸萘酚喹（compound naphthoquine phosphate）

【作用】本品为复方制剂，含有速效的青蒿素和持效的磷酸萘酚喹。两药伍用有协同增效作用，在动物模型上对抗性虫株增效指数为 8.2，而毒性仅为相加；在临床试验中，本品与镇静药或抗生素联合应用，未见不良影响。适用于间日疟、恶性疟的治疗。

【用法】口服，成人只需服 1 次，1 次 8 片（总量含萘酚喹 400mg、青蒿素 1000mg）。

【注意】服药后约有 5% 的患者出现恶心、胃不适；个别患者服药后可能有谷丙转氨酶或谷草转氨酶一过性轻度升高，停药后可自行恢复正常。妊娠 5 个月内的孕妇禁用。肝、肾功能不全者慎用。因磷酸萘酚喹有蓄积作用，10 天内不要重复用该药。

16. 奎宁（quinine，硫酸奎宁、金鸡纳霜）

【作用】作用与氯喹相似，对各种疟原虫红细胞内期裂殖体都有较强的杀灭作用，可杀灭间日疟和三日疟配子体，对恶性疟配子体无明显作用，对红细胞外期疟原虫无效。

【用法】治疟疾：每次 0.3～0.6g，3 次/天，连服 5～7 天。静脉滴注，用 5% 葡萄糖液稀释为 0.5mg/ml，缓慢静脉滴注。治疗耐氯喹虫株引起的恶性疟：硫酸奎宁，口服每次 0.9g，2 次/天，疗程 14 天。

【注意】每日用量超过 1g 或较久应用，可出现金鸡纳反应，如耳鸣、头痛、恶心、呕吐、视力减退等症状。24 小时内用药剂量超过 4g 时，可直接损害神经组织和视力。大剂量中毒时，由于抑制心肌，扩张外周血管而致血压骤降、发热、烦躁等。有严重心脏病者慎用，对本品过敏者及孕妇禁用。

17. 伯氨喹（primaquine，伯喹、伯氨喹啉）

【作用】本品与帕马喹同属 8-氨基喹啉类衍生物，其抗疟作用可能与干扰 DNA 合成有关；能抑制线粒体的氧化作用，使疟原虫摄氧量减少；也可干扰疟原虫红细胞外期三磷酸吡啶核苷酸的还原过程，影响疟原虫的能量代谢和呼吸而导致死亡。对红细胞外期疟原虫和配子体有较强的杀灭作用，为防止复发、阻断传播的有效药物。

【用法】片剂，每片含磷酸伯氨喹 13.2mg 或 26.4mg。成人用量：按伯氨喹计，根治间日疟每次 13.2mg，3 次/天，连服 7 天。杀灭恶性疟配子体，26.4mg/次，1 次/天，连服 3 天。小儿用量：按伯氨喹计，根治间日疟每天 0.39mg/kg，连服 14 天；杀灭恶性疟配子体，剂量相同，连服 3 天。

【注意】不良反应较其他抗疟药严重。每天用量超过 52.8mg 时，易发生疲倦、头昏、恶心、呕吐、腹痛等，少数人出现药物热、粒细胞缺乏等。葡萄糖-6-磷酸脱氢酶缺乏者服用本品可发生急性溶血性贫血，这种溶血反应仅限于衰老的红细胞，并能自行停止发展，一般不严重。孕妇禁用。

18. 乙胺嘧啶（pyrimethamine，息疟定）

【作用】本品化学结构与氯胍、环氯胍、甲氧苄啶（TMP）相似。均为二氢叶酸还原酶抑制药，使二氢叶酸不能还原为四氢叶酸，使核酸合成减少，通过抑制细胞核的分裂而使疟原虫的增殖受抑制。疟原虫的 DNA 合成发生在滋养体和早期裂殖体阶段，故本品对红细胞内期的抑制作用仅限于未成熟的裂殖体阶段，能抑制滋养体的分裂，对已发育完成的裂殖体则无效。对恶性疟及间日疟的红细胞外期有抑制作用，是较好的疟疾预防药物，也可用于治疗弓形虫病。

【用法】成人用量：预防疟疾，进入疫区前1～2周开始服用，至离开疫区后6～8周，每周服4片；耐氯喹虫株所致的恶性疟，2片/天，分2次服，疗程为3天；治弓形虫病，50～100mg/d顿服，共1～3天（视耐受力而定），以后25mg/d，疗程为4～6周。小儿用量：预防疟疾，每次0.9mg/kg，每周服1次，最高剂量以成人量为限；耐氯喹虫株所致的恶性疟，每次0.3mg/kg，3次/天，疗程为3天；弓形虫病，每天1mg/kg，分2次服，服1～3天后改为每日0.5mg/kg，分2次服，疗程为4～6周。

【注意】抗疟治疗量时，毒性很低，较为安全。大剂量时，如服用25mg/d，连服1个月以上，会出现叶酸缺乏现象。可影响造血功能，引起消化道症状，可有味觉的改变或丧失，舌疼痛、红肿、烧灼感及针刺感，以及口腔溃疡、白斑等；食管炎所致的吞咽困难、恶心、呕吐、腹痛、腹泻等。较严重的是巨细胞性贫血、白细胞减少症等，如及早停药，能自行恢复。妊娠期、哺乳期妇女禁用。

八、抗皮肤寄生虫药

1. 林旦乳膏（lindane cream）

【作用】本品为乳剂型基质的白色软膏。主要成分为林旦（丙体666），又称丙体六氯苯，是杀灭疥虫的有效药物，亦有杀灭虱和虱卵的作用。药物与疥虫和虱体体表直接接触后，透过体壁进入体腔和血液，引起神经系统麻痹而致死。

【用法】本品为外用制剂，属局部用药，只有少量经皮肤吸收。治疥疮：除头面部外从颈部顺序向下搽药，将药均匀擦全身，无皮疹处亦需擦到，成人1次不超过30g。擦药后24小时洗澡，更换衣被和床单。首次治疗未痊愈者，间隔1周可进行第2次治疗。阴虱病：剃去阴毛后涂擦本品，3～5次/天。

【注意】可有局部刺激症状，数日后消退。擦药后偶有头晕，1～2天消失。长期大量使用，也可能由于药物经皮肤吸收后，对中枢神经系统产生较大的毒性作用，如癫痫发作等。少数患者可出现荨麻疹。对本品过敏及有癫痫病史者禁用。肝、肾功能不全、4岁以下儿童、孕妇和哺乳期妇女禁用。老年患者应慎用。

2. 克罗米通乳膏（crotamiton cream，优力肤）

【作用】淡黄色或白色油状液体，可与乙醇、苯、乙醚混合，能杀灭疥螨与阴虱，并有局部麻醉和止痒的作用。适用于疥疮、蠕形螨病、虱病、痒性皮肤病。

【用法】治疗疥疮：治疗前洗澡、擦干，将本品从颈以下涂抹全身皮肤，特别是皱褶处、手足、指趾间、腋下和腹股沟；间隔24小时涂第2次，再隔48小时洗澡将药物洗去，穿上干净衣服，更换床单，配偶及家中患者应同时治疗。间隔1周可重复1次。用于止痒时，涂于患处，3次/天。

【注意】较林旦乳膏不良反应轻，偶有刺激和过敏现象。不宜用于急性皮炎。婴幼儿、哺乳期妇女和孕妇禁用，儿童慎用。不可抹于脸部和头皮，避免接触眼睛和其他黏膜（如口、鼻等），皮肤急性炎症或有渗出液的部位不可使用。偶有过敏反应。用药部位如有烧灼感、红肿等情况应停药，并将局部药物洗净，必要时向医师咨询。

3. 苯甲酸苄酯搽剂（benzyl benzoate）

【作用】苯甲酸衍生物，能杀灭疥螨和人虱。用于治疗疥疮，也用于体虱、头虱和阴虱。

【用法】外用。先用热水清洁皮肤后搽药，严重者自颈部向下顺序全身搽药（应仔细涂擦患处，但面部除外），涂药后24小时洗去，1次/天，连续使用3～5天。用于头虱及阴虱时，则应先剃去头发或阴毛，再涂擦本药。

【注意】本品性质缓和，对皮肤刺激性小，偶见皮肤刺激，如烧灼感，或过敏反应（如皮疹、瘙痒等）。本品不得用于破溃处。避免接触眼睛和其他黏膜（如口、鼻等）。用药部位如有烧灼感、红肿等应停药，并将局部药物洗净。儿童、孕妇及哺乳期妇女慎用。对本品过敏者禁用，过敏体质者慎用。

4. 硫黄软膏（sublimed sulfur，硫软膏）

【作用】硫黄与皮肤接触后，一部分变为硫化氢和五硫黄酸等硫化物才能显效。此硫化物不仅有杀菌、灭虫作用，而且还有一定的刺激性，能使毛孔受刺激而开放，这不但有利于阻塞毛孔的皮脂排泄掉，还有利于药物渗透到毛囊及皮脂腺直接发挥作用，这一双重药理作用，使本品对治疗疥疮和脂溢性皮炎显示出明显的疗效。当涂抹于皮肤上时，亦能刺激毛孔开放，增强杀灭疥虫、螨虫等的效果。适用于疥螨、蠕形螨、虱。

【用法】成人用 10%～20% 硫黄软膏，小儿用 2%～5% 浓度。成人 15～30g/次，早晚各涂抹 1 次，3 天为一个疗程，必要时再进行第 2、3 个疗程。

【注意】本品有臭味，易污染衣服，约有 2.5% 患者可发生刺激性丘疹，且疗程长，患者不易接受。

（殷国荣）

附录 Ⅱ 卫生杀虫剂简介

卫生杀虫剂（hygienic insecticide）是指主要用于公共卫生领域，控制病媒生物和影响人群生活的害虫（主要包括蚊、蝇、蚤、蟑螂、螨、蜱、蚁和鼠等）的药剂。我国常用卫生杀虫剂可分为有机氯类、有机磷类、氨基甲酸酯类、拟除虫菊酯类、昆虫生长调节剂、生物杀虫剂、杂环类杀虫剂及昆虫驱避剂等。常用剂型主要包括盘式蚊香、电热蚊香片（液）、驱避剂、气雾剂、喷射剂（油剂、酊剂、水性乳剂、乳油）、毒饵、粘捕剂、粉剂、可湿性粉剂、熏蒸剂、胶悬剂、乳剂、缓释剂、浓缩剂、杀虫涂料等。

一、有机氯类杀虫剂

有机氯类杀虫剂一般称为第一代杀虫剂，包括 DDT、六六六等，通过改变轴突的通透性，影响生物膜的电位差，从而阻断轴突的传导，致害虫中毒死亡。由于其低毒、高效、广谱、持效长，在我国的防疟灭蚊中功绩卓越。20 世纪 70 年代起，因蓄积毒性较高，被多国限制或禁止使用。三氯杀虫酯（7504）是目前国家许可生产的唯一有机氯类杀虫剂，主要用在灭蚊片、灭蚊烟熏纸的配制上，对蚊蝇有极强的熏蒸触杀作用。

二、有机磷类杀虫剂

有机磷类杀虫剂为第二代杀虫剂，通过抑制害虫体内的胆碱酯酶，使乙酰胆碱堆积，影响神经兴奋传导，从而使害虫痉挛、麻痹死亡。该类杀虫剂高效广谱、速效、易分解、残留期短，与其他杀虫剂混用，能发挥独特的增效作用。目前我国常用的有敌敌畏、敌百虫、马拉硫磷、杀螟硫磷、辛硫磷、甲基吡噁磷、毒死蜱、乙酰甲胺磷、甲基嘧啶磷等，主要用于公共场所、疫区及垃圾场等。由于毒性较大，目前敌敌畏、毒死蜱、乙酰甲胺磷等被限制使用。

1. 敌百虫（trichlorphon） 化学名称：*O,O*-二甲基-*O*-(2,2,2-三氯-1-羟基乙基) 磷酸酯。

【作用特点】低毒、广谱，在弱碱液中可变成敌敌畏，但不稳定，很快分解失效。对害虫有很强的胃毒兼触杀作用，具有渗透性，无内吸传导作用。

【常用剂型】50% 可湿性粉剂；50%、80% 和 95% 可溶性粉剂；80% 晶体；25% 油剂；2.5%～5% 粉剂及颗粒剂；各浓度超低容量喷雾剂（ULV 剂）等。

【用途及用法】孳生地喷洒可杀灭蚊、蝇幼虫；制成 2%～5% 毒饵可杀灭家蝇和蟑螂；烟剂熏蒸、油剂地面喷雾可灭蚤；使用 5% 粉剂或 1% 水溶液喷洒可杀灭臭虫；可溶性粉剂稀释至有效浓度药液洗刷牲畜可灭虱。

2. 杀螟硫磷（fenitrothion） 又名杀螟松、速灭虫。化学名称：*O,O*-二甲基-*O*-(4-硝基-3-甲苯基) 硫逐磷酸酯。

【作用特点】广谱触杀型杀虫剂，有一定胃毒作用，无内吸和熏蒸作用，残效期中等。

【常用剂型】40%、50% 可湿性粉剂；3%、5% 颗粒剂；5% 粉剂；50% 乳油；20%ULV 剂等。

【用途及用法】孳生地喷洒可灭蚊蚴；可湿性粉剂滞留喷洒或喷雾剂室外喷雾可灭蚊；1%～2% 浓度涂抹或喷洒物体表面和缝隙可杀灭臭虫；厩舍喷洒可杀灭革螨；卫生级杀螟松与击倒型拟除虫菊酯复配，室内喷雾可杀灭蚊、蝇、蟑螂。代表性配方有 5.5% 诺毕速灭松（5.0% 杀螟松+0.5% 胺菊酯）。

3. 辛硫磷（phoxim） 化学名称：*O,O*-二乙基-*O*-α-氰基苯叉胺基硫逐磷酸酯。

【作用特点】高效、低毒、广谱，以触杀和胃毒为主，无内吸作用。击倒力强，其击倒作用仅次于敌敌畏和胺菊酯。对蚊蛹有良好的杀灭效果。对鳞翅目幼虫及虫卵很有效。对光不稳定，分解快，残效短。

【常用剂型】40%、45%、50% 乳油；15%、20%、40% 高渗乳油；35% 胶囊剂；35% 微粒胶囊剂；3% 水乳种衣剂；1.5%、3% 颗粒剂；2.5% 微粒剂；不同含量 ULV 剂等。

【用途及用法】孳生地喷洒可灭蚊蚴、蛹；在野外蚊蝇孳生地、垃圾场所直接喷洒或喷雾或滞留喷洒可灭蚊、蝇；与拟除虫菊酯类杀虫剂复配为气雾剂、喷射剂，可室内灭蚊、蝇。喷洒物体表面可杀灭臭虫。

4. 甲基嘧啶磷（pirimiphos-methyl） 又名

安得利。化学名称：*O-O*-二甲基-*O*-(2-二乙胺基-6-甲基嘧啶-4-基)-硫逐磷酸酯。

【作用特点】速效、广谱、低毒，具有触杀、胃毒和熏蒸作用，无内吸性。可有效杀灭对 DDT 产生抗性的蚊蚴和蛹。对于储粮甲虫、象鼻虫、蛾类和螨类均有良好的药效。

【常用剂型】8%、25%、50% 乳油；25% 可湿性粉剂；2% 胶囊剂；2% 粉剂；50%ULV 喷雾剂等。

【用途及用法】在污水型孳生地、稻田、水池中投放可杀灭蚊蚴、蛹；滞留喷洒、喷雾可杀灭室内外蚊、蝇和臭虫；用 4% 乳剂浸泡染虱的衣物，对人体各种虱的成虫、若虫和卵均可杀灭。

5. 甲基吡噁磷（azamethiphos） 又名甲基吡啶磷；加强蝇必净；唑啶磷；阿米磷等。化学名称：*O,O*- 二甲基-*S*-[(6-氯-2,3- 二氢-2- 氧-1,3- 噁唑并 [4,5-B] 吡啶-3-基] 甲基] 硫代磷酸酯。

【作用特点】高效、低毒、广谱、持效好，以胃毒为主，兼有触杀作用。是一种杀螨剂，对蝇、蟑螂、蚂蚁、蚤、臭虫等也有良好的杀灭作用。

【常用剂型】1% 颗粒剂（蝇螂宁）；可湿性粉剂（含 10% 甲基吡啶磷和 0.05% 诱致剂）；不同剂量的乳剂、喷雾剂、粉剂等。

【用途及用法】按 2g/m² 撒布甲基吡啶磷颗粒剂诱饵，或将可湿性粉剂用水配成混悬液或糊状物喷洒或涂抹地面、墙壁、天花板，杀灭成蝇和蟑螂。

三、氨基甲酸酯类杀虫剂

氨基甲酸酯类杀虫剂的作用机制是与胆碱酯酶结合抑制其活性。其水解后抑制作用降低，故毒性较有机磷低。在动植物体内和土壤中很快降解，无蓄积，不污染环境。我国使用较多的有残杀威、仲丁威、灭多威、噁虫威、混灭威、西维因等。目前灭多威、仲丁威等被限制使用。

1. 残杀威（propoxur） 化学名称：2-异丙氧基-*N*-甲基氨基甲酸酯。

【作用特点】速效、广谱，以触杀为主，兼胃毒和熏蒸作用，残效期较长，具有内吸性，对昆虫的击倒作用接近于敌敌畏。

【常用剂型】单一剂型：8%、50%、70% 可湿性粉剂；1% 粉剂；1% 胶悬剂；5% 颗粒剂；1%～5% 微胶囊；20% 乳油；3% 清漆；2% 蚊香；2% 气雾剂；1.5% 热烟雾剂；2% 水基喷射剂；1.5% 毒饵等。复配剂型：10% 菊杀灵（6% 残杀威+4% 氯氰菊酯）可湿性粉剂；与拟除虫菊酯类复配为水基、油基气雾剂和 5%、8%、10%、15% 高氯·残杀威悬浮剂等；与有机磷复配为乳剂。

【用途及用法】1.5% 毒饵可杀灭家蝇和蟑螂；滞留喷洒或气雾剂、喷射剂喷雾可杀灭蚊、蝇、蟑螂；也可用于螨、白蛉、甲虫、蚤和臭虫的防制。

2. 噁虫威（bendiocarb） 又名高卫士。化学名称：2,3-(异亚丙基二氧) 苯基 *N*-甲基氨基甲酸酯。

【作用特点】具有触杀和胃毒作用，击倒速度快，持效时间长。

【常用剂型】20%、50%、80% 可湿性粉剂；1%、2% 粉剂；喷雾剂（500g/L 浓悬液）；油剂（250g/L 悬浮液）等。

【用途及用法】0.125%～0.5% 浓度的粉剂或药液喷洒可灭蟑螂、臭虫；0.5g/m² 药液喷洒可灭蚊；0.1g/m² 粉剂撒布可灭蚊；0.25% 溶剂喷洒可灭蚤。

3. 西维因（carbaryl） 又名甲萘威、胺甲萘。化学名称：(1-萘基)-*N*-甲基氨基甲酸酯。

【作用特点】具有触杀、胃毒作用，微有内吸性质。对有机磷和有机氯有抗性的昆虫有效。

【常用剂型】25%、50%、80%、85% 可湿性粉剂；1.5%、2%、3%、5%、10% 粉剂；5% 颗粒剂；13%、15%、24% 乳剂；45%、60% 烟雾剂等。

【用途及用法】将可湿性粉剂、乳剂稀释后滞留喷洒可灭蚊和臭虫；将颗粒剂撒在内衣上或灭蚤处可灭虱、灭蚤；用浓度 0.5%～1% 的洗剂、洗发水可治疗头虱和阴虱；也可以用熏杀的方法杀灭蚊、蝇、臭虫、蚤等。

四、拟除虫菊酯类杀虫剂

拟除虫菊酯是根据天然除虫菊干花中有效杀虫成分除虫菊素合成的系列杀虫剂，为第三代杀虫剂，其机制是通过干扰电位依赖 Na⁺ 闸门通道开闭，使 Na⁺ 通道关闭延迟，引起重复后放和突触传递阻断。其特点是杀虫活性高、杀虫谱广、击倒速度快、对人畜毒性低、易降解、不污染环境；缺点是易产生抗性。我国常用的有丙烯菊酯、胺菊酯、氯氰菊酯、氯菊酯、溴氰菊酯、甲醚菊酯、灭蚊菊酯、右旋炔戊菊酯、富右旋丙炔菊酯及 Es-生物丙炔菊酯及系列产品等。

1. 丙烯菊酯（allethrin） 商品名：毕那命（pynamin）。化学名称：(1*R,S*)-顺，反式-菊酸-(*R,S*)-2-甲基-3-烯丙基-4-氧代-环戊-2-烯基酯。系列产品有右旋丙烯菊酯（d-allethrin），商品名强力毕那命（pynamin forte）；Es-生物丙烯菊酯（esbiothrin），商品名益必添（EBT）；富右旋反式丙烯菊酯等。

【作用特点】蒸气压适中，具有熏蒸和触杀作用，击倒能力强，尤其是EBT，对成蚊有驱赶和拒避作用；药效较差，尤其对蟑螂；持效差。适合加工蚊香和电热蚊香片。

【常用剂型】40%EBT乳油；80%强力毕那命浓缩乳油；K-4F粉（含D-丙烯菊酯2.2%）；K-4粉（含丙烯菊酯4.0%）等；蚊香、电热蚊香；气雾剂；喷射剂。

【用途及用法】主要制做成蚊香、电热蚊香进行室内灭蚊；与致死性拟除虫菊酯复配为气雾剂或喷射剂，可用于防制蚊、蝇。代表性配方有锐波卫生杀虫剂（喷射剂）（0.1%D-丙烯菊酯+0.2%胺菊酯+0.1%氯菊酯）、气雾剂（法国）（0.25%EBT+0.01%溴氰菊酯+1%增效醚）。

2. 胺菊酯（tetramethrin） 商品名：诺毕那命（neo-pynamin）。化学名称：3,4,5,6-四氢肽酰亚胺基甲基-2,2-二甲基-3-(2-甲基-1-烯丙基)环丙烷羧酸酯。系列产品有右旋胺菊酯（d-tetramethrin），商品名为强力诺毕那命（neo-pynamin forte）。

【作用特点】对蚊、蝇具有快速击倒作用，是主要击倒型杀虫剂。对蟑螂有驱赶作用。杀死力差，有复苏现象，持效差，加热不易蒸发。

【常用剂型】92%、95%原药；70%原油；右旋胺菊酯原药（右旋胺菊酯总酯94%、右旋体90%）；不同含量的气雾剂、油剂、酊剂、乳剂、粉剂、喷射剂等。

【用途及用法】主要与致死型杀虫剂复配加工为气雾剂、油剂、酊剂、乳剂、粉剂、喷射剂等。代表性配方有克死诺毕那命气雾剂（0.20%胺菊酯+0.67%氯菊酯）、菊露喷射油剂（0.25%胺菊酯+1.0%戊菊酯）、5.5%诺毕速灭松乳剂（0.5%胺菊酯+5%杀螟松）、灭害灵酊剂（0.15%胺菊酯+0.35%氯菊酯）等。

3. 氯菊酯（permethrin） 又名二氯苯醚菊酯。商品名：克死命（eksmin）。化学名称：3-苯氧基苄基-(R,S)顺,反-3-(2,2-二氯乙烯基)-2,2-二甲基环丙烷羧酸酯。

【作用特点】对光稳定，有较强的触杀和胃毒作用，并有杀卵和拒避活性；无内吸、熏蒸作用；无刺激性，持效长，但击倒性差。

【常用剂型】单一剂型：10%、20%及其他浓度乳油；25%可湿性粉剂；0.04%、0.25%及其他浓度粉剂；ULV剂及烟剂和10%颗粒剂等。复配剂型：与击倒型杀虫剂复配加工为气雾剂、喷雾剂、喷射剂等，有效含量一般为0.2%～0.7%。代表性配方有克死诺毕那命气雾剂、灭害灵酊剂、锐波卫生杀虫剂（喷射剂）等。

【用途及用法】0.3%～0.5%油剂、酊剂或乳油直接喷雾或制成气雾剂、喷雾剂、喷射剂等接触喷雾或可湿性粉剂滞留喷洒，可用于杀灭蚊、蝇、蟑螂；用一定剂量的氯菊酯处理士兵衣物，可有效防止蚊、蝇、恙螨、硬蜱的侵扰；浸泡蚊帐，能有效毒杀和驱赶成蚊；用0.01%氯菊酯涂擦头发可杀灭头虱，0.04%浸泡衣物可有效杀灭体虱；0.5%乙醇溶液滞留喷洒可杀灭臭虫；10%乳油滞留喷洒还可用于杀灭白蚁。

4. 氯氰菊酯（cypermethrin） 化学名称：α-氰基-(3-苯氧基苄基)(1R,S)-1R,3R-3-(2,2-二氯乙烯基)-2,2-二甲基环丙烷羧酸酯。系列产品有顺式氯氰菊酯（alphamethrin），商品名为奋斗呐（fendona）；高效氯氰菊酯（high effect cypermethrin），商品名为高灭灵。

【作用特点】具有触杀和胃毒作用，杀虫谱广，作用迅速；对光稳定，对蚊、蝇、蟑螂的药效高于氯菊酯；持效好，有一定击倒作用，适合滞留喷洒；对某些害虫卵有杀伤作用，对一些害虫有拒食作用。

【常用剂型】单一剂型：10%氯氰菊酯乳油、可湿性粉剂；10%、5%顺式氯氰菊酯乳油（高效灭百可）、5%奋斗呐可湿性粉剂及5%、25%奋斗呐胶悬剂；4.5%高效氯氰菊酯乳油、5%高灭灵可湿性粉剂、5%高灭灵悬浮剂；1%、1.5%ULV剂等。复配剂型：各种复配气雾剂，代表性配方有shelltox气雾剂（0.24%氯氰菊酯+0.19%胺菊酯+0.96%增效醚）。

【用途及用法】主要采用滞留喷洒、空间喷雾等杀灭蚊、蝇；也可用其处理蚊帐或加工成喷涂剂喷涂墙面防制蚊、蝇；喷雾、滞留喷洒或涂刷物体表面和缝隙可杀灭蟑螂、臭虫；用热烟雾法对深层缝隙中的蟑螂有良好的驱赶、杀灭作用；滞留喷洒还可有效杀灭蚂蚁、蚤。

5. 溴氰菊酯（deltamethrin） 化学名称：(S)-α-氰基-3-苯氧基苄基-(1R,3R)-3-(2,2-二溴乙烯基)-2,2-二甲基环丙烷羧酸酯。

【作用特点】杀虫谱广，有强大的胃毒和触杀作用，击倒快，有拒避活性，无内吸和熏蒸作用。持效性好，是菊酯类产品中生物活性最高的一种，药效比氯菊酯高一个数量级。对鳞翅目幼虫杀虫效果好，但对螨无效。

【常用剂型】单一剂型：凯素灵（K-othrin, 2.5% 可湿性粉剂）、敌杀死（decis, 2.5% 乳油）。复配剂型：复配为气雾剂、喷射剂、微乳剂等，有效剂量为 0.01%～0.02%。代表性配方有：0.01% 溴氰菊酯+0.25%EBT+1.0% 增效醚。

【用途及用法】孳生地喷洒可灭蚊蚴；滞留喷洒、室内外喷雾可杀灭蚊、蝇和蟑螂；滞留喷洒可杀灭臭虫、蚤；加工为溴氰菊酯粉笔（杀蟑笔）、杀蟑膏和毒饵可灭蟑螂；加工成洗液灭蚤或洗发液灭虱。

6. 氟氯氰菊酯（cyfluthrin） 又名百治菊酯、百树菊酯。化学名称：α-氰基-3-苯氧基-4-氟苄基(1R,3R)-3-(2,2-二氯乙烯基)-2,2-二甲基环丙烷羧酸酯。系列产品有高效氟氯氰菊酯。

【作用特点】以触杀和胃毒为主，无内吸和熏蒸作用。杀虫谱广，作用迅速，持效期长，具有一定的杀卵活性，对害虫有拒避作用。

【常用剂型】单一剂型：百树得（5.7% 乳油）；拜杀克（12.5% 高效氟氯氰菊酯胶悬剂）；杀飞克（5% 氟氯氰菊酯水乳剂）；2.5%、5.7% 水乳剂。复配剂型：0.025% 氟氯氰菊酯与击倒型杀虫剂复配为气雾剂，代表性配方有1.24%拜高气雾剂（残杀威+氟氯氰菊酯+胺菊酯）、1.065% 拜高Ⅰ型气雾剂（残杀威+氟氯氰菊酯）。

【用途及用法】室内外滞留喷洒或喷雾可防制蚊、蝇、蟑螂、臭虫、蚤等；浸泡蚊帐可有效驱避成蚊。

7. 三氟氯氰菊酯（clocythrin） 又名功夫菊酯。化学名称：2,2-二甲基-3-(2-氯-3,3,3-三氟-1-丙烯基) 环丙烷羧酸-α-氰基-3-苯氧基苄基。

【作用特点】与溴氰菊酯同为目前拟除虫菊酯中杀虫毒力最高的品种，具有极强的触杀和胃毒作用，无内吸作用，作用快，持效长，对螨类具有较好的抑制作用。

【常用剂型】25%、50% 乳油；8%ULV 剂；10% 可湿性粉剂（爱克宁）；2.5% 微胶囊悬浮剂。

【用途及用法】滞留喷洒或喷雾可杀灭蚊、蝇、蟑螂、蚤、螨类；处理蚊帐可用于驱避成蚊。

8. 右旋苯醚菊酯（D-phenothrin） 商品名：速灭灵（sumithrin）。化学名称：右旋-顺,反式-2,2-二甲基-3-(2-甲基-1-丙烯基)-环丙烷羧酸-3-苯氧基苄基酯。

【作用特点】具触杀和胃毒作用，杀死力较强，属杀死型杀虫剂。对光稳定，持效长，但击倒性差。毒性很低，是美国唯一准许在民航飞机内使用的杀虫剂，是日本唯一准许直接喷洒人体灭虱的杀虫剂。

【常用剂型】主要复配为各种气雾剂（有效含量为 0.15%～0.20%）、10% 油剂、5% 乳剂、0.4%～0.8% 粉剂等。

【用途及用法】气雾剂、烟雾剂喷雾等可灭蚊、蝇、蟑螂；用 0.4% 粉剂撒布或含 0.4% 药物的肥皂、洗净剂冲洗可灭虱、臭虫。

9. 甲醚菊酯（methothrin） 化学名称：4-甲氧基苄基-(R,S)-顺,反-2,2-二甲基-3-(2-甲基-1-丙烯基) 环丙烷羧酸酯。

【作用特点】挥发性强，具有熏蒸和触杀作用。击倒力中等，杀死作用较小。

【常用剂型】20% 乳油；0.5% 复方乙醇制剂；0.2%、0.8% 复方煤油喷射剂；蚊香和电热蚊香片（含量 0.35%～0.4%）。

【用途及用法】主要加工成蚊香灭蚊，或各种复方制剂喷雾灭蚊、蝇。

10. 四氟苯菊酯（transfluthrin） 化学名称：2,3,5,6-四氟苄基(1R,3S)-3-(2,2-二氯乙烯基)-2,2-二甲基环丙烷羧酸酯。

【作用特点】广谱、高效、安全、低毒，具有良好的挥发性。

【常用剂型】92%、98.5% 原药；1.7% 微乳剂；1.24% 电蚊香液；1.2%、12% 氯菊酯·四氟苯菊酯乳油；6%、10% 残杀威·四氟苯菊酯微乳剂、乳油。

【用途及用法】多用于蚊香、气雾剂、电热蚊香等多种制剂中，对蟑螂、臭虫有很好的残留效果，对蚊、蝇、蟑螂有很好的击倒作用，亦可以很好地防止蛆虫和幼虫孵化。

11. 右旋丙炔菊酯（pynamin forte） 又名丙炔菊酯、炔酮菊酯。商品名：益多克（etoc）。化学名称：右旋-反式-2,2-二甲-3-(2-甲基-1-丙烯基) 环丙烷羧酸-S-2 甲基-3-(2-炔丙基)-4-氧代-环戊-2-烯基酯。系列产品有富右旋丙炔菊酯、Es-生物丙炔菊酯、右旋反式氯丙炔菊酯。

【作用特点】高效、低毒、低残留。有强烈触杀作用，击倒和杀死性能强，对蟑螂有突出驱赶作用。

【常用剂型】0.05% 电热蚊香；0.66% 液体蚊香；0.05%～0.2% 气雾剂；6.8% 氯氰菊酯·右旋反式氯丙炔菊酯水乳剂。

【用途及用法】主要用于加工蚊香、电热蚊香、液体蚊香和喷雾剂、喷射剂防治家蝇、蚊虫、虱、蟑螂等。多与致死性拟除虫菊酯混配制成喷雾剂，代表性配方为高克螂（0.1% 丙炔菊酯+0.3% 右旋苯氰菊酯）。

五、昆虫生长调节剂

昆虫生长调节剂主要在昆虫发育时期阻碍或干扰昆虫的正常发育、生殖等生理功能，达到控制的目的。特点是毒性低、对人畜安全、使用剂量少、易在环境中降解、不污染环境、能防制抗性昆虫。缺点是作用缓慢，只限于一定的发育阶段。目前，我国使用的昆虫生长调节剂包括抗几丁质合成物、保幼激素类似物、蜕皮激素类似物、氨基甲酸酯类和杂环类等。

1. 灭幼脲Ⅰ号（diflubenzuron，TH6040） 又名除虫脲。商品名：敌灭灵（dimilin）。化学名称：1-(4-氯苯基)-3-(2,6-二氟苯甲酰基) 脲。

【作用特点】主要破坏昆虫表皮几丁质合成，导致幼虫在蜕皮过程中死亡。以胃毒为主，兼有触杀作用。有一定杀卵作用并可导致成虫不育。

【常用剂型】25% 粉剂；2%、25% 可湿性粉剂；20%、25% 悬浮剂。

【用途及用法】孳生地喷洒可灭蚊蚴，有效剂量 1ppm*，持效 12～24 天，对淡色库蚊效果较好。孳生地喷洒可灭蝇蛆，有效剂量 10ppm，对 1～2 龄幼虫效果好，对 3 龄无效，持效 30 天。

2. 灭幼脲Ⅱ号（diflubenzuron，TH6038） 又名伏虫脲、氯脲杀等。化学名称：1-(4-氯苯基)-3-(2,6-二氯苯甲酰基) 脲。

【作用特点与常用剂型】同灭幼脲Ⅰ号。

【用途及用法】1ppm 浓度，1～4 天可杀死水体内全部 1～3 龄蚊幼，持效 20 天；10ppm 处理蝇孳生地，可抑制家蝇发育为成虫，100% 残效期 28 天。

3. 灭幼脲Ⅲ号（mieyouniao No.3，suniao No.1） 化学名称：1-(4-氯苯基)-3-(1-邻氯苯甲酰基) 脲。系列产品有苏脲Ⅰ号，化学名称：1-(4-氯苯基)-3-

*ppm 为 10⁻⁶。

(2-氯苯甲酰基) 脲。

【作用特点】作用机制同灭幼脲Ⅰ号，杀虫效能及作用范围同灭幼脲Ⅰ号和灭幼脲Ⅱ号，效果优于 TH6038，但逊于 TH6040。

【常用剂型】25% 可湿性粉剂；25%、50% 悬浮剂等。

【用途及用法】1ppm，1～4 天可杀死全部 1～3 龄蚊蚴，持效 19 天；10ppm 可抑制家蝇发育为成虫，100% 持效期 14 天；10～20ppm 作用 5 天可 100% 杀灭刚孵化的家蝇幼虫，杀灭 50% 以上 1～2 龄幼虫，阻止羽化率 100%，但对家蝇卵无效；用乙酰甲胺磷与灭幼脲混配毒饵可有效防制蟑螂。

4. 杀虫隆（triflumuron） 又名杀铃脲。化学名称：1-(2-氯苯甲酰基)-3-(4-三氟甲氧基苯基) 脲。

【作用特点】灭幼脲类杀虫剂，为几丁质合成抑制剂，对鳞翅目害虫有特效，也可用于双翅目害虫的防制。有胃毒和触杀作用，并具有杀卵和使成虫不育的作用。

【常用剂型】97%、99% 原药；5%、20%、40% 悬浮剂。

【用途及用法】主要用于蚊、蝇幼虫和蟑螂的防制。直接饲喂成虫或处理虫卵，可导致卵不能正常孵化。4～22ppm 浓度能导致 90% 的细长摇蚊死亡。用 156ppm 浓度饲喂家蝇，可导致不育（孵化率仅 27.1%），持效 21 天。该药对卵和 1 龄幼虫活性最高，对 2 龄幼虫可阻止化蛹 36%～66%，但对 3 龄幼虫无效。对德国小蠊若虫有较高杀灭活性，处理 5 龄幼虫，存活幼虫发育为成虫后，大多体形异常，死亡率高。对蟑螂无绝育作用，但有较高的杀卵活性，0.5%～1% 杀虫毒饵可抑制卵荚中孵化的幼虫蜕皮。

5. 灭幼宝（pyriproxyfen） 又称蚊蝇醚、吡丙醚、S-31183。化学名称：1-二苯醚氧基-2-氮杂苯氧基异丙烷。

【作用特点】属保幼激素类，能抑制蟑螂和蚊、蝇幼虫化蛹及羽化。

【常用剂型】5% 颗粒剂；0.05% 药丸。

【用途及用法】用于蚊、蝇、蟑螂的防制，10～30mg/m² 投放孳生地，可有效控制虫口。也可与诺毕速灭松合用，能有效控制蚊、蝇高峰季节、高密度区域的成虫和幼虫密度。

6. 烯虫酯（methoprene） 商品名：altosid、Bay SIR8514。化学名称：(R,S)(2E,4E)-3,7,11- 三

甲基-11-甲氧基十二碳-2,4-二烯酸异丙酯。同类产品有烯虫乙酯、烯虫炔酯、S-烯虫酯、烯虫硫酯等。

【作用特点】属保幼激素类，其生物活性超过天然保幼激素，有较强的抑制蚊、蝇化蛹和成虫羽化作用。具胃毒和触杀作用。

【常用剂型】4% 粉剂和砂颗粒剂；4.1% 可溶性液剂；1% 毒饵；20%S-烯虫酯微囊悬浮剂；1%、4.3% 颗粒剂。

【用途及用法】主要防制淡色库蚊，现场0.1ppm 可杀灭蚊蚴，有效期 7 天。加工成砂颗粒剂后，施于水面，持效可达 30 天。1ppm 可完全抑制粪便中家蝇的生长。在禽畜饲料中掺入50～100ppm，能控制角蝇、厩蝇繁殖，有效率达99%。用 1ppb* 处理猫、犬卧处，并用烯虫酯乳液洗身，可抑制东方鼠蚤。

7. 苯醚威（fenoxycard） 又名双氧威、苯氧威、RO13-5223。化学名称：乙基-[2-(4-苯氧基-苯氧基) 乙基] 氨基甲酸酯。

【作用特点】苯醚威是一种氨基甲酸酯类昆虫生长调节剂，具有强烈的保幼激素活性，可杀死卵或致卵不孵化，抑制成虫期的变态和幼虫期的蜕皮，造成幼虫后期或蛹期死亡。有时还抑制成虫或幼虫的生长和出现早熟。兼有胃毒和触杀作用，杀虫谱广，持效长，对环境无污染。

【常用剂型】95%、98% 原药；5% 粉剂；25% 水分散粒剂。

【用途及用法】一定剂量喷洒可抑制蚊幼成蛹羽化；以 1% 苯醚威与 0.5% 毒死蜱混配制剂喷洒，对蟑螂既有速杀性，又可维持残效。用含100ppm 的毒饵可诱杀蟑螂。加工为捕蝇胶或与恶虫威混配为可湿性粉剂可灭蝇；与除虫菊素等混配为气雾剂或喷射剂可灭蚤。

8. 灭蝇胺（Cyromazine） 化学名称：N-环丙基-1,3,5-三嗪-2,4,6-三胺。

【作用特点】属杂环类低毒杀虫剂，对双翅目幼虫有特殊活性，有内吸传导作用，使双翅目幼虫和蛹在形态上发生畸形，成虫羽化不全或受抑制。

【常用剂型】95%、99% 原药；50% 水溶液；20%、50%、70% 可溶性粉剂；70%、75%、80% 可湿性粉剂。

【用途及用法】主要用于养殖场、积水池、发

---

* ppb 为 10^{-9}。

酵废物池、垃圾处理场及其他蚊、蝇孳生地等处。浸泡或喷淋可防治羊身上的丝光绿蝇；加到鸡饲料中，可防治鸡粪中的蝇虫。

六、生物杀虫剂

生物杀虫剂是使用害虫的病原微生物防制害虫，主要有苏云金杆菌和球形芽孢杆菌。作用机制是当毒株芽孢和伴孢晶体被易感蚊蚴吞食后，结晶在胃内溶解，释放毒素，破坏胃壁，侵入中肠，妨碍蚊虫细胞对钾离子的通透性，使上皮细胞层脱落，虫体死亡。优点是不易产生抗性且对抗性品系有效，毒性低，无残留，不污染，对天敌无害，与化学杀虫剂混用，可提高药效。缺点是其效果受环境影响大，起效慢，持效短。病毒杀虫剂有黑胸大蠊浓核病毒（PfDNV）生物灭蟑剂（毒力岛生物杀蟑剂）。真菌杀虫剂的有效成分为孢子或菌丝的侵染体，一般从害虫体壁侵入血腔，摄取宿主血腔内营养或分泌毒素而使害虫死亡。如金龟子绿僵菌（*Metarhizium anisopliae*），国内已开发为蟑螂饵剂；卡地腐霉（*Pythium carolinianum*）对致倦库蚊和白纹伊蚊杀伤力强；印度雕蚀菌（*Coelomomyces indica*）是对三带喙库蚊幼虫致病力强的寄生真菌；大链壶菌（*Lagenidium giganteum*）是一种兼性寄生真菌，灭蚊能力强。与蜱有关的真菌有曲霉属（*Aspergillus*）、白僵菌属（*Beaveria*）、镰刀菌属（*Fusarium*）、瓶梗青霉属（*Paecilomyces*）及轮枝孢属（*Verticillium*）。

1. 苏云金杆菌（*Bacillus thuruingiensis*） 根据血清型可分为 H-14、PG-14、73-E10-2 等变种，目前生产和使用较多的是 H-14（Bt.H-14）。

【作用特点】高浓度时可直接杀死蚊幼虫，低浓度时，幼虫可化蛹，但不能全部羽化或羽化不正常。Bt.H-14 对库蚊、伊蚊、骚扰阿蚊效果好，对中华按蚊效果较差。

【常用剂型】苏云金杆菌原粉（R.153-787）；H-14（Bti）微胶囊；H-14 颗粒剂（Vectobal G200）。

【用途及用法】主要用于灭蚊蚴。现场大面积使用，水池中 0.6g/m³，稻田中 2g/m³，持效 3～5 天。H-14（Bti）微胶囊，对中华按蚊、淡色库蚊和白纹伊蚊的使用浓度分别为 0.25ppm、1.25ppm 和0.05ppm，每 2～3 周施药 1 次。H-14 颗粒剂 0.5g/m² 喷洒，可有效控制淡色库蚊。2mg/L Bt.H-14 缓释型菌粉与 0.5mg/L 氯氰菊酯混配使用，效果及持

效均优于各单剂。不能与内吸性有机磷杀虫剂或杀菌剂混合使用。

2. 球形芽孢杆菌（*Bacillus sphaericus*） 常用菌株有 BS-1593、BS-2362、C3-41、BS-10、TS-1 等。

【作用特点】不同菌株对不同蚊虫毒效不一，高毒力菌株如 1593、2362、C3-41 等对库蚊毒力高，按蚊次之，对伊蚊低毒或无毒。特点是作用慢，持效长，当蚊虫尸体存在时，可以进行再循环，但不稳定。球形芽孢杆菌对处理后的存活幼虫具有后致死效应，从而使蚊虫存活率大大降低。

【常用剂型】BS C3-41 乳剂；BS C3-41 漂浮颗粒剂；BS-2362 悬浮剂；BS-10 乳剂；BS-1539 国际标准株。

【用途及用法】主要用于灭蚊蚴。现场使用剂量：BS-10 乳剂 0.5~3.5g/m³，或含 140~170 ITU/mg 菌株，3~5ml/m²；BS-2362 悬浮剂 0.67~1.33kg/hm²；BS-1539 国际标准株 0.1~0.2g/m³；BS C3-41 乳剂（200 ITU/mg）1~3ml/m²，BS C3-41 漂浮颗粒剂 0.5~0.7g/m²，持效 1~2 周。苏云金杆菌 H-14 与球形芽孢杆菌 C3-41 各 5ml/m² 联合使用效果优于单剂。

七、杂环类杀虫剂

杂环杀虫剂包括烟碱类似物、吡唑类、噁二嗪类、噁唑啉类、吡嗪酮及其类似物，以及其他杂环类化合物，由于其具有高效、杀虫谱广、尚未见抗性报道、环境相溶性好、毒性较低等优点，已逐步应用于卫生领域。常见品种有吡虫啉、吡虫清、锐劲特、溴虫腈、恶虫酮、吩噻嗪、噻嗪酮等。

1. 吡虫啉（imidacloprid） 化学名称：1-(6-氯吡啶-3-基甲基)-*N*-硝基亚咪唑烷-2-基胺。

【作用特点】属新烟碱类杀虫剂，通过选择性控制昆虫神经系统烟碱乙酰胆碱酯酶受体，麻痹中枢神经系统致使昆虫死亡。内吸性强，活性较高，同时具备胃毒和触杀作用，速效，持效期长。

【常用剂型】2.1% 胶饵；5% 片剂；2.5%、10% 可湿性粉剂；5% 乳油；20% 可溶性粉剂；70% 水分散颗粒剂等。

【用途及用法】2.1% 胶饵可灭蟑螂；将颗粒剂等撒入蚊虫孳生地可灭蚊蚴。

2. 噁虫酮（metoxadiazone） 化学名称：5-甲氧基-3-(2-甲氧基苯基)-1,3,4-噁二唑-2(3*H*)-酮。

【作用特点】属二唑类杂环杀虫剂，具有触杀和胃毒作用，击倒活性好，持效长。

【常用剂型】不同剂量油剂；8% 烟雾剂等。

【用途及用法】对家蝇、蟑螂和蚂蚁有明显活性。使用浓度：家蝇 0.1%，其他种类 0.05%。单独或与氯菊酯混用制成烟雾剂等可用于防制蟑螂。

八、昆虫驱避剂

昆虫驱避剂主要通过干扰和抑制昆虫对正常引诱性化学信号的反应或激活不同类型的感受器，干扰昆虫寻找宿主的行为反应等，起到驱避作用，包括合成驱避剂和天然植物源驱避剂。合成驱避剂主要包括有机酯类、芳香醇类、不饱和醛酮类、胺类、酰胺类、拟除虫菊醋类等，目前国内广泛使用的有驱蚊酯、避蚊胺、避蚊醇、邻苯二甲酸二甲酯、对孟烯二醇、苯甲酸苄酯、羟基羧酸酯类等。天然植物源驱避剂多为萜、半萜、烯、酯、醇、酮等类化合物，也有生物碱、黄酮类等，具有较好驱避效果的有松油醇、闹羊花毒素、柠檬桉、印棟油、橘皮油、香茅油、丁香油、桉叶油、薄荷油、香柏油、薰衣草油、樟脑油等。

1. 避蚊胺（diethyltoluamide） 又名 DEET 或 DETA。化学名称：*N*,*N*-二乙基间甲苯酰胺。

【作用特点】通过挥发在皮肤周围形成气状屏障，干扰蚊虫触角的化学感应器对人体表面挥发物的感应。驱虫谱广、使用安全，对大多数吸血昆虫有较好驱避效果，但不耐汗、不抗洗，对某些塑料和合成材料有损害。长期或大量使用会出现神经系统症状、皮肤损害，儿童过敏。

【常用剂型】99% 原油、酊剂、乳剂、膏剂、霜剂、洗剂、喷雾剂、黏附剂、NR-90 长效涂抹剂、驱蚊露、驱蚊花露水、驱蚊纸、微囊制剂、水凝胶乳剂、高分子聚合物、脂质体制剂、9% 驱蚊液、15% 驱蚊乳等。

【用途及用法】直接涂抹皮肤，也可浸染衣服、织品和防护网，对蚊、蠓、白蛉、蚋等有良好的驱避作用，对虻、蜱、螨也有驱避作用，有效剂量一般为 10%~35%，有效驱避时间为 4~8 小时，控释剂型可延长有效驱避时间至 6~12 小时。

2. 驱蚊酯（IR3535） 商品名：伊默宁。化学名称：3-(*N*-正丁基-*N*-乙酰基)-氨基丙酸乙酯。

【作用特点】驱蚊效果和自然降解速度优于驱蚊胺，可直接用于人的皮肤驱避蚊。

【常用剂型】花露水、乳液、喷雾剂、香皂和粉剂等。

【用途及用法】对蚊虫有良好效果，也用于混合驱避剂。常用有效剂量为 3%～11%。

3. 驱蚊灵（dimethylcarbate）　又名驱蚊剂 67 号。化学名称：对孟烷-3,8 二醇。

【作用特点】我国首次从柠檬桉树中提取并投入生产。驱蚊效果优于 DEET，毒性低于 DEET，对皮肤刺激性小，无不良反应。

【常用剂型】30% 溶液；50% 乳剂、酊剂和膏剂等。

【用途及用法】对蚊、蠓及蚂蝗等有驱避效果。30% 乙醇液对北方刺扰阿蚊驱避有效时间为 2～2.5 小时，对南方白纹伊蚊驱避有效时间为 5～6 小时。

4. 野薄荷精油（*D*-8-acetoxycarvotanacetone）有效成分：右旋 8-乙酰氧基别二氢葛缕酮。

【作用特点】含氧单萜化合物，对蚊、蠓、蚋有良好的驱避作用，毒性低，对皮肤无刺激性。

【常用剂型】乳剂和酊剂等。

【用途及用法】皮肤涂抹对中华按蚊、致倦库蚊驱避有效时间为 6～7 小时；对白纹伊蚊、骚扰阿蚊驱避有效时间为 4～5 小时；对刺扰伊蚊驱避有效时间为 1～1.5 小时；对蠓、蚋、虻为 2～3 小时。

九、其他类杀虫剂

1. 植物源杀虫剂　指含有杀虫活性成分的植物的根、茎、叶、花、果实等组织部分或从其中

分离到的活性成分加工制成的用于防治卫生害虫的制剂。目前鱼藤、雷公藤、除虫菊、印楝素、苦参、乌桕、龙葵、马桑等植物的生物特性已被研究得较为成熟，天然除虫菊素、植物精油、天然驱避剂、杀虫增效剂等已成功开发为植物源卫生杀虫产品。

2. 杀虫抗生素　杀虫抗生素作为一种重要的微生物杀虫剂，因其具有防效高、杀虫谱广、毒性相对较低、对环境影响小等优点，正逐渐成为杀虫剂研究的热点。目前商品化的主要有阿维菌素（avermectin）、多杀菌素（spinosad）和米白菌素（milbemycin）等。阿维菌素是一种大环内酯类杀虫杀螨抗生素，可促进 γ-氨基丁酸释放，阻碍害虫运动神经信号的传递，使害虫麻痹、不能活动，不取食而死亡，主要用于家禽、家畜的寄生螨类、昆虫防治，螨类成虫、若虫螨和昆虫成虫、幼虫与药剂接触后即出现麻痹症状，不活动不取食，2～4 天后死亡。多杀菌素也是一类大环内酯化合物，它对昆虫存在快速触杀和摄食毒性，通过激活昆虫神经系统内烟碱样的乙酰胆碱受体，引起昆虫神经痉挛、肌肉衰弱，最终导致昆虫麻痹而致死，同时它也作用于 γ-氨基丁酸受体，进一步提高其杀虫活性，其对目标害虫的卵、幼虫、成虫均有活性，可用于螨类、蚊虫和鳞翅目、双翅目等害虫的防制。

（郑金平）

中英文对照

A

阿米巴　amoeba

阿米巴穿孔素　amoeba perforin

阿米巴肝脓肿　amoebic liver abscess

阿米巴纲　Amoebaea

阿米巴痢疾　amebic dysentery

阿米巴门　Amoebozoa

阿米巴型滋养体　amoeboid trophozoite

阿米巴性肉芽肿　amebic granuloma

阿米巴肿　amoeboma

埃及血吸虫　Schistosoma haematobium

埃及伊蚊　Aedes aegypti

艾氏小杆线虫　Rhabditis (Rhabditella) axei

按蚊属　Anopheles

凹缘大蠊　Periplaneta emarginata

螯盔　galea

螯钳　chela

螯肢　chelicera

奥硝唑　ornidazole

澳蚋属　Austrosimulium

B

巴贝虫　Babesia

巴贝虫病　babesiasis

巴贝虫属　Babesia

巴贝科　Babesiidae

巴布亚毛形线虫　T. papuae，T10

巴勒斯坦棘阿米巴　A. palestinensis

巴龙霉素　paromomycin

巴氏白蛉　Phlebotomus papatasi

巴塔哥尼亚毛形线虫　T. patagoniesis，T12

巴西钩口线虫　Ancylostoma braziliense

巴西利什曼原虫　Leishmania baraziliensis

白蛉　sandfly

白蛉热　sandfly fever

白蛉属　Phlebotomus

白蛉亚科　Phlebotominae

白纹伊蚊　Aedes albopictus

白细胞介素　interleukin，IL

白蚁　termite

柏氏器　Berlese's organ

柏氏禽刺螨　Ornithonyssus bacoti

班氏吴策线虫　Wuchereria bancrofti

斑点免疫层析试验　dot immunochromatographic assay，DICA

斑点免疫结合试验　dot immunobinding assay，DIA

斑点免疫金渗滤试验　dot immunogold filtration assay，DIGFA

斑虻属　Chrysops

半翅目　Hemiptera

半球多脉扁螺　Polypylis hemisphaerula

伴随免疫　concomitant immunity

棒状吸吮线虫　T. ferulata

包虫　hydatid

包虫病　hydatid disease, hydatidosis

保虫宿主　reservoir host

包囊　cyst

包氏毛毕吸虫　Trichobilharzia paoi

孢子虫　sporozoan

孢子虫门　Sporozoa

孢子囊　sporocyst

孢子生殖　sporogony

胞毒性 T 细胞　cytotoxic T lymphocyte，CTL，Tc

胞肛　cytoproct

胞口　cytostome

胞口目　Vestibulifera

胞咽　cytopharynx

胞饮　pinocytosis

胞蚴　sporocyst

饱和盐水浮聚法　saturated salt floatation

抱雌沟　gynecophoric canal

抱茎棘隙吸虫　E. perfoliatus

抱握器　clasper

北蚋　Simulium subvariegatum

北亚蜱传斑点热　North Asia tick-borne spotted fever

贝氏等孢球虫　Isospora belii

背神经索　dorsal nerve cord

倍足纲　Diplopoda

被忽视的热带病　neglected tropical diseases，NTD

吡喹酮　praziquantel

蚍螨科　Pyroglyphidae

鞭虫　whipworm

鞭虫病　trichuriasis

鞭毛　flagellum

鞭毛型滋养体　flagellted trophozoite

鞭形科　Trichuridae

鞭形属　Trichuris

扁虫下界　Platyzoa

扁形动物门　Platyhelminthes

变态　metamorphosis

变应原　allergen

变种　variety

表层肌　superficial muscle

表面抗原　surface antigen

表膜　pellicle

并殖科　Paragonimidae

并殖吸虫病　paragonimiasis

病原生物　opportunistic pathogens

病媒生物　vector

波列基内阿米巴　*Entamoeba polecki*

波斯疏螺旋体　*Borrelia persica*

播散性重度感染　disseminated hyperinfection

播散致病　damage by diffusion of protozoa

伯纳特柯克斯体　*Coxiella burnetii*

伯氏疏螺旋体　*Borrelia burgdorferi*

不完全变态　incomplete metamorphosis

不育囊　infertile cyst

布氏冈比亚锥虫　*Trypanosoma brucei gambiense*

布氏姜片吸虫　*Fasciolopsis buski*

布氏罗得西亚锥虫　*Trypanosoma brucei rhodesiense*

布氏毛形线虫　*T. britovi*，T3

布氏嗜碘阿米巴　*Iodamoeba butschlii*

C

残缘璃眼蜱　*Hyalomma detritum*

草原革蜱　*Dermacentor nuttalli*

侧棘　lateral spine

厕蝇科　Fannidae

层咽纲　Phyllopharyngea

蟾蜍棘头虫　*Acanthocephalus bufonis*

蟾蜍伪棘头虫　*Pseudoacanthocephalus bufonis*

触角　antenna

触角芒　antennal arista

触角窝　antennal fossa

触鸥科　Tentaculariidae

触须　maxillary palp

产卵器　ovipositor

长管白蛉　*Phlebotomus longiductus*

长红锥蝽　*Rhodnius prolixus*

长棘带吸虫　*Centrocestus longus*

长角涵螺　*Alocinma longicornis*

肠阿米巴病　intestinal amoebiasis

肠鞭毛虫　intestinal flagellates

肠袋科　Balantidiidae

肠管　alimentary tract

肠检胶囊法　enteric-test capsule method

肠螨病　intestinal acariasis

肠肉孢子虫病　intestinal sarcosporidiosis

肠外阿米巴病　extraintestinal amoebiasis

肠相关抗原　gut-associated antigens，GAA

常现唇棘线虫　*Dipetalonema perstans*

超鞭毛目　Hypermastigida

超敏反应　hypersensitivity

尘螨　dust mite

成虫　adult

成节　mature proglottid

成囊　encystation, encystment

成囊期幼虫　encapsulated larvae

成熟包囊　mature cyst

成熟节片　mature proglottid

成熟裂殖体　mature schizont

成蛹　imagochrysalis

迟发型超敏反应　delayed type hypersensitivity，DTH

迟发型超敏反应性 T 淋巴细胞　delayed type hypersensitivity T lymphocyte，T_{DTH}

迟发型子孢子　bradysporozoite，BS

齿龈内阿米巴　*Entamoeba gingivalis*

耻阴虱　*Phthirus pubis*

赤豆螺　*Bithynia fuchsianus*

翅　wing

虫荷　parasite burden

虫卵　egg

虫卵肉芽肿　egg granuloma

虫卵数　eggs per gram，EPG

虫媒传播疾病　insect borne disease

虫媒传播型　vector transfer

重组酶聚合酶扩增技术　recombinase polymerase amplification，RPA

臭虫　bedbug

臭虫科　Cimicidae

臭鼬　skunks

出芽生殖　budding reproduction

传播途径　route of transmission

传染源　source of infection

垂直传播　vertical transmission

唇瓣　labellum, labial palp

唇足纲　Chilopoda

雌配子　female gamete

雌配子体　female gametocyte

雌雄同体　hermaphrodite

雌雄异体　dioecism

刺　spine

刺舌蝇　*G. morsitans*

刺吸式口器　piercing-sucking mouthparts

丛林斑疹伤寒　scrub typhus

粗足粉螨　*Acarus siro*

脆弱双核阿米巴　*Dientamoeba fragilis*

D

大核　macronucleus

大黄粉虫　*Tenebrio molitor*

大巨吻棘头虫　*Macracanthorhynchus ingens*

大口吸吮线虫　*T. gulosa*

大劣按蚊　*Anopheles dirus*

大脐圆扁螺　*Hippeutis umbilicalis*

大头金蝇　*Chrysomyia megacephala*

大胃口线虫　*H. magastoma*
大牙锯天牛　*Dorysthenes paradoxus*
大锥蝽　*Panstrongylus megistus*
代谢抗原　metabolic antigen
带虫　tapeworms
带虫免疫　premunition
带虫者　carrier
带科　Taeniidae
带属　*Taenia*
带绦虫病　taeniasis
单分子实时测序　single molecule real time，SMRT
单克隆抗体　monoclonal antibody，McAb
单眼　ocellus
蛋白酶　protease
淡色库蚊　*Culex pipiens pallens*
淡足舌蝇　*G. pallidipes*
导精趾　spermatophoral process
稻田皮炎　paddy-field dermatitis
德国小蠊　*Blattella germanica*
登革病毒　dengue virus
登革出血热　dengue haemorrhagic fever
登革热　dengue fever
等孢球虫　*Isospora*
等孢球虫病　isosporiasis
邓肯巴贝虫　*Babesia duncani*
迪博克白蛉　*P. duboscqi*
迪斯帕内阿米巴　*Entamoeba dispar*
地里纤恙螨　*Leptotrombidium deliense*
第二中间宿主　second intermediate host
第一中间宿主　first intermediate host
典型异尖线虫　*A. typica*
碘液染色直接涂片法　direct smear with iodine stain
淀粉酶　amylase
迭宫属　*Spirometra*
顶突　rostellum
顶突腺　rostellar gland
顶腺　apical gland
定趾　fixed digit
东毕属　*Orientobilharzia*
东方疖　oriental sore
东方毛圆线虫　*Trichostrongylus orientalis*
东方筒线虫　*G. orientale*
动鞭毛纲　Zoomastigophorea
动合子　ookinete
动基体　kinetoplast
动基体纲　Kinetoplastea
动物界　Animalia
动物源性疾病　zoonotic disease
动物源性寄生虫病　zoonotic parasitic disease
动趾　moveable digit

毒素致病　damage by toxin
毒素作用　toxicant effect
毒隐翅虫　*Paederus* sp.
杜氏利什曼原虫　*Leishmania donovani*
短交合刺吸吮线虫　*T. brevispi*
对盲囊线虫　*Contracaccum*
多房棘球绦虫　*Echinococcus multilocularis*
多房棘球蚴病　echinococcosis multilocularis
多分裂　multiple fission
多肌型　polymyarian type
多棘单睾吸虫　*Haplorchis yokogawai*
多寄生现象　polyparasitism
多节绦虫亚纲　subclass Eucestoda
多噬棘阿米巴　*A. polyphaga*
多头蚴　coenurus

E

额　frons
恶性疟原虫　*P. falciparum*
颚基　gnathobase
颚口科　Gnathostomatidae
颚口线虫病　gnathostomiasis
颚口线虫属　*Gnathostoma*
颚体　gnathosoma
二分裂　binary fission
二分裂生殖　binary fission reproduction
二氯尼特　diloxanide furoate

F

发育式传播　developmental transmission
发育增殖式传播　developmental-propagative transmission
放射变应原吸附试验　radioallergosorbent test，RAST
放射免疫测定　radioimmunoassay，RIA
放逸短沟螺　*Semisulcospira libertina*
非抗体依赖性效应　non-antibody-dependent effect
非适宜宿主　non-permissive host
非特异性免疫　non-specific immunity
非消除性免疫　non-sterilizing immunity
非洲肠肾虫/非洲夜铰虫　*Nyctotherus africanus*
非洲眼虫病　eye worm disease
非洲锥虫病　African trypanosomiasis
蜚蠊　cockroach
蜚蠊目　Blattaria
肥胖带绦虫　*Taenia saginata*
肺刺螨属　*Pneumonyssus*
肺螨病　pulmonary acariasis
肺吸虫　lung fluke
肺吸虫病　lung fluke disease
分斑虻　*C. dimidiata*
分肠纲　Secernentea
分歧巴贝虫　*Babesia divergens*

颊栉　genal comb

甲壳纲　Crustacea

甲硝唑　metronidazole

贾第虫病　giardiasis

假包囊　pseudocyst

假体腔　pseudocoelom

假头　capitulum

尖端棘带吸虫　*Centrocestus cuspidatus*

尖口圈扁螺　*H. cantori*

尖尾科　Oxyuridae

尖尾目　Oxyurida

尖尾总科　Oxyuroidea

间插血吸虫　*S. intercalatum*

间接感染　indirect infection

间接血凝试验　indirect hemagglutination assay，IHA

间接型生活史　indirect life cycle

间接荧光抗体试验　indirect fluorescent antibody test，IFAT

间日疟原虫　*Plasmodium vivax*

兼性寄生虫　facultative parasite

简单异尖线虫　*Anisakis simplex*

剑水蚤　*Cyclops*

姜片虫病　fasciolopsiasis

姜片属　*Fasciolopsis*

浆细胞　plasma cells

交叉反应　cross reaction

交合刺　spicule

交合伞　copulatory bursa

交配附器　alae

交配器　copulatory organ

角皮层　cuticle

接睾棘口吸虫　*E. paraulum*

接合生殖　conjugation

接触感染　contact infection

接触性溶解　contact lysis

接触依赖性细胞病变效应　contact-dependent cytopathic effect

节片　proglottid

节肢动物门　Arthropoda

结肠内阿米巴　*Entamoeba coli*

结肠小袋纤毛虫　*Balantidium coli*

结膜吮线虫　*Thelazia callipaeda*

界　kingdom

疥疮　scabies

疥螨　itch mite

疥螨科　Sarcoptidae

金胺-酚-改良抗酸染色法　auarmine phenol-modified acid-fast staining

津巴布韦毛形线虫　*T. zimbabwensis*，T11

茎口　stylostome

颈部　neck

胫节　tibia

静斑虻　*Chrysops silacea*

九佛棘隙吸虫　*E. jiufoensis*

厩腐蝇　*Muscina stabulans*

厩螫蝇　*Stomoxys calcitrans*

咀嚼式口器　chewing mouthparts

巨刺螨科　Macronyssidae

巨片形吸虫　*Fasciola gigantica*

巨肾虫　the giant kidney worm

巨尾阿丽蝇　*Aldrichina grahami*

巨吻棘头虫病　macracanthorhynchosis

巨吻棘头虫属　*Macracanthorhynchus*

巨掌沼虾　*Macrobrachium superbum*

聚合酶链反应　polymerase chain reaction，PCR

卷棘口吸虫　*E. revolutum*

K

卡氏棘阿米巴　*Acanthamoeba castellanii*

卡耶塔环孢子虫　*Cyclospora cayetanensis*

抗体依赖细胞介导的细胞毒作用　antibody dependent cellular cytotoxicity，ADCC

抗原抗体复合物　antigen-antibody complex

抗原提呈细胞　antigen presenting cell，APC

科　family

柯氏棘阿米巴　*A. culbertsoni*

壳质酶　chitinase

可溶性虫卵抗原　soluble egg antigen，SEA

克里米亚-刚果出血热　Crimean-Congo hemorrhagic fever

克氏假裸头绦虫　*Pseudanoplocephala crawfordi*

克氏锥虫　*Trypanosoma cruzi*

孔区　porose area

恐虫症　herpetophobia

口　mouth

口甲　buccal armature

口囊　buccal capsule

口器　mouthparts

口腔毛滴虫　*Trichomonas tenax, Trichomonas buccalis*

口吸盘　oral sucker

口下板　hypostome

库蠓属　*Culicoides*

库蚊属　*Culex*

快速诊断试剂盒　rapid diagnostic tests，RDTs

狂蝇科　Oestridae

喹碘仿　chiniofon

昆虫纲　Insecta

阔节双叶槽绦虫　*Diphyllobothrium latum*

阔节绦虫　broad tapeworm

L

拉氏疏螺旋体　*B. latyschewii*

蝲蛄　*Cambaroides*

莱姆病　Lyme disease

蓝氏贾第鞭毛虫　*Giardia lamblia*

蓝氏锥虫　*T. rangeli*

劳氏管　Laurer's canal

雷蚴　redia

肋　costa

类圆科　Strongyloididae

类圆线虫病　strongyloidiasis

类圆线虫属　*Strongyloides*

离心沉淀法　centrifugal sedimentation

梨形虫目　Piroplasmida

梨形虫亚纲　Piroplasmia

离子半导体测序技术　ion torrent

离子交换层析　ion exchange chromatography

立克次体痘　rickettsial pox

厉螨科　Laelapidae

利杜体　Leishman-Donovan body，LD body

利什曼病　leishmaniasis

利什曼属　*Leishmania*

利什曼原虫　*Leishmania*

丽蝇科　Calliphoridae

连接小管　connective tubule

镰刀星隙吸虫　*Stellantchasmus falcatus*

蠊缨滴虫　*Lophomomas blattarum*

链体　strobila

链尾唇棘线虫　*Dipetalonema streptocerca*

链状带绦虫　*Taenia solium*

裂谷热　Rift Valley fever

裂核目　Schizopyrenida

裂体科　Schistosomatidae

裂体生殖　schizogony

裂体生殖周期　schizogonic cycle

裂体属　*Schistosoma*

裂头绦虫病　diphyllobothriasis

裂头蚴　plerocercoid

裂殖体　schizont

裂殖子　merozoite

猎户巴贝虫　*Babesia venatorum*

林氏肉孢子虫　*Sarcocystis lindemanni*

淋巴结型利什曼病　lymph gland visceral leishmaniasis

淋巴水肿　lymphedema

淋巴丝虫病　lymphatic filariasis

淋巴因子　lymphokine

磷酸烯醇丙酮酸羧化激酶　phosphoenolpyruvate carboxykinase，PEPCK

鳞片　scales

龄　instar

龄期　stadium

流行性斑疹伤寒　epidemic typhus

流行性出血热　epidemic hemorrhagic fever，EHF

流行性回归热　epidemic relapsing fever

流行性乙型脑炎　Epidemic encephalitis B

硫肿密胺　melarsoprol

硫双二氯酚/别丁　bithionol

硫酸锌离心浮聚法　zinc-sulfate centrifugal floatation

瘤棒体棘头虫　*Corynosoma strumosum*

瘤虻属　*Hybomitra*

瘤拟黑螺　*Melanoides ruberculata*

六鞭毛科　Hexamitidae

六钩蚴　oncosphere

龙线虫病　dracunculiasis

龙线科　Dracunculidae

龙线属　*Drancunculus*

卵　egg

卵巢　ovary

卵巢球　ovarian balls

卵筏　egg raft

卵盖　operculum

卵管　oviduct

卵黄管　vitelline duct

卵黄囊　vitelline reservoir

卵黄细胞　yolk cell

卵黄腺　vitelline gland, vitellarium

卵荚　egg capsule

卵壳　egg shell

卵模　ootype

卵囊　oocyst

卵生　oviparity

卵胎生　ovoviviparity

卵细胞　ootid

卵形疟原虫　*P. ovale*

罗阿罗阿线虫　*Loa loa*

罗阿丝虫病　loaiasis

罗德西吸吮线虫　*T. rhodesi*

罗蛉属　*Lutzomyia*

罗曼尼亚征　Romaña sign

旅游者腹泻　traveler's diarrhea, backpackers' disease

滤泡辅助性 T 细胞　T follicular helper cell，Tfh

滤泡状睾丸　follicular testis

掠夺营养　robbing nutrient

M

麻风病　leprosy

麻虻属　*Haematopota*

麻蝇科　Sarcophagidae

马来布鲁线虫　*Brugia malayi*

马来钩口线虫　*Ancylostoma malayanum*

马来棘口吸虫　*E. malayanum*

马来血吸虫　*S. malayensis*

马陆　millipedes

埋内欧尘螨　*Euroglyphus maynei*

迈氏唇鞭毛虫　*Chilomastix mesnili*

麦地那龙线虫　*Dracunculus medinensis*

麦地那龙线虫病　dracunculiasis

麦穗鱼　*Pseudorasbora parva*

螨　mite

螨虫性皮炎　acarodermatitis

螨岛　mite island

曼氏迭宫绦虫　*Spirometra mansoni*

曼氏裂头蚴病　sparganosis mansoni

曼氏血吸虫　*S. mansoni*

慢性感染　chronic infection

猫后睾吸虫病　opisthorchiasis felinea

猫后睾吸虫　*Opisthorchis felineus*

毛　hair

毛毕属　*Trichobilharzia*

毛滴虫病　trichomoniasis

毛滴虫科　Trichomonadidae

毛滴纲　Trichomonadea

毛滴目　Trichomonadida

毛基　base of flagellum

毛蛉科　Psychodidae

毛囊蠕形螨　*Demodex folliculorum*

毛首鞭形线虫　*Trichuris trichiura*

毛细管　capillary tubule

毛细线虫属　*Capillaria*

毛形科　Trichinellidae

毛形线虫属　*Trichinella*

毛形总科　Trichinelloidea

毛蚴　miracidium

毛蚴孵化法　miracidium hatching method

毛圆科　Trichostrongylidae

毛圆线虫病　trichostrongyliasis

毛圆线虫属　*Trichostrongylus*

毛足原蚋　*Prosimulium hirtipes*

梅氏腺　Mehlis' gland

湄公血吸虫　*S. mekongi*

媒介　vector

媒介节肢动物　vector arthropod

酶联免疫吸附试验　enzyme linked immunosorbent assay，ELISA

酶联免疫印迹技术　enzyme-linked immunoblotting technique，ELIB

美丽筒线虫　*Gongylonema pulchrum*

美洲板口线虫　*Necator americanus*

美洲大蠊　*Periplaneta americana*

美洲锥虫病　American trypanosomiasis

门　phylum

虻　tabanid fly

虻科　Tabanidae

虻属　*Tabanus*

蠓　midge

蠓科　Ceratopogonidae

棉签拭子法　cotton swab

免疫电镜技术　immune electron microscopy，IEM

免疫复合物型超敏反应　immune complex type hypersensitivity

免疫复合物　immune complex，IC

免疫记忆　immunological memory

免疫金银染色法　immunogold-silver staining，IGSS

免疫酶染色试验　immunoenzymatic staining test，IEST

免疫亲和层析　immune affinity chromatography

免疫球蛋白　immunoglobulin，Ig

免疫逃逸　immune evasion

免疫抑制　immunosuppression

免疫印迹　western blotting

免疫荧光法　immunofluorescence method，IFM

免疫应答　immune response

藐小棘隙吸虫　*Echinostoma liliputanus*

抹香鲸异尖线虫　*A. physeteris*

莫氏立克次体　*Rickettsia mooseri*

莫西科夫斯基内阿米巴　*Entamoeba moshkovskii*

膜壳科　Hymenolepididae

膜壳属　*Hymenolepis*

膜相关抗原　membrane-associated antigens，MAA

墨西哥利什曼原虫　*Leishmania mexicana*

母胞蚴　mother sporocyst

目　order

穆氏毛形线虫　*T. murrelli*，T5

N

纳虫空泡　parasitophorous vacuole，PV

纳氏毛形线虫　*T. nelsoni*，T7

纳塔尔等孢球虫　*Isospora natalensis*

耐格里阿米巴　*Naegleria*

囊包幼虫　encysted larvae

囊虫　bladder worm

囊泡下界　Alveolata

囊尾蚴　cysticercus

囊尾蚴病　cysticercosis

囊型棘球蚴病　cystic echinococcosis

囊蚴　metacercaria

脑囊尾蚴病　cerebral cysticercosis

脑型疟　cerebral malaria

内阿米巴纲　Entamoebidea

内阿米巴科　Entamoebidae

内阿米巴目　Entamoebida

内阿米巴属　*Entamoeba*

内出芽　endogenous budding

内二芽殖　endodyogeny

内脏利什曼病　visceral leishmaniasis

内脏幼虫移行症　visceral larva migrans，VLM

内质　endoplasm

内质网　endoplasmic reticulum

尼帕净　Nipagin

泥色锥蝽　*T. sordida*

拟地新线虫　*Pseudoterranova decipiens*

拟钉螺　*Tricula* spp.

拟谷盗　*Tribolium* sp.

拟染色体　chromatoid body

拟溪蟹　*Parapotamon* spp.

逆行感染　retrogracle infection

念珠棘头虫　*Moniliformis moniliformis*

念珠科　Moniliformidae

念珠目　Moniliformida

尿螨病　urinary acariasis

凝集　agglutination

凝胶层析　gel chromatography

牛-人肉孢子虫　*Sarcocystis bovihominis*

牛巴贝虫　*Babesia bovis*

牛带绦虫病　taeniasis saginata

牛囊尾蚴　cysticercus bovis

浓聚法　concentration method

诺氏疟原虫　*P. knowlesi*

疟疾　malaria

疟疾发作　malaria paroxysm

疟色素　malarial pigments

疟性肾病　malaria nephritis

疟原虫　*Plasmodium*

疟原虫科　Plasmodidae

O

欧氏曼森线虫　*Mansonella ozzardi*

欧氏曼森线虫病　mansonelliasis ozzardi

偶然宿主　accidental host

偶然寄生虫　accidental parasite

P

排泄-分泌抗原　excretory-secretory antigen，ESA

排泄管　excretory canal

排泄孔　excretory pore

排泄囊　excretory bladder

盘脊下界　Discicristata

盘尾丝虫病　onchocerciasis

泡球蚴　alveolar hydatid cyst

泡球蚴病　echinococcosis alveolaris

泡型棘球蚴病　alveolar echinococcosis

泡状核　vesicular nucleus

泡状棘球蚴　alveolar hydatid cyst

胚膜　embryophore

胚细胞繁殖　germinal mulltiplication

配体　ligand

配子　gamete

配子生殖　gametogony

配子体　gametocyte

喷他脒　pentamidine

膨结线虫属　*Dioctophyma*

皮层　tegument

皮刺螨科　Dermanyssidae

皮肤利什曼病　cutaneous leishmaniasis

皮肤黏膜利什曼病　mucocutaneous leishmaniasis

皮肤幼虫移行症　cutaneous larva migrans，CLM

皮内试验　intradermal test，IDT

皮下层　hypodermis

皮下组织及肌肉囊尾蚴病　subcutaneous and muscular cysticercosis

皮蝇科　Hypodermatidae

皮脂蠕形螨　*D. brevis*

蜱　tick

蜱螨亚纲　Acari

蜱媒回归热　tick-borne relapsing fever

蜱瘫痪　tick paralysis

蜱亚目　Ixodida

蜱总科　Ixodidea

片形科　Fasciolidae

片形属　*Fasciola*

片形吸虫　*Fasciola*

片形吸虫病　fasciolasis

贫血　anemia

平衡棒　halter

平滑肌　smooth muscle

平原水网型　plain regions with waterway networks

苹果酸酶　malic enzyme，ME

葡萄糖酸锑钠　sodium stibogluconate

葡萄状囊尾蚴　cysticercus racemosus

普氏立克次体　*Rickettsia proctortii*

Q

气门　spiracle

恰加斯病　Chagas disease

恰加斯肿　Chagoma

恰氏利什曼原虫　*L. chagasi*

前鞭毛　anterior flagellum

前鞭毛体　promastigote

前穿刺腺　preacetabular gland

前列腺　prostatic gland

前适应　preadaptation

前胸　prothorax

前胸栉　pronotal comb

前咽　prepharynx

前幼虫　prelarva

潜蚤　Tunga

潜蚤病　tungiasis

羟脒芪　hydroxystilbamidine

羌查毛形线虫　*T. chanchalensis*，T13

鞘翅目　Coleoptera

鞘膜　sheath

氢化酶体　hydrogenosome

球鞭毛体　sphaeromastigote

球虫纲　Coccidea

球虫亚纲　Coccidia

球茎体虫/钩头虫类　*Bolbosoma* spp.

球形芽孢杆菌　*B. sphaericus*

曲滴纲　Retortamonadea

曲牙锯天牛　*D. hydropicus*

蛆　maggot

躯体　idiosoma

全沟硬蜱　*Ixodes persulcatus*

醛醚沉淀法　formalin-ether sedimentation

犬巴贝虫　*Babesia canis*

犬复孔绦虫病　dipylidiasis caninum

犬复孔绦虫　*Dipylidium caninum*

犬弓首线虫　*Toxocara canis*

犬钩口线虫　*Ancylostoma caninum*

犬棘带吸虫　*Centrocestus caninus*

犬栉首蚤　*Ctenocephalides canis*

R

染色试验　dye test，DT

饶氏棘头虫　*A. rauschi*

蛲虫　pinworm

蛲虫病　enterobiasis

热带臭虫　*Cimex hemipterus*

热带肺嗜酸性粒细胞增多症　tropical pulmonary eosinophilia

热带巨脾综合征　tropical splenomegaly syndrome

热带利什曼原虫　*Leishmania tropica*

人肠滴虫　*Enteromonas hominis*

人际传播型　person to person transfer

人疥螨　*Sarcoptid scabiei*

人毛滴虫　*Trichomonas hominis*

人肉孢子虫　*Sarcocystis hominis*

人虱　*Pediculus humanus*

人兽共患病　zoonosis

人兽共患寄生虫病　parasitic zoonosis

人体虱　*Pediculus humanus corporis*

人头虱　*Pediculus humanus capitis*

人五毛滴虫　*Pentatrichomonas hominis*

人芽囊原虫　*Blastocystis hominis*

人隐孢子虫　*Cryptosporidium hominis*

人猪肉孢子虫　*Sarcocystis suihominis*

日本颚口线虫　*G. nipponicum*

日本棘隙吸虫　*E. japonicus*

日本血吸虫　*Schistosoma japonicum*

溶酶体　lysosomes

溶组织内阿米巴　*Entamoeba histolytica*

溶组织内阿米巴样阿米巴　*Entamoeba histolytica*-like amoeba

肉孢子虫　*Sarcocystis*

肉孢子虫病　sarcocystosis

肉孢子虫科　Sarcocystidae

肉孢子虫属　*Sarcocystis*

肉孢子毒素　sarcocystin

肉孢子囊　sarcocyst

肉鞭毛下界　Sarcomastigota

肉芽肿性阿米巴脑炎　granulomatous amoebic encephalitis，GAE

蠕虫　helminth

蠕虫病　helminthiasis

蠕形螨　follicle mite

蠕形螨科　Demodicidae

蠕形螨属　*Demodex*

蠕形住肠线虫　*Enterobius vermicularis*

乳糜尿　chyluria

乳突　papilla

乳突钝缘蜱　*Ornithodoros papillipes*

乳胶凝集试验　latex agglutination test，LAT

软蜱　soft tick

软蜱科　Argasidae

蚋　black fly

蚋科　Simuliidae

蚋属　*Simulium*

瑞列属　*Raillietina*

瑞氏染色法　Wright stain

若虫　nymph

若蛹　nymphochrysalis

S

三苯双脒　tribendimidine

三带喙库蚊　*Culex tritaeniorhynchus*

三氯苯达唑　triclabendazole

三日疟原虫　*P. malariae*

骚扰锥蝽　*Triatoma infestans*

色板　pigmented area

色混界　Chromista

色物亚界　Chromobiota

森林脑炎　forest encephalitis

森林脑炎病毒　*Encephalophilus silvestris*

沙螨　sand mite

山区丘陵型　hilly and mountainous regions

扇棘单睾吸虫　*Haplorchis taichui*

上鞭毛体　epimastigote

上唇　labrum

上颚　mandible

少肌型　meromyarian type

舌　hypopharynx

舌蝇　tsetse fly

射精管　ejaculatory duct

麝猫后睾吸虫　*Opisthorchis viverrini*

麝猫后睾吸虫病　opisthorchiasis viverrini

伸缩泡　contractile vacuole

神经干　nerve cord

肾膨结线虫　*Dioctophyma renale*

肾膨结线虫病　dioctophymiasis renale

肾综合征出血热　hemorrhagic fever with renal syndrome，HFRS

渗透　osmosis

生长因子　growth factor，GF

生发层　germinal layer

生发囊　brood capsule

生发细胞　germinal cell

生活史　life cycle

生理盐水直接涂片法　direct smear with saline

生毛体　blepharoplast

生物素　Biotin

生物性传播　biological transmission

生物性媒介　biological vector

生物因素　biological factor

生物源性蠕虫　biohelminth

生物源性线虫　bio-source nematodes

生殖窦　genital sinus

生殖节　genital segment

生殖孔　genital pore, gonopore

生殖吸盘　genital sucker

虱　louse

虱目　Anoplura

十二指肠钩口线虫　*Ancylostoma duodenale*

十二指肠贾第鞭毛虫　*G. duodenalis*

十二指肠引流　duodenal aspiration

石灰小体　calcareous body

石蟹　*Isolapotamon*

实质核　compact nucleus

实质组织　parenchyma tissue

食道　esophagus

食物泡　food vacuole

食源性寄生虫病　food-borne parasitosis

食源性吸虫病　foodborne trematodiases

始新棘纲　Eoacanthocephala

世代交替　alternation of generations

舐吸式口器　sponging mouthparts

适应性免疫　adaptive immunity

嗜内脏囊尾蚴　cysticercus viscerotropica

嗜人按蚊　*Anopheles anthropophagus*

嗜酸性粒细胞增多症　eosinophilia

嗜酸性脓肿　eosinophilic abscess

受精卵　fertilized egg

受精囊　seminal receptacle, spermatheca

受体　receptor

输出管　vas efferens

输精管　spermaduct, vas deferens

输卵管　oviduct

属　genus

属名　genus name

属蝇科　Muscidae

鼠型斑疹伤寒　endemic typhus

鼠疫　plague

鼠疫耶尔森菌　*Yersinia pestis*

双翅目　Diptera

双滴纲　Trepomonadea

双滴目　Diplomonadida

双核颚口线虫　*G. binucleatum*

双环门　Bigyra

双叶槽科　Diphyllobothriidae

双叶槽目　Diphyllobothriidea

双叶槽属　*Diphyllobothrium*

水洗沉淀法　water sedimentation

水源性疾病　waterborne disease

水源性寄生虫病　water-borne parasitic disease

睡眠病　sleeping sickness

硕大利什曼原虫　*Leishmania major*

丝虫　Filaria

丝虫病　filariasis

丝虫热　filarial fever

丝虫总科　Filarioidea

丝光绿蝇　*Lucilia sericata*

司氏白蛉　*Phlebotomus sergenti*

丝状物　filament

丝状蚴　filariform larva

斯帕内阿米巴　*Entamoeba dispar*

斯氏并殖吸虫　*Paragonimus skrjabini*

斯氏狸殖吸虫　*Pagumogonimus skrjabini*

四盘蚴　tetrathyridium

四吻绦虫　*Nybelinia surmenicola*

似囊尾蚴　cysticercoid

似蚓蛔线虫　*Ascaris lumbricoides*

苏拉明　suramin

苏云金杆菌　*Bacillus thuringiensis*

速发型超敏反应　immediate hypersensitivity

速发型子孢子　tachysporozoite，TS

宿主　host

宿主特异性　host specificity

孙囊　grand daughter cyst

缩小膜壳绦虫　*Hymenolepis diminuta*

缩小膜壳绦虫病　hymenolepiasis diminuta

T

台湾带绦虫　*Taenia taiwanensis*

台湾棘带吸虫　*Centrocestus formosanus*

台湾铗蠓　*Forcipomyia taiwana*

弹性蛋白酶　elastase

碳粒凝集试验　carbon agglutination test，CAT

糖萼　glycocalyx

糖原泡　glycogen vacuole

绦虫　cestode

绦虫病　cestodiasis

绦虫纲　Cestoda

陶氏颚口线虫　*G. doloresi*

特异性免疫　specific immunity

体壁　body wall

体核　body nucleus

体抗原　somatic antigen

体内寄生虫　endoparasite

体腔　body cavity

体外寄生虫　ectoparasite

体液免疫　humoral immunity

替硝唑　tinidazole

田鼠巴贝虫　*Babesia microti*

同乳酸酵解　homolactic fermentation

同体库蠓　*Culicoides homotomus*

童虫　juvenile, schistosomula

筒线虫病　gongylonemiasis

筒线虫属　*Gongylonema*

筒线科　Gongylonematidae

头　head

头感器　amphid

头间隙　cephalic space

头节　scolex

头器　head organ

头扇　cephalic fan

头腺　cephalic gland

头翼　cephalic alae

头锥　cephalic cone

透明胶纸肛拭法　cellophane tape swab

透色动物门　Percolozoa

凸旋螺　*Gyraulus convexiusculus*

土耳其斯坦东毕吸虫　*Orientobilharzia turkenstanica*

土源性蠕虫　geohelminth

土源性蠕虫病　geohelminthiasis

土源性线虫　soil-transmitted nematodes

蜕皮　ecdysis，molt

蜕皮下界 1　Infrakingdom 1 Ecdysozoa

蜕皮液　molting fluid

吞噬　phagocytosis

唾液道　salivary canal

唾液腺　salivary gland

Toll 样受体　Toll-like receptor，TLR

W

瓦氏科　Vahlkamphidae

外出芽　exogenous budding

外骨骼　exoskeleton

外生殖器　external genitalia, genitalia

外质　ectoplasm

外质膜　external plasma membrane

完全变态　complete metamorphosis

微毛　microthrix

微丝蚴　microfilaria

微丝蚴血症　microfilaraemia

微小按蚊　*Anopheles minimus*

微小后殖吸虫　*Metagonimus minutus*

微小膜壳绦虫　*Hymenolepis nana*

微小膜壳绦虫病　hymenolepiasis nana

微小内蜒阿米巴　*Endolimax nana*

微小牛蜱　*Boophilus microplus*

微小小袋纤毛虫　*B. minutum*

微小隐孢子虫　*Cryptosporidium parvum*

伪旋毛形线虫　*T. pseudospiralis*，T4

伪足　pseudopodium

尾感器　phasmid

尾感器纲　Phasmidea

尾核　terminal nucleus

尾鳍　paddle

尾须　cercus

尾蚴　cercaria

尾蚴性皮炎　cercarial dermatitis

卫氏并殖吸虫　*Paragonimus westermani*

未成熟包囊　immature cyst

未成熟节片　immature proglottid

未成熟裂殖体　immature schizont

未受精卵　unfertilized egg

胃蝇科　Gastrophilidae

温带臭虫　*Cimex lectularius*

纹沼螺　*Parafossarulus striatulus*

蚊　mosquito

蚊科　Culicidae

吻钩　rostellar hook

吻鞘　sheath

吻突　proboscis

屋尘螨　*Dermatophagoides pteronyssinus*

无鞭毛体　amastigote

无尾感器纲　Aphasmidea

无性裂殖生殖　schizogony

无性生殖　asexual reproduction

无症状感染者　asymptomatic patient

吴氏白蛉　*Phlebotomus wui*

蜈蚣　centipedes

五日热巴尔通体　*Bartonella quintana*

戊烷脒　pentamidine

X

西里伯瑞列绦虫　*Raillietina celebensis*

西尼罗病毒病　West Nile virus disease

吸槽　bothrium

吸虫　trematode

吸虫病　trematodiasis

吸虫纲　Trematoda

吸盘　sucker

吸器　adhesive disk

吸吮科　Thelaziidae

吸吮线虫病　thelaziasis

吸吮线虫属　Thelazia

溪蟹　Potamon spp.

锡兰钩口线虫　Ancylostoma ceylanicum

细胞被　cell coat

细胞毒型超敏反应　cytotoxic type hypersensitivity

细胞离散因子　cell-detaching factor

细胞免疫　cellular immunity

细胞内杀伤　intra-cellular killing

细胞器　organelle

细胞溶解型超敏反应　cytolytic type hypersensitivity

细胞外杀伤　extra-cellular killing

细胞因子　cytokine，CK

细肌型　holomyarian type

细粒棘球绦虫　Echinococcus granulosus

细粒棘球蚴病　echinococcosis granulosus

细蠓属　Leptoconops

细足米虾　Caridina nilotica gracilipes

狭睾棘隙吸虫　Echinochasmus augustitestis

狭头弯口线虫　Uncinaria stenocdephala

下唇　labium

下颚　maxilla

夏厕蝇　Fannia canicularis

夏科-莱登结晶　Charcot-Leyden crystal

夏氏内阿米巴　Entamoeba chattoni

纤毛　cilia

纤毛虫　ciliate

纤维素酶　cellulase

线虫　nematode

线虫病　nematodiasis

线粒体　mitochondrion

线形动物门　Phylum Nemathelminthes

线中殖孔绦虫　Mesocestoides lineatus

线中殖孔绦虫病　mesocestoidiasis lineatus

腺纲　Adenophorea

腺管　gland ducts

乡土毛形线虫　T. nativa，T2

象皮肿　elephantiasis

消除性免疫　sterilizing immunity

鸮形目　Strigeida

硝呋莫司　nifurtimox

小肠贾第鞭毛虫　G. intestinalis

小袋纤毛虫痢疾　balantidial dysentery

小豆螺　Bythinella spp.

小盾纤恙螨　Leptotrombidium scutellare

小杆科　Rhabditidae

小钩　hooklets

小核　micronucleus

小胃口线虫　Habronema microstoma

小株立克次体　Rickettsia akari

效应 T 细胞　effector T lymphocyte，Te

斜睾目　Plagiorchiida

斜管纤毛虫　Chilodonella sp.

斜肌　oblique muscle

斜粒粒螺　Tarebia granifera

血孢目　Haemosporida

血红异皮螨　Allodermanyssus sanguineus

血淋巴　haemolymph

血螨病　sanguis acariasis

血腔　haemocoele

血吸虫　schistosomes

血吸虫病　schistosomiasis

血源感染　blood-borne infection

泄殖腔　cloaca

新生动物亚界　Neozoa

新生幼虫　newborn larvae

新现寄生虫病　neo-emerging parasitic diseases

星刺棘阿米巴　A. astronyxis

性传播疾病　sexually transmitted disease，STD

性信息素　sex pheromone

凶险型疟疾　pernicious malaria

胸　thorax

胸叉　tritosternum

雄配子　male gamete

雄配子体　male gametocyte

休眠体　hypopus

须舌蝇　Glossina palpalis

须肢　palp

徐氏拟裸茎吸虫　Gymnophalloides seoi

许氏吸吮线虫　T. hsui

旋毛虫　Trichina spiralis

旋毛虫病　trichinellosis

旋毛纲　Spirotrichea

旋毛形线虫　Trichinella spiralis

旋盘尾线虫　Onchocerca volvulus

旋尾目　Spirurida

循环传播型　circulation transfer

循环后期锥鞭毛体　metacyclic trypomastigote

循环抗原　circulating antigen，CAg

Y

芽囊纲　Blastocystea

芽囊原虫　Blastocystis spp.

芽生生殖　budding reproduction

雅西真缘吸虫　Euparyphium jassyense

亚东璃眼蜱　Hyalomma asiaticum kozlovi

亚纲　subclass

亚科　subfamily

亚门　subphylum

亚种　subspecies

亚洲带绦虫　*Taenia asiatica*

亚洲带绦虫病　Taeniasis asiatica

亚洲牛带绦虫　*Taenia saginata asiatica*

咽　pharynx

咽管球　pharyngeal bulb

咽甲　pharynx armature

咽上神经节　suprapharyngeal ganglion

眼虫　eye worm

眼虫门　Euglenozoa

眼囊尾蚴病　ocular cysticercosis

焰细胞　flame cell

羊仰口线虫　*Bunostoum trigonocephalum*

恙虫病　tsutsugamushi disease

恙虫病立克次体　*Rickettsia tsutsugamushi*

恙螨　chigger mite

恙螨科　Trombiculidae

恙螨皮炎　trombidosis

叶足亚门　Lobosa

夜现周期性　nocturnal periodicity

伊氏锥虫　*Trypanosome evansi*

伊蚊属　*Aedes*

乙胺嘧啶　pyrimethamine

乙酰胆碱酯酶　acetylcholine esterase

异尖科　Anisakidae

异尖线虫　*Anisakis*

异尖线虫病　anisakiasis

异硫氰酸荧光素　fluorescein isothiocynate，FITC

异盘并殖吸虫　*Paragonimus heterotremus*

异食癖　pica

异体感染　heteroinfection

异位寄生　ectopic parasitism

异位损害　ectopic lesion

异位血吸虫病　ectopic schistosomiasis

异叶足纲　Heterolobosea

异形科　Heterophyidae

异形属　*Heterophyes*

异形吸虫　heterophyid

异形异形吸虫　*Heterophyes heterophyes*

抑制性 T 细胞　suppressor T lymphocyte，Ts

易感人群　susceptible population

阴道　vagina

阴道毛滴虫　*Trichomonas vaginalis*

阴茎　cirrus

阴茎袋　cirrus pouch

阴茎囊　cirrus pouch

隐孢子虫　*Cryptosporidium*

隐孢子虫病　cryptosporidiosis

隐棘新棘体虫六安亚种　*Neosentis celatus liuanensis*

隐性感染　inapparent infection

印鼠客蚤　*Xenopsylla cheopis*

婴儿利什曼原虫　*L. infantum*

缨滴虫科　Lophomonadae

蝇　fly

蝇科　Muscidae

蝇蛆病　myiasis

营养细胞/保育细胞　nurse cell

硬蜱　hard tick

硬蜱科　Ixodidae

永久性寄生虫　permanent parasite

蛹　pupa

蛹星体　pupal aster

游泳者痒症　swimmer's itch

有腺纲　Adenophorea

有性配子生殖　gametogamy

有性生殖　sexual reproduction

幼虫　larva

幼虫孵化法　larva hatching method

幼虫移行症　larva migrans

幼节　immature proglottid

幼体增殖　larva reproduction

鱼阔节绦虫　broad fish tapeworm

羽化　emergence

阈值　threshold

原虫　protozoa

原发性阿米巴脑膜脑炎　primary amebic meningoencephalitis，PAM

原发性自然疫源地　primary natural epidemic focus

圆弧形翅基　radix

原棘纲　Archiacanthocephala

原蚋属　*Prosimulium*

原生动物界　Protozoa

原体腔　primary coelom

原头蚴　protoscolex

原尾蚴　procercoid

圆线目　Strongylida

圆叶目　Cyclophyllidea

缘垛　festoon

孕节　gravid proglottid

Z

再燃与复发　recrudescence and relapse

再现疾病　re-emerging disease

再现寄生虫病　re-emerging parasitic diseases

暂时性寄生虫　temporary parasite

蚤　flea

蚤目　Siphonaptera

皂土絮状试验　bentonite flocculation test，BFT

增殖式传播　propagative transmission

寨卡病毒病　Zika virus disease

彩 图

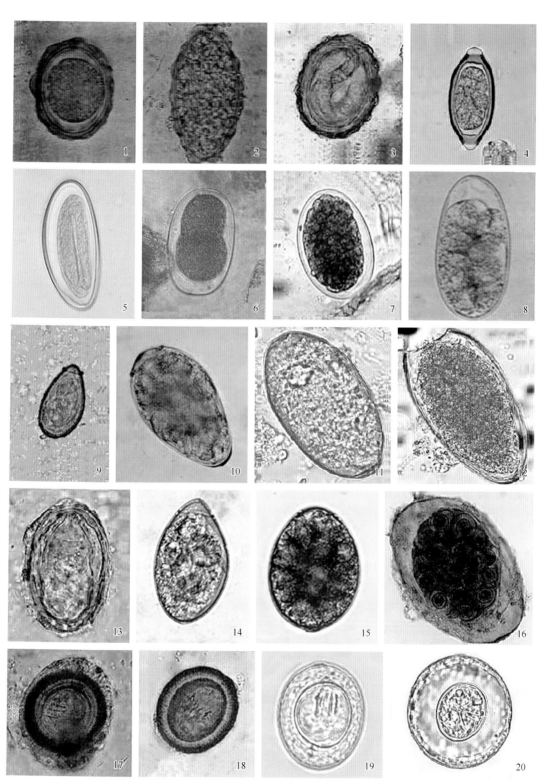

彩图 I　人体常见寄生蠕虫卵光镜下形态 Morphology of helminth eggs in human under light microscope

1. 受精蛔虫卵；2. 未受精蛔虫卵；3. 感染期蛔虫卵；4. 毛首鞭形线虫卵；5. 蠕形住肠线虫卵；6、7. 钩虫卵；8. 东方毛圆线虫卵；9. 华支睾吸虫卵；
10. 卫氏并殖吸虫卵；11. 布氏姜片吸虫卵；12. 肝片形吸虫卵；13. 日本血吸虫卵；14. 曼氏迭宫绦虫卵；15. 阔节裂头绦虫卵；16. 犬复孔绦虫贮卵
囊；17. 完整带绦虫卵；18. 不完整带绦虫卵；19. 微小膜壳绦虫卵；20. 缩小膜壳绦虫卵

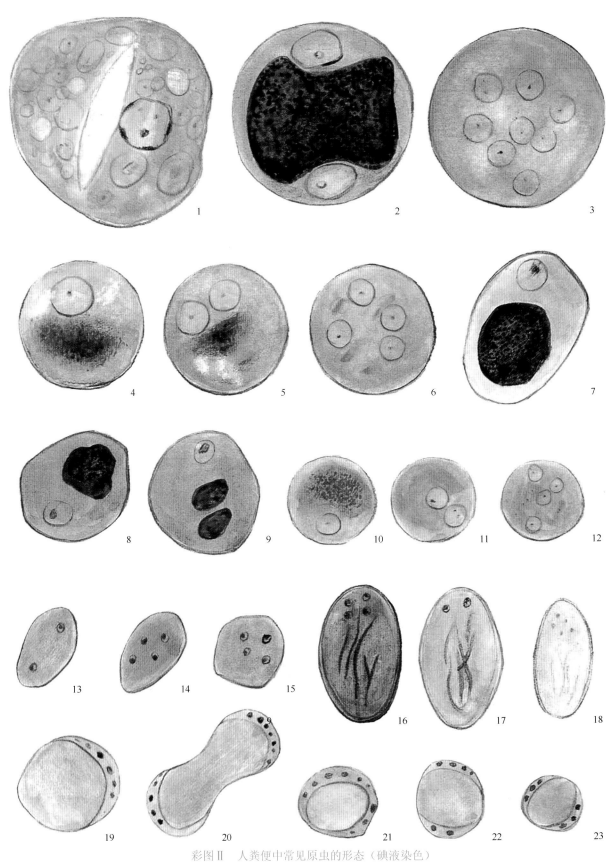

彩图 II　人粪便中常见原虫的形态（碘液染色）

1~3.结肠内阿米巴（1.滋养体，2、3.包囊）；4~6.溶组织内阿米巴包囊；7~9.布氏嗜碘阿米巴；10~12.哈氏内阿米巴包囊；13~15.微小内蜒阿米巴；16~18.蓝氏贾第鞭毛虫包囊；19~23.人芽囊原虫

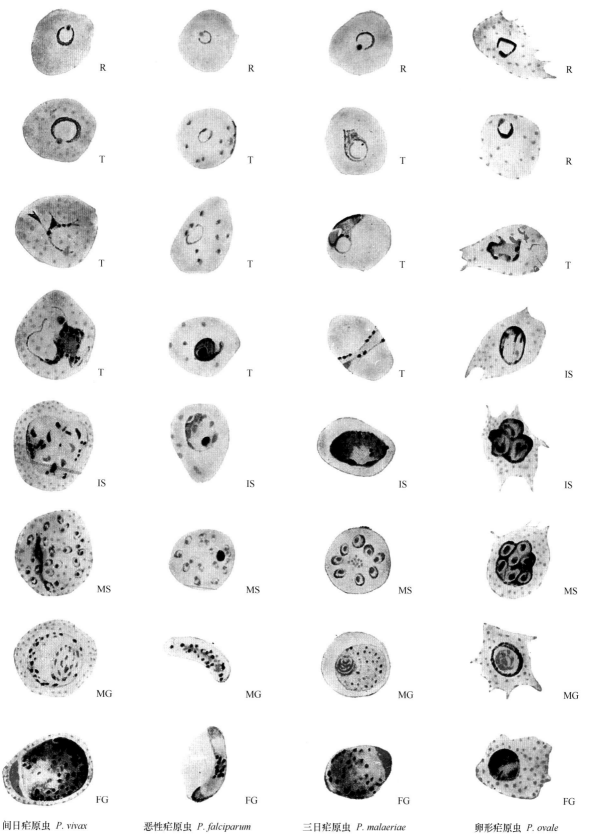

彩图Ⅲ 四种疟原虫红细胞内各期形态（吉姆萨染色）

间日疟原虫 *P. vivax*　　恶性疟原虫 *P.falciparum*　　三日疟原虫 *P. malaeriae*　　卵形疟原虫 *P. ovale*

R. 环状体；T. 滋养体；IS. 未成熟裂殖体；MS. 成熟裂殖体；MG. 雄配子体；FG. 雌配子体

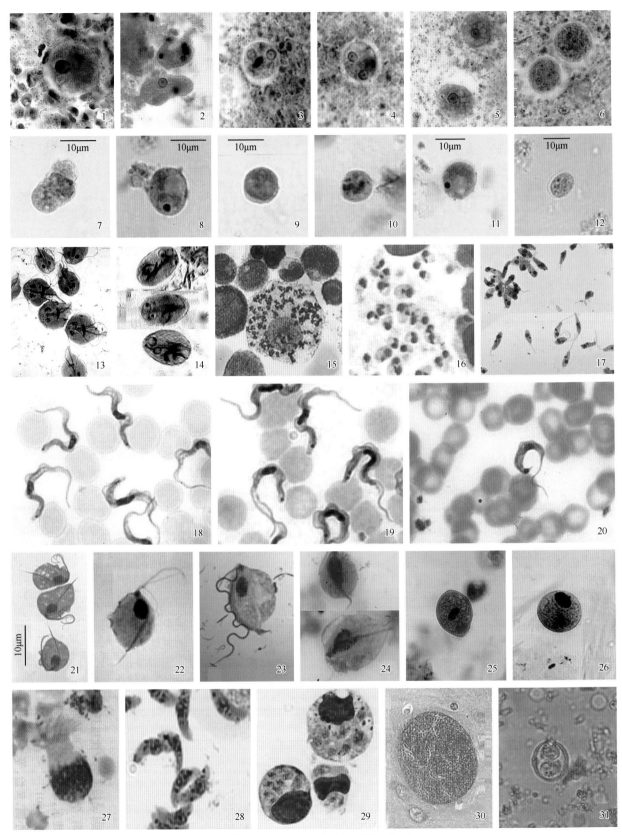

彩图Ⅳ　重要医学原虫光镜下形态特征

1～14.铁苏木素染色标本；1、2.溶组织内阿米巴滋养体；3、4.溶组织内阿米巴包囊；5、6.结肠内阿米巴滋养体、包囊；7、8.布氏嗜碘阿米巴滋养体、包囊；9、10.哈门内阿米巴滋养体、包囊；11、12.微小内蜒阿米巴滋养体、包囊；13、14.蓝氏贾第鞭毛虫滋养体、包囊；15～17.杜氏利什曼原虫无鞭毛体、前鞭毛体；18.布氏罗得西亚锥虫锥鞭毛体；19.布氏冈比亚锥虫锥鞭毛体；20.克氏锥虫锥鞭毛体；21、22.阴道毛滴虫滋养体；23.人五毛滴虫滋养体；24.口腔毛滴虫滋养体；25、26.结肠小袋纤毛虫滋养体（IH 染色）、包囊（铁苏木素染色）；27.蠊缨滴虫滋养体；28、29.刚地弓形虫速殖子、假包囊；30、31.刚地弓形虫组织包囊、卵囊